모든 상황에서 적용 가능한

경계선 성격장애를 위한 좋은 정신과적 관리

임상 가이드

모든 상황에서 적용 가능한

경계선 성격장애를 위한 좋은 정신과적 관리

임상 가이드

APPLICATIONS OF

Good Psychiatric Management for Borderline Personality Disorder

A PRACTICAL GUIDE

Lois W. Choi-Kain, M.D., M.Ed.
John G. Gunderson, M.D. 지음

이창훈 · 이정우 · 정자현 옮김

圖書出版 하나醫學社

Applications of Good Psychiatric Management for Borderline Personality Disorder, First Edition, (Copyright © 2019) authored
by Lois W. Choi-Kain, M.D., M.Ed. & John G. Gunderson, M.D.

First Published in the United States by the American Psychiatric Association, Washington DC, USA.

First Published in the Republic of Korea, by Hana Medical Publishing Co.
in Korean. Hana Medical Publishing Co.
is the exclusive publisher of Applications of Good Psychiatric Management for
Borderline Personality Disorder,
First Edition, (Copyright © 2019) authored by Lois W. Choi-Kain, M.D., M.Ed. & John G. Gunderson, M.D.
in Korean for distribution Worldwide.

목차

제3부
응용과 통합

제4부
맺음말

Contributors

Karen A. Adler, M.D.
Instructor in Psychiatry, Harvard Medical School, Boston; Per Diem Psychiatrist, McLean Hospital, Belmont, Massachusetts

Claire Brickell, M.D.
Instructor, Harvard Medical School; Attending Psychiatrist, Outpatient Psychiatry Services, Boston Children's Hospital, Boston, Massachusetts

Patrick Charbon, M.D.
Psychiatrist, Cabinet d'un á monde l'autre, Lausanne, Switzerland

Lois W. Choi-Kain, M.D., M.Ed.
Medical and Program Director, Gunderson Residence, McLean Hospital, Belmont; Director, McLean Hospital Adult Borderline Center and Training Institute, McLean Hospital, Belmont; Assistant Professor in Psychiatry, Department of Psychiatry, Harvard Medical School, Boston, Massachusetts

Jessica Droz, M.D.
Chief Resident, Section Karl Jaspers of General Psychiatry Service, Department of Psychiatry, University Hospital Center, University of Lausanne, Lausanne, Switzerland

Robert P. Drozek, M.S.W., LICSW
Staff Therapist, Adult Center for Borderline Personality Disorder and Training Institute; Teaching Associate in Psychiatry, Harvard Medical School, Cambridge, Massachusetts

Ellen F. Finch, B.A.
Ph.D. Candidate, Department of Psychology, Harvard University, Cambridge, Massachusetts

John G. Gunderson, M.D.
Professor of Psychiatry, Emeritus, Harvard Medical School, Boston; Consultant in Psychiatry, McLean Hospital, Belmont, Massachusetts

Richard G. Hersh, M.D.
Special Lecturer, Columbia University Medical Center; Adjunct Faculty, New York University School of Medicine; Faculty, Columbia Center for Psychoanalytic Training and Research, New York, New York

Victor Hong, M.D.
Clinical Assistant Professor, Department of Psychiatry, University of Michigan, Ann Arbor, Michigan

Gabrielle Ilagan, B.A.
Clinical Research Assistant, Adult Borderline Center and Training Institute, McLean Hospital, Belmont, Massachusetts

Evan A. Iliakis, B.A.
Clinical Research Assistant, Gunderson Programs, McLean Hospital, Belmont, Massachusetts

James A. Jenkins, M.D.
Instructor in Psychiatry, Harvard Medical School, Boston, Medical Director, 3East Cambridge Residence, McLean Hospital, Belmont; Staff Psychiatrist, Gunderson Residence, McLean Hospital, Belmont, Massachusetts

Stéphane Kolly, M.D.
Psychiatrist, General Psychiatry Service, Department of Psychiatry, University of Lausanne, Lausanne, Switzerland

Ueli Kramer, Ph.D.
Private Lecturer, Adjunct Psychologist, General Psychiatric Services, University of Lausanne; Research Project Director; Private Lecturer, Section Karl Jaspers and

University Psychotherapy Institute, Department of Psychiatry, University Hospital Center, University of Lausanne, Lausanne, Switzerland

Paul S. Links, M.D., M.Sc., FRCPC
Professor, Department of Psychiatry and Behavioural Neurosciences, Mc-Master University, Hamilton, Ontario, Canada

Deanna Mercer, M.D., FRCPC
Assistant Professor, Department of Psychiatry, University of Ottawa; Borderline Personality Disorder Clinic, Canadian Mental Health Association, Ottawa, Ontario, Canada

Brian A. Palmer, M.D., M.P.H.
Assistant Professor of Psychiatry, Department of Psychiatry and Psychology, and Vice Chair, Education, Department of Psychiatry and Psychology, Mayo Clinic, Rochester, Minnesota

Daniel G. Price, M.D.
Assistant Professor of Psychiatry, Tufts University School of Medicine; Director of Residency Training, Department of Psychiatry, Maine Medical Center, Tufts University, Portland, Maine

Ana M. Rodriguez-Villa, M.D., M.B.A.
M.D. Candidate, Geisel School of Medicine, Dartmouth and M.B.A. Candidate, Tuck School of Business, Dartmouth, Hanover, New Hampshire

Anne K. I. Sonley, M.D., J.D.
Psychiatry Resident, University of Toronto, Borderline Personality Disorders Clinic, Center for Addiction and Mental Health, Toronto, Ontario, Canada

Brandon T. Unruh, M.D.
Medical Director, Mentalization-Based Treatment Clinic, Assistant Medical Director, Gunderson Residence, Assistant Director, Borderline Personality Disorder Training Institute, McLean Hospital, Belmont, and Instructor in Psychiatry, Harvard Medical School, Cambridge, Massachusetts

Igor Weinberg, Ph.D.
Assistant Professor of Psychology, Harvard Medical School, Boston; Associate Psychologist, Adult Outpatient Services, McLean Hospital, Belmont, Massachusetts

Disclosure of Competing Interests

The following contributors to this book have indicated a financial interest in or other affiliation with a commercial supporter, a manufacturer of a commercial product, a provider of a commercial service, a nongovernmental organization, and/or a government agency, as listed below:

Lois W. Choi-Kain, M.D., M.Ed.–Royalties: HMS Continuing Education, Course Director; Springer, author/coeditor

John G. Gunderson, M.D.-Royalties: From American Psychiatric Association Publishing for Handbook of Good Psychiatric Management for Borderline Personality Disorder

The following contributors to this book have indicated no competing interests to disclose:

Karen A. Adler, M.D.
Claire Brickell, M.D.
Patrick Charbon, M.D.
Robert P. Drozek, M.S.W.,LICSW
Richard G. Hersh, M.D.
Victor Hong, M.D.
James A. Jenkins, M.D.
Brian A. Palmer, M.D., M.P.H.
Daniel G. Price, M.D.
Ana M. Rodriguez–Villa, M.D., M.B.A.
Brandon T. Unruh, M.D.

서문

지난 5년간 John Gunderson과 나는 GPM(좋은 정신과적 관리 Good Psychiatric Management)에서 “G”가 무엇을 의미하는가에 대해 의견을 나누었다. John은 경계선 성격장애 Borderline Personality Disorder(BPD) 환자를 위한 좋은 정신과적 관리가 자신의 목표라는 생각을 품고 있었다. 나는 이것이 John의 태생적 뿌리에서(우리 분야에서 패러다임의 전환을 일으킬 정도의 공헌을 했음에도 겸손한) 비롯되었다고 생각한다. GPM은 말 그대로 “좋은*good*” 치료법으로, 모든 BPD의 치료의 으뜸이라 할 만한 변증법적 행동치료 Dialectic Behavioral therapy(DBT; McMain 등 2009, 2012) 만큼의 효과를 보여주었다. 더구나 깊이 있는 발달학적 관점을 가지고 정신분석가로서 훈련을 받은 John에게는, 소아과의사이자 정신분석가인 Donald Winnicott이 만든 용어의 의미대로, *충분히 좋은 good enough* 치료를 만드는 것이 꿈이었다. Winnicott은 어머니들이 아기에게 점차 덜 완벽하게 반응하기 시작하면서, 아기들은 적정 수준의 좌절을 경험하게 되고, 자신의 요구와 현실 사이의 차이를 이해하게 된다는 것을 설명하기 위하여, ‘*충분히 좋은*’이라는 문구를 사용했다(Winnicott 1953). 그것은 가장 이상적인 형태로 돌보는 것이 아니라, 오히려 어떤 사람에게도 다른 사람이 정확하게 즉각적인 혹은 최상의 방식으로 항상 반응하지는 않는 현실의 세계를 반영한다(Winnicott 1971). GPM은 핵심적으로 임상가들이 환자들을 돌보지만 제한적인 방식으로 가능하다는 생각을 반영하고 있다. GPM은 큰 팀이나 큰 그룹, 혹은 24시간 코칭을 포함하지 않는다. 왜냐면 그렇게 하는 것이 현실성이 있고, 또 대부분의 경계선 성격장애 환자들은 자살로 죽지 않을 뿐 아니라, 시간이 지나면 증상이 호전되기 때문이다. John은 나에게 "GPM은 대단한 치료는 아니지만, 대부분의 환자들에게 좋은 치료다"라고 분명하게 말했다. 이 책의 모든 장은 우리 팀인 GPM 전문가들에 의해서 쓰였는데, 우리는 '임상가들은 BPD환자를 지속적으로 이해하고 격려하는 원천으로서 존재하는 것'이라고 생각하며, GPM은 이를 강조한다. 그러므로 오직 환자들이 생존하는 것이 목적이 아니라, 더 중요한 목적은 스스로에게 자존감과 구조를 공급하는 삶을 건설하도록 기능 할 수 있게 하는 것이다. 대부분의 환자들이 기본적으로 원하는 것은, 아이들을 기르는 어머니의 노력과 같은 것이다. 또한 대부분의 임상 전문가들이 환자를 위해 하려고 하는 것도 그런 것이다.

나는 GPM의 이러한 모든 좋은 근본들을 존중하지만, 특별히 나는 GPM의 G는 "generalist(일차의료인)"를 의미한다고 주장한다. 나는 Shelly McMain과 Paul Links가 GPM의 경험적 기반을 구축한 것에 대해 깊은 감사의 마음을 가지고 있다. 그들은 John의 주요 저서인, *경계선 성격장애: 임상 가이드 Borderline Personality Disorder: A Clinical Guide*(Gunderson 1984, 2001, Gunderson과 Links 2008) 를 매뉴얼화 된 치료로 만든 다음, 가장 큰 외래 환경에서, BPD의 매뉴얼화 된 치료로 지금까지 잘 운영되고 있는, DBT에 비교하여 대조 실험을 하였다(McMain 등 2009, 2012). 또한 McMain과 Links는 독립적으로 일차의료인이라는 용어를 발전시켰는데, 그들은 최소 일년이상 BPD환자를 치료한 경험을 가진 정신과 의사, 심리치료사, 석사 수준의 임상가들, 간호사들에 의해서 이루어진 BPD의 임상적 관리에 정통한 구조적 접근법이 DBT를 능가하는지를 실험하고 싶었다(McMain 등 2009). 12개월, 36개월째에 모든 결과들에서 GPM과 DBT는 일치하였고, 이 결과는 그 자체로 인식의 변혁을 가져왔다. 즉, 이 결과로 인해 우리는 특수전문가가 아닌 건강관리 전문가들이 BPD환자를 만나게 될 때 *일반적general*으로 무엇을 할 수 있는가 하는 질문에 대해 고민하게 되었다.

이 책은 환자의 *일반general* 관리를 위해 헌신하는 일반 임상가-약물치료자, 사회복지사, 일차진료의사, 입원병동의 의사, 간호사, 응급실 의료인, 정신치료자, 자문조정 정신과 의사, 지도감독자, 정신과 전공의-를 위해 만들어졌다. 이 책의 전반에 걸친 논의에서 보는 바와 같이, BPD환자들은 절박한 심정으로 전문가의 도움을 찾는다. 그런 환자들이 정신과 의원 대기실, 응급실, 외래진료실을 꽉 메우고 있을 만큼 BPD환자는 정말 많다. 그런 곳에서는 일반 인구에서 찾을 수 있는 비율의 10-20배 이상의 비율로 BPD환자들을 볼 수 있다.

마지막으로 나는 GPM이 좋은 뜻을 가진 건강관리 전문가들이 여러 정신과 장애를 어떻게 관리할지 이해하고 가이드를 얻기 위해 사용될 수 있는 *일반적general* 모델이라고 확신한다. GPM의 처방은 *좋은good* 기본적 관리로 이루어져 있다. 문제를 진단하고, 환자에게 질환에 대하여 교육하고, 환자가 자신의 문제에 대해 스스로 책임을 질 수 있도록 하고 그리고 치료 밖의 일상과 같이 매일의 삶에서 잘 기능할 수 있도록 격려하는 것이 바로 좋은 관리이다. 건강관리 전문가들은 일상적으로 고혈압, 당뇨, 호흡기 감염과 같은 흔한 질환들을 진단한다. 그들은 환자들이 자기 병을 관리하기 위해 알아야할 것들을 교육한다. 또한 사람들이 유아기부터 노인기에 이르기까지 서로 다른 발달학적 시기를 위한 준비를 하도록 돕는다.

우리의 동료인, Eric Plakun은 근거기반치료의 여파에 대해 중요한 비판을 했었다. 2017년에 열린 북미 성격장애 연구 학회 North American Society for the Study of Personality Disorders의 기조연설에서 그는 임상 가이드라인을 결정하는데 있어 단독 기준으로 임의 대조군 실험의 요구조항을 채워야 하는 것에 대해 반기를 들었다. Plakun은 미국 심장학회 American College of Cardiology와 미국 심장 연합회 American Heart Association의 공동 심혈관 임상 가이드라인 대다수가 임의 대조군 실험을 통한 것이 아니며, 전문가의 의견에서 나온 것이라는 사실을 지적했다(Tricoci 등 2009). 임의 대조군 실험은 객관적으로 무엇이 효과적이고 무엇이 덜 효과적인지를 보여주는 것이다. 이 연구들은 수많은 전문가와 인력 그리고 돈이 들어간다. 정신과적 관리와 BPD에 대해 알려진 것 중에서, 무엇이 좋은 *일반 관리*를 적용한 연구를 통해 얻은 근거를 바탕으로 한 것인지, 균형을 잡는 것이 중요하다.

최근에 호주의 Macquarie 대학의 박사후 펠로우가 제 일 저자로 참여하여, BPD 치료에 사용되는 비용을 정량화한 메타분석이 발표됐다(Meuldijk 등 2017). 발표된 BPD의 정신치료에 대한 임의 대조군 실험들의 경비를 분석하여, 치료 전 일년에서 치료 후 일년의 지출을 비교했을 때 BPD의 근거기반치료를 제공하는데 드는 비용의 상계를 계산하니, 환자 일년당 3 달러였다. 이것으로 보면, 만약 BPD환자가 치료를 한다면, 미국에서만 일년에 수십억 달러를 절약하는 셈이며, 특별히 더 가용성availablity과 접근성이 좋은 치료라면, 더 많은 비용이 절감되는 것이다. 전세계적으로 적용한다면 절감되는 비용의 크기는 훨씬 충격적일 것이다.

지난 5년간, 우리는(John과 이 책의 저자들과 나) 세계를 돌아다니며 GPM이 실현성 있는 관리 기준이 되도록 노력했다. 이 좋은 일반 관리가 특수전문가의 치료 이상으로 널리 전파되기를 바라는 환자가 우리에게 익명으로 보낸 고마운 선물과, 그 뿐 아니라 우리 치료를 통해 BPD를 극복한 환자의 가족들이 고맙게 기부해준 기금으로, 앞으로 정신과 의사들을 가르칠 미국 정신과 전공의 수련 프로그램의 교수들을 위한 *지도자 수련 과정*을 McLean Hospital에서 여는 것이 가능 해졌다. 만부의 GPM 매뉴얼을(Gunderson과 Links 2014) 미국 전역의 정신과 전공의들에게 보냈다. 이 책의 장들은 우리의 첫 GPM 훈련가들이 쓴 것이다. 이 프로젝트는 나의 어린 아이들과 남편과 함께 할 시간을 빼앗았기 때문에(즉, 사랑보다 일이 우선이어야 해서) 힘들기도 했지만, 재미있고 의미 있었다. 나는 GPM을 통해서 이상화된 순교자가 되지 말라고 배웠기 때문에, 나는 나를 너무 혹사 시키기 않기 위해 노력했다.

장기적 안목으로, 우리는 고마운 기금을 사용하여, Harvard 의대 온라인 평생 교육 웹사이트에서(http://hms.harvard.edu/BPD) 무료 온라인 GPM 훈련을 앞으로 2년간 제공할 것이다(부록 A, “추가적 자원들”을 보라). 우리는 이러한 헌신으로 *충분히 좋은 혹은 일차의료인generalist*의 근거기반 관리의 관점이 확장되어서, 전세계적인 관리 기준이 되기를 희망한다. 나는

GPM의 "G"가 어떤 환자라도 저렴하게 이 관리를 받을 수 있다는 의미의 *제네릭generic(상표 없는 상품)* BPD 관리를 의미했으면 좋겠다. generic 치료들은 이름있는 치료들의 경제적 이득에 영향을 주지만, 대중들에게 접근이 쉬운 건강관리를 제공하기 위해서 필요하다.

BPD환자를 위한 관리의 접근성이 확대되도록 하기 위한 이러한 노력들은 사랑을 위한 수고에 견줄 만하다. John Gunderson이 우리에게 남긴 유산은 정교한 최첨단 치료를 실용적인 의료 관리로 바꾼 것이다. 나에게는 앞으로 GPM을 더 발전시켜야 할 빚이 남아있지만, 나는 스스로에게 이런 질문을 해본다. John은 BPD 전문가들과 연구자들의 모임에서 BPD를 위한 모든 근거기반치료에 대한 결정권자로서 위치했다. 그렇다면 나는 구체적인 명칭을 정하는 것에 대한 결정권자의 위치에 있는 것이 아닐까? 차후 BPD 치료에서 내가 초점을 두려고 하는 것은 이 좋은, 일반적인 관리를 대부분의 환자들과 건강관리 전문가에게 전파하는 것이다. 소위 쓰레기통 진단(Knight 1953), 혹은 회복될 수 없는 불치병라고 불렸던 BPD의 낙인을 지우는 혁명적인 최첨단 치료의 위조품을 만든다고 할 만큼 이 목표는 야심에 찬 것이다. 특별한 근거기반치료를 세워서 BPD에대한 태도를 개혁하는 사람들은, 효과적 기세를 이해시키기 위해서 타당해 보이는 토대를 쌓고, 그런 다음 그것을 포장해서 전세계적으로 유통될 수 있도록 만든다. 기본적으로 그들은 상표가 있는 치료법을 개발하는 것이고, 우리의 목적은 비슷한 성분으로 구성되고, 비슷하게 효율적인 제네릭generic 버전을 만드는 것이다.

John Gunderson이 전공의 수련을 시작할 때는 경계선 성격장애와 같은 진단은 없었다. 아무도 이해하지 못하거나 어떻게 대처해야 할지 모르는 여러 다른 진단의 경계에 있는 환자들의 한 그룹이 있었을 뿐이었다. 대부분은 이런 환자들이 단지 치료가 안된다고만 생각했다. 그러나 John은 그렇게 생각하지 않았다. 그는 이런 환자들을 이해하려고 노력했고, 그들에 대해서 보다 명확하게 기술하고, 그들을 위한 관리에 더 나은 결과를 낳기 위해 길을 닦았다. 전공의 수련을 마친 후 얼마되지 않아서, John은 경계선 환자들에 대한 복잡한 정신분석 문헌들을 압축해서 특징을 정의하는 실용적인 도구를 만들었다. 경계선 환자들의 신뢰할 수 있는 진단법의 개발과 함께, John은 DSM에 경계선 성격장애를 포함시키기 위한 작업을 시작했다. 그는 지난 40년간 300개 이상의 논문과 12개 이상의 책을 발표하고, BPD 진단을 적합하게 만들기 위해서 체계적으로 연구했다. 그와 많은 공동연구자들은 정신병적 장애, 기분장애, 외상 관련 장애로부터 BPD를 구분하고, 장기적 경과를 설명하고, 유전적, 가족적 영향을 평가하기위해 협력하였다.

John의 마지막 공헌은 GPM을 개발하여 관리의 접근성을 더 용이하게 만든 것이다. 처음에는 그가 BPD환자들이 치료 불가능하다는 관념에 도전했다면, 이제 GPM은 BPD환자들은 오직 특수 전문가들이나, 집중적인 외래 정신치료를 통해서만 치료할 수 있다는 생각에 도전한다. 대부분의 BPD환자들이 호전될 수 있고, 대부분의 임상가들이 좋은 관리를 제공할 수 있다는 낙관적 시각을 가지고, John과 나는 실용적인 가이드를 제공하기 위해, GPM 훈련가들로 이루어진 팀을 만들어 이 책을 썼다. 우리는 이 책이 BPD환자들은 응급 상황이나 비전문적인 세팅에서는 치료될 수 없다는 믿음을 바꿀 수 있기를 바란다.

Lois W. Choi-Kain, M.D., M.Ed.

참고 문헌

Gunderson JG: Borderline Personality Disorder. Washington, DC, American Psychiatric Press, 1984

Gunderson JG: Borderline Personality Disorder: A Clinical Guide. Washington, DC, American Psychiatric Publishing, 2001

Gunderson JG, Links PS: Borderline Personality Disorder: A Clinical Guide, 2nd Edition. Washington, DC, American Psychiatric Publishing, 2008

Gunderson JG, Links PS: Handbook of Good Psychiatric Management for Borderline Personality Disorder. Washington, DC, American Psychiatric Publishing, 2014

Gunderson JG, Fruzzetti A, Unruh B, Choi-Kain L: Competing theories of borderline personality disorder. J Pers Disord 32(2): 148-167, 2018 29561723

Knight RP: Borderline states. Bull Menninger Clin 17(1): 1-12, 1953 13009379

McMain SF, Links PS, Gnam WH, et al: A randomized trial of dialectical behavior therapy versus general psychiatric management for borderline personality disorder. Am J Psychiatry 166(12): 1365–1374, 2009 19755574

McMain SF, Guimond T, Streiner DL, et al: Dialectical behavior therapy compared with general psychiatric management for borderline personality disorder: clinical outcomes and functioning over a 2-year follow-up. Am J Psychiatry 169(6): 650–661, 2012 22581157

Meuldijk D, McCarthy A, Bourke ME, et al: The value of psychological treatment for borderline personality disorder: systematic review and cost offset analysis of economic evaluations. PLoS One 12(3): e0171592, 2017 28249032

Tricoci P, Allen JM, Kramer JM, et al: Scientific evidence underlying the ACC/AHA clinical practice guidelines. JAMA 301(8): 831–841, 2009 19244190

Winnicott DW: Transitional objects and transitional phenomena: a study of the first not-me possession. Int J Psychoanal 34(2): 89–97, 1953 13061115

Winnicott DW: Playing and Reality. New York, Psychology Press, 1971

제1장

좋은 정신과적 관리의 개요

기원과 목적

John G. Gunderson, M.D.
Lois W. Choi-Kain, M.D., M.Ed.

대부분의 임상가들은 경계선 성격장애(borderline personality disorder, BPD) 환자를 치료하게 될 것이기 때문에, 임상가들이 필요로 하는 도움을 주기 위해 이 책이 개발되었다. 정신과 입원 환자 4–5명 중의 한 명이 BPD환자고, 외래에서의 비율도 비슷하다(Chanen 등 2008, Korzekwa 등 2008, Zimmerman 등 2008). 응급실 내원 환자 10명 중에 한 명(Chaput과 Lebel 2007, Tomko 등 2014), 일차진료의사에게 내원하는 환자 20명 중에 한 명이(Gross 등 2002) BPD환자이다. 모든 임상 관리 현장에 대부분 존재할 뿐 아니라, 특별히 자신의 특별한 요구가 들어지지 않는다 느낄 때에는, 참을성 없고, 요구가 많고 피곤한 사람으로 여겨지게 행동한다. 이 책은 임상가들이 BPD환자의 치료에서 어떻게 할지에 대해 유용한 조언을 하고, 어떻게 해야 가장 좋은 관리를 할 수 있을지에 대한 지혜를 제공하는 목적을 가지고 있다: 이것은 BPD환자를 잠잠하게 만들고, 격려하고, 조언하고, 건설적인 삶을 추구하도록 촉진하는 관리 전략에 대한 것이 아니다.

이 책에서 관리의 관점은 심층의 정신적 변화를 목표로 장기간의 복잡한 정신치료를 강조하는 여타의 BPD환자의 치료를 실은 대부분의 책의 관점과는 상반된다. 그런 치료는 특수전문가들을 위한 것이다. 이 책은 그런 정신치료를 하지 않는 대부분의 환자들과 정신치료자나 BPD에대한 특수전문가가 아닌 대부분의 임상가들에게 초점을 맞추었다. 이 책은 환자들이 일상을 살도록 돕는다는 목표로, 단순히 BPD환자를 더 잘 돌보기를 원하는 건강관리 전문가들을 위해 쓰였다.

이 책이 읽기 쉽고, 이해하기 쉽고, 무엇보다 유용한 책이 되도록 하기 위해, 임상가들이 일상 진료에서 만나게 될 흔한 문제를 보여주는 증례를 대부분의 장들에 포함시켰다. 각 증례들의 중간에 "결정시점"이라는 부분이 삽입되어 있는데, 치료하면서 임상가가 개입해야 할 지점으로, 고려해야할 여러 선택지를 보여준다. 우리는 우리가 만나게 되는 여러 선택지를 제공하고, 그 다음 그것에 대해 논의하고 그리고 상대적 장점들을 서로 비교한다. 우리는 독자들이 우리를 따라서 이 선택지들을 고려하고 각각의 장점들을 비교해보기를 바란다. 이것은 독자들이 옳은 답을 배우는 목적보다 적극적으로 배우기 위해 연습하는 것이다. 임상적 현실에서는 다수문항의 선택지 중에 분명한 답안이 있는 것처럼 결정되지는 않는다. 만약 우리의 선택과 당신의 답이 다르더라도, 혹은 당신은 다른 선택이 더 낫다고 생각하더라도 걱정할 필요가 없다. 우리는 당신이 BPD환자의 케어에 관하여 좋은 정신과적 관리(GPM)의 관점에서 어떻게 생각할지 배우기를 바란다–즉, 실용적이고, 신중하고, 현실적인 방식으로.

단기간의, 덜 집중적인 개입으로 BPD환자의 대부분이 특수전문가에게 치료를 받은 환자들만큼, 혹은 거의 그 정도로 호전될 수 있다고 확신하는 이유가 있다(Choi–Kain 등 2017, Gunderson 2016). 지난 20년간의 장기 연구들은 대부분의 BPD환자들이 근거기반의 집중적이고 특수한 치료를 받지 않고도 완화되거나 심지어 완쾌되었다는 것을 설득력 있게 보여주었다(Gunderson 등 2011, Zanarini 등 2012). 덜 집중적인 비전문가에 의한 치료의 가치를 입증하는 근거는 여전히 늘어나고 있다(Gunderson 2016). GPM이 변증법적 행동치료dialectic behavioral therapy, DBT와 비교하여 그 가치를 입증한 것과 같이, 구조화된 임상 관리structured clinical management, SCM라고 불리는 유사한 주 일회 모델은(Bateman과 Krawits 2012) 표준적인 마음헤아리기치료mentalization-based treatment, MBT와 비교하여 그 가치를 입증하였다(Bateman과 Fonagy 2009). BPD를 위해 특별히 개발된, 덜 집중적인 일차의료인의 치료인, 구조화된 임상 관리(SCM)와, GPM은 두개의 대규모 임의 대조군 실험에서 효과가 입증되었다(Bateman과 Fonagy 2009, McMain 등 2009). 구체적으로는 SCM으로 치료한지 6개월안에 BPD 증상들이-자해에서 가장 뚜렷이-완화되는데 효과적이라고 입증되었으나, 18개월째에는 DBT가 앞질렀다(Bateman과 Fonagy 2009). GPM은 BPD의 폭넓은 증상들, 대인관계 기능, 분노와 우울 등, 전체적인 결과들을 통틀어 DBT 만큼 효과적이었다(McMain 등 2009). 어떤 구성요소가 치료의 효율성을 좌우하는지를 찾는 DBT-해체 연구를 통해 GPM과 SCM의 결과만큼 중요한 결과를 확인하였다(Linehan 등 2015). 주목할 만한 것은, 24시간, 일주일 내내 관리해야 한다는 요건이 불필요해 보인다는 것이었다. 이 연구들에 추가하여, 최근의 대규모 정신약물학적 실험에서 Lamotrigine이 위약보다 나은 효과를 가졌다는 것을 입증하지 못했음에도 불구하고, 그 연구의 양쪽 비교군 모두에서 임상적으로 강력하게 유의미한 호전(일반 치료에서 기대하는 것보다 큰 호전)이 있다는 것을 보여주었다. Crawford 등(2018)의 연구결과가 분명하게 의미하는 것은, BPD 증상에서 변화를 모니터하기위해 의욕적인 정신과 의사들이 환자들에게 일정한 관심을 가지는 것 자체가 치료결과에서 강력하고 긍정적인 효과를 낳는다는 것이다(Gunderson과 Choi-Kain 2018).

이 치료모델이 오직 한 연구에 의존해서 경험적 근거를 표방한다는 것 때문에, 임상가들에게 GPM을 이용하도록 무언의 지시를 하는 것이 비난을 받을 수도 있다(McMain 등 2009, 2012). 그 연구는 디자인이 잘된 다기관이 참여한 대규모의 연구로, 일차 연구자의 지도감독 하에 수행된 높은 수준의 DBT의 효과와 GPM의 효과가 동등하다는 것을 입증했다. 그러나 과학적 발견의 대부분이 복제연구에서는 더 이상 관찰되지 않으며, 예로 심리학 분야에서 총 복제율이 1.07%밖에 되지 않는 것에 주목할 필요가 있다(Makel 등 2012). 달리 말하면, 연구 분야에서 유의미한 것으로 여겨지는 복제가, 실상 실제 연구환경에서는 잘 일어나지 않는다는 것이다. 그러나 우리는 GPM 모델을 사용하는 것은 그런 연구의 완성에 의존하지 않고, 해서도 안된다고 생각한다. 여기에서 인용된 축적된 연구에 의해서 그것을 사용하는 것이다. GPM을 배우는 이유는 다른 합리적인 대안이 없기 때문일 것이다. BPD환자들은 우리 진료실이나 응급실 그리고 병원에 와서 기다리고 있다. 환자들은 당연히 모든 임상가들이 그들을 도울 좋은 기회가 될 기본적 진료를 어떻게 제공할지 배웠을 것이라고 기대한다. GPM은 이 요구에 맞춘 것이다.

GPM은 임상경험에 의해 개발되었다. BPD를 위한 근거기반의 다른 치료들과는 달리, GPM은 이론으로부터 나오지 않았다(Gunderson 등 2018). GPM은 1984년 첫 신판(Gunderson 1984)이 발행된 이래 오랜 시간동안 점진적으로 진화하여, 이후에는 BPD 치료를 위한 미국정신의학회 가이드라인으로 개정 통합되었고(American Psychiatric Association Practice Guidelines 2001), Paul Links에 의해 매뉴얼화 함으로써 그 정점을 찍었다(Gunderson과 Links 2014). GPM은 최고의 BPD 정신치료자들에 의해 영향을 받으며 진화했다. Otto Kernberg의 대상관계이론(Kernberg 1967), Marsha Linehan의 인지행동 패러다임(Linehan 1993), Peter Fonagy와 Anthorny Bateman의 발달학적 관점들(Fonagy와 Bateman 2008), 이 모두가 GPM의 접근법에 영향을 주었다. GPM은 *The American Journal of Psychiatry*에서 한 증례보고를 통해, 특유의 치료 모델로서 처음 인정받았고, Kernberg의 전이초점치료(Clarkin 등 2007), Bateman과 Fonagy의 마음헤아리기치료와(Bateman과 Fonagy 2006) 비교할 만한 치료법으로 소개되었다(Gunderson 등 2007). 해당 저널 편집장인 Bob Michaels는 J. G. Gunderson이 제공하고 있는 실용적이며 절충적인 치료는 사실 제삼의 치료 형태를 의미한다고 제안했다. 그가 옳았다는 것이 드러났지만, GPM이 BPD를 치료하기 위한 진짜 모델로서의 타당성을 주장하기까지는 GPM이 BPD의 대인관계 과민감성 이론을 상세화한 유전적 공헌(Gunderson과 Lyons-Ruth 2008) 그리고 가장 중요하게는 McMain 등(2009)의 연구를 통해 경험적인 근거가 확립될 때까지 기다려야했다. GPM

은 그 자체로 약물치료관리도 통합한다. 이것은 현재 대세인 건강관리 체계에서 거의 모든 환자들이 약물치료를 하고 있을 것이라고 인정하지만, 약물치료의 실제 효과가 의문이라는 인식을 포함한다. 약물처방을 균일하게 만들거나 약물치료자가 독립적으로 처방하는 것보다는, 약물치료로 효과를 얻게 만드는, 가능한 방법을 찾아 실행하는 것이 실용적이다.

BPD를 위한 GPM의 특수성은 두가지 주요 장점이 있다. 첫번째는 충동적 행동이나 감정의 폭발과 같은 증상이 있을 때에도 치료의 초점이 흐트러지지 않는다는 것이다. GPM은 대인관계와 연관된 핵심 성격장애 문제에 지속적으로 초점을 맞춘다. BPD에서 대인관계의 중요성은 대부분의 임상 문헌에서 지적해왔다. 이제 DSM-5에서 성격장애 진단을 위한 대안적 접근법에도 성격장애에서 대인관계의 중요성이 인정되었다(미국정신의학회 2013). BPD 특유의 문제적이고 불안정한 대인관계는 다른 장애와 구별되는 특징이다(Gunderson과 Lyons-Ruth 2008). 두번째 장점은 BPD의 치료를 위해 그 증상들에 초점을 맞춘다기 보다는, 다른 공존질환을 치료하기 위한 기초로서 BPD의 증상들에 초점을 맞출 필요가 있다는 것이다. 역사적으로 BPD의 치료는 다른 장애를 위한 치료를-예로 신경증을 위한 정신분석, 우울증을 위한 항우울제, 양극성장애를 위한 기분조절제-가져와서 썼는데, 그 결과는 좋지 않았다.

GPM은 주 1회 세션의 형식으로 시작했는데, 처음 BPD의 증상이 시작될 때 초기개입으로 사용하는 것이 보다 적절하다고 여겨져서, 집중적인 특수치료로 사용하는 것은 보류되었다(부록 B, “단계적 관리 모델” [Choi-Kain 등 2016]을 보라). GPM의 응용이 어떻게 발달했는지 알아 두면 많은 도움이 될 것이며, 이 책에도 그것에 대해 설명하였다. 이 책의 첫 부분은 GPM을 정신과 입원이나 외래치료 환경뿐 아니라, 종합병원에서의 응용에 대해 다루고 있다. 두번째 부분은 여러 정신과 의사나 정신과 의사가 아닌 임상가들이 GPM을 어떻게 이용할 것인지를 포함한다. 세번째 부분은 단기치료 형식으로 GPM의 응용 그리고 자기애적 성격장애에서의 GPM의 응용, BPD를 위한 근거중심의 다른 치료들과의 통합을 담고 있다. 독자들은 이 책을 처음부터 끝까지 다 읽을 필요없이, 먼저 자신의 임상 작업과 직접적 연관이 있는 장을 골라서 읽고, 나머지는 변화의 기회가 될 간접경험으로 삼는 것도 좋겠다. 우리의 목표는 독자들이 이 책이 유용하고 재미있다고 여기게 하는 것이다. 우리는 여러분이 이 책을 통해 BPD환자를 돌보는데 자신감을 가지고, 자신의 개입에 구조structure를 더하고 구체화시켜서, 여러분의 노력에 보람을 느끼게 되기를 바란다. 만약 그것이 이루어진다면, 결국은 많은 임상가들이 BPD환자를 치료할 때 주저하고 불안해했던 것이 보통의 좋은 관심으로 바뀌어 당신의 케어를 필요로 하는 모든 환자에게 도움이 되리라 생각한다.

참고 문헌

American Psychiatric Association: Diagnostic and Statistical Manual of Mental Disorders, 5th Edition. Arlington, VA, American Psychiatric Association, 2013

American Psychiatric Association Practice Guidelines: Practice guideline for the treatment of patients with borderline personality disorder. Am J Psychiatry 158(10 suppl): 1–52, 2001 11665545

Batemen A, Fonagy P: Mentalization–Based Treatment for Borderline Personality Disorder: A Practical Guide. New York, Oxford University Press, 2016

Bateman A, Fonagy P: Randomized controlled trial of outpatient mentalization based treatment versus structured clinical management for borderline personality disorder. Am J Psychiatry 166(12): 1355–1364, 2009 19833787

Bateman AW, Krawitz R(eds): Borderline Personality Disorder: An Evidence Based Guide for Generalist Mental Health Professionals. Oxford, UK, Oxford University Press, 2013

Chanen AM, Jovev M, Djaja D, et al: Screening for borderline personality disorder in outpatient youth. J Pers Disord 22(4): 353–364, 2008 18684049

Chaput YJA, Lebel MJ: Demographic and clinical profiles of patients who make multiple visits to psychiatric emergency services. Psychiatr Serv 58(3): 335–341, 2007 17325106

Choi–Kain LW, Albert EB, Gunderson JG: Evidence–based treatments for borderline personality disorder: implementation, integration, and stepped care. Harv Rev Psychiatry 24(5): 342–356, 2016 27603742

Choi–Kain LW, Finch EF, Masland SR, et al: What works in the treatment of borderline personality disorder. Curr Behav Neurosci Rep 4(1): 21–30, 2017 28331780

Clarkin JF, Levy KN, Lenzenweger MF, Kernberg OF: Evaluating three treatments for borderline personality disorder: a multiwave study. Am J Psychiatry 164(6): 922–928, 2007 17541052

Crawford MJ, Sanatinia R, Barrett B, et al: The clinical effectiveness and cost effectiveness of lamotrigine in borderline personality disorder: a randomized placebo-controlled trial. Am J Psychiatry 175(8): 756–764, 2018 29621901

Fonagy P, Bateman A: The development of borderline personality disorder—a mentalizing model. J Pers Disord 22(1): 4–21, 2008 18312120

Gross R, Olfson M, Gameroff M, et al: Borderline personality disorder in primary care. Arch Intern Med 162(1): 53–60, 2002 11784220

Gunderson JG: Borderline Personality Disorder. Washington DC, American Psychiatric Press, 1984

Gunderson JG: The emergence of a generalist model to meet public health needs for patients with borderline personality disorder. Am J Psychiatry 173(5): 452–458, 2016 27133405

Gunderson JG, Choi-Kain LW: Medication management for patients with borderline personality disorder. Am J Psychiatry 175(8): 709–711, 2018 30064243

Gunderson JG, Links P: Handbook of Good Psychiatric Management for Borderline Personality Disorder. Washington, DC, American Psychiatric Publishing, 2014

Gunderson JG, Lyons-Ruth K: BPD's interpersonal hypersensitivity phenotype: a gene-environment-developmental model. J Pers Disord 22(1): 22–41, 2008 18312121

Gunderson JG, Bateman A, Kernberg O: Alternative perspectives on psychodynamic psychotherapy of borderline personality disorder: the case of "Ellen." Am J Psychiatry 164(9): 1333–1339, 2007 17728417

Gunderson JG, Stout RL, McGlashan TH, et al: Ten-year course of borderline personality disorder: psychopathology and function from the Collaborative Longitudinal Personality Disorders Study. Arch Gen Psychiatry 68(8): 827–837. 2011 21464343

Gunderson JG, Fruzzetti A, Unruh B, et al: Competing theories of borderline personality disorder. J Pers Disord 32(2): 148–167, 2018 29561723

Kernberg O: Borderline personality organization. J Am Psychoanal Assoc 15(3): 641–685, 1967 4861171

Korzekwa MI, Dell PF, Links PS, et al: Estimating the prevalence of borderline personality disorder in psychiatric outpatients using a two–phase procedure. Compr Psychiatry 49(4): 380–386, 2008 18555059

Linehan M: Cognitive–Behavioral Treatment of Borderline Personality Disorder. New York, Guilford, 1993

Linehan MM, Korslund KE, Harned MS, et al: Dialectical behavior therapy for high suicide risk in individuals with borderline personality disorder: a randomized clinical trial and component analysis. JAMA Psychiatry 72(5): 475–482, 2015 25806661

Makel MC, Plucker JA, Hegarty B: Replications in psychology research: how often do they really occur? Perspect Psychol Sci 7(6): 537–542, 2012 26168110

McMain SF, Links PS, Gnam WH, et al: A randomized trial of dialectical behavior therapy versus general psychiatric management for borderline personality disorder. Am J Psychiatry 166(12): 1365–1374, 2009 19755574

McMain SF, Guimond T, Streiner DL, et al: Dialectical behavior therapy compared with general psychiatric management for borderline personality disorder: clinical outcomes and functioning over a 2–year follow–up. Am J Psychiatry 169(6): 650–661, 2012 22581157

Tomko RL, Trull TJ, Wood PK, et al: Characteristics of borderline personality disorder in a community sample: comorbidity, treatment utilization, and general functioning. J Pers Disord 28(5): 734–750, 2014 25248122

Zanarini MC, Frankenburg FR, Reich DB, et al: Attainment and stability of sustained symptomatic remission and recovery among patients with borderline personality disorder and Axis II comparison subjects: a 16–year prospective follow–up study. Am J Psychiatry 169(5): 476–483, 2012 22737693

Zimmerman M, Chelminski I, Young D: The frequency of personality disorders in psychiatric patients. Psychiatr Clin North Am 31(3): 405–420, vi, 2008 18638643

제1부
임상 진료

제2장

정신과 입원병동

John G. Gunderson, M.D.
Brian A. Palmer, M.D., M.P.H.

경계선 성격장애borderline personality disorder(BPD)환자는 전체 정신과 입원의 20~25%를 차지하며, 이들을 위한 정신건강 서비스로 많은 비용이 지출된다(Soetman 등 2008, Zimmerman 등 2008). 또한 응급실 내원환자 전체의 9%가 BPD환자들이며, 반복적인 자살시도로 응급실을 내원하는 환자의 50%를 차지한다(Hong 2016). 그들의 입원이 한 번의 삽화로 끝나는 경우는 드문 일이다. 주요우울증 환자들이 평균 2.4주 입원하는데 비해, BPD환자들은 평균 14.3주, 거의 다섯 배 이상 많이 입원한다(Bender 등 2001). 2/3이상이 2년 이내에 재입원하며 그들 중 2/3는 자의입원이 아닌 외부개입에 의한 입원을 한다(Zanarini 등 2004). BPD환자가 입원하는 주된 이유는, 심각한 우울증상, 반복적인 자살시도가 있거나 혹은 자신을 위험에 빠뜨리는 행동들이 약물에 반응이 없을 때이다. 그러나 아이러니하게도 대다수의 이런 환자들은 결국 완화되며, 일단 완화가 되면 대체로 재발하지 않고 입원은 점차 드물어 진다.

BPD환자의 입원에 대한 통상적인 지혜는, 가능하면 입원을 피하거나 짧은 기간만 입원하도록 하는 것이다(Gunderson과 Links 2008, Quaytman과 Sharfstein 1997, Sederer과 Thorbeck 1986). 이런 노력이 필요한 이유는 제대로 관리되지 않는 입원이 BPD환자 개인에게 해로울 뿐만 아니라 다른 환자의 치료에도 지장을 주기 때문이다. 입원의 중요한 보편적인 가치는 환자의 안전을 극적으로 개선시키며 환자가 자신을 스스로 위험에 처하게 하는 행동을 제한하는 보호기능에 있다. 이러한 기능은 치료적인 면에서는 긍정적이지 않을 수 있으나 "안전하지 않은unsafe" 행동이 일어나지 않게 방지하는데 의미가 있다. 입원 시에 심한 우울증상이 있는 BPD환자들이 BPD가 없는 우울환자들에 비해 더 극적으로 좋아지는 결과를 보이는데, 이는 BPD환자가 주관적으로 자신의 증상을 더 심하다고 느낀다는 사실로 설명된다(Yoshimatsu 등 2015). 입원을 통해 자살의도와 우울증상이 감소하는 것은 분명히 BPD환자에게 이득이겠지만, 반복적인 입원은 문제가 된다. BPD환자들이 입원의 통제적 기능을 자신의 생명이 확실하게 보호받는 것으로 해석할 소지가 있고, 입원치료를 기본적인 생존을 위한 중독적인 해결책으로 삼을 수 있다. 입원을 통한 통제는 삶의 스트레스를 일시적으로 유예하여 피난처로 기능하게 한다. 피난처로서의 기능이란 원치 않는 책임들로부터 벗어나는 이차적 이득을 제공하는 것을 의미한다. BPD환자들에게 입원은 이렇게 잠재적으로 해로울 가능성이 있기 때문에, 병동에서는 그들의 특정한 요구들에 대하여-다른 진단그룹의 환자들에 비해-명확한 계획하에 도움을 제공하는 것이 중요하다(Gunderson 1978). BPD환자의 성공적인 입원치료는 병원이 통제적 기능과 피난처로서의 긍정적 기능을 제공하면서, 이러한 기능 안에 내재되어 있는 해로운 부분을 얼마나 능동적으로 최소화할 수 있는지에 달려 있다.

종종 BPD환자는 입원병동에서의 치료로 정신건강 치료를 처음 시작하게 된다. 우리는 정신과 병동에서 BPD환자에게 어떤 일이 일어났는지가 추후 재입원율이나 관해remission에 이르는 시간과 같은 경과에 지대한 영향을 준다는 인상을 받았다. 입원은 BPD환자의 경과뿐만 아니라 이 질환에 대한 정신건강 전문가의 태도에도 큰 영향을 끼친다. 많은 정신건강 전문가들이 이러한 상황에서 처음으로 BPD라는 질병을 마주하게 된다.

이 장에서 우리는 먼저 입원치료의 이용과 남용을 설명하고, 일반적인 입원과정에서의(보통 3일에서 10일) 좋은 정신과적 관리good psychiatric management의 적용에 대하여 기술할 것이다(GPM; Gunderson과 Links 2014). 우리는 입원 환경에서 긍정적이며 지속 가능한 이득을 제공하는 동시에 병원에서 BPD환자들과 BPD 이외의 환자들에게 잠재적으로 해로운 영향을 최소화할 수 있는 구체적인 방법을 제안할 것이다.

표 2-1. 경계선 성격장애 환자의 효과적인 입원치료를 위한 원칙들

심리교육	진단을 공개한다. 대인관계 과민감성 모델을 설명한다. 약물의 효과가 제한적임을 설명한다.
구조	심리교육, 목표설정, 매일 수시간의 그룹치료와 숙제 등을 통하여 구조를 제공한다. 유해할 수 있는 비구조화된 환경을 피한다.
환자 삶의 스트레스에 초점 맞추기	이러한 스트레스들을 확인하는데 주도적이 되어야한다. 가족 또는 연인을 참여시킨다. 그룹치료에서도 다시 스트레스 요인을 다룬다.
사후 계획	퇴원 후 첫 주의 안전계획을 포함한 일정을 계획한다. 그룹활동에 환자를 참여시킨다(즉, 익명의 알코올중독자 모임, 종교모임, 구조화된 외래환자 치료).

어떻게 입원을 효과적으로 만들 것인가?

여기에서 우리는 BPD환자가 재원기간 동안 확실히 도움을 받을 수 있는 네 가지 원칙에 대하여 논의하려고 한다. 이러한 원칙들은 표 2-1에 요약되어져 있으며, 심리교육, 구조structure, 환자 삶의 스트레스에 초점 맞추기, 사후 계획이 그것이다.

심리교육 Psychoeducation

입원한 BPD환자들에게 그들의 질병에 대한 심리교육을 시행하는 것은 항상 도움이 된다. 또 진단을 유감없이 공개하는 것이 모든 BPD환자의 입원치료를 시작하는데 있어 반드시 표준적인 측면이 되어야 한다. 심리교육은 BPD 진단으로 시작하여, 이어서 대인관계 과민감성으로 인한 장애와 약물치료의 제한적인 역할에 대한 설명을 하게 된다(심리교육 원고는 Gunderson과 Links 2014를 보라).

진단을 공개할 때는 DSM-5(American Psychiatric Association 2013)를 함께 검토한다면 수월할 것이다. BPD의 개별적인 기준을 검토한 이후에 서술적인 설명을 하면 진단에 대한 환자의 이해를 증진시킬 수 있다(그림 2-1). 이 작업은 BPD환자를 참여시키고 자신의 경험을 인정하게 한다. 그러므로 진단을 공개하는 것을 다른 공존질환들이 안정화된 이후로 미루어서는 안된다(Case 등 2007, Morey 등 2010). 환자와 그 가족들은 자신들이 혼자가 아니라는 사실과 이 질환에 대한 많은 양의 지식이 존재한다는 사실을 알고 나면 안심한다. BPD의 기원들(구체적으로 유전가능성에 대한 인식), 일반적인 경과(대부분 관해되며 재발되지 않는다는 사실) 그리고 그것의 치료가능성에 대한 설명을 환자와 가족에게 제공한다. 이러한 심리교육은 환자의 소외감과 고립감을 감소시키고, 미래에 대한 희망을 제공하며, 치료자에게 도울 능력이 있다는 믿음을 증진시키고, 제안된 치료에 대한 순응도를 높인다.

입원치료를 담당하는 의사는 BPD환자가 입원할 당시의 초기 진단을 흔히 기분장애 혹은 불안장애로 내린다. 기분장애와 불안장애가 흔히 동반되는 것은 맞지만, 그것이 입원의 이유가 되는 경우는 매우 드물다. 이 진단들에 초점을 맞춘다면 약물치료를 부적절하게 강조하는 입원 환경을 만들게 된다. 더욱 나쁜 것은 BPD 진단을 경시하게 되면서 환자가 받을 수 있는 치료적 이득을 박탈하고 대인관계 과민감성, 감정조절 기술 그리고 병원 밖에서의 삶의 스트레스, 능동적이고 강력한 퇴원 계획과 같은 핵심 요소에 적절한 초점을 두는 것을 막게 된다는 것이다. BPD가 아닌 우울 혹은 불안장애로 진단을 내렸을 때

경계선 성격장애가 있는 사람들은 자신의 부모에 대하여 매우 민감하게 반응하게 되는 유전적인 소인을 가지고 태어납니다. 그들은 거절감을 느끼기 쉬우며 다른 아이들에 비하여 부모의 행동에 분노를 느끼기 쉽습니다. 그들은 보통 그들이 부당한 대우를 받거나 그들이 필요로 하는 관심이나 돌봄을 받지 못한다는 느낌을 받고, 이에 분개하는 마음을 가집니다. 성인이 되면서 그들은 잃어버렸다고 느끼는 것을 채워 줄 누군가와 관계를 맺고 싶은 소망을 가지게 됩니다. 그들은 독점할 수 있는 관계를 바라기 때문에, 실제로 혹은 그렇다고 지각하는 무시, 거절, 분리에 대해서 강렬한 반응을 보이기 시작합니다. 쉽게 예상할 수 있겠지만, 그들의 비현실적인 기대들과 그들의 강렬한 반응 때문에 관계에서 실패를 거듭합니다. 이런 일이 일어나면, BPD를 가진 사람들은 거절당했거나 버림받았다고 느끼며, 부당한 대우를 받았다는 것에 대한 분노와 자신이 나빠서 거절당해 마땅하다고 느끼는 두려움에서 벗어나지 못합니다. 양쪽 결론 모두 그들을 자기파괴적으로 되도록 이끕니다. 그들이 부당한 대우를 받았다는 것에 대한 분노와 자신이 나쁘다는 것에 대한 수치심 혹은 자기파괴적 행동들은 죄책감을 유발하고 다른 사람들에 대해서 방어적인 감정을 일으킵니다. 이 때문에 다른 사람들로부터 구원반응 rescuing responses을 이끌어내기도 하는데, 이는 그들의 욕구가 채워질 수 있다는 비현실적인 기대를 지속하게 하고, 부당한 대우를 받았다는 비현실적으로 부정적인 인식을 유지시킵니다. 따라서 이런 순환cycle은 계속 반복됩니다.

그림 2-1. 경계선 성격장애의 진단 공개를 위한 원고

출처. Gunderson JG, Links PS에서 발췌: *Handbook of Good Psychiatric Management for Borderline Personality Disorder*. Washington, DC, American Psychiatric Publishing, 2014, pp 23~24. Copyright ©2014 American Psychiatric Publishing. Used with permission

가장 큰 문제는 해결책을 환자의 내적인 것이 아닌 외적으로 설정하게 되는 것이다. 즉 약물과 처방하는 의사에게 과도한 초점이 맞춰지는 반면, 더 나은 대처기술을 가지고 환자가 자신을 스스로 돌보는 책임은 도외시하게 된다. BPD를 일차진단으로 내리고 BPD에 특이적인 치료계획을 세우는 것은 치료의 핵심적인 첫 단계이다. 입원 상황에서 BPD를 일차진단으로 내리는 것은 충분히 가능하다. 사실, 메디케어Medicare 환자들의 경우 BPD는 DRG 883(성격이나 충동조절 질병과 연관된 진단그룹)에 속하는데, 주요우울증이 속한 DRG885(정신증과 연관된 진단그룹)[1] 보다 더 높은 비율의 보험금을 청구할 수 있다. 또한 모든 BPD환자가 그들의 대인관계 과민감성이 어떻게 그들의 질병에서 주요 증상이 되는지에 대하여 심리교육을 받는 것이 도움이 된다(Gunderson과 Lyons-Ruth 2008). 이 교육을 입원과정의 초기에 받는 것은 환자들이 표현해야 하는 대인관계 스트레스에 초점을 유지할 수 있게 하는 동시에(이후 다루어 질 것임), 입원 환자로서 예상되는 문제적인 상호작용에 대하여 그들이 이해할 수 있도록 표식을 제공한다.

BPD환자에 대한 심리교육에서 세번째 필수적인 부분은 약물치료의 효과가 제한적이라는 것을 설명하는 것이다. 보통 환자들은 이 정보를 달가워하지 않는데, 이 메시지가 그들이 나아지는 것이 그들의 관계들을 변화시키거나 자기조절을 배우는데 달려 있다는 것을 의미하기 때문이다. BPD환자의 입원치료에서 가장 흔히 하는, 해로운 실수 중 하나가 이미 사용하고 있는 약물들이 도움이 되지 않는다고 추가적인 약물을 처방하는 것이다. 이미 외래에서 정신과 치료를 받고 있던 중에 입원한 BPD환자들은 대게 항우울제나 항불안제, 기분조절제로 치료를 받고 있었다(Zanarini 등 2004). BPD 진단을 공개하고 확립한 다음, 입원 주치의는 환자에게 약물은 단지 부가적인 역할만 한다는 것을 알리고, 왜 이런 약물치료가 실패하는지에 대해서 설명해야 한다. 이런 토의 이후에 환자를 협력자로 삼아서 현재 약물을 검토하고 변경하는 계획을 세

1. 미국의 의료체계(역주).

운다(예를 들어, BPD의 우울증상에 항우울제가 효과가 없다고 확인될 때 항우울제를 중단하고, 벤조디아제핀 제제는 보통 탈억제 효과와 중독성때문에 중단해야 한다).

구조 Structure

앞서 언급한 것처럼, 병실환경은 조직의 리더에 의해 BPD환자들의 치료 잠재력을 극대화하고 해로운 영향을 최소화할 수 있도록 설계되어야 한다. 이는 BPD환자에게 고도로 구조화된 환경이 필요하다는 것을 의미한다. 입원한 BPD환자에 대한 초기 관찰에서 BPD환자는 구조화된 환경 속에서는 행동이 호전되고, 비구조화된 환경에서는 더 많은 문제행동을 보였다(Knight 1953). BPD환자가 치료에 순응하지 않고 저항하며, 난치성이라는 평판은 대부분 비구조화된 치료에서 유발되는 공포심으로부터 비롯된 것이다. BPD환자들에게 비구조화된 심리평가를 시행했을 때, 피해 망상적이거나 유리된 상태로 빠져드는 퇴행적 현상이 발생한다는 것이 입증되었는데, 앞선 설명과 동일한 현상이다(Carr 등 1979). 모든 정신과 입원환자들에게 사전 예방적인 구조화된 환경이 더 낫지만, BPD환자들에게 비구조화된 환경은 즉각 해를 주기 때문에 BPD환자에게 구조화된 환경은 더욱 중요하다(즉, 비구조화된 환경은 충동적인 분노행동이나 다른 사람에게 해를 입히는 위기상황을 부지불식간에 조성한다).

구조는 환자의 시간과 장소를 예측 가능하게 조직화한다. 환자의 시간과 공간에 침범하거나 무시하는 것이 아니라, 개인적인 것이 개입되지 않게 하는 것이다. 입원 프로그램에서 구조화를 시작하는 주요 방법들은 앞서 언급한 바와 같이, 초기에 심리교육을 하고 목표들을 설정하는 것을 포함한다. 좋은 정신과적 관리 모델에서 비록 재원기간 이내의 단기 목표들이 도움이 된다고 해도, BPD환자가 사랑하는 안정적인 파트너를 찾는다는 인생의 주요한 장기 목표를 확인하고 이를 인정한 이후에 단기 목표 설정이 뒤따라야 한다. 이러한 주요 목표를 이해하면, 그들의 주요 목표를 이루게 할 단기 목표에 대한 작업을 하는데 동기를 가지도록 도울 것이다.

구조의 또 다른 필수적인 형태는 출석과 참여에 대한 분명한 기대를 가지고 매일 4시간 이상의 그룹 세션을 포함하는 바쁜 스케줄을 만드는 것이다. 스케줄과 해야 할 것들은 환자들이 쉽게 볼 수 있도록 게시하고, 반드시 새로 입원한 환자에게는 유인물로도 만들어 전달해야 한다. 구조를 증진시키는 다른 방법에는 확실한 규칙과 방침을 세우는 것(예를 들어, 특혜 제도)을 들 수 있는데, 이는 명백하게 의무적이고 제한적인 사회적 활동들과 규칙적인 숙제(안전계획, 자기 평가, 자서전, 연쇄 분석chain analysis들)를 포함한다.

다음 단계로 가기 위해 도움이 되는 구체적인 행동 경로를 제시하고, 환자가 스스로 자신의 치료 경과를 확인할 수 있는 포스터를 병실 벽에 붙여 놓는 것이 도움이 된다. 예를 들어, 첫 번째 단계에서는 개인의 안전을 관리하고 병동규칙을 준수하는 것을 포함하고, 두 번째 단계에서는 무엇 때문에 입원하게 되었는지에 대한 사려 깊은 연쇄 분석chain analysis을 포함하며, 세 번째 단계에서는 두 번째 단계에서 확인된 문제들을 다루기 위해 기술이나 전략을 배우는 것을 포함한다. 네 번째 단계에서는 퇴원 이후의 주간 계획을 확립하고 위기관리 계획을 발달시키고 퇴원에 대한 준비를 완료한다(그림 2-2).

구조적 환경으로 인하여 환자의 신뢰성과 순응도의 문제가 드러나게 될 것이다. 그런 문제들이 확인되면 그것은 구조적 환경에 적응하지 못하는 문제이기 보다, 환자가 바라는 파트너십을 얻을 기회에 적응하지 못하는 문제로서 논의되어야 한다. 이 논의는 개인적인 감정은 담지 않으면서도, 의도적으로 명백하게 병동 규칙과 해야 할 것을 환자가 지키도록 하여, 병동 치료진들이 환자의 병원 밖에서의 삶을 향상시키도록 돕는 것에 초점을 둘 수 있게 한다. 다시 한번 강조하지만, 입원 환경을 구조화하는 이유rationale를 명확하게 해야 한다. 환자가 "좋은 환자"가 되기 위해 입원 환경을 구조화하는 것이 아니라, 환자가 더 만족스러운 삶을 성취할 수 있도록 돕기 위해서이다.

삶의 스트레스들에 대한 초점

때때로 삶의 스트레스에 초점을 맞추면(예를 들어, 성적인 기호, 학대하는 파트너를 떠나는 것, 혹은 덜 스트레스를 받는 일을 찾는 것) 조기에 관해되고 또 관해상태를 오래 유지할 수 있다(Gunderson 등 2003). BPD환자가 그들이 입원하게 된 이유인 생활에서의 문제(퇴원하면 다시 맞닥뜨리게 될 가능성이 높은)에 초점을 유지하는 것은 입원의 긍정적인 효과를 증진시키고 입원의 잠재적인 해를 막는 두번째 방법(구조를 설정하는 것 외의)이 된다. 삶의 스트레스들에 초점을 유지하는 것은 쉬운 일이 아니다. 전형적으로 BPD환자들은 실제 삶에서의 문제들을 이야기하면, 떠올리고 싶지 않은 거절이나 실패가 연상되기 때문에 그에 대해 말하고 싶어하지 않는다. 환자들이 삶의 스트레스를 이야기하도록 하기 위해서는 입원치료진의 주도적이고 헌신적인 면이 필요하다.

입원치료진은 BPD환자들을 입원으로 이끈 스트레스 요인을 감소시키기 위하여 계획적인 방식으로 선제적인 개입을 해야 한다. 이 장의 도입부에서 언급한 것과 같이 대개 자살시도나 다른 위험한 자기 파괴적인 행동들이 입원하기 전에 선행된다. 그러나 그런 행동을 유발하는 스트레스 요인들은 대인관계 경험에서 실제나 지각된 거절감 혹은 대인관계에서의 지지의 상실 같은 것들이다(Brodsky 등 2006, Yen 등 2005). 부정적인 대인관계 사건들에 의해서 해리, 평가절하, 성적문란, 물질남용, 분노, 우울, 공황발작이 촉발될 수 있다(Gunderson과 Lyons-Ruth 2008). 그러므로 언제든지 그러한 증상들이 나타나면 최근의 대인관계 스트레스 요인들이 있는 것으로 추정하고 치료진이 능동적으로 확인해야 한다.

BPD환자에게 중요한 대상을 치료에 개입시키는 것은 환자의 삶의 스트레스에 초점을 유지하는데 도움이 된다. 특히, 애인이나 부모를 포함하여 환자와 같이 거주하는 누군가를 개입시키는 것이 중요하다. 만약 환자가 그것에 반대한다면, 그들에게 중요한 사람들이 BPD 진단과 그들을 더 잘 이해하게 하는데 목표가 있다는 것을 말해줘야 한다. 만약 환자가 원한다면 치료진이 그들의 중요한 대상과 만날 때 그들도 자유롭게 참여할 수 있고, 그것을 환영한다는 것 또한 알려줘야 한다. 만약 이렇게 명료화했음에도 환자가 계속 반대한다면, 병원 치료진은 그것에 대해서 지속적으로 주장할 필요가 있다. 이런 요구를 하는 것은 자살 문제에서만이 아니라, 입원시에는 언제나 필요하다. 임상가는 때때

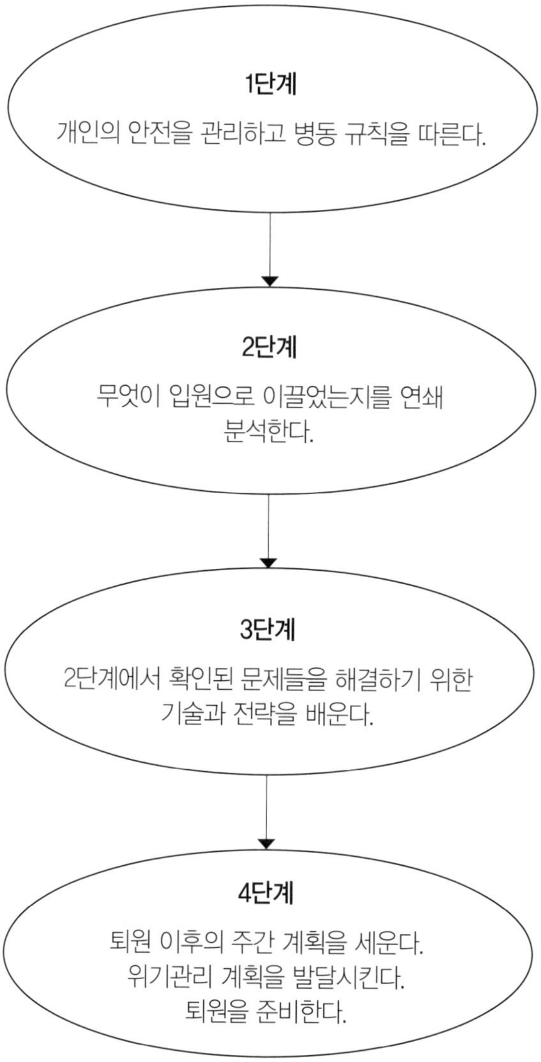

그림 2-2. 경계선 성격장애 환자의 입원치료에서 제안하는 치료단계

로 치료동맹을 확고히 하고 싶어서, 또는 환자의 분노반응이 예상되어 그것을 피하고 싶어서, 또 중요한 대상을 개입시켜 중재에 이용할 수 있다는 가능성을 깨닫지 못해서, 그렇게 하는 것을 주저하게 된다. 입원한 BPD환자와 병원 치료진의 치료동맹은 대개 1-2주 사이에 형성될 수 있는데, 이는 정신치료자와 환자사이에 발달하는 치료동맹과는 사뭇 다르다. BPD 입원환자들을 감독하는 책임이 있는 임상가들은 전문성을 보이거나(예를 들어, 심리교육), 연민 혹은 좋은 판단과 같이 도움이 되는 것으로 증명된 것들을 통하여 치료동맹을 형성할 수 있다. 그러나 BPD환자의 욕구와 감정들에 순응하거나 그것을 인정해주는 것을 통해서 치료동맹이 발달하기를 기대할 수는 없다.

환자들이 그들의 실제 삶의 문제들에 초점을 유지하도록 하는 다른 방법은 그룹활동을 통해 이러한 이슈들을 강조하는 것이다. 앞에서 구조에 대한 논의에서 언급한 것처럼, 하루 4시간 이상의 그룹 세션이 필요하다. 단기간의 재원기간 동안 심리적인 성장을 목표로 하는 것은 지나치게 높은 기대이다. 구조화된 그룹치료에서는 실제 삶의 문제들에 초점을 두는 것이 가장 효과적이다. 환자들이 돌아가면서 그들의 현재 상황적 스트레스 요인에 대해 토의하는 자기-평가 그룹self-assessment group이 이상적이다. 또 다른 유용한 그룹치료의 형태는 기술훈련이다. 모든 변증법적 행동치료의 요소를 다 가르치려고 하는 것은 과도하며(Linehan 2015), 위기관리, 안전계획 혹은 자기위로와 같은 구체적 기술이 적합하다. 삶의 상황들, 가족 문제 그리고 학교 혹은 직업적 결정과 같은 것에 초점을 둔 다른 그룹치료도 도움이 된다. BPD환자들은 이러한 사안들을 피하고 싶어 하기 때문에, 그룹 리더들은 주제들을 적극적으로 선택하고, 이야기의 탈선을 막고, 능동적인 참여를 요구하고 강화하며, 주의를 분배해야 한다. 환자가 그룹 세션에서 의미 있는 참여를 하는지 여부에 따라서, 병동 밖의 활동과 같은 추가적인 특혜가 주어져야 한다. 그룹치료는 BPD환자의 입원치료를 유용하게 만드는데 필수적인데, 지속적으로 불참하는 경우에는 전화, 비디오 게임 혹은 텔레비전 시청을 제한하거나, 환자를 병실에만 있도록 하거나, 심지어 입원을 중단시키는 것과 같은 상황에 따른 고려가 필요하다. 이러한 접근은 입원을 치료에 참여하지 않고 회피하거나 혹은 삶에서 탈출하기 위해서 이용하는 환자들에게는 도전이다. 환자의 입원은 효과적이어야 하고, 효과가 없다면 퇴원시켜야 한다. 환자의 입원을 연장하는 것은 환자가 치료에 의미있게 참여하는지 여부에 따라 상황에 맞추어 결정해야한다.

사후 계획 Aftercare Planning

평균적으로, 자살행동으로 입원한 환자가 퇴원 후 3개월 이내에 자살하는 확률은 전체 자살률에비해 200배 높다(Chung 등 2017). 사후 계획을 충분히 세우지 않았을 때, BPD환자의 퇴원 후 재발과 재입원뿐만 아니라 자살의 가능성도 높아진다. 병원의 치료적인 활동들은 광범위한 평가결과를 기다릴 필요가 없이 바로 실행되어야 한다는 것은 이미 강조했었다. 사후 계획에 있어서도 마찬가지이다: 초진 면담intake interview을 할 때부터 환자의 사후 계획을 설계할 수 있고, 그렇게 해야 한다. 1) 누가 그리고 무엇이 환자의 중요한 삶의 스트레스 요인인지, 2) 추가적인 사회적 혹은 치료적인 지지에 무엇이 필요한지, 3) 어떻게 학교 혹은 직업적 재진입이 촉진될 수 있을지에 관한 가정들을 확인해야 한다.

그룹 프로그램과 치료팀과의 개별적 작업에서는 퇴원 후 첫 1주일간의 스케줄과 환자가 사용할 수 있는 안전계획에 관한 구체적인 기술을 문서로 작성하여 BPD환자가 퇴원할 때 반드시 주어야 한다. 이 사안에 대한 것들은 이 섹션의 후반에서 더 다룰 것이다. 환자들과 가족들은 BPD환자들이 병원에서 퇴원한 후 과도기 기간 동안에 더욱 증상이 심해질 수 있다는 사실에 대하여 교육받아야 하고, 함께 이행가정transition home을 준비할 필요가 있다. 환자들과 가족들은 종종 이 기간이 밀월기간이 되리라 기대하겠지만, 실제로는 위험한 기간일 수 있으며 이를 예상해야 한다. 병원 치료진이 적절한 외래치료계획을 세우는 것은 필수적이지만 또한 어려운 일이기도 하다. 슬프게도 대부분의 입원한 BPD환자들은 퇴원 후 외래치료를 거의 받지 않거나, 지속적이지 않고, 또는 제대로 받지 못한다. 그런 한계들을 확인하는 것은 상당히 쉬우나, 그것을 해결하기란 쉽지 않다. 대부분의 임상가들은 BPD환자들을 치료하기 원치 않거나 BPD 치료에 대한 훈련을 받지 않았으며, 또 BPD의 근거기반치료는 접근성이 낮다. 따라서 적절한 치료자를 찾는 것이 매우 어렵다. 모든 직역에서 경험 많은 임상가에게 만족도가 높다는 것을 인정할 필요가 있다(Keuroghlian 등 2016). 그러나 경험이 부족한 임상가라도 현실적이고 매우 실용적일 경우,

지도감독으로 지지를 받는다면 충분히 잘 할 수 있다. 병원 외래진료 서비스를 이용하는 것도 도움이 될 수 있지만, 불행하게도 많은 외래진료소에서 BPD환자들을 정신치료 클리닉이나 기분장애 클리닉에 배정한다. 거기에서 그들은 비구조화된 정신역동적 치료를 받거나 약물관리를 받는데, BPD환자를 이런 치료에 배정하는 것은 해로울 수 있다. 다음과 같은 상황이 되면 특별히 더 위험해지는데, 임상가가 BPD 진단에 동의하지 않거나, 그러한 환자들에게 집중적 정신치료가 필요하다고 믿거나, 동반된 질환만 치료하려 하면서 "BPD 이슈"들을 회피하거나, 실현 불가능한 치료팀을(예를 들어, 가족치료사와 정신분석가) 추가하기를 요구하는 경우이다.

병원의 바쁜 임상가들에게는 BPD환자가 퇴원할 때 그들을 이전 치료자들에게 돌려보내는 것이 확실히 편하기 때문에 그렇게 하기가 쉽다. 그러나 이전에 도움이 되지 않았던 치료자에게 환자를 다시 돌려보내는 것에는 반드시 주의가 필요하다. BPD의 관리는 약물치료를 덜 강조하는 전략이 핵심적인데 비해, 일차진료의사primary care physician들은 주요우울증을 약물들로 관리하는 데에 익숙해져 있어서, 그들이 사용하던 방법을 고수하려 한다. 환자를 의뢰한 임상가에게 비난은 하지 않는 방식으로 정확한 진단을 알려준다면 더욱 효과적으로 그들을 도울 수 있을 것이다. 대다수의 일차진료의사들은 BPD 진단에 관한 정보와 그들의 작업에 관한 지식을 담은 정보를 제공받으면 감사할 것이다.

익명의 알코올중독자들이나 다른 구조화된 외래 그룹치료와 같은 지역사회 기반의 자조모임에 BPD환자를 참여시키는 것은, 특히 외래환자에게 귀중한 전략이다. 또한 자원봉사, 종교단체, 평생교육과 같은 관심사와 가치를 공유하는 모임도 구조화된 지역 지지체계를 제공한다. 만약 병원에 외래 클리닉이 있다면, 모든 BPD환자들은 반드시 그룹활동에 참여해야 한다는 방침을 세워야 한다.

사후관리를 개선하기 위한 주요 전략들은 앞에서 설명한 좋은 병원치료에 대한 기술에 포함되어 있다. BPD환자와 그들의 중요한 대상들을 참여시키고 교육시키는 것은 사후관리 지원을 위한 중요한 단계이다. 부모나 중요한 대상은 온라인 교육 혹은 지원 웹사이트에, 더 좋기로는 부모 그룹활동 혹은 지도/교습에 등록해야 한다(www.borderlinepersonality.com 혹은 www.borderlinepersonality.org/family-connection/을 보면 된다). 두번째 전략은 외래환자의 스트레스 요인을 확인하여, 환자들이 이러한 스트레스 요인을 감소시킬 수 있도록 능동적으로 돕는 것이다. 사후관리 계획에서 가장 중요한 것은 환자가 일상생활에서 성공할 수 있고 만족할 만한 구조structures들과 활동을 배정하도록 돕는 것이다. 예를 들어, 종일제로 일을 하거나 학교를 다니기에 앞서, 하나 혹은 몇개의 수업을 듣거나 자원봉사를 먼저 하도록 배정하면 점진적인 단계로 삼을 수 있다.

기본 메시지는 BPD환자들과 그 가족들이 사후관리 계획을 세우고 평가하는데 있어 협력자가 되어야 한다는 것이다. 접근성과 실현가능성의 문제가 있기 때문에, 무비판적으로 사후관리 계획을 지지하는 것은 실질적인 배려가 될 수는 없다. 환자들과 가족들에게 실현가능한 사후관리 옵션이 제한적임을 이해시키는 것이 거짓된 희망을 가지도록 하는 것 보다 훨씬 가치가 있다. 이전에 지적한 것처럼 안전관리 계획은 퇴원시점에 반드시 준비되어야 하고, 네가지 핵심영역을 포함해야 한다. 1) 계획을 언제 실행할지 확인하기(치료자는 환자들이 위기상황의 표지를 인식할 수 있도록 그들과 작업해야 한다) 2) 환자가 병원에서 배우고 연습한 기술들을 포함하여 실제 사용할 수 있는 기술들을 확인하기 3) 학습한 기술들을 사용하기 위한 노력에도 위기를 충분히 경감시키지 못할 때 환자 혹은 그들의 중요한 대상 중 누가 전화를 할지 파악하기(국립자살 예방 전화National Suicide Prevention Lifeline의 번호를 포함한 목록: 800-273-8255[2]) 4) 이전의 노력들이 충분하지 않을 때 환자 혹은 그들의 중요한 대상들이 언제, 어떻게 의료 전문가를 찾을 수 있는지 확인하기가 그것이다. 안전관리 계획에 덧붙여, 아래 두가지는 손쉬운 구조화된 병동 그룹 활동들인데, 1) 살아가야 하는 이유들에 대한 목록을 개발하고 2) 환자가 퇴원 이후 안

2. 이는 미국의 경우임. 우리나라에는 중앙자살예방센터가 있고, 자살예방상담전화: 1393, 한국생명의 전화: 1588-9191, 한마음한몸 자살예방센터 1599-3079가 있다(역주).

전관리를 할 수 있게 도움을 줄 수 있는 "희망 상자" 혹은 "생존 키트survival kit"를 만드는 것이 포함된다.

증례

다음 증례는 결정시점을 포함하고 있는데, 증례 끝에 몇 가지 대안적 반응들이 나열되어 있다. 독자들은 각각의 대안적 반응이 얼마나 도움이 될지 점수를 매겨보면 좋을 것이다. 그 다음에 각 반응에 대한 논의를 덧붙였다.

Marsha는 26세의 백인 여성으로 미혼이고, 지난 1년간 종합병원 정신과 병동에 세 번 입원하였다. 그렇게 심하지 않은 프로작 과다복용으로 밤 11시에 응급실로 입원했다. 당신은 당직 전공의로서 Marsha가 병동에 도착하고 나서 초진 면담을 시작하였다. Marsha는 약간 화가 나 있었고 무언가를 좀 먹을 수 있는지 물어보았다. 당신은 그녀를 과일과 시리얼을 먹을 수 있는 식당에 데려다 주었다. 당신이 그녀에게 면담을 완료해야함을 상기시키자, "내가 여기 온 적이 있다는 걸 알잖아요. 그냥 내 의무기록을 확인하면 되잖아요"라고 짜증스럽게 반응했다. 당신은 "면담이 힘들다는 것을 이해하지만, 저와 당신 모두를 위해서 이것은 필요합니다. 가능하면 빨리 끝낼 수 있도록 노력할게요"라고 반응한다. Marsha는 반복되는 우울감, 분노 폭발, 폭식 그리고 그녀의 일차진료의사에게 처방받은 항불안제와 정신자극제를 포함한 불규칙한 물질남용의 과거력을 이야기하였다. 그녀는 최근 남자친구에게 받은 거절이 약물 과다복용을 촉발했다는 것을 인정했다. 이전 입원의 진단이 BPD와 물질남용이었고, 이번에도 그 진단이 다시 확인되었다.

면담을 끝낸 직후 Marsha는 간호사실로 가서 수면제를 요구하였다. 간호사는 그것은 아침 회진 때 이야기해야 한다고 말했다. 그러자 그녀는 화를 내며 병실로 돌아 갔다. 하지만 결국 그녀는 잠들기 전까지 안절부절 못하면서, 간호사가 15분 마다 확인하는 것에 대해 수차례 불평하였다. 아침 회진은 Marsha의 약물처방 관리에 초점을 두었다. **[결정시점 1]**

초기 치료계획을 위한 면담에서 당신은 Marsha의 입원 담당 정신과 의사로서 BPD의 의미와 유전적인 기여, 일반적인 경과에 대하여 검토한다. Marsha는 BPD 진단을 받아들이기는 했지만 그 유전성과 경과에 대해서는 잘 몰랐다며 많은 관심을 가졌다. 당신은 다음으로 Marsha에게 병원 밖에서의 삶에 대하여 질문하였다. 그녀는 최근 남자친구와 결별하기 전까지는 부모님과 남자친구 집을 번갈아 가며 생활하였다고 했다. "이제 부모님과 같이 살아야 하는데 나는 그게 싫어요"라고 불평했다. 그녀는 간혹 베이비시터로 일한 것 외에는 6개월 동안 무직이었다. 그녀는 전문대를 나왔음에도 지금까지 저임금의 단순직종의 일만 했었다. 그녀는 남자친구에게 "자기 자신의 100%"를 쏟아 부었고 다른 사회적 교류는 거의 하지 않았다고 말했고 "나는 정말 결혼을 하고 싶었어요"라고 덧붙였다. 치료에 관해서는 자신의 일차진료의사에 대해 "훌륭했어요. 그 선생님은 내 우울증에 대하여 검토하고 내가 약에 대해 요구하면 들어주었고 나를 진심으로 위하는 것 같았어요. 내가 가족들을 싫어한다는 것을 알았을 테지만, 남자친구에 대해서는 아마 몰랐을 거예요"라고 표현했다. **[결정시점 2]**

일과시간에 계획된 그룹치료들에서 Marsha는 조용하고 방어적이었다. 이에 대하여 질문하자 그룹치료에서 늘 불편했다고 말했다. 이와 대조적으로, 그녀는 수면이 부족했음에도 불구하고 자유시간 동안 다른 환자들과 편안하게 어울리는 것이 관찰되었다. **[결정시점 3]**

늦은 오후, 병동의 사회복지사와의 면담에서 Marsha는 가족들에 대한 질문들에 대답하다가 과민해져서 질문에 대답하기를 거부했다. 그녀는 아버지는 나약하고 어머니는 교활하다고 불평하고, 그들과 살아야만 하는 것이 너무 싫다는 말을 계속해서 반복했다. 어떨 때 어머니가 자신을 사랑한다고 생각하는지 묻자, "엄마는 늘 그렇게 말하죠. 하지만 엄마는 나에 대해 한 번도 좋게 얘기한 적이 없어요!"라고 말했다. 그녀는 어머니가 최근 남자친구를 포함해서 이전의 모든 남자친구들을 못마땅해 했다고 언급했다. 남자친구에 대해서는, "나는 사랑에 빠졌었어요. 그는 너무나 능력있고 매력적이었어요. 그는 나를 사랑한다고 했지만, 우리는 별로 대화를 많이 하지는 않았어요. 가끔 약을 같이 하긴 했죠"라고 했다. 그녀가 결혼하기를 바랐던 이 남자친구는 주유소에서 파트타임으로 일하는 마약을 상습복용하는 음악가였음이 밝혀졌다. 사회복지사가 부모와 연락하겠다고 했을 때 그녀는 반대했다. 다음 아침 회진 때 이에 대해 논의했다. **[결정시점 4]**

Marsha가 부모님과 같이 살게 되었을 때 생활 스트레스를 줄이기 위해서는 부모님에게 BPD를 이해시키는 것이 필요하므로 그 목적으로 부모와 연락하려고 한다는 것을 그녀에게 이해시켰다. 이후에 그녀는 사회사업가가 부모에게 연락하는 것에 동의하였다. 그녀는 또한 항불안제와 정신자극제를 줄이자는 정신과 의사의 제안에 동의하였다. 그러나 그룹치료의 참여에서는 그 중요성에 대하여 조언을 받았음에도 불구하고, 대인관계치료, 변증법적 행동치료, 미술/공예 치료에서 지속적으로 침묵을 유지하였다. 더 나쁜 것은, 그녀가 Jennifer라는 환자와 금세 "단짝" 친구가 되어서 이 그룹치료 시간에 함께 속닥거리면서 치료과정을 방해하는 것이었다. **[결정시점 5]**

Marsha의 지속되는 고용문제 때문에 직업상담사와의 만남이 마련되었다. Marsha는 이에 대해 정신건강 복지사와 논의하면서 그 만남이 어떻게 도움이 될지 궁금해했다. "내가 부모님의 집에서 나갈 수 있으려면 내가 일자리를 찾아야 한다는 것을 알아요. 하지만 하고 싶은 일이 없어요." 정신건강 복지사가 "이번에는 아마 다를 거예요"라고 말하자, Marsha는 이야기의 주제를 바꾸었다. **[결정시점 6]** 추가적인 토의들을 한 다음, 병동 관계자와 직업상담사는 Marsha가 스트레스가 덜한 일부터 시작해야 하며 아마도 사람이나 동물을 돌보는 일을 좋아할 것이라는 결론을 내렸다.

입원 4일째 되는 날, Marsha는 그룹치료에 보다 진지하게 참여하는 모습을 보였다. 그녀는 독립과 관련된 두려움에 대해서 깨달은 바를 이야기하고 이 문제를 다른 환자들에게 "드러내어" 밝히는 것에 적극적인 태도를 보였다. 또한 남자친구에 대해 더욱 터놓고 말하기 시작하였는데, 다른 환자들로부터 자신의 남자친구는 "진짜 패배자"라는 피드백을 받고나서 그 관계가 얼마나 자기-파괴적이었는지 이해하는 듯이 보였다. **[결정시점 7]**

입원 5일째 되는 날, 병원을 떠나는 주제에 대하여 다룬 이후에 Marsha는 자살사고를 드러내고 전남자친구와 연락하기 위한 노력을 중단했다. 또 그녀는 프로작 용량을 늘려 달라고 요청했다. **[결정시점 8]** 치료진은 이것을 안전하고 지지적인 병원을 떠나는 것에 대한 예상할 수 있는 두려움이라고 해석했고, Marsha는 그 해석을 받아들였다. 이것은 그녀 자신이 보살핌을 받고 싶어하고 독립적으로 되는 것을 두려워한다는 것을 이해하고 통합하기 시작하였다는 것을 의미했다. 비록 그녀가 어머니에 대하여 견디기 어려워하고 예민한 것은 남아 있었지만 그녀는 부모가 그녀에게 필요한 지지를 제공하고 있었다는 것을 깨달을 수 있었다. Marsha의 질병(그리고 그것의 장애)에 대하여 배우고 난 뒤의 반응으로 Marsha의 부모는 그녀의 불평들을 인정하려는 의식적 노력을 하면서 그녀에 대하여 덜 비판적으로 반응하는 것처럼 보였다. 그들은 부모 지지그룹에 등록되었다. 사회복지사의 도움으로 Marsha는 잠재적인 익명의 알코올중독자들 후원자와 애완견 산책Dog-walking 단체와 약속을 잡았다. 다른 면에서의 사후관리는 확립이 되지 않았다. 그녀는 이전의 일차진료의사에게 계속 치료받기를 원했고 다른 치료자는 찾아보지 않았다.

결정시점: 대안적 반응들

각각의 반응들을 도움되는 정도에 따라 1(확실히 도움이 된다), 2(도움이 될 수도 있지만, 잘 모르겠다), 3(도움이 되지 않거나 오히려 해롭다)으로 점수를 매긴다.

1. Marsha의 약물치료에 대한 아침 회진 토의에서 그녀의 치료를 맡고 있는 정신과 의사로서 당신은
   A. 그녀의 수면에 도움이 될 수 있는 약물을 찾는다.
   B. 그녀가 복용하고 있는 항불안제를 끊어보도록 제안한다.
   C. 그녀가 복용하고 있는 프로작 외에 다른 SSRI selective serotonin reuptake inhibitor 제제를 고려해 본다.
   D. Marsha의 비순응에 대한 간호진의 우려를 인정한다.
   E. 약물치료가 그녀에게 도움이 되는지에 대하여 의문을 제기한다.

2. Marsha의 외래환자로서의 삶에 대한 보고에 당신의 반응은
   A. 그녀의 현재 외래치료를 지지한다는 의미를 전달한다.
   B. Marsha가 미래의 안정적인 결혼생활을 성취하기 위해서, 먼저 자신을 돌볼 필요가 있다고 말해준다.
   C. Marsha에게 그녀가 그녀 자신에 대하여 바꾸고 싶은 것들이 있는지 질문한다.
   D. 안정적인 직업을 가지는 것이 어떻게 그녀가 더 나은 결혼 상대가 되게 하는지를 설명(심리교육)한다.

3. Marsha의 사교성과 그룹치료에 참여하지 않는 면이 상반되는 점에 대하여 당신은 다음과 같이 이해한다.
   A. Marsha는 병원에 입원하기 위해서 그녀의 어려움을 과장했지만 치료에 대해서는 거의 관심이 없다.

B. Marsha는 그룹치료에 적극적으로 참여해야 한다는 것과 그것이 입원기간중의 중심적인 가치임을 이해하지 못했다.

C. Marsha의 사회적 지지체계의 결여가 사회 불안 때문인 것은 아니다.

D. Marsha의 관해된 우울증상들은 병원의 제한containment기능과 수용 기능을 통해 가능했다.

4. Marsha의 가족관계에서의 소외와 약물 남용을 하는 남자친구에 대해서 사회복지사로부터 들은 이후에 당신은

A. 사회복지사에게 남자친구를 치료에 참여시키도록 제안한다.

B. 가족치료가 도움이 될 것이라고 제안한다.

C. 부모의 협력이 그녀의 사후 계획을 정립하는데 중요하다는 것을 알지만 부모를 참여시킬 수가 없다고 주저하며 결론짓는다.

D. 그녀의 부모를 만나는 목적은 BPD에 대한 심리교육을 제공하여 부모가 그녀에게 스트레스를 덜 주도록 함에 있음을 설명한다.

E. Marsha에게 독점적인 관계에서 예측할 수 있는 나쁜 결과들에 대하여 충고한다(심리교육).

5. Marsha가 계속해서 그룹치료를 건설적으로 사용하지 못하는 것과 Jennifer와의 새로운 관계에 대하여 치료진은 어떻게 반응을 해야 할까?

A. 만약 Marsha가 그룹치료에 잘 참여하지 못한다면 계획된 그룹치료 시간 동안에 병실에서 격리될 수 있음을 말한다.

B. Marsha와 Jennifer의 새로운 친구관계는 병동에서 권장하는 것으로 자부심을 가지라고 지지한다.

C. Marsha와 같은 환자에게 잘 맞는 그룹치료가 어떤 것이 있는지 숙고한다.

D. 만약 그룹치료에 더 잘 참여하지 않으면 부모님의 방문계획을 취

소할 수 있음을 설명한다.

E. Marsha가 Jennifer와 맺은 단짝관계는 과거 남자친구들과의 독점적인 관계의 패턴과 비슷하며, 이는 자기-파괴적이고 실패로 끝날 것이라고 조언한다.

6. Marsha가 직업 상담사를 만나는 것에 낙심하고 혹은 무관심한 반응을 보일 때 치료진의 반응은
   A. 그녀가 부모님을 떠나 살려면 직업이 필요하다는 그녀의 생각을 인정한다.
   B. 그녀의 흥미와 능력에 가장 적합한 직업을 찾도록 돕는다.
   C. 직업을 찾는 것에 스트레스를 받을 필요가 없다고 안심시킨다.
   D. 직업이 구조structures와 자기 존중감의 근원이고, 좋은 파트너가 될 가능성을 높여줄 것임을 상기시킨다.

7. Marsha의 독립에 대한 두려움과 향상된 그룹치료 참여에 대한 반응으로 당신은
   A. 그녀에게 그녀의 통찰과 참여는 진보의 신호라고 말한다.
   B. 그녀가 독립에 대한 두려움을 깨달으면 병원을 떠날 때 활성화될 수 있는 문제들을 방지할 수 있다고 말한다.
   C. 사후 관리에서 그룹치료가 얼마나 도움이 될지를 강조한다.
   D. 그녀가 병원을 떠날 때 독립에 대한 공포가 활성화될 수 있음을 상기시킨다.

8. Marsha의 자살사고와 남자친구에게 연락하려는 노력과 프로작 추가 요구에 대해 당신은
   A. 이런 행동들이 임박한 퇴원에 대한 반응으로 퇴행적인 증상들임을 해석해 준다.
   B. 퇴원 계획을 연기한다.

C. 그녀가 지지적인 환경을 떠날 때마다 독립에 대한 공포가 다시 일어날 수 있음을 상기시킨다.
D. "환영하는 집welcome home"을 만들도록 부모를 격려한다.
E. 남자친구에게 연락을 해서 Marsha가 퇴원 후 과도기간 동안 그가 관여하도록 조언한다.
F. 프로작의 용량을 올렸을 때 잠재적인 위약효과에 대해 토의한다.

결정시점: 논의

괄호 안의 숫자는 도움이 되는 수준을 나타낸다.

1. Marsha의 약물치료에 대한 아침 회진 토의에서 그녀의 치료를 맡고 있는 정신과 의사로서 당신은
   A. 그녀의 수면에 도움이 될 수 있는 약물을 찾는다. [3] (그녀의 불면증이 얼마나 지속되는 사안인지가 명확하지 않다. 만약 그렇더라도 그녀는 물질남용의 문제가 있으므로 수면제를 고려하는 것은 신중해야 한다. 입원병동은 수면 기술들을 가르치기에 좋은 장소이다.)
   B. 그녀가 복용하고 있는 항불안제를 끊어보도록 제안한다. [1] (항불안제는 BPD환자들에게 상대적으로 금기이다. 이러한 약물들은 탈억제를 일으키고 습관성이 되기 쉽다.)
   C. 그녀가 복용하고 있는 프로작 외에 다른 SSRI selective serotonin reuptake inhibitor 제제를 고려해 본다. [3] (BPD에서 SSRI가 효과가 있는지는 불명확하며, 약물 추가를 지지해주는 근거가 없다. 오히려 이것은 환자가 약에 대한 비현실적인 기대를 강화하게 만드는 동시에 부작용의 위험성을 증가시킨다.)
   D. Marsha의 비순응에 대한 간호진의 우려를 인정한다. [2] (Marsha가 신뢰할 만한 순응적인 환자가 아닐 것이라는 것은 사실이다. 그

렇지만 간호진의 부정적인 태도는 [해를 줄 것 같은] BPD환자들에게 갖는 근본적인 적개심의 신호일 수가 있다.)

E. 약물치료가 그녀에게 도움이 되는지에 대하여 의문을 제기한다. [1] (모든 입원병동 치료진은 BPD환자에게 약물치료의 효과는 그다지 크지 않고 지속적이지 않다는 것을 알아야한다. Marsha의 약물에 대한 토의는 이러한 기초에서부터 출발해야 한다.)

2. Marsha의 외래환자로서의 삶에 대한 보고에 당신의 반응은

A. 그녀의 현재 외래치료를 지지한다는 의미를 전달한다. [3] (당신은 분명히 그녀의 일차진료의사를 폄하하고 싶지는 않겠지만, 추적 관찰되지 않는 약물치료는 Marsha에게 도움이 되지 않는다는 것을 알 것이다. 실제로 그녀는 병원 이용과 사회적 기능이라는 관점에서 봤을 때 악화되었다.)

B. Marsha가 미래의 안정적인 결혼생활을 성취하기 위해서, 먼저 자신을 돌볼 필요가 있다고 말해준다. [1] (이것은 사실이고 Marsha는 그것을 알 필요가 있다.)

C. Marsha에게 그녀가 그녀 자신에 대하여 바꾸고 싶은 것들이 있는지 질문한다. [2] (이것은 좋은 질문이다. 그녀는 아니라고 말할 수 있지만, 이는 큰 의미가 없을 수도 있다. 그녀의 스트레스가 줄어들고 면담자와의 동맹이 강화된다면 그녀의 대답은 바뀔 수 있을 것이다.)

D. 안정적인 직업을 가지는 것이 어떻게 그녀가 더 나은 결혼 상대가 되게 하는지를 설명(심리교육)한다. [1] (옳은 말이다. 직업을 갖는 것과 같은 그녀의 단기 목표를 장기 목표(안정적인 동반자 관계)와 연결시키는 것은 매우 가치 있는 격려이다. 그것은 또한 당신이 그녀의 잠재력을 존중한다는 것을 보여주는 것이다.)

3. Marsha의 사교성과 그룹치료에 참여하지 않는 면이 상반되는 점에

대하여 당신은 다음과 같이 이해한다.

A. Marsha는 병원에 입원하기 위해서 그녀의 어려움을 과장했고 사실상 치료에 대해서는 거의 관심이 없다. [3] (그녀는 그룹치료에 관심이 있을 수도 없을 수도 있다. 그리고 그녀는 병원에 입원하기 위하여 그녀의 어려움을 과장했을 수도 아닐 수도 있다. 그러나 이런 관점은 적대적이고 경멸적이다. 그것은 Marsha가 도움을 필요로 한다는 것과 그녀의 황량한 삶에 대한 타당한 설명이 아니다.)

B. Marsha는 그룹치료에 적극적으로 참여해야 한다는 것과 그것이 입원기간중의 중심적인 가치임을 이해하지 못했다. [1] (비록 입원병동에서 이것을 분명하게 전달하고 기존의 환자들의 분위기에서 전달받는다 해도, 많은 BPD환자들은 의미 있는 그룹치료가 얼마나 입원치료를 효과적으로 만드는지 기대하지도 이해하지도 못한다.)

C. Marsha의 사회적 지지체계의 결여가 사회 불안 때문인 것은 아니다. [2] (우리는 이것에 대해서 알 수가 없다. 정신적으로 아픈 다른 동료들을 품어주는 환경 holding environment안에 있다는 것이 사회적 불안을 감소시킬 수 있다.)

D. Marsha의 관해된 우울증상들은 병원의 제한containment기능과 수용 기능을 통해 가능했다. [1] (맞다. 이는 예측 가능한 것이다. 그리고 Marsha가 이런 보호받는 환경을 떠나면 우울[그리고 불안] 증상들은 다시 나타날 수 있다는 예측도 할 수 있다.)

4. Marsha의 가족관계에서의 소외와 약물 남용을 하는 남자친구에 대해서 사회복지사로부터 들은 이후에 당신은

A. 사회복지사에게 남자친구를 치료에 참여시키도록 제안한다. [2] (남자친구가 Marsha의 미래에 건설적인 부분이 될 것으로 보이지 않는다. 그의 개입을 요청하는 것이 Marsha가 남자친구에 대

한 균형적 시각을 갖도록 돕거나 혹은 관계를 종료하도록 돕는 것이라면 유익할 수 있겠다.)

B. 가족치료가 도움이 될 것이라고 제안한다. [3] (가족치료는 Marsha와 그녀의 부모가 치료에 대한 동맹을 맺고 다른 관점에서 상황을 볼 수 있는 능력이 형성된 이후에 도움이 될 수 있다. 현재 Marsha의 소외감과 적대감은 그녀가 준비가 되지 않았는 것을 의미한다. 부모도 평가가 필요하다.)

C. 부모의 협력이 그녀의 사후 계획을 정립하는데 중요하다는 것을 알지만 부모를 참여시킬 수가 없다고 주저하며 결론짓는다. [3] (그렇지 않다. Marsha가 자신의 부모가 치료에 참여하는 것이 좋을 것이라는 결론을 내릴 가능성이 있다. 게다가 당신은 그녀의 약물 과다복용 문제를 제기하여 그녀가 부모님이 참여하는 것을 반대하지 않도록 설득할 수 있다. Marsha의 사후 계획을 정립하기 위해서는 부모의 참여를 요청하는 것이 매우 중요하다.)

D. 그녀의 부모를 만나는 목적은 BPD에 대한 심리교육을 제공하여 부모가 그녀에게 스트레스를 덜 주도록 함에 있음을 설명한다. [1] (그렇다. 환자가 이런 메시지에 매우 만족하는 경우가 많다. BPD 환자들은 당신이 부모와 한 편이 되어 자신의 반대편에 설 것이라는 두려움을 종종 갖는다.)

E. Marsha에게 독점적인 관계에서 예측할 수 있는 나쁜 결과들에 대하여 충고한다(심리교육). [1] (이것은 필수적인 메시지이다. 그것이 그런 관계에 대한 소망을 없어지게 하지는 못하더라도, 미리 알고 있으면 대비할 수 있고, BPD환자들의 대부분이 이것이 사실이라는 것을 알 것이다. 그들은 단지 생각하는 것을 원치 않을 뿐이다.)

5. Marsha가 계속해서 그룹치료를 건설적으로 사용하지 못하는 것과 Jennifer와의 새로운 관계에 대하여 치료진은 어떻게 반응을 해야

할까?

A. 만약 Marsha가 그룹치료에 잘 참여하지 못한다면 계획된 그룹치료 시간 동안에 병실에서 격리될 수 있음을 말한다. [2] (고려할 가치가 있지만, 그녀가 이것을 회피전략으로 환영할 수도 있다.)

B. Marsha와 Jennifer의 새로운 친구관계는 병동에서 권장하는 것으로 자부심을 가지라고 지지한다. [3] (단기 입원기간 동안 우정을 발전시키는 것이 가능하기는 하겠지만, 일시적인 관계 이상으로 발전하지는 않을 것이다. 이 경우에는 "우정"으로 인해 병동생활에서 둘만 따로 분리되고 치료에 전념하지 못하고 관심이 분산되는 부작용이 일어났다.)

C. Marsha와 같은 환자에게 잘 맞는 그룹치료가 어떤 것이 있는지 숙고한다. [1] (맞는 말이다. 대인관계치료, 변증법적 행동치료 그리고 미술/공예 그룹치료는 사회적 고립, 고용 그리고 가족과 같은 Marsha의 실제 삶의 문제들에 집중적인 관심을 두지 않는다.)

D. 만약 그룹치료에 더 잘 참여하지 않으면 부모님의 방문계획을 취소할 수 있음을 설명한다. [3] (부모님이 참여하는 것은 매우 중요하다. 그런데 Marsha는 부모님이 개입하는 것에 대해서 양가적이므로, 이 전략은 비생산적일 것 같다.)

E. Marsha가 Jennifer와 맺은 단짝관계는 과거 남자친구들과의 독점적인 관계의 패턴과 비슷하며, 이는 자기-파괴적이고 실패로 끝날 것이라고 조언한다. [1] (맞다. 그런 우정관계는 입원치료 활동을 방해하고, 실패로 끝날 가능성이 있다. 병동 환경 내에서 발생하는 자기-파괴적인 관계를 강력한 배움의 기회로 삼을 수 있다.)

6. Marsha가 직업 상담사를 만나는 것에 낙심하고 혹은 무관심한 반응을 보일 때 치료진의 반응은

A. 그녀가 부모님을 떠나 살려면 직업이 필요하다는 그녀의 생각을

인정한다. [1] (맞는 이야기이다.)

B. 그녀의 능력과 관심분야에 가장 적합한 직업을 찾도록 돕는다. [1] (비록 직업상담사가 직업 문제를 해결할 추가적인 기술과 지식을 제공할 수 있지만, 정신건강 전문가도 환자들이 직업 선택에 대해 고민하고 결정하는 것을 돕는 것에 익숙해야 한다. 치료진은 이것을 그들의 기본적인 역할의 한 부분으로 여길 필요가 있다. 일을 하고 있는 동료가 조언을 해준다면 그 중요성이 강조된다.)

C. 직업을 찾는 것에 스트레스를 받을 필요가 없다고 안심시킨다. [3] (이렇게 하는 것은 그녀가 독립하는 것을 두려워하는 것과 이전에 만족스러운 직업을 찾지 못했던 그녀의 실패를 간과하는 것이다. 그녀가 맞닥뜨리게 될 어려움을 인정하는 것이 도움이 될 것이다. "할 수 있다"라고 안심시키는 것은 BPD환자들을 자극하거나 수치심이 들게 할 수 있다.)

D. 직업이 구조structures와 자기 존중감의 근원이고, 좋은 파트너가 될 가능성을 높여줄 것임을 상기시킨다. [1] (맞다. 모든 입원병동 치료진이 이 메시지에 친숙하고 편안해야 한다.)

7. Marsha의 독립에 대한 두려움과 향상된 그룹치료 참여에 대한 반응으로 당신은

A. 그녀에게 그녀의 통찰과 참여는 진보의 신호라고 말한다. [1] (그러한 자기반성과 개방적인 태도는 친구관계와 더 나은 사회적 지지를 확립하는데 중요한 단계임을 Marsha가 이해할 수 있도록 격려한다.)

B. 그녀가 독립에 대한 두려움을 깨달으면 병원을 떠날 때 활성화될 수 있는 문제들을 방지할 수 있다고 말한다. [3] (아니다. 이런 반응은 그녀의 두려움을 건설적으로 관리하기 위해 치료진을 이용하는 능력을–지지를 얻거나 기대치를 낮출 방법을 계획하는 것과 같은–방해할 것이다.)

C. 사후 관리에서 그룹치료가 얼마나 도움이 될지를 강조한다. [1] (사후관리에 그룹치료를 포함하도록 Marsha에게 강력하게 권해야 한다. 입원기간 동안에 그런 치료들의 가치를 깨닫게 한다면 퇴원 후 그룹치료에 참여하도록 도울 수 있다.)

D. 그녀가 병원을 떠날 때 독립에 대한 공포가 활성화될 수 있음을 상기시킨다. [1] (효과적인 중재를 통해서 그녀가 새로운 통찰을 얻고 적용할 수 있도록 한다.)

8. Marsha의 자살사고와 남자친구에게 연락하려는 노력과 프로작 추가 요구에 대해 당신은

A. 이런 행동들이 임박한 퇴원에 대한 반응으로 퇴행적인 증상들임을 해석해 준다. [1] (맞다.)

B. 퇴원 계획을 연기한다. [3] (이것이 필요할 수도 있으나, 현재로는 과민반응이다. 차분하고 사려 깊게 "먼저 생각하는" 반응이 필요하다.)

C. 그녀가 지지적인 환경을 떠날 때마다 독립에 대한 공포가 다시 일어날 수 있음을 상기시킨다. [1] (맞다. 대인관계 과민감성에 대한 교육에 기반하여 퇴원의 논의와 함께 증상악화의 가능성이 있음을 설명해야 한다. 그녀는 충분한 통찰력과 관심이 있었으므로 이런 교육내용을 충분히 적용할 수 있을 것이다.)

D. "환영하는 집welcome home"을 만들도록 부모를 격려한다. [3] (*만약* 부모도 동의한다면, 이는 좋은 생각이다. 하지만 더 도움이 되는 전략은 Marsha가 퇴원 후 과도기간 동안 증상이 악화될 수 있으므로 부모님이 안정적이고 신뢰할 수 있고 예측 가능한 환경을 제공하는 것이 도움이 된다는 것을 이해할 수 있게끔 부모를 교육하는 것이 좋다.)

E. 남자친구에게 연락을 해서 Marsha가 퇴원 후 과도기간 동안 그가 관여하도록 조언한다. [3] (남자친구가 사후관리에 도움이 될

것 같지 않다. 남자친구를 개입시키는 것은 아마도 현시점에서는 금기시된다.)

F. 프로작의 용량을 올렸을 때 잠재적인 위약효과에 대해 토의한다. [3] (이에 대해 Marsha와 토의는 할 수 있겠지만, 지금 그녀는 퇴원 후 지지적 환경이 사라지는 것에 대해 두려워하고 있어서 이 시점에서는 도움이 안된다. 그녀가 사용할 수 있는 기술과 구조를 제공하는 것에 초점을 맞추는 것이 그녀가 어떤 상태이던지 도움이 될 것이다.)

결론

표 2-1("경계선 성격장애 환자의 효과적인 입원치료를 위한 원칙들"을 보라)은 입원 시점, 환자의 재원기간 동안 그리고 퇴원을 준비하기 위하여 제안되는 중재들을 요약했다. 이러한 중재들은 BPD환자들의 차트에 치료진을 위한 지침으로서 비치되거나 병원이 필요한 프로토콜을 따르고 있는지 평가하기 위한 체크 리스트로도 사용될 수 있다.

아래는 "BPD환자의 입원치료를 위한 좋은 정신과적 관리"의 지침들을 요약한 것이다.

1. 가능하면 입원기간은 짧게 하라.
2. 만약 BPD가 실제로 주진단이라면 BPD 진단을 명확히 하고 주진단으로 기록한다.
3. 진단, 유전성, 경과에 대한 필수적인 심리교육을 시작하라.
4. 초기 평가와 더불어 치료적 활동들과 사후 계획 세우기를 시작하라. 회진할 때 대인관계 스트레스 요인을 확인하고 토의하라.
5. 병동 환경은 반드시 구조화되고 명백해야 하고, 병원 내의 관계가 아

닌 일상생활의 실용적인 이슈에 초점이 맞춰줘야 한다.
6. 약물의 제한적인 역할을 포함하여 약물치료를 검토한다. 환자가 약물 추가를 요구할 때 쉽게 허용해서는 안된다.
7. 통상적으로 학업평가(혹은 직업평가)와 학업(직업)상담을 포함시킨다.
8. 환자들과 가족들을 사후관리 선택지를 평가하는데 협력자로서 참여시킨다.
9. 가족 개입 혹은 그룹 참여에 대한 항의에 대응한다.
10. 안전계획에서 퇴원과 연관된 어려움들을 예상하라.

BPD환자들에게 특수하게 필요한 것들을 고려하지 않은 치료 때문에 그들이 잠재적으로 해를 입을 수 있는 상황이 반복되고 있다. 그러므로 정신과 입원병동의 리더는 사전에 BPD환자들에게 적합한 치료적 공동체를 만들 필요가 있다. 이러한 노력은 치료진이 근거가 없는 비관적인 시각에 지배되지 않고 BPD 진단에 대하여 확실히 아는 것에서 시작된다. 그런 부정적이거나 적대적인 태도는 흔히 발견할 수 있는데, 분명히 해가 되므로, 이러한 문제를 확인하고 다루어야 한다. 불행하게도 많은 임상가들이 BPD를 불치병이거나 난치병으로 여전히 믿고 있기 때문에, 진단을 유예하거나, 또는 환자가 수없이 재입원하고 약물치료에 실패하는 것에 절망하여 마지막 수단으로 이 진단을 내린다.

낙관적인 시각과 연민의 태도는 언제나 도움이 되므로 이런 태도는 반드시 진작되어야 한다. BPD에 대한 유전성, 경과, 치료가능성을 포함한 교육은 태도를 바꾸게 하는 주된 방법이다. 종종 자문 전문가consultant가 그런 교육을 가장 잘 제공할 수 있다. 좋은 정신과적 관리를 위한 워크샵에 참석하는 것도 효과적일 것이고(Keuroghlian 등 2016), 온라인을 통해서도 좋은 정신과적 관리를 배울 수 있다(부록 A "추가적 자원들"을 보라). 다시 강조하지만 이 장에서 명시된 대로 병동은 구조화되어야 하고, 대인관계 스트레스 요인-BPD환자의 재입원을 촉발하고 병동안에서도 재발할 수 있으며 퇴원시점까지 지속될 수 있는-에 대하여 치료진의 주의를 유지하도록 지시해야 한다.

참고 문헌

American Psychiatric Association: Diagnostic and Statistical Manual of Mental Disorders, 5th Edition. Arlington, VA, American Psychiatric Association, 2013

Bender Ds, Dolan RT, Skodol AE, et al: Treatment utilization by patients with personality disorders. Am J Psychiatry 158(2): 295–302, 2001 11156814

Brodsky BS, Groves SA, Oquendo MA, et al: Interpersonal precipitants and suicide attempts in borderline personality disorder. Suicide Life Threat Behav36(3): 313–322, 2006 16805659

Carr AC, Goldstein EG, Hunt HF, et al: Psychological tests and borderline patients. J Pers Assess 43(6): 582–590, 1979 521887

Case BG, Biel MG, Peselow ED, et al: Reliability of personality disorder diagnosis during depression: the contribution of collateral informant reports. Acta Psychiatr Scand 15(6): 487–491, 2007 17498161

Chung DT, Ryan C), Hadzi–Pavlovic D, et al: Suicide rates after discharge from psychiatric facilities: a systematic review and meta–analysis. JAMA Psychiatry 74(7): 694–702, 2017 28564699

Gunderson JG: Defining the therapeutic processes in psychiatric milieus. Psychiatry 41(4): 327–335, 1978 715093

Gunderson JG, Links PS: Borderline Personality Disorder: A Clinical Guide, 2nd Edition. Washington, DC, American Psychiatric Publishing, 2008

Gunderson JG, Links PS: Handbook of Good Psychiatric Management for Borderline Personality Disorder. Washington, DC, American Psychiatric Publishing, 2014

Gunderson JG, Lyons–Ruth K: BPD's interpersonal hypersensitivity phenotype: a gene–environment–developmental model. J Pers Disord 22(1): 22–41, 2008 18312121

Gunderson JG, Bender D, Sanislow C, et al: Plausibility and possible determinants of sudden "remissions" in borderline patients. Psychiatry 66(2): 111–119, 2003 12868289

Hong V: Borderline personality disorder in the emergency department: good psychiatric management. Harv Rev Psychiatry 24(5): 357–366, 2016 27603743

Keuroghlian A, Palmer BA, Choi–Kain LW, et al: The effect of attending good psychiatric management(GPM) workshops on attitudes toward patients with borderline personality disorder. J Pers Disord 30(4): 567–576, 2016 26111249

Knight RP: Management and psychotherapy of the borderline schizophrenic patient. Bull Menninger Clin 17(4): 139–150, 1953 13066875

Linehan MM: DBT Skills Training Manual, 2nd edition. New York, Guilford, 2015.

Morey LC, Shea MT, Markowitz JC, et al: State effects of major depression on the as–sessment of personality and personality disorder. Am J Psychiatry 167(5): 528–535, 2010 20160004

Quaytman M, Sharfstein SS: Treatment for severe borderline personality disorder in 1987 and 1997. Am J Psychiatry 154(8): 139–1144, 1997 9247402

Sederer LI, Thorbeck J: First do no harm: short–term inpatient psychotherapy of the borderline patient. Hosp Community Psychiatry 37(7): 692–697, 1986 3721435

Soeteman DI, Hakkaart–van Roijen L, Verheul R, et al: The economic burden of personality disorders in mental health care. J Clin Psychiatry 69(2): 259–265. 2008 18363454

Yen S, Pagano ME, Shea MT, et al: Recent life events preceding suicide attempts in a personality disorder sample: findings from the Collaborative Longitudinal Pe–rsonality Disorders Study. J Consult Clin Psychol 73(1): 99–105, 2005 15709836

Yoshimatsu K, Rosen BH, Kung S, et al: Improvements in depression severity in hos–pitalized patients with and without borderline personality features. J Psychiatr Pract 21(3): 208–213, 2015 25955263

Zanarini MC, Frankenburg FR, Hennen J, et al: Mental health service utilization by borderline personality disorder patients and Axis II comparison subjects fol–lowed prospectively for 6 years. J Clin Psychiatry 65(1): 28–36, 2004 14744165

Zimmerman M, Chelminski I, Young D: The frequency of personality disorders in ps–ychiatric patients. Psychiatr Clin North Am 31(3): 405–420, vi, 2008 18638643

제3장

응급의학적 관리

Victor Hong, M.D.

응급실 환경에서 경계신 성격장애(BPD) 환자를 관리하는 것은 매우 특별한 도전이며, 선별적이고 조직화된 접근을 필요로 한다. BPD환자 집단을 위한 응급실의 기능은 환자를 심각도로 분류하는 역할보다는, 전체적인 치료의 틀 안에서 통합적인 부분을 맡는 것이다. BPD환자들이 응급실을 내원하는 이유는 주로 심한 기분 불안정성, 또 흔하게는 자살, 자해위협과 자살행동 때문이다(Pascual 등 2007). 환자가 응급실을 찾을 때 의사는 BPD환자의 위기를 탐색하고 실시간으로 통찰을 얻도록 돕고, 환자들에게 유용한 심리교육을 제공할 수 있는 기회를 얻게 된다. 하지만 이런 기회들을 놓치는 경우가 너무 흔하다. 위기 속에 있는 BPD환자를 어떻게 다루어야 할지에 대해 임상가들이 제한적으로 밖에 이해하지 못하고, 과도한 역전이 반응을 일으키기 때문에 응급실 내원에서 얻을 수 있는 효율성을 약화시킨다. 이러한 환경에서 BPD환자는 반복적인 응급실 내원, 다른 진단의 환자들에 비해 심한 파탄 행동들 그리고 만성적인 자살 위험을 가진 군으로 특징 지워지고, 특별한 치료적 가이드라인이 필요한 "특수 집단"으로 간주된다(Boggild 2004, Chaput과 Lebel 2007, Heap과 Silk 2008). 게다가 응급실 치료진은 강한 압박속에서 빠른 속도로 진행되므로 다양하고 일관되지 않고 종종 복잡하고 혼란스러운 응급실 환경에서 BPD환자를 치료할 때는, 너무나 흔히 일어나는 의원성iatrogenic 손상을 피하기 위하여 주의를 기울여야한다.

대부분의 응급실 치료진이 정신역동적 원칙에 관한 교육을 받지는 않지만, 반드시 전이와 역전이의 기본적인 개념을 포함하여 BPD환자들에 대한 흔한 감정적인 반응들이 부정적 결과를 낳는다는 교육을 받아야한다. 분노, 좌절, 불안, 두려움의 감정 그리고 구원 환상rescue fantasy은 BPD환자를 관리하는 임상가와 치료진에게 종종 일어날 수 있으며, 특히 강한 압박이 있는 환경인 응급실에서는 더욱 그렇다(Gabbard와 Wilkinson 1994). 비록 이런 반응들이 일어나는 것이 이해는 되지만, 적절한 임상적 반응은 아니다. 이런 감정 반응에 영향을 받는 치료자들은 BPD환자들이 무시당한다는 등의 적대적으로 해석하기 쉬운 방식으로 접근하게 되고, 이는 환자의 고립감을 악화시키고 임상가와의 라뽀rapport와 신뢰감을 형성하는데 방해가 된다. 심지어 숙련된 임상가들조차 BPD환자들이 회복되지 않는다는 오해myth에 기반을 두고 절망하고, 특히 같은 문제로 계속 응급실을 찾는 BPD환자들과 부정적인 경험을 반복한 이후에는 확증편향confirmation bias이 깊어진다. 치료진은 "이렇게 치료가 안되는 환자는 포기했다"고 무의식적으로 느끼거나 혹은 드러내서 표현하게 된다. 만약 치료자가 자신의 반응과 태도를 깨닫고 관리하지 못한다면 환자와의 상호작용에 영향을 미치고 결정적인 중요한 임상적 판단에 영향을 줄 것이다. 좋든 싫든, 응급실에서의 짧은 접촉을 포함하는 BPD환자와의 임상적 상호작용은 환자의 치료경과에 지대한 영향을 줄 수 있다.

임상가들은 종종 변증법적 행동치료(DBT) 기술을 이용하고 싶어하나, 응급실에서 DBT 훈련을 받은 치료자나 이 치료를 위한 기본적인 시설이라도 갖춘 곳은 드물다. 좋은 정신과적 관리(GPM)는 간단한 원칙과 적용하기 쉬운 지침을 가지고 있으며 어떠한 훈련이나 어떤 경험수준의 응급실 임상가에게도 적합한 도움을 줄 수 있는 대안적 모델을 제공한다.

좋은 정신과적 관리를 응급실에서 사용하기

Gunderson과 Links의 핸드북(2014)에 기술되어 있는 GPM의 원칙들은 주로 외래 세팅에 관련하여 BPD환자의 치료를 어떻게 시작하고 지속되도록 관리하는지에 대한 지침을 임상가에게 제공하고 있다. 이러한 지침들은 장기간의 치료를 위해 설계된 것이 사실이어서, 응급실과 같이 매우 짧은 치료환경에는 어떻게 적용해야 하는가 하는 질문이 제기된다. 연구 결과로 보면, 몇 가지 GPM의 핵심적 원칙들은 응급실에서도 적용하는 것이 적합하다는 것이 명백하다. BPD환자가 응급실을 자주 방문한다는 것을 고려하면 응급실은 외래치료의 한 부분이라고 할 수 있다(Gunderson과 Links 2014). 위기상황에 있는 BPD환자에게는 단 한 번의 응급실 방문이라도 효과적인 GPM 원칙을 시행할 수 있는 좋은 기회가 될 것이다. 응급실 환경에서 적용가능한 가장 도움이 되는 GPM의 원칙은 대인관계 과민감성을 이해하는데 초점을 맞추는 것이다. 즉, 환자들에 대한 능동적이고 정확한 접근을 채택하고, 환자들과 그들의 가족들에게 심리교육을 시행하고 그리고 실제적으로 자살과 자해를 관리한다. 다른 기법들에 비해 GPM의 원칙들을 응급실 치료진에세 훈련시킬 때 뚜렷한 장점은 훈련의 간결성brevity에 있다. 상대적으로 단기간인 워크샵을 통해 응급실 치료진은 핵심적인 GPM의 원칙들을 배우고 연습할 수 있고, 따라서 기술적으로 BPD환자들을 관리하는데 자신감을 키울 수 있다(Keuroghlian 등 2016).

진단 공개

전통적으로 응급실 환경에서는 BPD의 진단을 거의 공개하지 않았다. 그러나 GPM은 진단을 공개하는 것이 도움이 된다고 권장하고 있다. 위기상황에서 환자들이 평소와 다른 특성의 증상을 보이기때문에 응급실 임상가들은 이전에 진단된 적이 없는 질환을 확정적으로 진단하는 것을 주저한다. 예를 들어 BPD가 아닌 많은 환자들이 급성 위기상황에서 감정적으로 조절되지 않는 동안에 BPD의 진단기준을 충족하는 것처럼 보일 수 있다. 그럼에도 불구하고 잠재적인 BPD 진단의 가능성을 토의하고 임상가의 전문적인 의견을 공유하는 것은 분명히 이득이 있으며, 만약 여러 정보를 통해 근거가 확인되고 환자의 말과 행동, 임상적 과거력이 모두 BPD의 존재를 시사한다면 진단을 공개하는 것이 도움이 된다. 환자가 응급실에 반복적으로 내원하고 연쇄적인 이력을 제공한다면 진단은 아마 더욱 명확해질 것이다. 환자에게 BPD에 대한 좋은 심리교육을 제공하고, 그들의 진단이 BPD일 가능성을 잘 인식하도록 하는 것은 외래치료자와 논의할 정보와 예상되는 것에 대해 준비할 수 있도록 돕는다. 게다가 환자들과 가족들은, 이 진단이 치료가 가능하며 이전의 치료들이 왜 효과가 없었거나 나쁜 결과를 낳았는지 설명이 되면, 대부분의 경우 진단을 알게 되어서 안심하게 된다.

심리교육

응급실 환경에서 가장 도움이 되는 GPM 원칙들 중 하나가 심리교육이다. 미시적인 차원에서 심리교육은 환자들이 그들의 진단과 치료에 대한 생각을 조직화할 수 있도록 돕고 그들의 기분과 행동을 설명할 수 있게 하기 때문이다. 거시적인 차원에서 심리교육은 BPD의 오명을 벗기고 미신과 오해를 최소화하는 공공 건강 목표에 기여한다. BPD에 대한 사실들을 배우는 것은 환자가 자신을 이해하고 급성기 증상들을 줄이는데 있어 핵심적인 단계이다(Zanarini와 Frankenburg 2008). 마지막으로 BPD환자의 대부분이-응급실에서 급성 스트레스에 있는 경우도 포함하여-좋은 예후를 보인다는 것을 지지하는 증거를 제공함으로써, 임상가는 더 나은 내일이라는 희망에 현실적인 영감을 줄 것이다.

치료접근

BPD환자에게 능동적이고 진솔한 태도로 접근하는 것은 GPM에서 필수적이며, 특히 응급실 환경에서는 임상가가 이런 태도를 취하는 것이 효과적일 수 있다. 응급실에는 많은 환자가 있고 치료자는 신속히 각 환자들을 적절히 처치해야 하는 것을 감안하면, 숙련된 응급실 임상가는 반드시 환자들과 재빨리 라뽀를 형성하고 그들이 신뢰할 수 있는 치료자임을 입증해야 할 것이다. 위기상황에 있는 BPD환자에게 접근하는 것은 도전이지만, 정립된 지침들을 따른다면 이 작업은 보다 쉬워질 것이다. 의도적으로 진심 어린 염려를 보여주고 능동적인 면담 스타일을 채택하는 것은 시작단계에서 중요한 부분이다.

BPD환자들에게 있을 대인관계 과민감성과 응급실에서 그들이 여러 새로운 사람들을 만나게 될 것을 고려한다면, 반드시 임상가는 그들의 행동에 세심한 주의를 기울여야한다. 거리를 두는 대인관계 스타일은 BPD환자에게 무시하거나 거절하는 것으로 해석될 수 있기 때문에, 임상가가 적극적으로 접근하지 않는다면 치료동맹의 형성이 저해되고 환자의 응급실 체류시간이 늘어나게 된다. 대조적으로 치료자가 능동적으로 대하고 무엇이 BPD환자를 응급실로 오게 했는지 또한 최근 환자의 대인관계 경험이 어땠는지, 그것에 대해서 환자가 어떻게 생각하는지 관심을 가진다면 치료자는 환자가 신속하게 위기를 헤쳐 나가도록 도울 수 있을 것이다.

응급실에서 BPD환자들을 치료할 때, 필요하다면 치료자는 사과하거나 긴장을 완화시키기 위하여 유머를 사용할 수도 있나. 높은 스트레스 상황, 상시간의 대기시간으로 인한 좌절, 환자의 높은 감정의 강도를 인정함으로써 치료자는 환자를 돌보는 마음을 보여주고, 환자의 경험, 위험도 그리고 가장 유용한 행동들에 대해 더욱 개방적이고 솔직하게 이야기하도록 격려할 수 있다.

응급실에서 BPD환자의 협조는 매우 중요하다. 그러나 환자들은 자신의 생각에 대해 논의하는 것을 주저하고, 자신의 행동에 대해서 모호하게 설명하거나 어떠한 치료계획에도 참여하는 것을 거부할 것이다. 그렇기 때문에 임상가들의 적극적인 도전이 필요하다. 치료자는 환자의 능동적인 참여 없이는 그들이 도울 수 있는 능력이 막히게 된다는 것을 솔직하게 이야기하는 것을 고려해야 한다. 치료자는 친숙하지 않은 누군가와 사적인 경험들을 공유하는 것이 얼마나 어려운지를 인식하고 그것이 당연하다고 인정하지만, 그럼에도 불구하고 환자의 솔직한 공개와 능동적인 참여가 중요하다는 것을 강조하여야 한다. 치료자는 그들 자신이 다 “알지 못하고” 그리고 불확실한 부분이 있다고 제시하면서 그렇기 때문에 비어 있는 지식의 간극을 메꾸는데 환자의 조력이 필요하다고 이야기할 수 있다.

대인관계 과민감성

응급실 환경에서 중요한 목표는 처리효율throughput이다. 즉 환자에게 적절한 치료가 무엇인지 신속한 결론에 도달하고 필요한 자원들을 배정하도록 돕는 것이다. 이것이 가능하기 위해서는 GPM이 BPD환자들의 핵심 경험으로 대인관계 과민감성에 초점을 맞춘다는 것을 이해하는 것이 필수적이다. 환자의 대인관계 세계, 최근의 관계 스트레스 그리고 증상을 악화시키는 촉발요인들을 탐색하는 것은 환자가 응급실에 오게 된 증상의 핵심에 도달하게 하며 적절한 처치가 무엇인지에 대한 단서를 제공한다. 종종 촉발요인이 된 사람을 개입시키거나 혹은 피하게 함으로써 그런 처치가 더 신속하게 수행될 수 있다. 일부 환자들은 그들의 대인관계 과민감성에 대해 직설적으로 토의함으로써 그들의 고통과 이를 일으킨 행동을 대인관계 과민감성이라는 병인에 명확히 연결할 수 있게 된다(부록 C를 보라, "대인관계 일관성 모델"). 게다가 이 토의는 무엇이 위기로 이끌었는지, 환자가 위기를 극복할 수 있게 하는 것이 무엇인지 그리고 잠재적인 미래의 위기들을 어떻게 피할 수 있는지에 초점을 맞춘다. 환자의 통찰력의 정도에 따라 즉각적으로 이렇게 연결하지 못할 수 있지만, 전체적인 토의의 과정에서 또는 반복되는 응급실 방문마다 계속 시도함으로써 환자는 점점 더 자기인식을 하게 된다.

자살의도와 자해를 관리하기

응급실 환경에서 BPD환자들을 관리하는데 있어 가장 도전이 되는 측면 중 하나는 거의 항상 환자들이 자살사고와 자살행동을 보인다는 것이다. 만성적인 자살사고와 자살행동으로 인해 평가과정이 더욱 복잡해지고 환자 안전의 위험을 알아차리는 것이 어려워진다. 게다가 치료자가 느끼는 책임에 대한 공포가 객관적인 임상적 상황들을 압도하고 치료에 대한 결정에 영향을 주게 된다. 직접적인 지침을 통해 BPD환자의 안전을 관리할 때 임상가가 그들의 접근을 조직화하고 의원성iatrogenic 문제들을 피할 수 있도록 도울 수 있다. 자살사고와 자해행동의 문제를 탐색하면서 자해행동의 의미를 고려하는 것이 반드시 필요하다. 응급실 치료진은 그런 행동들을 어떻게 다루어야 할지 그리고 어떻게 문제를 파악해야 할지 확신하기 어려울 것이고 아마도 다른 세팅에서 보다 더욱 자해 행위에 대하여 부정적으로 반응하게 될 것이다(Commons Treloar와 Lewis 2008). 자해행동은 종종 자살의도와 결합하여 생각되기 쉬우며, 의료인들은 두 가지를 하나처럼 생각하거나 최소한 연관이 있다고 생각을 하여 자해행동이 자살로 가는 디딤돌이 된다고 생각하게 된다. 비록 자해를 하는 BPD환자가 자살로 사망에 이를 위험이 유의하게 증가한다는 것이 사실일지라도 자해의 존재가 자살의 급성 위험의 표지가 아님을 주목하는 것은 중요하다(Wedig 등 2012). 임상가, 환자 그리고 환자를 사랑하는 사람들은 자해행동 때문에 비자의 입원을 해야 한다고 생각하지만, 입원치료가 그러한 행동들을 감소시킨다는 유의한 증거는 없다. 이 모든 것을 고려할 때, 자해행동의 강도나 빈도가 현저히 증가하거나, 상당한 물리적 손상을 일으키는 자해행동이 있다면 예의주시해야 하는데, 왜냐면 자살의 급성 위험을 증가시키는 다른 증상이나 문제가 증가한다는 것을 의미할 수 있기 때문이다. 이러한 경우에는, 급성과 만성 위험요인들을 분석하고 이것들을 적절히 고려하는 것이 중요하다.

응급실 환경에서 고수해야 할 중요한 모델은 "만성적인 중에 급성적인 것acute on chronic"의 위험이다. BPD에서 자살의 일생 동안의 위험도가 증가된다는 것은 잘 알려져 있는데, 이렇게 만성적인 위험의 맥락에서 위험을 평가하는 것은 쉽지 않다(Black 등 2004). 급성의 위험요인과 임박한 위험 신호에 초점을 맞추는 것이 가장 중요한데, 이러한 변인들은 환자의 즉각적인 안전의 위험과 연관되고 입원 환경에서도 다루어야 하기 때문이다. 반면에 기존에 늘 존재하는 환자의 만성적인 자살사고에 대해서만 반응한다면 불필요한 입원을 하게 하고, 궁극적으로 입원치료가 정말로 필요한 때를 혼동하게 할 수 있다. BPD환자들의 반복적인 입원은 의존을 조장할 수 있고 장기 경과를 실제 악화시킬 수 있다는 것도 매우 중요한 점이다(Paris 2004).

스트레스가 많은 대인관계 사건들, 반복적인 주요우울증 그리고 지속되는 물질남용은 모두 BPD환자의 급성 위험을 증가시키므로 어느 수준의 치료가 안전하고 적절한지 결정할 때 판단요인으로 포함되어야 한다(Black 등 2004). 다음과 같은 신호들은 모든 환자들에게 자살이 임박했다는 위험경고이다. 증가된 자살사고, 자살계획 혹은 의도, 살아갈 이유가 없어짐, 극심한 불안, 불면, 희망이 없고 갇힌 느낌, 사회적 철퇴, 분노, 무모함 그리고 현저한 기분의 변동이 그것이다(Tucker 등 2015). BPD환자에서는 이러한 증상들이 대부분 만성적이기 때문에 증상의 급격한 변화가 있거나 기저상태로부터 변동이 생긴다면 특별한 관심을 기울여야 한다. BPD환자에서 급성 위험요인이 현저하거나 혹은 만성적인 위험요인을 앞지른다면, 위기상황이 지나갈 때까지 또는 충분히 감소될 때까지 단기 입원치료를 고려해야 한다.

BPD환자의 반복적인 자살행동(그리고 자살성공의 위험) 때문에, 치료자가 응급실에서 환자 관리를 설계할 때 흔히 법적인 책임에 대한 공포가 그 전면과 중심에 있게 된다. 임상가는 단지 보수적인 위험 관리에만 기반하여 치료 결정을 하는 것이 아니라, 어떻게 법적 책임의 위험을 줄일지도 고려해야 한다. 법적 책임의 위험을 감소시킬 수 있는 방법은 과도한 역전이 반응에 관심을 기울이고 감정적인 치료 결정을 하지 않도록 조심하는 것을 포함한다. 임상가가 환자들과 혹은 이해당사자들과 좋은 의사소통을 하는 것은 법적 책임의 위험을 관리하는데 도움이 되며, 응급실 치료를 최적화하는 또 하나의 GPM 지침이다. 사실 응급실 환경에서 BPD환자들을 안전하게 관리하기 위해서는 일반적으로 좋은 의사소통이 핵심 원리이다. 가족 구성원, 사회적 지지, 외래치료자, 동료 그리고 지도감독자는 모두가 지지와 정보의 귀중한 원천이며 모두가 치료계획의 한 부분이 될 수 있다. 환자가 응급실 치료진이 다른 사람들과 접촉하는 것에 항의하거나 반대하더라도, 환자의 안전이 의문스럽다면 응급실 치료자는 종합적인 안전평가를 실행하기 위해 가능하면 여러 사람으로부터 많은 정보를 모아야 할 의무가 있다. 법적 책임문제를 줄이는데 가장 효과적인 것은 위험할 수 있는 결정이나 판단에 대해 전문적인 동료에게 조언이나 자문을 요청하는 것이다. 신중하게 속도를 늦추고 다른 임상가와 환자 사례를 상의하는 것은 유용한 관점과 지지를 얻을 수 있게 한다. 동료 그리고/혹은 지독감독 자문은 치료자의 불안을 누그러뜨리고 그들이 스스로의 감정을 조절할 수 있도록 돕는다. 치료자는 잠재적으로 흐려진 판단에 기반을 둔 것이 아닌 고요하고 차분한 상태에서 더욱 건전하고 합리적인 결정을 할 수 있다. 일반적으로 보통의 응급실 환경에서는 자문을 받을 기회를 얻을 수available 있다.

가족구성원과 다른 사회적 지지체계와 접촉함으로써 BPD환자의 임박한 자살 위험에 대하여 귀중한 부수적 정보를 얻을 수 있으며 또한 환자의 사회적 지지체계의 강점과 약점을 살펴볼 수 있는 기회가 된다. 이것은 특히 환자 스스로 그런 정보를 제공하기를 꺼리는 경우에 유용하다. 게다가, 대개 위기상황이 대인관계에서 촉발되는 점을 생각하면 환자의 사회적 지지체계와 접촉하는 것은 위기 해결의 시작이 될 수 있다.

환자의 외래치료자는 과거와 현재치료에 관한 중요한 정보를 제공하는 원천이다. 더구나 외래치료자가 환자와 치료를 지속할 의지나 능력이 얼마나 있는지에 대하여 파악하는 것은 응급실 치료진이 환자 관리를 계획하는데 중요한 정보가 된다. 만약 환자가 응급실을 반복적으로 찾는다면 이는 외래치료가 효과적이지 못하다는 것을 의미할 수 있고, 과거 치료경과와 미래의 경과에 내해 외래치료자와 논의하는 것이 필요할 수 있다.

응급실에서 자살사고와 자살행동을 보이는 환자에게 접근할 때 치료자가 명심해야 할 몇 가지 요점이 있다. 첫 번째는 아무리 자살행동이 반복되더라도 임상가는 진심 어린 관심을 표현해야 한다. 치료자가 무시하거나 적대적인 태도를 취한다면(특별히 파탄적이고 반복해서 응급실을 찾는 환자에게 치료자가 "동정 피로증compassion fatigue"을 느끼는 경우에 일어날 수 있다), BPD환자는 비난받는 느낌을 느껴 단절하거나, 혹은 소위 "판돈을 올리는" 것과 같이 지지적이거나 혹은 방어적인 반응을 이끌어내기 위하여 더 심각한 자살위험을 보이려고 할 것이다. 그런 행동이 일어나면 평가는 더 복잡해져서 안전에 대해 적절한 평가를 내리는 것이 더욱 힘들어진다.

그렇다고 해도, 응급실 임상가가 과도하게 반응하여 불필요한 입원으로 이끈다면 환자의 자살 위험을 낮추지는 못하면서, 환자가 대인관계 스트레스 요인을 회피하기 위하여 자살위협을 이용하는 패턴만 강화시킬 수 있다. 여기에서 성공적인 길을 찾기 위해서는, 환자가 말하는 자살이라는 단어의 의미가 매 상황마다 다를 수 있으므로 지금의 의미는 무엇인지 해석하는데 충분한 시간을 들여야 한다. BPD환자의 진정한 자살위험을 평가할 때는 환자가 실제로 죽고 싶거나 죽을 의도가 있는 것인지 혹은 외로움, 우울감, 거절감을 표현하는 방식은 아닌지 고려해야한다.

자살시도나 자해행동에 대한 "연쇄 분석chain analysis"에 환자를 참여시키기를 권장하는데, 이렇게 하는 것은 환자가 왜 이런 한계점에 도달하게 되었는지에 대한 "이야기"를 치료자와 환자가 이해하도록 돕는다. 자살행동으로 이끈 사건에 대한 이런 단계적인 분석을 통해 환자는 본격적인 위기에 도달하기 전의 상황들을 더 잘 이해할 수 있고, 그리하여 향후 조기에 중재요청을 할 수 있을 것이다. 또한 이 분석을 통해 치료자는 환자의 자해행동이 어떤 성격을 지녔는지를 측정할 수 있는데, 그것이 충동적인 것인지 계획된 것인지 그리고 급성 스트레스가 직접적인 원인인지 혹은 시간이 흐르면서 문제들이 점점 축적되어 촉발된 것인지 판단할 수 있도록 돕는다(Lynch 등 2006). 환자가 퇴원하여 집으로 돌아갈 경우, 퇴원 이후의 안전계획을 세워야 하며, 여기에는 어떻게 위험신호들을 인식할지, 어떻게 치명적인 수단에 접근하는 것을 막고 환자의 환경을 더 안전하게 만들지, 위기상황에서 누구를 접촉하고 누구를 피해야 할지가 포함되어야 한다. BPD환자의 추적관찰을 위해 응급실 치료진이 전화를 한다면 퇴원이후 과도기간 동안의 위험을 더욱 경감시킬 수 있다(Miller 등 2017).

정신약물학

BPD환자의 치료를 위한 약물관리의 시행이 어떻게 발달해왔는지 임상가가 안다면 좋은 결정을 내리는데 지침이 될 수 있다. 응급실에서 BPD환자에게 정신신경약물을 처방할 때 조심해야할 잠재적인 함정이 있는데, BPD환자가 다른 정신과적 진단의 환자들에 비해 응급실에서 더 많은 약물을 처방받는다는 것이다(Pascual 등 2007). 다른 한편에서는 BPD환자가 수시로 심한 불안과 동요, 파괴적인 행동과 같은 감정조절장애를 보이기 때문에 이것이 이해도 된다. 그러나 치료자는 BPD환자를 빠르게 진정시키고 싶은 욕구와 이를 위해 약물에 의존할 때의 문제점 사이에서 균형을 맞추어야 한다. 일반적으로 응급실에서 BPD환자에게 약물을 투여할 때는 특별한 주의가 필요하다. 급격한 동요나 불안으로 환자 자신이나 다른 사람들에게 위험이 될 경우, 환자의 증상이 심각하여 면담을 불가능하게 하는 수준일 때, 신중하게 약물을 투여할 수 있다.

응급실에서 BPD환자들에게 가장 흔하게 사용되는 약물은 벤조디아제핀계 약물과 항정신병 약물이다(Pascual 등 2007). 당장 환자의 안전이 위험한 것이 아니라면, 우선 임상가는 말로 환자의 동요와 불안을 가라앉혀야 한다(Richmond 등 2012). 응급실에 도착한 BPD환자들은 위안을 얻기를 절박하게 바라기 때문에 그들의 신경을 빠르게 진정시키고 차분하게 해 줄 약을 굉장히 원한다. 비슷하게 응급실 치료진도 약물을 통하여 가열된 상황을 빠르게 진정시키는 것을 선호할 수 있다. 환자의 동요와 불안에 대한 일차적 접근으로 약물을 사용한다면, 이는 치료진이 의미 있고 효과적인 중재를 하기 보다는 그들 자신의 불안과 좌절을 피하기 위한 것은 아닌지 생각해봐야 한다. 치료자들은 일반적으로 약물치료가 BPD의 핵심증상에 유의미하게 도움이 되지 않는다는 것과 약물이 부작용을 낳을 확률이 높다는 것을 반드시 기억해야 한다(Stoffers 등 2010, Zanarini 등 2015).

응급실에서 BPD환자들에게 약물을 주기적으로 투여하는 것은 부정적인 면이 많다. 일반적으로 약물이 BPD 증상을 줄이는데 유의미하고 지속적인 효력이 있다는 근거가 부족한 것을 고려하면, 임상가가 약물을 처방하는 것은 환자의 문제에 대한 잠재적 치유법으로 –약물이라는–미심쩍은 해결책을 제시하는 꼴이 될 것이다. 게다가 약물이 그들의 문제에 대한 답이 될 수 있다는 잘못된 메시지를 줄 수 있고, 과량의 약물을 복용하고 응급실을 찾음으로써 불편한 감정을 피해 급속한 위안을 얻을 수 있는 장소로 응급실을 이용하게끔 강화할 수 있다.

추가적으로 벤조디아제핀계 약물은 습관성이 있으므로, 특히 진정 및 안정효과가 있는 속효성 약물에 의존하기 쉬운 환자들에게 사용하는 것은 반드시 신중해야 한다. BPD환자들은 감정 과민성, 스트레스에 대한 강렬한 반응 그리고 정동 불안정성으로 인해, 벤조디아제핀계 약물로 위안을 얻기 원하고 오직 효과적인 약물만이 자신의 증상을 치료할 수 있다는 믿음에 강하게 고착된다. BPD환자가 벤조디아제핀계 약물에 의존하게 되면, 그 자체로 별개의 의원성 iatrogenic 문제가 발생한다. 더구나 환자의 동요나 불안을 줄여야 할 때, 벤조디아제핀계 약물이 탈억제를 일으켜 상황이 더욱 심각해질 가능성이 있다는 것을 반드시 염두에 두어야한다.

만약 치료자가 충분한 고려를 한 이후에 응급실에서 약물을 사용하는 것이 필요하다고 판단한다면, 환자에게 약물을 사용하는 이유에 대해 명확하게 설명해야 한다. 약물이 장기간의 치료효과를 위한 것이 아니라 오히려 당면한 평가과정이 진행되도록 하기 위한 것임을 반드시 강조해야 한다. BPD의 치료에서 약물의 한계에 대한 심리교육이 환자에게 제공되야 하며 또한 정신사회적 중재가 주된 치료임을 상기시켜야 한다. 환자가 위기상황에 있을 때 그들의 기저 증상에 대해 파악하는 것이 얼마나 어려운지를 생각하면, 급성의 응급실 환경에서 약물처방을 변경하는 것은 권장되지 않는다. 만약 약물에 조금의 변화라도 필요하다면 외래치료자와 연락하여 의사결정 과정에 참여시켜야 한다. 여기에서 약물의 제한된 이용과 금기에 대해 다루었지만, 치료자들은 많은 BPD환자들이 응급실에서 약물을 요구하리라는 것을 예상해야 한다. 이때가 환자를 교육할 수 있는 좋은 기회가 될 수 있고 또한 외래치료자에게 그들이 약물관리를 가장 적절하게 할 수 있게끔 힘을 실어줄 수 있다.

가족 교육

어떤 환경에서든지 BPD환자를 성공적으로 관리하는 핵심적인 요소는 가족과 환자를 사랑하는 사람들을 개입시키는 것이다. 평가 단계에서 가족을 포함하는 것이 당연한 것처럼 보이지만 응급실에서는 흔히 그렇게 하지 못한다. 환자의 가족과 친구로부터 부수적인 정보를 얻는 것은 BPD환자와 중요한 이해당사자

간의 의사소통을 최대화하게끔 도울 수 있다. BPD 증상들은 가족에 의해서 감소되거나 혹은 악화될 수 있다. 그러므로 환자가 위기 상황에 있을 때 그들과 접촉하는 것이 한층 더 중요해진다.

어떤 가족상황은 응급실 치료자가 BPD환자를 평가하고 처치에 대한 선택을 할 때 영향을 줄 수 있는데, 만성 BPD환자는 더이상 가족과 연락하지 않는 등의 관계에서의 심각한 문제가 있을 수 있고, 또 환자들은(가족들은 다르게 생각하지만) 어떤 관계도 불가능하거나 존재하지 않는다고 느끼고 그렇게 보고하기도 한다. 환자는 부정하더라도, 종종 가족들은 기꺼이 안전계획에 협조하고 다시 환자를 지지하는데 참여하려 할 수 있다. 그러므로 가족이 협조할 가능성을 완전히 배제하는 것보다는 최소한 한 번의 기회는 줄 수 있을 것이다.

BPD의 가능성이 있는 환자들은 응급실에 내원했을 때, 여러 진단들을 받은 상태이고 과거 치료에 효과가 없었던 경우가 흔하다. 이러한 환자들은 어쩌면 호전되지 않거나 심지어 더 악화될 수도 있다. 이런 경우에 가족들은 절박하게 해답을 찾으려고 하지만 어떻게 해야 하는지에 대한 로드맵을 제시해주는 사람이 아무도 없다고 느낄 수 있다. BPD의 진단에 대한 심리교육은 그 자체가 적절한 치료가 될 수 있는데, 이때 가족들이 도울 수 있다면 특별히 효과적일 것이다.

마지막으로 어떤 다른 부류의 환자들에게서 종종 치료 초기에 경한 BPD의 증상이나 BPD의 진단기준에 미치지 않는 증후군이 나타날 수 있다. 이러한 환자들에게 있어 초기 개입은 질환의 경과를 결정하는 중심적인 역할을 한다. 이런 경우 가족들이 중요한데, 환자의 증상을 악화시킬 수 있는 함정을 피하도록 돕고 또 유용한 자원을 이용하는 법을 배우도록 할 수 있다. 실용적인 지침을 소개하는 브로셔를 응급실에 방문하는 가족들이 쉽게 찾을 수 있도록 배치하거나, 임상가가 가족들에게 간단히 요약해주거나, 혹은 자료로 만들어 가족들에게 배포할 수 있다(Gunderson과 Berkowitz 2006). 이 지침의 원칙은 합리적인 기대를 가지고, 가정환경을 평온하게 유지하고, 위기를 마주할 때 과민반응을 하지 않지만 염려를 표현하고, 가족 구성원으로서 일관성 있고 공정한 한계를 설정하는 것을 포함한다.

증례

다음 증례는 결정시점을 포함하고 있는데, 증례 끝에 몇 가지 대안적 반응들이 나열되어 있다. 독자들은 각각의 대안적 반응이 얼마나 도움이 될지 점수를 매겨보면 좋을 것이다. 그 다음에 각 반응에 대한 논의를 덧붙였다.

Dorothy는 26세의 여성으로 지난 1년간 응급실에 세번 내원하였다. 당신은 응급실 정신과 당직의인데, Dorothy가 도착했을 때 면담실에서 다른 환자와 면담 중이었다. 당신이 면담실에서 나오자, 간호사가 "그 환자가 왔어요"라고 말하며 고개를 젓는다. 당신은 간호사가 누구를 말하는지 궁금했지만, 지금 세명의 환자들이 기다리고 있는 것이 보여서 근무교대가 바로 안될 것을 걱정한다. 당신은 다른 두명의 환자를 평가했고, 그런 후 사회사업가로부터 Dorothy가 한 번은 응급실에서 칼로 자해하였고 강박이 필요했던 경우도 있어서 작업하기가 어려웠다는 얘기를 듣는다. 이번에 Dorothy는 명백한 자살시도로 10알의 디펜하이드라민, 5알의 플루옥세틴 그리고 8알의 트라조돈을 복용한 후 내원하였다. 약을 삼킨 후 그녀는 친척들에게 자살시도를 했다는 문자를 보냈고, 즉시 911에 여러 통의 신고전화가 갔다. 응급실에 도착했을 때 그녀의 공식적인 진단은 양극성장애와 외상 후 스트레스장애였다. 또 당신은 그녀의 의무기록에 "B군 성격특성"이라는 언급이 있는 것에 주목한다. 당신이 그녀의 차트를 검토하는 동안, 대기실에서는 시끄러운 소란이 일어난다. Dorothy는 그녀가 너무 오래 기다렸으니 그냥 집으로 보내 달라고 요구한다. 그리고 당신은 그녀를 보러 간다. **[결정시점 1]**

당신과 면담을 시작하면서 Dorothy는 다소 진정된다. 그녀는 오늘 아침에 일어난 직후부터 끔찍한 하루가 시작되었고, 마침내 "모든 것을 끝내야겠다"는 결정을 했다고 설명한다. 그녀는 다소 거슬리는 태도로 당신을 갑자기 똑바로 쳐다보며 "그런데 이젠 다 괜찮아졌어요"라고 말하고 집에 가고 싶다고 한다. 그녀는 단지 자신의 "조울증 약물"이 필요했던 것뿐이라고 덧붙인다. 당신은 약물 과다복용을 하기 전에 무슨 일이 있었는지 잘 이해하기 위해 몇 가지 질문을 하지만, 그녀는 예민하게 즉시 "아무 일도 없었어요"라고 말한다. 그리고 그녀는 "아무도 나에게 신경을 써주지 않는데, 항상 나만 다른 사람들을 위해 희생하고 있어요. 항상 똑같아요"라고 덧붙인다. Dorothy는 사람들이 항상 자신의 "등뒤에서 칼을 꽂았기" 때문에 아무도 신뢰하지 않는다고 말한다. **[결정시점 2]**

Dorothy는 수년 동안 15종류 이상의 정신과 약물을 복용해 왔으며 단기간

동안은 도움이 되는 듯했으나 결국 다시 불안정해졌다고 보고한다. 그녀는 새로운 약물들에 대해서 들었고 복용해 보고 싶어한다. 당신은 먼저 그녀의 현재 위기상황에 대해 토의할 필요가 있다고 제안한다. 당신이 수차례 그녀의 사회적 관계에 대하여 물어본 후에야 그녀는 아마도 자기를 돌봐줄 것 같은 친구 몇 명과 친척들이 있다고 주저하며 말한다. 많은 사람들이 그녀가 대기실에 있는 동안 그녀가 괜찮은지 확인하기 위하여 연락했었다. Dorothy는 처음에는 친척들이 911을 불렀을 때 화가 났었지만 그들이 그녀를 도우려고 했다는 것을 이제는 깨닫는다고 말한다. 약물과다복용에 대해서도 그녀가 약물을 복용하게 만들었던 사건들에 대하여 좀더 털어놓기 시작한다. 그녀는 몇 주 전에 애인과 헤어졌고 집세를 내는데 어려움을 겪고 있으며 어제는 그녀의 친구 중 한 명이 더 이상 그녀를 지지해줄 에너지가 없다고 말했었다. 그녀는 좌절감과 절망감에서 벗어나기 위하여 술을 더 마셨다. 그녀는 "선생님은 죽고 싶은 적이 없었어요?"라고 묻는다. 그녀는 약물과다복용은 계획한 게 아니고 충동적이었다고 말한다. 그녀는 자신이 정말로 죽고 싶은지는 모르겠지만 그녀의 고통이 사라지기를 바란다고 한다. **[결정시점 3]**

당신이 그녀의 약물변경 요구를 거절하자 Dorothy는 화가 나서 "나를 진심으로 도울 마음은 없는 거죠?"라고 한다. 당신은 응급실에서는, 특히 약물 과다복용 이후에는 일반적으로 주요 약물을 변경하지 않는다고 설명한다. 당신은 그녀의 과거의 수없이 많은 비효율적인 상황을 상기시키며 약물사용의 유용성에 대한 의문을 제기한다. 게다가, 당신은 그녀의 장기간의 약물치료에도 치료 효과에서 실패한 과거력을 설명할 수 있는 다른 진단이 있을 수 있다고 설명한다.

Dorothy와 만난 후, 그녀의 최근 행동과 안전의 위험에 대한 다른 관점을 얻기 위하여 그녀의 아버지와 통화한다. 최근 아버지는 Dorothy를 많이 걱정했는데, 특히 알코올사용이 늘어나 걱정해왔다고 밝힌다. 그는 Dorothy가 자살시도 뒤에 항상 누군가에게 알렸는데, 이러한 행동들을 "도움을 요청하는 것"으로 생각했다고 한다. Dorothy의 아버지는 응급실에 와서 안전계획을 돕는 것에 기꺼이 동의한다. 응급실 사회복지사는 그녀의 외래치료자에게 연락했고 외래치료자는 Dorothy가 조증상태에 있는 것을 실제로 본적이 없어서 양극성장애 진단에 대해 확신한 적이 없다고 한다. 외래치료자는 Dorothy의 스트레스에 대한 반응성, 잦은 기분변동 그리고 BPD를 의미하는 만성적인 자살사고와 행동들에 대해 첨언했고, 하지만 환자에게 진단을 말해 주기에는 자신이 없었다고 말한다. **[결정시점 4]**

당신은 Dorothy에게 돌아와서 그녀의 진단에 대하여 토의한다. 양극성장애와 BPD의 진단기준에 대하여 검토한 이후에 양극성장애 진단이 과녁을 빗나갔을 가능성을 제기하였다. 이에 Dorothy는 다소 예민해졌지만 BPD의 진단기준의 일부가 그녀에게 맞는다는 것을 인정하였다. 그러나 Dorothy는 술 문제를 부정하고, 당신의 팀이 제공하는 물질남용에 대한 자원제공을 모두 거부하였다. 그녀에게는 실망스럽겠지만 당신은 이번에 약물변경을 하지 않기로 한다. 아버지가 응급실에 도착하고 친구들이 문자를 통해 감정적으로 지지하자 그녀는 더 차분해진다. 그녀의 아버지는 안전계획에 적극적으로 참여했고, 조만간 Dorothy와 같이 지낼 것이고 그녀가 다음 치료날짜에 꼭 오도록 하겠다고 한다. 응급실 방문 후 며칠 동안, 치료진은 추적관찰을 위하여 그녀에게 전화했고 그녀는 잘 지내고 있고 자살사고나 자살계획은 없다고 보고한다.

결정시점: 대안적 반응들

각각의 반응들을 도움되는 정도에 따라 1(확실히 도움이 된다), 2(도움이 될 수도 있지만, 잘 모르겠다), 3(도움이 되지 않거나 오히려 해롭다)으로 점수를 매긴다.

1. 당신은 Dorothy를 만났고 그리고
   - A. 그녀를 진정시키기 위하여 약물을 제공한다.
   - B. 그녀가 다른 환자들을 위협하고 있는데, 치료진은 그녀의 행동을 용납할 수 없다는 것을 알린다.
   - C. 그녀가 화난 것으로 보이는데, 왜 그런지 이해할 수 있도록 협조해달라고 한다.
   - D. 오래 기다리게 한 것에 대해 사과하고, 그녀가 왜 오늘 응급실로 오게 되었는지 이해하고 싶다고 말한다.

2. Dorothy의 자살시도에 대해 설명을 들은 후 당신의 반응은
   - A. 비록 그녀의 기분이 나아졌지만 그녀가 자살시도를 할 가능성이 있어 염려가 되니 입원치료를 고려할 필요가 있다고 말한다.
   - B. 그녀의 진단에 대하여 토의를 시작한다.
   - C. 그녀의 "조울증" 약물에 대하여 물어본다.

D. 그녀의 대인관계 스트레스에 대하여 더 이야기해달라고 요청한다.

E. 비록 아무 이유도 없이 자살시도를 한 것으로 보일 수 있지만, 종종 스트레스를 유발시키는 요인들이 있을 수 있으므로, 그녀가 그것을 찾는데 당신이 도움이 되면 좋겠다고 말한다.

3. 이 새로운 정보를 들은 다음, 당신이 해야 할 것은
   A. "다음 단계"의 좋은 약물을 결정하기 위해 그녀의 약물치료 기록을 검토한다.
   B. 이 기회를 그녀의 안전의 위험에 초점을 맞추는데 사용한다.
   C. 그녀의 최근 스트레스 요인을 보면 그녀가 왜 그렇게 화가 났는지 이해가 된다고 말한다.
   D. 그녀의 사회적 지지체계 중 일부와 외래치료자들과 이야기를 하겠다고 요청한다.

4. 당신이 사례를 마무리하기 위해서 해야 하는 것은
   A. 현재 치료자의 전문적 수준에 대해 확신할 수 없으니 다른 치료자를 찾는 것이 좋겠다고 조언한다.
   B. 안전계획에 그녀의 아버지를 참여시킨다.
   C. 가능한 진단으로 BPD를 제시한다.
   D. 그녀의 알코올 사용에 대하여 염려를 표현한다

결정시점: 논의

괄호 안의 숫자는 도움이 되는 수준을 나타낸다.

1. 당신은 Dorothy를 만났고 그리고
   A. 그녀를 진정시키기 위하여 약물을 제공한다. [3] (만약 그녀의 행동이 그녀 자신과 다른 사람들을 위험에 빠트리거나 면담을 방해

한다면 약물이 필요할 수 있지만, 환자를 초기 평가하기 이전에 약물을 제공하는 것은 금기시된다.)

B. 그녀가 다른 환자들을 위협하고 있는데, 치료진은 그녀의 행동을 용납할 수 없다는 것을 알린다. [2] (환자와 함께 한계를 설정하는 것은 경계선 내에서 환자의 행동을 조직화할 수 있도록 돕는다. 그러므로 환자가 응급실에서 다른 환자들이나 가족들을 힘들게 한다면 이는 필요하다. 그러나 이것으로 상호작용을 시작하는 것은 좋은 방식은 아니다. 특히 BPD환자에게는 먼저 어느 정도의 라뽀를 형성할 세도 없이 바로 한계를 설정하는 진입방식을 택한다면, 환자의 말을 들어주지 않는다거나 거절당한다고 느끼게 하고 더욱 분노에 차서 항의하게 만들 것이다. 더구나 응급실 치료진이 그녀의 행동을 용납할 수 없다고 말하는 것은 그녀의 불만을 증폭시킬 것이다.)

C. 그녀가 화난 것으로 보이는데, 왜 그런지 이해할 수 있도록 협조해 달라고 한다. [1] (BPD환자의 감정을 인정하는 것은 중요하며 당신이 치료자라는 것을 확립하는데 도움이 된다. 가끔 화가 나 있는 BPD환자에게 기분에 대해 물으면 더 화를 낼 수도 있지만, 환자의 기분에 대해 묻는 것은 여전히 좋은 중재방법이다. 또한 말로 진정시키려고 시도하면서 악화의 원인을 밝혀낼 수도 있을 것이다[예를 들어, 그녀가 당연히 받아야 할 관심을 받지 못하고 있는 것이 증상을 악화시킬 수 있다.])

D. 오래 기다리게 한 것에 대해 사과하고, 그녀가 왜 오늘 응급실로 오게 되었는지 이해하고 싶다고 말한다. [1] (위기상황에 있는 환자를 치료할 때 적절한 사과를 하는 것은 합리적이다. 이런 태도는 환자의 좌절에 대한 당신의 염려를 보여주는 것이며, 치료동맹이 속히 발달하도록 한다. 당신은 Dorothy가 무엇때문에 응급실로 왔는지 이해하고 싶겠지만 먼저 왜 그녀가 기다리게 되었는지에 대한 설명이 없다면 그녀는 문제를 이야기하려 하지 않을 것이다.)

2. Dorothy의 자살시도에 대해 설명을 들은 후 당신의 반응은

A. 비록 그녀의 기분이 나아졌지만 그녀가 자살시도를 할 가능성이 있어 염려가 되니 입원치료를 고려할 필요가 있다고 말한다. [3] (급성 위기상황에서 BPD환자를 관리할 때 흔히 일어날 수 있는 실수는 어떤 형태의 자해행동이나 자살행동이던지 모두 입원치료가 필요하다고 가정하는 것이다. 입원에 대해 고려하기 전에 자살위험에 대한 합리적인 평가가 선행되어야 한다. 비록 궁극적으로 Dorothy에게 입원치료가 필요할 지라도 그것은 아직 결정되지 않았고, 이러한 가능성을 초기 단계부터 거론한다면 약물 과다복용의 이유를 평가하고 대안적 치료 선택을 위한 중요한 토의에서 벗어날 수 있다.)

B. 그녀의 진단에 대하여 토의를 시작한다. [2] (진단에 대해 숙고하는 것은 중요하다. Dorothy의 반복적인 약물 과다복용, 분노, 대인관계 과민감성과 치료진의 역전이반응을 고려한다면 그녀의 진단이 BPD라는 것이 명백해 보인다. 만약 Dorothy가 잘못된 진단을(예를 들어, 양극성장애) 받았다면 치료방향에 있어서 급격한 변화가 필요하다. 그에 대한 논의를 시작하고 싶을 수 있지만, 이 시점에서는 그녀의 대인관계 스트레스 요인을 조사하는 것이 우선되어야 한다. 이것을 잘 이해한다면 안전계획에 누구를 포함시켜야 할 지와 같은 급성 자살위험을 평가하는데 도움이 되고, 궁극적으로 그녀의 진단을 정확히 하는데 도움이 될 것이다.)

C. 그녀의 "조울증" 약물에 대하여 물어본다. [2] (Dorothy에게 약물치료에 대한 지침과 심리교육이 필요할 때가 있을 것이다. 특히 그녀가 당신에게 약물변경을 요구할 때 그렇다. 그러나 이 시점에서는 당신이 그녀의 삶과 대인관계에 관심을 표현하고, 위기상황을 촉발시키고 그녀를 응급실로 오게 한 중요한 사건을 당신이 그녀와 함께 파악할 수 있는지가 더욱 중요하다.)

D. 그녀의 대인관계 스트레스에 대하여 더 이야기해달라고 요청한

다. [1] (Dorothy의 대인관계 과민감성의 핵심적인 문제들을 파악한다면 적절한 관리를 시행하기 위해 필요한 정보를 신속하게 모을 수 있다.)

E. 비록 아무 이유도 없이 자살시도를 한 것으로 보일 수 있지만, 종종 스트레스를 유발시키는 요인들이 있을 수 있으므로, 그녀가 그것을 찾는데 당신이 도움이 되면 좋겠다고 말한다. [1] ("아무 일도 없었어요"라는 그녀의 주장에 의문을 제기하는 것은 중요하다. 왜냐면 그녀가 무엇으로 인해 자살시도를 하게 되었는지 이해하는 능력을 배우지 못한다면, 자기 행동을 제어mastery할 힘을 얻지 못할 것이기 때문이다. Dorothy는 능동적으로 면담과 치료계획에 참여해야 한다. BPD환자와 위기상황을 촉발하는 요인에 대하여 탐색하는 작업은 응급실 면담에서 필수적인 부분이다.)

3. 이 새로운 정보를 들은 다음, 당신이 해야 할 것은

A. "다음 단계"의 좋은 약물을 결정하기 위해 그녀의 약물치료 기록을 검토한다. [3] (이 시점에 수집해야 할 가장 중요한 정보는 약물치료 과거력이 아니다. 이는 치료결정을 위한 지침이 되지 않으며, 이전에 언급한 바와 같이 위기상황에서는 BPD환자의 약물변경을 권장하지 않기 때문이다. 약물은 단지 보조적인 치료이며 정신치료와 사례관리가 우선이라는 것을 BPD환자의 심리교육에 포함하여 교육해야 한다.)

B. 이 기회를 그녀의 안전의 위험에 초점을 맞추는데 사용한다. [2] (적당한 시점에 환자의 자살위험을 평가해야 하겠지만 이미 그녀는 당신에게 많은 것을 얘기했다. 자신의 사회적 지지체계를 설명하고 약물과다복용을 한 후에 그들에게 문자를 보냈다는 것을 포함해서 위험 인자들을 설명해주는 정보를 당신에게 주었다. 또한 자신이 사회적 지지체계와 알코올에 지나치게 의존하고 있다는 것도 밝혔다. 비록 치료자는 법적 책임에 대한 위험이 염려되겠지만,

실제 위험도에 기반을 두고 처치에 대한 결정이 이루어져야 한다. Dorothy의 자살시도가 모호한 특성이 있으므로 입원치료를 한다고 해서 자살위험이 현저히 낮아지지는 않을 것이며 오히려 위험성이 낮다는 이유로 퇴원하게 될 기회가 될 수 있다.)

C. 그녀의 최근 스트레스 요인을 보면 그녀가 왜 그렇게 화가 났는지 이해가 된다고 말한다. [1] (인정validation은 보살핌으로 충만한 상호작용을 위한 도구이다. 그러나 이 경우에는 그녀의 스트레스에서 대인관계적 특성이 강조되어져야 한다. 이를 통해 거절과 버림받은 느낌에 대한 과도한 반응성이 어떻게 그녀의 질환을 일으켰는지 말해 줄 수 있는 기회이다. 이것이 그녀의 문제의 핵심이고, 이러한 감정들은 다루어져야 한다.)

D. 그녀의 사회적 지지체계 중 일부와 외래치료자들과 이야기를 하겠다고 요청한다. [1] (BPD환자의 삶에 연관된 다른 사람들과 소통하는 것은 응급실에서의 좋은 치료를 위해 필수적이다. 또 이것은 치료자의 법적 책임의 위험을 줄여 줄 수도 있다. 그들을 통해 그녀의 최근 행동들, 자살 위험신호, 그녀가 안전계획을 따를 수 있을지와 같은 귀중한 정보를 얻을 수 있다. 외래치료자는 그녀의 안전의 위험과 추적 치료의 형태를 어떻게 합리적으로 조정할지에 대한 의견을 낼 수 있다. 자살위험이 높은 환자의 경우, 종합적인 안전 평가를 시행하기 위해서는 환자의 동의가 없더라도 외부로부터의 정보를 얻는 것이 필요하다.)

4. 당신이 사례를 마무리하기 위해서 해야 하는 것은

A. 현재 치료자의 전문적 수준에 대해 확신할 수 없으니 다른 치료자를 찾는 것이 좋겠다고 조언한다. [3] (현재 치료의 효과를 평가하는 것은 좋은 생각일 수 있지만, 당신이 Dorothy에게 현재 치료자를 보는 것을 그만두라고 권할 위치에 있지는 않다. 어쨌든, 치료법을 조정하고 더 효과적으로 BPD를 관리할 능력이 현재 치료

자에게 있는지 확인하기 위해 그 치료자와 함께 논의하는 것이 가장 좋을 것이다.)

B. 안전계획에 그녀의 아버지를 참여시킨다. [1] (비록 환자가 성인일지라도, 그녀의 아버지는 그녀의 과거 자살행동에 대한 귀중한 정보를 제공할 수 있고 안전 조치를 조정할 수 있는 잠재적 동맹자가 될 수 있다. 아버지로 하여금 환자가 증상을 관리하고 악화요인을 피하도록 돕는 법을 배우게끔 치료진이 보조하고, 덧붙여 그녀의 지지체계를 강화하는 것이 여기서의 목표이다.)

C. 가능한 진단으로 BPD를 제시한다. [1] (그녀의 가능한 진단에 대한 당신의 소견을 이야기할 기회이다. 비록 양극성장애와 외상 후 스트레스장애가 과거 진단들이었지만, BPD 증상 역시 뚜렷하다. 당신은 탐색적인 방식으로 "BPD에 대하여 들어본 적이 있습니까? 그것에 대해 어떻게 알고 있습니까? 당신이 BPD가 있다고 생각해 본적이 있습니까?"라고 질문할 수 있다. BPD의 가능성에 대한 당신의 전문적 의견과 이와 연관된 심리교육이 이 논의에 포함될 수 있고, 추가적으로 환자에게 문서나 온라인 자료에 대해 알려 줄 수 있다.)

D. 그녀의 알코올 사용에 대하여 염려를 표현한다. [1] (알코올 사용의 위험과 그로 인한 기분, 불안, 충동성, 수면에의 영향에 대해 토의하는 것은 적절하며 BPD환자의 좋은 심리교육과 안전계획의 한 부분이다. 비판단적인nonjudgemental 어조로 있는 그대로의 사실을 전달할 때 가장 효과적일 것이다.)

결론

응급실에는 임상가와 환자의 상호작용이 짧지만, 응급실에서 GPM의 원칙을 사용하는 것은 매우 적합하고, 의원성 손상을 피하는데 도움이 된다. GPM의 치료적 접근과 대인관계 과민감성에 초점을 두면 신속한 평가와 계획 수립에 도움이 될 수 있다. 약물치료에 대한 GPM의 신중한 접근은 응급실 임상가가 과도하게 약물을 처방하고 약물치료를 치료수단으로 무심코 기대하는 환경을 피하도록 하는 이점이 있다. GPM은 복잡해 보이는 안전 평가를 임상가가 더욱 쉽고 반복적인 구조로 조직화할 수 있도록 지침을 제공한다. BPD 진단을 환자와 직접 논의하고 질환에 대한 심리교육을 제공하는 것은 응급실에서부터 시작할 수 있고, 또 그래야 한다. 근거기반의 다른 BPD 치료에 비해 GPM의 중추적 원칙들은 더욱 효율적으로 응급실 치료진에게 훈련시킬 수 있다. 환자에게 효과적이고 명확한 치료를 하기 위한 응급실 임상가들의 주요 목표는 이러한 중재들에서 시작될 것이고, 그리하여 비생산적이고 좌절감을 주는, 불필요하게 반복적인 응급실 방문이 줄어들 것이다

참고 문헌

Black DW, Blum N, Pfohl B, et al: Suicidal behavior in borderline personality disorder: prevalence, risk factors, prediction, and prevention. J Pers Disord 18(3): 226-239, 2004 15237043

Boggild AK, Heisel MJ, Links PS: Social, demographic, and clinical factors related to disruptive behaviour in hospital. Can J Psychiatry 49(2): 114-118, 2004 15065745

Chaput YJ, Lebel MJ: Demographic and clinical profiles of patients who make multiple visits to psychiatric emergency services. Psychiatr Serv 58(3): 335-341, 2007 17325106

Commons Treloar AJ, Lewis AJ: Professional attitudes towards deliberate self-harm in patients with borderline personality disorder. Aust NZJ Psychiatry 42(7): 578-584, 2008 18612861

Gabbard GO, Wilkinson SM: Management of Countertransference With Borderline Patients. Washington, DC, American Psychiatric Press, 1994

Gunderson JG, Berkowitz C: Borderline Personality Disorder Family Guidelines. New York, National Education Alliance for Borderline Personality Disorder, 2006. Available at: http://www.borderlinepersonalitydisorder.com/ family connections/ family-guidelines. Accessed October 1, 2017.

Gunderson JG, Links PS: Handbook of Good Psychiatric Management for Borderline

Personality Disorder. Washington, DC, American Psychiatric Publishing, 2014

Heap J, Silk KR: Personality disorders, in Emergency Psychiatry: Principles and Practice. Edited by Berlin JS, Fishkind A, Lipson Glick R, Zeller SL. Philadelphia, PA, Lippincott Williams & Wilkins, 2008, pp 265–276

Keuroghlian AS, Palmer BA, Choi-Kain LW, et al: The effect of attending good psychiatric management(GPM) workshops on attitudes toward patients with borderline personality disorder. J Pers Disord 30(4): 567–576, 2016 26111249

Lynch TR, Chapman AL, Rosenthal MZ, et al: Mechanisms of change in dialectical behavior therapy: theoretical and empirical observations. J Clin Psychol 62(4): 459–480, 2006 16470714

Miller IW, Camargo CA Jr, Arias SA, et al: Suicide prevention in an emergency department population: the ED-SAFE study. JAMA Psychiatry 74(6): 563–570, 2017 28456130

Paris J: Is hospitalization useful for suicidal patients with borderline personality disorder? J Pers Disord 18(3): 240–247, 2004 15237044

Pascual JC, Córcoles D, Castaño J, et al: Hospitalization and pharmacotherapy for borderline personality disorder in a psychiatric emergency service. Psychiatr Serv 58(9): 1199–1204, 2007 17766566

Richmond JS, Berlin JS, Fishkind AB, et al: Verbal de-escalation of the agitated patient: consensus statement of the American Association for Emergency Psychiatry Project BETA De-escalation Workgroup. West J Emerg Med 13(1): 17–25, 2012 22461917

Stoffers J, Völlm BA, Rücker G, et al: Pharmacological interventions for borderline personality disorder. Cochrane Database Syst Rev 6(6): CD005653, 2010 20556762

Tucker RP, Crowley KJ, Davidson CL, et al: Risk factors, warning signs, and drivers of suicide: what are they, how do they differ, and why does it matter? Suicide Life Threat Behav 45(6): 679–689, 2015 25858332

Wedig MM, Silverman MH, Frankenburg FR, et al: Predictors of suicide attempts in patients with borderline personality disorder over 16 years of prospective follow-up. Psychol Med 42(11): 2395–2404, 2012 22436619

Zanarini MC, Frankenburg FR: A preliminary, randomized trial of psychoeducation for women with borderline personality disorder. J Pers Disord 22(3): 284–290, 2008 18540800

Zanarini MC, Frankenburg FR, Bradford Reich D, et al: Rates of psychotropic medication use reported by borderline patients and Axis II comparison subjects over

16 years of prospective follow-up. J Clin Psychopharmacol 35(1): 63-67, 2015
25384261

제4장

자문조정 서비스

James A. Jenkins, M.D.
Evan A. Iliakis, B.A.
Lois W. Choi-Kain, M.D., M.Ed.

경계선 성격장애(BPD) 환자들은 일치되는matched 코호트 십단과 비교했을 때 의학적 질환의 부담이 불균형적으로 높으며, 따라서 정신과 자원뿐 아니라 많은 내과적, 외과적 치료를 찾는다. 영국 기반의 등록 보고서에서 성격장애 진단의 환자들의 기대수명이 여성환자는 63.3세, 남성환자는 59.1세였다(Fok 등 2012). 기대수명이 동일 연령군과 대비하여 여성환자 18.7세, 남성환자 17.7세가 낮은 것이다. 주목할 것은, 더 광범위하게 알려진 만성 정신병적psychotic 질환이 있는 환자의 기대수명이 감소하는 정도와 비슷하다는 것이다(Hjorthøj 등 2017). 이러한 BPD환자들의 부정적인 건강 결과들은 충동성과 관련한 문제들, 물질남용, 정신과 약제를 중복 복용하는 경향 그리고 감정적 과민성과 연관되어 있다는 것은 충분히 예상할 수 있다. BPD환자들은 감정적 과민성으로 인해, 그들이 강압적인 분위기에 있거나 또는 치료를 찾았을 때 의료인의 편견을 가진 모습을 마주하게 되면, 치료를 피하고 이후 치료에 대한 동기까지 잃게 된다.

이 장에서 우리는 BPD환자가 내·외과적으로 입원한 경우, BPD환자 관리에 대한 훈련을 받지 않은 의사들에 의하여 발생할 수 있는 잠재적인 의원성iatrogenic 손상을 감소시키고 정신과 치료의 질을 향상시킬 수 있는, 정신과 자문조정 진료서비스의 구체적 방법을 검토할 것이다. 좋은 정신과적 관리(GPM)는 이러한 목표를 위하여, 적은 자원으로 정신과 자문의사가 쉽게 배우고 쉽게 적용할 수 있는 중재이다.

표 4-1. 일반 인구군과 대비되는 경계선 성격장애(BPD) 환자들의 선택적 의학적 호소의 유병률

문제		일반 인구군에서의 유병률	BPD에서의 유병률
수면과 연관된 것	제대로 자지 못함[a]	12%	95.5%
	주기적인 악몽[a]	7%	49%
대사성	비만[b]	19.4%	64.7%
	대사성 증후군[c]	10.6%	23.3%
내과적인 호소	기능적으로 무능하게 만드는 두통[d]	5.9일	18.1일
	두통 약물의 과다사용[d]	62%	74%
	두통치료에 좋은 반응[d]	14%	58%
	다낭성 난소[e]	6.9%	30.4%

출처. [a]Semiz et al. 2008, [b]Sansone et al. 20001, [c]Kahl et al. 2013, [d]Rothrock et al. 2007, [e]Roepke et al. 2010.로부터의 자료

표 4-2. 경계선 성격장애의 증상학에서의 다양한 의학적 호소의 Odds ratio

의학적 문제	교차비(Odds ratio)
관절염[a]	2.67
후천성 면역결핍 증후군[b]	2.1
만성 통증에 대한 마약성 진통제 처방[c]	18.61

출처. Data from [a]Powers and Oltmanns 2013, [b]Bennett et al. 2009, and [c]Breckenridge and Clark 2003.로부터의 자료

경계선 성격장애와 의학적 질환들의 중첩

체계적인 문헌 검토를 통해(Dixon-Gordon 등 2015) 밝혀진, BPD환자에서 가장 흔한 의학적 동반 질환들은 수면장애, 대사 증후군, 만성 통증, 편두통 그리고 장기간의 물질남용으로 인한 후유증(즉, 폐암, 후천성 면역결핍증; 개별 질환의 유병율들은 표 4-1과 4-2에 요약되어 있다) 이었다. 수면장애와 관련해서 BPD가 주진단인 환자의 95.5%가 잠을 잘 자지 못한다고 자가 보고하였는데, 대조군의 12%와 비교되는 수치이다. 이는 불면증을 일으킬 수 있는 다른 정신과적 상태와는 별개인 것으로 설명된다(Semiz 등 2008). BPD환자의 49%에서 주기적인 불면증을 보고했는데, 이에 비해 대조군에서는 7%이었다(Semiz 등 2008). BPD환자의 증상 심각도와 수면이상 사이의 강한 연관성은 객관적으로 관찰되었고, BPD환자들이 관해되었을 때 수면이상의 정도가 줄어든다는 것을 제시하는 근거가 있다(Bastien 등 2008). 병동에서는 낯선 소음 등으로 야간수면이 방해받고 낮과 밤을 알리는 신호가 차단되어, 수면문제를 겪고 있는 BPD환자들이 특히 어려움을 겪는다. 정신과 자문의사는 평가 시 반드시 이를 염두에 두어야한다.

BPD환자는 비만, 대사성 증후군 그리고 심혈관계 증상을 가지는 비율이 훨씬 높았다. 예를 들어, 대조군과 비교하여 BPD환자들은 더 높은 비만율

을 보였다(64.7% vs. 19.4%; Sansone 등 2001). 시작시점부터 6년간 추적 관찰하는 종적longitudinal 연구에서, BPD가 있는 비만환자의 비율이 17%에서 28%로 증가하였으며 비만의 심각도와 BPD가 연관되었다(Frankenburg와 Zanarini 2006). 고도 비만 범주를 조사하는 유병율 연구들에서도 BPD환자의 비중이 매우 높았다(체질량 지수 〉40; Dixon-Gordon 등 2015). 비만이 건강에 광범위하게 해로운 영향을 끼친다는 것은 널리 알려져 있으며, 비만환자의 경우 의료전문가에 의해 낙인이 찍히게 된다. 따라서 BPD이면서 비만인 환자는 여러 낙인 속에 남게 된다. 종종 그들은 의료 제공자들로부터 묵시적 혹은 명시적으로 그들 자신의 질병에 대한 잘못이 그들에게 있다는 암시에 직면하게 된다. 정신과 자문의사는 그러한 낙인에 직면한 환자들의 반응을 수용할 준비가 되어 있어야 한다. 동시에 자문의사는 비록 그들의 병이 그들 자신의 잘못은 아니지만, 그들의 안녕에 스스로 책임이 있다는 방식으로 메시지를 수정하여 다른 의료진을 평가절하하는 것을 피하는 것이 중요하다.

BPD환자들이 신체적 혹은 심리적인 곤란을 견디기 위해 발버둥친다는 점에서 본다면, 그들이 진통제 약물을 많이 사용한다는 것은 놀랍지 않다. 하부요통 환자가 약물처방을 비스테로이드성 항염증제로 시작하는지, 마약성 진통제로 시작하는지에 관한 연구에서, BPD 진단을 받은 거의 대부분의 환자들이 마약성 진통제 처방으로 시작하였다는 연구가 있었다(odds ratio 18.61; Breckenridge와 Clark 2003). BPD환자가 편두통을 경험할 경우, BPD가 아닌 비교 코호트에 비해 기능 무력화 수준이 3배에 달한다는 연구가 있었다(Rothrock 등 2007). BPD환자들은 병원 환경에서 신체적 질환뿐만 아니라 침습적인 내・외과적 절차의 불편감을 견디는데 애를 먹으며, 종종 증상이 즉시 해소되기를 기대한다. 이에 대한 반응으로 내・외과팀은 완화 약물들을 공격적으로 과도하게 사용하거나 BPD환자들을 도움을 찾는 환자로 보기 보다는 통증에 예민하고 불쾌한 "약물 중독자"로 잘못 분류하기도 한다.

BPD 진단의 높은 발병률, 보다 부정적인 결과와 연관되는 많은 다른 질환들이 있다. 대부분의 이러한 질환들은(예로, 후천성 면역결핍증, 폐암) 강한 행동적 결정요인을 가지고 있다(Dixon-Gordon 등 2015). 또한 BPD환자들은 하나 혹은 여러 "예방 가능한" 질환을 동시에 가지고 있으며, 의학적 중재자는 그것을 사전 예방하는데 보다 적극적이지 못했다고 느껴 큰 수치심과 죄책감을 느낄 수 있다.

정신과 자문의 목표

자문조정Consultation-Liaison 정신과 서비스의 목표는 두가지로 정립할 수 있다. 전통적이며 우선적인 목표는 내·외과의 일차치료팀이 동반된 정신과 질환을 관리할 수 있도록 적절한 평가와 권고사항을 제공하는 것이다. 이것이 *자문consultation*의 역할이며, 다른 내·외과 전문가가 하는 접근과 다르지 않다. 두번째 목표는 자문의뢰인과 간호사 그리고 다른 의료진의 구성원에게 교육을 통하여 그들의 내·외과 치료를 최적으로 만드는데 필요한 감정적, 행동적, 인지적인 변화를 일으키도록 돕는 것이다. 이 교육기능이 자문조정C-L 정신과의 *조정liaison*의 측면이며, 정신과 의사가 아침 회진에 참여하거나, 팀 미팅을 주도하거나, 대인관계 역동에 대해 교육하거나, 자문의뢰자를 인정하고 지지하는 등의 공식적인 형태로 이루어진다(Kontos 등 2003, Ramchandani 등 1997). BPD환자에게 있어 자문과 조정은 대단히 중요하다. GPM 지침은 자문과 조정의 기능 양쪽 모두에 쉽게 적용될 수 있으며 이것이 BPD의 다른 근거기반치료와는 구분되는 점이다.

자문에 대한 접근

자문 정신과 의사는 의무기록에서 오진을 확인하게 되는 것과 자칫 오인할 수 있는 의뢰자의 자문 질문에 준비되어 있어야 한다. 자문조정 정신과 의뢰에 대한 한 연구에서, 우울증에 관한 의뢰 중 단 53%에서만 그 진단이 확진되었고, 양극성장애에 관한 자문 중 42.8%만이 확진되었다(Dilts 등 2003). 다른 연구에서는(Al-Huthail 2008), 내 · 외과 병동의 모든 정신과 자문 중 16-20%가 성격장애로 진단되었고, 우울장애의 20%, 불안장애의 38%에서 성격장애가 최종 주진단으로 내려졌다. 이러한 자료를 통해, 자문의뢰 의사들이 진단을 내리고 무엇에 대해 자문요청을 할지 결정하는데 어려움을 겪는다는 것을 예상할 수 있다. 일반적인 자문 사유는 자살사고, 동요/공격성의 관리, 우울, 불안, 정신병, 치료자의 권고사항을 따르지 않는 것이다.

자문을 시작할 때, 자문조정 정신과 의사는 자문의뢰 의사와 직접 이야기하여 환자에 대한 염려와 기대, 환자에 대해 관찰한 것이 무엇인지 명료하게 해야 한다. 초기에 BPD가 의심된다면(자문의뢰 의사의 기록이나 기록된 정신과적 진단에 상관없이) 자살사고, 자해 그리고 다른 의도적인 행동문제에 대한 질문에 초점을 두어야 한다. 또한 우울장애나 불안장애에 대한 자문을 받았을 때는 감별진단으로 BPD의 진단 가능성을 항상 포함하여 진단을 놓치는 일이 없도록 해야 한다.

자문의뢰 의사와 첫 토의에서 자문의사는 의료진이 그들의 불안과 좌절로 인해 반응적인 결정을 불필요하게 내린 것은 아닌지를 파악하는 질문을 해야 한다. 치료가 완료되기 전에 환자를 조기 퇴원시키거나, 물리적인 강박을 이용하거나, 진정효과가 강한 약물을 사용한 것은 아닌지 확인하는 것이 포함될 수 있다. GPM 자문의사는 자문의뢰 의사의 다급함을 명확하게 이해하고 BPD 환자와 작업이 힘들다는 것을 인정해야한다(Riddle 등 2016). 자문의사가 이런 노력을 기울인다면, 자문의뢰 의사는 지지받는 느낌이 들 것이고, 자신감을 잃고 감정적인 대처를 하는 것에서 벗어나 표준적인 관리 원칙을 따를 수 있게 될 것이다.

정신과 자문의사의 의무들

자문 정신과 의사는 BPD환자에 관하여 이행해야 하는 몇 가지 의무가 있다. 다른 무엇보다도 자문의사는 환자와 기초적 동맹을 형성하고, 환자가 자신의 문제나 고통에 대하여 이해하고 의사소통할 수 있는 능력을 증진시키고, 환자를 잠재적인 위험으로부터 보호해야 할 의무가 있다. 두번째, 자문의사는 환자가 의료진에 대해 관심을 가지는 것을 옹호할 책임이 있고 따라서 환자의 치료 환경을 치료에 적합하도록 관리해야 한다. 세번째로, 자문의사는 환자가 가치를 추구하는 것을 격려하고 향후 입원의 위험을 줄임으로써 환자의 안녕(wellness)과 기능을 증진시키는 노력을 해야 한다. 마지막으로, 자문의사는 GPM의 모델에서 서술한 바와 같이, 새로운 약물들은 최소화하고 가능하면 정신과적 다중약제 처방을 피하는 약물관리의 책임이 있다(Gunderson과 Links 2014).

동맹을 형성하기

자문의사가 환자를 맞는 순간부터 초점은-완벽한 과거력을 얻는 것을 희생하더라도-반드시 동맹을 형성하는데 있어야 한다(Knesper 2007). 치료동맹 형성을 위한 GPM의 접근은 1) 진심 어린 관심을 보여주고 2) 적극적으로 경청하고 3) 고통스러운 경험들을 인정하고 4) 효과적이고 실용적으로 보조함으로써 자문의사가 도움이 된다는 것을 입증하는 것을 포함하는데, 이는 정신과 자문의사가 쉽게 채택할 수 있는 것이다. GPM에서 피하도록 강력히 권고하는 것들은 1) 환자를 구조rescuing한다고 강조하는 것 2) 팀의 일부는 좋고, 다른 일부는 나쁜 것으로 분리splitting하는 것 3) 팀의 일부는 환자를 무고한 피해자로 보고, 다른 일부는 환자에게 문제와 잘못이 있는 것으로 보는 분리splitting이다. 관계는 실제관계(양자관계dyadic)로서 접근해야 하며, 필요하다면 1) 자신의 잘못을 인정하고 2) 비현실적인 기대들에 대한 한계를 설정하고 3) 적절한 경우에는 환자의 행동에 대한 치료자의 감정적 반응을 공개할 수 있다. 표 4-3에 동맹을 형성하기 위한 GPM의 접근이 요약되어 있다.

자문조정 서비스에서, 정신과 의사는 일차치료팀에 대한 환자의 지지자 또는 외교관이 되어 동맹을 맺을 수 있는 특별히 유리한 위치에 있다. BPD 진단과 그에 동반되는 기분 상태와 대인관계 패턴에 대한 교육을 제공하고, 환자가 자신의 치료에 책임감 있는 태도를 유지하도록 할 때, 동맹은 더욱 발달될 수 있다. 자문조정 서비스에서도 간단한 중재를 할 수 있는데, 일차치료팀 안에서의 논쟁을 중재하고, 읽을거리를 제공하고, 추적방문에서 검토할 환자에게 내줄 숙제를 지정해주는 것을 포함한다. 숙제는 치료자가 환자가 경험하는 것에 관심을 가지고 있고, 환자의 관점을 이해하려고 한다는 것을 보여줄 수 있는 간단한 중재방법이다.

외래 정신치료에서는 여러 형태의 동맹이 발달한다. 자문의사의 경우, 목표는 계약상의 동맹contractual alliance을 발달시키는 것이다. 계약상의 동맹이란 환자와 치료자 사이에 목표와 역할에 관한 확립된 협약이 있고 환자는 자문의사가 좋은 의도로 충고하는 것이라는 신뢰를 바탕으로 기꺼이 따르는 것을 말한다. 원치 않는 입원을 했거나 퇴원이 미뤄지고 있는 환자와도 더 깊은 동맹을 맺는 것이 가능하다. 이런 경우 자문조정 서비스를 위한 GPM은 거의 외래치료의 형태로 시작하게 될 것이다.

중요한 것은, GPM에서는 세션을 도움이 된다는 것이 확실한 경우에 한해 제공한다는 것을 이해하는 것이다. 자문 정신과 의사는 첫 자문 이후에 추적방문에서도 이러한 자세를 유지할 수 있다. 만약 계약상의 동맹이 이루어지지 않는다면, 자문의사는 일차치료팀을 지지하는 것이 최선의 방법이다. 즉 일차치료팀이 환자의 힘든 행동에 대한 반사적 대응을 하지 않도록 돕는 것이다.

치료를 최적화하기 위하여 환경을 관리하기

일단 환자가 병원생활에서 장애를 빚는 주요원인이 BPD 때문임이 확실해지면, 몇 가지 중재를 통하여 내과 혹은 외과팀이–반사적인reactive 대응보다는–사전적인proactivce 입장을 취할 수 있도록 할 수 있다. 그 중 하나는 자문의사가 의료진에게 환자의 대인관계 과민감성과 거절에 대한 취약성에 대해 간략하고 선별적인 교육을 제공하는 것이다. 또 다른 중재방법은 시간이 허락한다면, 환자와 의료진 사이의 특정 상호 과정을 참고하여 대인관계 과민감성 이론을 설명하는 것이다(부록 C를 보라, "대인관계 일관성 모델"). 이와 같은 중재는 BPD 증상들이 병원에서의 대인관계 상호작용과 연관해서 일어나기 때문에 BPD 증상의 기복에 대한 일차치료팀의 이해를 향상시킨다. 이러한 중재방법들의 명시적인 메시지는 환자의 심한 문제행동들은 어떤 예측 가능한 점이 있다는 것이다.

자문의사는 환자가 병동에서 위기상황에 있거나 혹은 도움을 거부하는 행동을 할 때, 의료진이 환자를 무시하거나 철수하고 싶은 충동을 이길 수 있도록 그들에게 지침과 설명을 제공할 필요가 있다. 특히 간호진에게 이런 조언을 전달하는 것이 중요하다(Eren과 Sahin 2016). 또 자문의사는 역전이 상

표 4-3. 자문조정 환경에서 GPM: 경계선 성격장애가 있는 환자와의 대인관계 상호작용을 관리하기

추천되는 전략들	진심 어린 관심을 보여주기 적극적으로 경청하기 고통스러운 경험들을 인정하기 입원의 목표를 정하기 기술된 목표를 이루기 위해 실용적인 보조를 제공함으로써 유용성을 입증하기
피해야 할 흔한 함정들	환자를 취약하게 하고 환자의 책임을 없애 주는 것을 피하기(다시 말해, 환자를 잘못된 치료의 피해자로 간주하는 것을 피하기) 팀의 "분열splitting"을 피하기(다시 말해, 팀의 일면은 좋은 것으로 그리고 팀의 다른 면은 나쁜 것으로 보게 하는 것; 혹은 팀의 일부는 환자는 무고하고 치료가 잘못된 걸로 보고, 팀의 다른 일부는 환자의 잘못으로 보는 것)
환자와 관계 맺기	(치료진의) 자신의 잘못을 인정하기 특정 의학적 입원에 대한 환자의 기대에 대해서 현실적인 한계를 알려주기 적절한 시점에 환자의 행동에 대해 일상적 감정 반응을 보여주기

표 4-4. 경계선 성격장애 환자를 위한 행동관리 프로토콜

환자: ______________________ 날짜: ____________________

의무기록번호: ________________ 병동: ____________________

아래의 행동관리 프로토콜은 환자 __________ 의 성공적인 입원치료관리를 위한 지침으로 이용될 수 있다. 이 프로토콜은 __________ 이 병원에 입원해 있는 동안, 경계선 성격장애로 인해 일어날 수 있는 해롭고, 비효과적인 감정으로 인한 반응을 최소화하거나 혹은 방지하는데 도움이 될 수 있다. 일어날 수 있는 문제의 형태의 예로는 의료진을 분열시키는 것(의사/간호사/전문팀 등), 힘(통제) 겨루기 하는 것 그리고 퇴행적 행동 혹은 조종 행동들이 나타나는 것이 있다.

이런 형태의 문제를 줄이기 위해 네 가지 영역에 초점을 두어야한다.

1. 의사소통

의료진은 __________ 가 자기 자신을 위해 무엇을 해야 하는지, 단순하고 직설적이고 진실된 방식으로 이야기해야 한다. 이런 환자는 지지적인 의료진과 상호작용하는 것을 선호할 것이고, 동시에 자신에게 도전하는 의료진은 평가절하할 것이다. 환자가 의료진을 평가하는 것에 따라서 의료진이 환자를 평가하는데 영향을 줄 가능성이 있다. 다시 말해서 의료진이 환자로부터 존중을 받으면 그 의료진은 환자를 좋아하게 되겠지만, 존중받지 못한다면 그 의료진도 환자를 싫어하게 되는 수가 많다.

중재방법

매일 의료진의 검토/회의를 통해 __________ 의 치료계획을(약물, 조사, 검사, 가족방문, 그룹치료 등) 세우고 환자에게 말해야 하는 것이 무엇인지에 대해서 합의해야 한다. 모든 의료진은 환자가 일관된 의사소통을 할 수 있도록 그들 자신이 이 계획을 잘 알고 있어야 한다.

계속

2. 일관된 구성원들

BPD환자들은 대인관계 과민감성과 연관된 기본적인 불안정성이라는 중대한 손상이 있다. 대상 항상성이라는 감각은 대부분의 개인들에게서 초기 아동기에 형성되고 안정적인 성격의 기초를 제공한다. 그러나 BPD환자들은 이 부분이 결여되어 있는 것 같다. 결과적으로, ____________ 은 자신을 돌봐주는 사람이 없다고 느낄 때, 공황증상을 보이거나 좌절하거나 화를 내게 된다. 이상적인 세계에서는 한 사람이 환자에게 모든 치료와 결정을 제공할 수 있겠지만, 현실에서는 이것이 가능하지 않기 때문에 이 부분이 환자에게는 끊임없는 내적인 투쟁의 영역이라는 것을 명심해야 한다.

중재방법

근무교대(특히 의사들 혹은 간호사들)의 시작 시점에 치료제공자들은 반드시 환자들과 낯을 익히고 협의된 치료계획에 대하여 숙지하도록 해야 한다. 치료제공자들은 환자에게 어떻게 지내고 있는지 묻고, 치료에서 그들의 역할과 얼마나 오랫동안 근무를 할지 명확한 시간을 알려줄 수 있다.

치료에서의 변화(예를 들어 약물), 혹은 내과적/외과적 개입의 시점과 같은 중요한 결정들은 한 명의 주 치료자(환자에게 일관되게 인식될 수 있는)에 의하여 이루어져야 하며, 나머지 팀 구성원들은 주 치료자의 결정이 있기까지 기다려야한다. 마지막으로, 환자는 반드시 퇴원시기에 대해 일관되고 선행적인 통보를 받아야 한다. 이것은 잘 정의된 목표들을 세우는 것을 통해 가능하며–삶의 문제들을 토의할 수 있는 능력, 약물을 안정화시키기, 사후 계획을 정립하기 등–, 그런 다음 환자에게 입원의 목표가 확실하게 달성되었음을 통보한다.

3. 환자의 무리한 요구 Entitlement

단연코, 이것이 환자의 성격적인 측면에서 다른 사람들이 가장 참기 어려워하는 점이다. 환자가 그들이 권리를 가졌다는 듯 불쾌하게 행동하기 때문에 다른 사람들을 짜증나게 만든다. 환자의 자격에 대하여 직면시키거나, 환자가 요구하는 것에 대하여 그들이 자격이 없다고 암시하지 말라. 의료진은 이것을 환자가 대인관계에서 실패하게 만드는 증상으로 볼 필요가 있다. 때로는, ____________ 은 끝없는 요구를 우리가 만족시킬 수 없다고 절망을 느낄 것이다. 그러한 환자의 불평을 다른 틀에서 보아야한다: "우리는 당신의 요구들을 더 충족시킬 수 있기를 바랍니다."

계속

중재방법

______________ 이 자신의 문제에서 회복될 수 있고, 외래 정신과 환경에서 이런 작업의 많은 부분을 완수해야 한다고 말함으로써 안심시킬 수 있다. 당신이 환자가 말하는 것을 이해하고 있으며, 그들이 가능한 최선의 치료를 받을 자격이 있다고 생각한다는 것, 그러나 그들이 자신을 스스로 돌보는 방법을 배우는 것이 회복의 핵심이라는 것을 반복적으로 말하라. 가능하다면, ______________ 이 자신의 의견을 표현하도록 하고, 궁극적으로 팀이 이러한 아이디어를 따르지 않더라도 환자를 인정하거나 칭찬할 수 있도록 하라. 일반적으로 환자가 제안한 것을 결정에 포함할 수 있다.

4. 한계를 설정하기

______________ 은 갈등을 일으키고 혹은 비합리적인 많은 요구를 한다. 환자는 자신의 요구가 충족되지 못한다면 금방 격분할 것이고 어떻게든 치료진이 실패에 대해 책임을 느끼게 만들 수도 있다(비록 명백하게 사실이 아닐지라도). 환자는 자신의 방식대로 얻기 위해서 협박하거나 심지어 위협하는 행동을 시도할 수 있다.

개입

______________ 의 요구들에 대하여 논쟁하려 하지 마라. 침착하게 그러나 단호하게 치료를 방해하는 행동들에 대해 한계를 설정하라. 만약 환자가 자신 혹은 다른 사람들에 대한 위협적이고 파괴적인 행동들을 고조시킨다면 그런 행동들이 용납되지 않을 것이며 만약 그들이 실행하려 한다면 신체 강박이 뒤따를 수 있음을 침착하면서도 확실히 말하라. 환자에게 긍정적이건 부정적이건 어떤 행동은 자신과 다른 사람들 모두에게 어떤 결과를 초래함을 상기시켜라. 환자가 요구하고 불평할 권리가 있지만, 당신은 치료 공동체내에서 환자와 다른 환자들의 안녕에 명백하게 위해가 되는 어떤 행동도 용인해서는 안된다는 것을 스스로 상기해야 한다.

서명: ______________________________

이름: ______________________________ 일시: ______________________________

출처. J.E Grovers의 허가를 받아 Grovers 1975에서 발췌함.

연enactment으로 이러한 행동들에 처벌적으로 반응할 위험에 대하여 일차치료팀에게 경고를 할 필요가 있다. 의료진의 질문들에 답해줄 수 있는 자문의사가 존재함으로써 일차치료팀이 보다 사려 깊은 반응을 하도록 격려하고 그들의 과도한 반응성을 제한하도록 도울 수 있다. GPM의 개별 환자들과 하는 작업과 마찬가지로, 정신과 자문의사는 이 환자들의 치료에서 대립이 일어날 때 감정 수용체로 기능하고, 환자들의 함입introjection을 위해서 어떻게 하는지 의료진에게 보여주는 모델로서 기능한다(Groves 1975). 게다가 GPM를 잘 알고 있는 자문조정 정신과 의사는 유용한 행동관리 프로토콜을 제공할 수 있다(표 4-4를 보라). 이런 견본은 특정한 환자에게 개별화된 지시에 적용할 수 있는 한편, 치료팀과 환자 양쪽 모두에게 주어지는 지시들을 구조화하고 예측 가능하게 만든다.

환자가 자해하거나 혹은 자살사고를 이야기할 때, 의료진이 환자의 이러한 행동들을 심각하게 받아들이도록 하면서, 동시에 이러한 것들에 과잉 반응하지 않도록 해야 한다. 의료진에게는 종종 지침이 필요할 것인데, 지속적 모니터링을 시작하는 것(다시 말해 보호자를 두는 것), 정신과적 보호를 하도록 하는 것, 비자발적 입원을 고려하는 것 혹은 정신과적 치료의 수준을 증가시키는 것 등에 대한 것이다. 자문의사의 도움을 언제라도 받을 수 있을 때availability 의료진은 더욱 지지를 받는 느낌일 것이고 도전적이고 불확실한 상황 속에서의 어려움을 더 잘 견뎌낼 수 있을 것이다. 자문의사는 환자의 증상의 심각도에 따라 잠재적 의원성 손상을 줄이기 위하여, 근무시간 외에는 무선호출기로 의료진의 연락을 받는 것을 고려해 볼 수도 있다.

환자의 안녕(wellness)과 기능을 향상시키기

환자들이 입원기간동안 의료진과의 기능적인 상호작용을 위해 주도적으로 노력하게끔 격려해야 한다. 의료진은 지나치게 의존적이고 공격적이거나 파괴적이고, 조종하려는 행동들에 대해서 명확한 한계를 설정해야 한다. 이런 부적응적인 행동들이 어떻게 의료진과의 거리를 멀어지게 하고 환자의 기분을 악화시키고 불안을 가중시키는데 기여하는지 솔직한 피드백이 주어져야 한다. 자문의사는 내과적 그리고 외과적 팀이 어떻게 더욱 기술적으로 환자와 보호자들과 상호작용할 수 있는지에 대해서도 지침을 주어야 한다. 또한 환자에게 병원 밖의 그들의 삶과, 환자로서의 역할이 아닌 일상의 삶에 대해서 주기적으로 상기시키는 것도 중요하다. 입원해 있으면서 자신의 가치를 추구하도록 환자를 격려할 방법을 찾고, 퇴원 후 실천하도록 계획을 세움으로써 내 · 외과적 입원이 강화되지 않도록 제한할 수 있다. 정신과 자문의사가 자문에 응할 수 있는 시간이 제한적이므로, 이런 목표를 위하여 다른 서비스도 이용할 수 있다. 예를 들어, 병원내 종교활동이나 자원봉사 서비스는 환자가 자신의 가치들과 병원 밖의 삶에 더 연결되도록 돕는다.

만약 환자가 퇴원하는 것을 주저하거나, 의학적으로 안정이 될수록 자살에 대해 더 많이 이야기하는 것이 보인다면, 책임을 회피하는 것이 어떻게 파괴적인 결과를 낳는지에 관한 교육을 환자에게 제공해야한다. 자문의사는 정신과 입원을 포함하여 향후 반복적인 입원의 위험성이 우려된다는 자신의 의견을 환자에게 이야기할 수 있다. 어떤 환자는 내 · 외과적 문제에 대해서 퇴원한 이후에, 추가적인 사례관리와 병원 밖의 삶에 대한 계획을 세우고 준비하기 위하여 정신과 입원이 필요할 수 있다. 이런 권고는 반드시 적절할 때에 진심 어린 염려와 함께 환자에게 이야기해야 한다.

약물관리하기

대부분의 내 · 외과적 전문가들은 정신과 약물관리의 잠재적 함정에 대한 훈련을 못 받았을 것이다. 자문의사는 BPD 치료에서는 FDA의 승인을 받은 약물이 없다는 것과 많은 약물들이 이득보다는 위험할 수 있다는 사실에 대하여 일차치료팀과 환자에게 알려줘야 한다. 앞서 말했지만, 만약 정신병적 증상의 증거가(예로, 망상, 극심한 동요, 환청) 있다면, 병원에서 저용량의 항정신병약물을 단기간 사용할 수 있다. 자문의사는 항불안제anxiolytics는 필요시p.r.n.으로 사용되기 보다는 정규처방이 되어야 한다는 것을 일차치료팀에게 알릴 필요가 있다. 정규처방으로 약물을 사용하는 이유는 환자에게 참기 힘든 고통이 있을 때 그 증상에 대한 일차적인 중재방법으로 약물을 사용해야 한다는 생각이 강화되는 것을 막기 위해서이다.

수면을 개선시켜주는 비습관성non-habit-forming 약물들은 행동적 중재방법이 실패했을 때 취약 요인을 감소시키는데 부분적으로 유용하다. 그러나 그 약물은 일시적인 중재방법이라는 것을 환자에게 분명하게 알려야 한다. 정신과 자문의사는 명백하게 치료되지 않은 정신과적 공존질환이(예를 들어, 조증) 없는 한, 어떻게 해서든지 항우울제나 기분조절제 처방을 시작하지 말아야 한다. 퇴원시점에는 정신과적 다중약제 처방polypharmacy을 피하기 위해서 단기처방 해오던 약물은 가능한 모두 중단해야 한다.

퇴원 후 진통제가 필요한 환자가 있을 때, 자문의사는 의료진에게 BPD 환자는 이러한 약물들을 오남용을 할 가능성이 높으며, 잠재적으로 물질사용장애로 발전할 가능성이 있다는 것을 교육해야 한다. 의료진에게 구조화된 통증관리 프로그램에 환자를 의뢰하거나, 필요에 따라 신속하게 일차진료의사들과 약속을 잡는 것을 권고한다. 변비, 오심, 소화불량, 두통과 같은 경미한 증상들에 대해 필요시p.r.n 약물을 처방하는 기준은, 이러한 증상들이 입원 이유인 기저질환의 증상이 아니라면 퇴원시에는 처방해서는 안된다는 것이다.

환자의 입원기간이 연장되는 경우, 정신과 자문의사는 외래 처방의사와 함께 벤조디아제핀계 약물과 외래치료에서 효과가 없었던 약을 조정하여 줄일 수 있다. 이는 약물과 약물 간의 잠재적인 상호작용과 불필요한 부작용을 감소시킬 수 있다. 벤조디아제핀계 약물을 차츰 줄이기에 시간이 부족할 때는, BPD에서 이러한 물질이 금기시되며 위험성이 높다는 것을(즉, 추가적인 충동성과 탈억제, 자살완료의 위험) 환자에게 반드시 교육해야 한다.

증례

다음 증례는 결정시점을 포함하고 있는데, 증례 끝에 몇 가지 대안적 반응들이 나열되어 있다. 독자들은 각각의 대안적 반응이 얼마나 도움이 될지 점수를 매겨보면 좋을 것이다. 그 다음에 각 반응에 대한 논의를 덧붙였다.

George는 32세 남성으로 크론병의 재발을 관리하기 위해 입원했다. 그는 입원기간 동안 수련의들에게 평가받는 것을 몇차례 거절하고, 흡연을 할 때마다 한 시간씩 병동에서 벗어나 있고, 같은 병실에 환자가 배정되면 큰소리로 욕을 했다. 의료진은 환자가 정맥주사로 통증조절을 하는 것을 끊게 할 수가 없고, 그가 정신과 입원이 필요한 양극성장애가 있는 게 아닌가 하여 자문조정 정신과 의사인 당신에게 전화를 한다. 당신은 George의 의무기록과 경과기록을 짧게 검토하는데, 오늘 아침 회진에서 George가 간호사에게 욕한 것이 언급되어 있다. 당신은 이제 자문의뢰한 의사를 호출할 준비가 되었다고 느낀다. 호출을 하자 자문의사에게 연락이 왔고, 당신이 양극성장애에 관한 자문을 명확하게 하기 위해서 질문하자 그녀는 몹시 화가 난 것 같다. 그녀는 자기는 인턴이라고 밝히고 "일단 와서 그를 봐주세요. 나는 돌봐야 할 환자가 너무 많고 그는 전혀 나아지려고 하지 않아요. 만약 그가 퇴원하고 싶어 한다면, 퇴원하면 돼요. 저는 단지 주치의가 그에게 조증이나 다른 무언가가 있을 것 같다고 해서 의뢰를 한 거예요." **[결정시점 1]**

당신은 내과병동에 도착하여 병실 밖에 보안요원들이 서있고, 그 방에서 환자가 소리를 지르는 것을 듣는다. 내과 인턴은 보안요안 뒤에 서서 주치의에게 퇴원허가명령을 받으려고 전화를 걸고 있다. 당신은 인턴에게 그녀가 무엇을 걱정하는지, 지금 퇴원했을 때의 위험성에 대해 묻는다. 그녀는 환자가 폭력적이지는 않았지만, 병동에 있는 대부분의 환자들이 그를 무서워하고, 담당 간호사는 그가 퇴원 사유가 되는 약물을 가지고 있는지 확인하기 위해 그의 방을 수색하고 싶어한다고 대답한다. 또 그녀는 환자는 크론병이 재발하여 한창 심각하며, 출혈성 설사가 하루에도 수차례 있어서 탈수가 심하고 제대로 식사를 섭취하지 못하고 있다고 언급한다. 또한 새벽 4시에 시행한 혈액검사에서 신장기능의 수치가 증가했는데, 이것은 그가 급성 신장기능 손상이 있을 수 있음을 시사하는 것이다. 당신은 인턴에게 이런 혼란 상태에서도 그녀가 상의하는데 시간을 내준 것에 감사를 표하고, 우선 환자와 보안요원 없이 이야기할 수 있을지 묻는다. 또한 당신은 더 많은 정보를 얻을 때까지 방 수색을 연기할 수 있을 지도 묻는다. 그녀는 주저하며 동의한다.

당신은 병실에 들어가 George에게 당신을 소개하고 자문의뢰를 받아서 왔다고 설명한다. **[결정시점 2]** 당신의 역할에 대하여 추가적으로 상세히 이야기하자, George는 "오호, 나에게 정신과 의사 한 놈을 보냈군요. 지금까지 당신같은 정신과

의사를 많이 만났지만, 절대 나를 돕지 못할 걸요. 당신은 나를 병원에 가두려는 거겠지만, 난 안 미쳤다니까요! 저 간호사 년이 나를 여기에서 쫓아내려고 한다는 거 다 알아요. 아마 내가 자고 있는 동안 나를 죽일 거예요. 아무도 나한테 관심이 없어요" 라고 답한다. 당신은 따뜻하고 부드러운 미소를 보이면서도, 약간 무심하게 말한다. "아이고! 저를 정신과 의사 놈이라고 하니 서운하네요. 제가 다른 정신과 의사들보다 쓸모가 있으면 좋겠네요. 사실 저는 당신의 주장이 어떻게 의료진에게 잘 전달될 수 있을지 방법을 찾도록 돕고 싶고, 그렇게 해서 그들이 당신의 말을 더 잘 듣게 되면 좋겠네요." 그러자 George는 관심을 보이고 진정되는 듯하다. 그는 침대에 앉았고 당신과 대화하기 시작한다. 그가 앉았을 때 병원복 소매가 당겨 올라가면서 팔뚝에 있는 스무 개가 넘는 옆으로 길게 난 아문 흉터가 드러난다. 당신은 이것을 눈여겨보았지만 아직은 묻지 않기로 한다.

George가 진정되자, 당신은 지난 며칠 동안 그렇게 불편했던 것이 무엇인지 물어본다. 그는 병원에 있는 것이 너무 짜증이 났고 갇혀서 실험 당하는 느낌이었다고 언급한다. 그는 "여기 사람들이 서로 이야기는 하는지 진짜 모르겠어요. 어제 왔던 레지던트는 좋았어요. 그런데 오늘 새로운 사람이 왔어요. 간호사는 12시간마다 새 사람으로 바뀌고, 의사는 매일 바뀌어요. 누가 날 돌보는지 조차 몰라요. 내가 그저 리스트에 있는 하나의 이름인 것 같아요. 여기 의료진들은 아무 관심도 없어요. 몇일 전엔 담배를 피우려고 두시간 나가 있었는데, 아무도 내가 없었다는 것 조차 모르더군요. 그러니 나한테 발작이 왔을 때 이 사람들이 나를 도울 거라고 어떻게 믿겠어요?" **[결정시점 3]** 당신이 다른 취약요인에 대해서도 물어보자, George는 잦은 두통과 지루함과 공허감을 느낀다고 하고, 4일전에 입원한 이후로 2시간 이상 잠을 잘 수가 없었다고 보고한다. 당신은 George와 함께 하루 일과를 구조화하는 행동 계획을 만든다. 당신은 병원 자원봉사 서비스에 연락해서 환자의 병실에 도서관 카트를 보내줄 것을 요청하고, 의료진에게는 George가 성직자와 만나 그의 현재 고통에 대하여 이야기할 수 있도록 병원 종교실에 방문요청을 할 것을 권고한다. 또 George에게는 그가 소리를 지르고 싶은 충동을 느낄 때, 그가 어떤 행동을 취할 것인지 구체화하기 위해서 당신과 함께 행동목록을 만들도록 한다. 그는 과거에 차가운 물에 샤워를 하거나 얼굴에 아이스팩을 대는 것이 매우 도움이 되었다고 한다. 당신은 떠나기 전, George에게 의료진의 조직도를 만들어보고, 이를 위해 필요하다면 의료진의 도움을 이끌어내도록 하는 숙제를 내준다. 내과팀에게는 당신이 제공한 행동관리 프로토콜에 대해 설명하고(표 4-4를 보라) 내과팀이 볼 수 있도록 그의 차트에 그 프로토콜을 넣어 둔다. 이제 Geroge는 감정적으로 조절되었는데, 당신은 오늘 있었던 그의 행동에 대한 피드백을 주기 위해 이 기회를 이용한다. **[결정시점 4]**

George와 만난 이후, 당신은 간호사에게 그의 행동계획(과거에 혼란스러운 감정을 줄이기 위해 도움이 되었던 행동들)과, 그에게 내준 숙제에 대하여 알려준다. 당신은 또한 가능하면 동일한 간호사 몇명이 일관되게 배정될 수 있는지, 또 보다 나은 수면위생을 위해서 밤 11시부터 새벽 6시까지 수면에 방해될 만한 것을 줄일 수 있는지에 대하여 묻는다. 그러자 간호사는 다소 좌절하며 말한다. "이걸 다 할 수 있을 만큼 시간적인 여유가 없어요. 저는 진짜 문제가 있는 다른 환자들도 돌봐야 해요." 당신은 간호사에게 George로 인해서 의료진이 소요하는 추가적인 시간과 에너지를 상기시키면서, 예측 가능하고 구조화된 환경을 제공함으로써 George가 덜 동요하게 되면 결국 의료진의 시간을 아낄 수 있지 않겠냐고 부드럽게 제안한다. 그렇게 해서 그가 덜 까다로워지는지, 그녀가 한시간 마다 예방적으로 간단한 확인을 하는 실험을 해볼 의향이 있는지 물어본다. 그녀는 회의적이었지만 이 시도에 동의한다. 그날 오후, 당신은 부수적인 정보를 얻기 위하여 George의 일차진료의사와 배우자에게 전화를 건다. 당신은 과거력을 얻고 나자 BPD 진단에 확신이 생기고, 다음날 George에게 이 진단에 대해 말하는 것을 고려한다. **[결정시점 5]**

당신은 다음날 아침 회진 때, 추적관찰을 위해 George를 방문하는데 그가 극도로 졸려서 깨우기가 어려운 상태임을 알게 된다. 당신은 그의 약물 리스트를 검토하고, 의료진이 올란자핀 10mg을 자기 전 약으로 투약하기 시작하였고, 저녁 교대시간에 불안을 호소하여 다량의 디아제팜을 매일 투약한 것을 발견했다. 그 외 약물들은 그가 가져온 약으로, 리튬 카보네이트 900mg 자기 전, 발프로에이트 1000mg 하루 두 번, 시탈로프람 40mg 하루 한 번, 클로나제팜 1mg 하루 두 번, 쿼티아핀 300mg 자기전으로 복용하고 있었다. 당신은 의료진과 디아제팜과 올란자핀의 적응증이 되는지 평가하는 중에, 의료진이 당신의 자문노트에서 BPD 진단을 본 이후에 올란자핀을 사용하기 시작했다는 것을 발견한다. 내과 인턴은 BPD가 양극성장애와 유사하고, 그 전날 밤 George가 나타냈던 편집증적인 모습은 정신증의 증거라고 믿었다. 당신은 의료진에게 버림받음에 대한 민감성을 포함하여 환자가 변덕스럽고 공격적이고 종종 정신병적 행동으로 나타날 수 있는 BPD의 대인관계 특성을 교육하였다. 당신은 비록 짧은 기간 항정신병 약물의 사용이 필요한 경우는 가끔 있지만, 항정신병 약물을 장기간 사용할 경우 대사성 부작용으로 건강에 나쁜 결과를 초래할 수 있다고 설명한다. 당신은 몇몇 약물의 변경에 대해 조언한다. **[결정시점 6]**

다음 이틀 동안, George는 행동조절이 나아지고 정신이 맑아져, 의료진에게 협조적인 태도를 보인다. 매일의 계획으로 허가 받지 않은 한 흡연을 위해 병동을 떠나지 않는다는 조건을 그가 지키는지 검토하기로 자원한 한 명의 간호사가 3일간 연속으로 라운딩을 한다. George의 크론병 증상이 호전되고 성공적으로 경구 통증 약물로 전환한다. 그러자 그는 일차치료팀에게 퇴원에 대해 불안감을 표현하고, 그날 회진에서 당신이 그를 만났을 때는 시무룩한 모습을 보인다. "지금까지 어떤 치료자보다 선생님이 좋았어요. 이 곳은 내 생명을 구해준 곳이에요. 이제 퇴원하면 다시 아플까봐 그리고 나를 도와줄 사람이 아무도 없을 것 같아서 두려워요. 때때로 내가 그냥 크론병으로 죽었으면 좋겠다 싶어요"라고 말한다. 당신은 그가 현재의 지지체계를 잃는 점에 대하여 느끼는 슬픔을 인정하고, 입원 동안 당신은 그가 다른 사람들과 연결되어 있다고 느낄 때 그의 기분이 밝아지는 것을 관찰했다고 말한다. 당신은 위기상황에서 제공되는 지지체계는 지속이 불가능하다는 것과, 자신의 가치를 추구하고 그룹에 참여함으로써 장기간의 지지체계를 얻을 수 있다는 점을 그에게 교육한다. 그에게 염증성 장질환이 있는 환자들을 위해 병원이 운영하는 무료 지지그룹에 참석하도록 권하고, 그의 사회적 지지 네트워크를 강화할 수 있는 다른 지역사회 그룹에도 참여할 수 있도록 추천한다. 그는 당신의 도움에 대하여 감사함을 표현하지만, 당신의 조언을 충실히 따르지는 않는다. **[결정시점 7]**

George와 마지막 미팅을 끝낸 이후, 당신은 일차치료팀과 만나서 마지막으로 그의 퇴원에 대한 제안을 하고 케이스를 끝맺는다. 당신은 그에 관한 안전 평가를 선제적으로 보고하고, 그가 수동적인 자살사고를 더 표현하더라도 정신과적으로 억류하지 않도록 조언한다. 당신은 또한 퇴원 시 약물처방을 제한할 것과 그가 구조화된 통증 클리닉을 통해 통증관리를 하는 것이 유익할 수 있는 고위험 환자임을 표시하도록 조언한다. 또 의료진에게 퇴원 요약지에 그가 일차진료의사에게 돌아갔을 때 클로나제팜을 끊을 수 있도록 기술하는 것도 제안한다. 마지막으로 당신은 의무기록지에 BPD 진단을 기록하도록 요청한다.

결정시점: 대안적 반응들

각각의 반응들을 도움되는 정도에 따라 1(확실히 도움이 된다), 2(도움이 될 수도 있지만, 잘 모르겠다), 3(도움이 되지 않거나 오히려 해롭다)으로 점수를 매긴다.

1. 내과 인턴의 언급에 대한 반응으로, 자문 정신과 의사는 어떻게 대답해야 할까?

A. “압니다. 이런 환자들은 모든 사람의 시간을 낭비하게 하지요. 아마도 그는 단지 정맥 통증 주사를 원하는 걸 겁니다.”

B. “이 환자는 유난히 힘든 환자인 것 같네요. 얼마나 힘들지 상상도 하기 어렵네요. 당신이 몇 분 정도 시간을 내준다면, 제가 병동에서 당신을 만나서 계획을 세워볼 수 있겠습니다.”

C. “제가 환자를 만나볼 때까지는 퇴원을 미루고 어떤 중요한 결정도 내리지 마세요.”

D. “그를 진정시키기 위해 로라제팜과 할로페리돌을 처방하는 것을 고려해 보았습니까? 빨리 그걸 먼저 시도해보고 여전히 자문이 필요하다면 다시 전화를 주세요.”

2. 당신은 George에게 자문의사로서의 역할을 어떻게 설명할 것인가?

A. “내과 의료진이 당신이 자기 행동을 조절하지 못하는 것 같다고 저에게 와달라고 요청했습니다.”

B. “모든 사람들이 정말로 당신을 걱정하고 있고, 추가적인 도움이 필요하다고 생각하고 있어요.”

C. “저는 지난 며칠 동안 당신에게 무슨 일이 일어났는지, 당신과 의료진이 더 잘 알 수 있도록 돕기 위해서 왔어요. 관계를 개선시키는데 제가 도움이 될 거라고 생각합니다.”

D. “저는 당신이 경험한 최근 증상들에 기반을 두고 약물을 조절할 필요가 있는지 평가하기 위하여 왔습니다.”

3. 의료진과 간호사에 대한 George의 생각을 어떻게 이해하는 것이 좋을까?

A. 그의 반응은 정신병적 사고과정을 반영하고 있으므로 반드시 적절한 약물을 투약해야 한다.

B. George는 분열과 퇴행을 보이고 있다.

C. 환자는 잦은 교대, 치료진의 탈진과 일차 지지체계로부터 분리되

는 것에서 기인한 대인관계 스트레스를 아주 위협적으로 경험할 수 있으며, 이때문에 필사적으로 다시 연결되어 고립감과 절망을 피하려고 부적응적 방법들을 쓰게 된다.

4. 당신은 George에게 내과 병동에서 그의 행동에 대하여 어떤 피드백을 주어야 할까?
   A. "어떤 사람에게도 당신의 요구에 즉각적으로 대답하지 않는다고 소리질러서는 안됩니다. 그런 행동은 용납될 수 없습니다."
   B. "당신이 소리지르는 것 때문에 치료진과 다른 환자들이 두려움을 느낄 수도 있습니다. 이런 행동으로 인해 당신이 어떻게 보일지 생각해 보셨나요? 다른 사람들이 당신을 무서운 사람으로 보기를 바라는 것인가요?"
   C. "의료진이 당신 이야기를 더 잘 들을 수 있도록 제가 도울 수 있습니다. 그러나 당신이 오늘 아침에 했던 행동보다는 더 부드러운 접근이 필요할 것 같습니다."
   D. "저는 당신이 얼마나 외롭고 화가 났는지, 그래서 오늘 아침에 그렇게 행동했는지 이해가 되네요."

5. BPD 진단을 시사하는 합리적 증거가 있는 환자에게 BPD 진단을 공개할 때, 정신과 자문의사의 역할은 무엇인가?
   A. 자문의사는 진단을 하는 것을 삼가고, 진단은 외래 의료진에게 미루어야 한다.
   B. 자문의사는 환자와 BPD의 DSM-5 진단기준에 대하여 검토하면서, 환자가 각 특성을 얼마나 식별하는지에 대해 피드백을 받아야한다.
   C. 자문의사는 환자가 믿고 있는 자신의 진단(이 경우는 양극성장애)과 그 질환에 대한 개념에 도전하지 않으면서, 환자를 토의에 참여시켜야 한다.

D. 환자가 내 · 외과적 입원과 연관하여 급성 스트레스 하에 있는 동안, 정확한 진단을 내리는 것은 정신과 자문의사의 역할이 아니며 가능하지도 않다.

6. 다음의 약물 변경들 중 어떤 것이 GPM 모델과 일치하는가?
   A. 두 종류의 항정신병약물의 동시처방을 피하기 위하여 올란자핀의 사용을 중단하고 퀘티아핀을 두배로 증량한다.
   B. 약국에 George의 클로나제팜 처방을 확인하고, 용량을 1mg 하루 3번으로 증량한다.
   C. 일차치료팀에게 가능한 한 올란자핀과 디아제팜을 중단하고 추가적인 항불안제의 사용을 삼가도록 권한다. 또한 모든 오피오이드계opioid 약물을 장기지속성long-acting 제형으로 변경하고 정규처방 하도록 한다.
   D. 의료진에게 리튬과 발프로에이트 혈중 농도를 확인하여 치료적 수준인지 확인하도록 요청한다.
   E. 불안과 우울증상에 대하여 하루 두 번 부스피론 5mg을 추가하고 올란자핀과 디아제팜을 중단하도록 의료진에게 요청한다.

7. 내과 퇴원이 다가오면서 George의 증상이 더 심해지고 계속 지속된다면, 어떻게 하는 것이 도움이 될까?
   A. 완전한 독립 상태로 돌아가는 것이 힘든 일이라는 것을 인정해 준다.
   B. George에게 그가 병원 밖에서 수년간 잘 지냈으니, 일단 퇴원하면 잘 지낼 것이라고 안심시킨다.
   C. George가 자신의 공포와 염려에 대해 통찰이 생긴 것은 진전이 있는 신호라고 안심시키고, 그의 증상을 줄이는데 그룹치료가 얼마나 유용한지 그 중요성을 강조한다.
   D. 추가적인 방지containment와 치료계획을 위하여 정신과 자의 입원을 권한다.

결정시점: 논의

괄호 안의 숫자는 도움이 되는 수준을 나타낸다.

1. 내과 인턴의 언급에 대한 반응으로, 자문 정신과 의사는 어떻게 대답해야 할까?
   A. "압니다. 이런 환자들은 모든 사람의 시간을 낭비하게 하지요. 아마도 그는 단지 정맥 통증 주사를 원하는 걸 겁니다." [3] (비록 잠정적으로 타당하다 해도 이런 방식으로 대답하면 환자와 일차치료팀 간의 치료동맹을 촉진시킬 수 없다.)
   B. "이 환자는 유난히 힘든 환자인 것 같네요. 얼마나 힘들지 상상도 하기 어렵네요. 당신이 몇 분 정도 시간을 내준다면, 제가 병동에서 당신을 만나서 계획을 세워볼 수 있겠습니다." [1] (이는 인정하고 수용하는 반응이며, 자문의뢰 의사와의 동맹을 촉진하는데 최선일 것이다. 또한 당신이 이해하고 도움이 되고자 하는 마음이 있다는 것을 전달할 수 있다. 이러한 긴장속에서 어떤 제안을 한다면 당신이 중재자의 위치에 설 수 있게 될 것이다.)
   C. "제가 환자를 만나볼 때까지는 퇴원을 미루고 어떤 중요한 결정도 내리지 마세요." [2] (이 메시지의 내용은 옳을 수 있지만, 어조가 반사적이며 지나치게 요구적이라 문제가 될 수 있다. 자문의사는 이 환자를 치료하는 것이 어렵다는 것을 인정하고, 팀의 반응성을 완화시킬 수 있는 권장사항을 제공하는 것을 목표로 해야 한다.)
   D. "그를 진정시키기 위해 로라제팜과 할로페리돌을 처방하는 것을 고려해 보았습니까? 빨리 그걸 먼저 시도해보고 여전히 자문이 필요하다면 다시 전화를 주세요." [3] (이 반응은 의료진의 걱정도 무시하고, 환자에게 있을 수 있는 잠재적 위해도 무시하는 것이다. 이 환자가 말로 인정해주는 걸로 진정이 될지에 대해서 주어진 정보만으로는 불확실하나, 대개의 BPD환자들은 언어적으로 진정

시키는 것이 가능하다. 또한 명확한 적응증없이 약물로 억제하는 것은 환자와의 상호작용을 악화시킬 수 있다.)

2. 당신은 George에게 자문의사로서의 역할을 어떻게 설명할 것인가?
   A. "내과 의료진이 당신이 자기 행동을 조절하지 못하는 것 같다고 저에게 와달라고 요청했습니다." [3] (이 반응은 이상적이지 않다. 왜냐면 의료진의 능력이 부족하다는 의미를 전달하기 때문이다. 또한 환자의 행동을 통제하는 것이 목표라고 얘기하는 것이라서 문제가 된다. George와 힘 겨루기 상황으로 이끌기 보다는, 특정한 목표에 도달하기 위해서 당신이 환자와 의료진 모두를 변호할 것임을 보여주는 접근을 처음부터 취하는 것이 최선이다.)
   B. "모든 사람들이 정말로 당신을 걱정하고 있고, 추가적인 도움이 필요하다고 생각하고 있어요." [2] (이 말은 환자가 일차치료팀에게 미치는 영향을 명확하게 요약한 것이지만, 환자가 자신의 책임을 인정하거나 문제를 해결하게끔 하는 것은 아니다. 또한 의료서비스와 환자 사이의 조정을 돕기 위해 정신과 자문의사가 만들어주어야 하는 틀이 구체적이지 않다.)
   C. "저는 지난 며칠 동안 당신에게 무슨 일이 일어났는지, 당신과 의료진이 더 잘 알 수 있도록 돕기 위해서 왔어요. 관계를 개선시키는데 제가 도움이 될 거라고 생각합니다." [1] (이 반응은 의료진과 환자를 공평하게 조정할 수 있는 간략하고 성취가능한 초점에서 시작하는 것이다.)
   D. "저는 당신이 경험한 최근 증상들에 기반을 두고 약물을 조절할 필요가 있는지 평가하기 위하여 왔습니다." [3] (George를 위한 자문 권고사항에서 약물의 효용은 제한적일 것이다.)

3. 의료진과 간호사에 대한 George의 생각을 어떻게 이해하는 것이 좋을까?

A. 그의 반응은 정신병적 사고 과정을 반영하고 있으므로 반드시 적절한 약물을 투약해야 한다. [3] (BPD환자의 대인관계 과민감성을 고려하면, 병동 인력의 교대가 예상될 때 그가 의료진의 의도를 더욱 악의적 혹은 편집증적으로 해석할 것이라고 예상할 수 있다. 이런 반응은 정신병을 입증하는 것이기보다 스트레스 상황에서 지각의 왜곡을 반영한다.)

B. George는 분열과 퇴행을 보이고 있다. [2] (비록 이것이 사실일 수는 있지만, 이러한 관점은 George에 대한 경멸적인 시각을 부추길 수 있고 증상을 관리하는 경로를 명료하게 해주지 않는다.)

C. 환자는 잦은 교대, 치료진의 탈진과 일차 지지체계로부터 분리되는 것에서 기인한 대인관계 스트레스를 아주 위협적으로 경험할 수 있으며, 이때문에 필사적으로 다시 연결되어 고립감과 절망을 피하려고 부적응적 방법들을 쓰게 된다. [1] (George의 이야기를 이렇게 이해한다면, 그의 BPD 증상-극심한 분노와 평가절하하는-을 악화시킬 수 있는 스트레스 요인을 개략적으로 설명할 수 있다.)

4. 당신은 George에게 내과 병동에서 그의 행동에 대하여 어떤 피드백을 주어야 할까?

A. "어떤 사람에게도 당신의 요구에 즉각적으로 대답하지 않는다고 소리질러서는 안됩니다. 그런 행동은 용납될 수 없습니다." [3] (비록 이런 이유도 있겠지만, 이것으로 자신에게 최선의 의료를 제공하려고 노력하는 의료진을 향한 George의 문제행동이 다 설명되지는 않는다. 환자의 목표를 촉진하기 위하여, 그의 행동이 왜 문제가 되는지 더 구체화한다면 그가 자문의사와 보다 강한 동맹을 맺고, 지시에 더 잘 따르게 될 것이다.)

B. "당신이 소리지르는 것 때문에 치료진과 다른 환자들이 두려움을 느낄 수도 있습니다. 이런 행동으로 인해 당신이 어떻게 보일지

생각해 보셨나요? 다른 사람들이 당신을 무서운 사람으로 보기를 바라는 것인가요?" [2] (이런 서술적인 접근을 끈기 있게 한다면, 그로 하여금 자신의 행동이 다른 사람들에게 어떤 영향을 미칠지 생각해보도록 할 것이다. 다른 사람들을 무섭게 하는 경향이 그가 받을 케어에도 영향을 끼친다고 연결시키면 George 반응이 나아질 수 있다.)

C. "의료진이 당신 이야기를 더 잘 들을 수 있도록 제가 도울 수 있습니다. 그러나 당신이 오늘 아침에 했던 행동보다는 더 부드러운 접근이 필요할 것 같습니다." [1] (이러한 접근은 환자의 목표를 조정하고 덜 비난받고 더 공감 받는다고 느끼게 할 것이다.)

D. "저는 당신이 얼마나 외롭고 화가 났는지, 그래서 오늘 아침에 그렇게 행동했는지 이해가 되네요." [1] (이런 언급은 환자의 경험을 인정하며, 그가 혼자라는 느낌이 들 때 분노 혹은 위협의 상태가 된다는 당신의 해석도 전달할 수 있다. 이것은 GPM에서 BPD 증상에 관한 핵심적인 가설formulation이다.)

5. BPD 진단을 시사하는 합리적 증거가 있는 환자에게 BPD 진단을 공개할 때, 정신과 자문의사의 역할은 무엇인가?

A. 자문의사는 진단을 하는 것을 삼가고, 진단은 외래 의료진에게 미루어야 한다. [3] (자문조정 정신과 의사는 진단이 타당하다는 것을 George에게 알려주기 위해, 내과 치료를 방해하는 핵심 문제가 되었던 병원환경의 당면한 상황과 그의 상호작용을 예시로 들 수 있다.)

B. 자문의사는 환자와 BPD의 DSM-5 진단기준에 대하여 검토하면서, 환자가 각 특성을 얼마나 식별하는지에 대해 피드백을 받아야 한다. [1] (이러한 접근을 통해, 명확한 진단이 주어졌을 때 환자가 이를 보다 잘 인정하게 하고 또한 예후와 치료법에 관한 정보를 제공하기 위한 임상적 정보들을 더 많이 모을 수 있다. 진단기

준을 검토할 때 환자가 BPD 특성 중 한 가지라도 시인한다면, 입원, 우울증, 자살의 위험이 증가한다는 것을 보여주는 연구가 있다[Zimmerman 등 2012].)

C. 자문의사는 환자가 믿고 있는 자신의 진단(이 경우는 양극성장애)과 그 질환에 대한 개념에 도전하지 않으면서, 환자를 토의에 참여시켜야 한다. [3] (자문의사는 자신의 판단이 더 정확하다고 생각한다면 의료진의 오진을 방관해서는 안된다. 만일 환자가 자신이 진단기준에 꼭 맞지는 않는다고 생각하는 것을 그냥 내버려두는 내과 의료진이 있다면, 이것은 의료과실인 셈이다. 정확한 진단은 적합한 내과적 관리와 자기관리self-care를 촉진한다.)

D. 환자가 내 · 외과적 입원과 연관하여 급성 스트레스 하에 있는 동안, 정확한 진단을 내리는 것은 정신과 자문의사의 역할이 아니며 가능하지도 않다. [3] (진단적 공개와 심리교육을 통해 BPD의 증상을 향상시킬 수 있다는 것을 보여주는 연구결과가 있다[Zanarini 등 2018]. 자문의사는 진료기록지에 적절한 진단을 추가하고, 행동관리 프로토콜과 같은 자원을 통해 환자 진료를 조직화할 수 있다[표 4-4를 보라].)

6. 다음의 약물 변경들 중 어떤 것이 GPM 모델과 일치하는가?

A. 두 종류의 항정신병약물의 동시처방을 피하기 위하여 올란자핀의 사용을 중단하고 퀘티아핀을 두배로 증량한다. [2] (자문조정 정신과 의사는 먼저 약물이 환자에게 도움이 되는지 평가하고, 아니라면 약물을 중단시켜야 한다. GPM은 약물처방을 줄이거나 단순화하는 것을 권장한다.)

B. 약국에 George의 클로나제팜 처방을 확인하고, 용량을 1mg 하루 3번으로 증량한다. [3] (BPD 치료에는 특히 벤조디아제핀계 약물의 효과가 증명되지 않았으며, 이 약물은 상황을 호전시키기 보다는 악화시키는 탈억제 효과가 있을 수 있다.)

C. 일차치료팀에게 가능한 한 올란자핀과 디아제팜을 중단하고 추가적인 항불안제의 사용을 삼가도록 권한다. 또한 모든 오피오이드계opioid 약물을 지속성long-acting 제형으로 변경하고 정규처방 하도록 한다. [1] (환자의 문제 리스트에 대한 적응증이 없는 약물을 중단하여 약물계획을 간략하게 하고 추가적으로 투약 스케쥴을 간략화 하면, 환자가 약물을 반사적 대응방식으로 사용하지 않고 예측 가능한 방식으로 사용하도록 돕는다.)

D. 의료진에게 리튬과 발프로에이트 혈중 농도를 확인하여 치료적 수준인지 확인하도록 요청한다. [2] (이것이 이런 약물의 표준적인 관리 지침이기는 하지만, 이 시점에서 적절한 조치는 약물을 줄이는 것이다. 약물을 조정하기 전에 먼저 이런 약제들을 투여하게 된 이유와 이 약제들로 도움을 받는 부분이 있는지 신중하게 검토하는 것이 필요하다.)

E. 불안과 우울증상에 대하여 하루 두 번 부스피론 5mg을 추가하고 올란자핀과 디아제팜을 중단하도록 의료진에게 요청한다. [2] (이미 명백한 적응증없이 클로나제팜을 복용하고 있으므로 디아제팜을 중단하는 것은 좋은 생각이다. 그러나 부스피론 추가에 대해서는, George는 우울이나 불안을 호소하는 것이 아니다. 그는 고통스러운 것이고 우울한 것은 아니다.)

7. 내과 퇴원이 다가오면서 George의 증상이 더 심해지고 계속 지속된다면, 어떻게 하는 것이 도움이 될까?

A. 완전한 독립 상태로 돌아가는 것이 힘든 일이라는 것을 인정해 준다. [1] (BPD환자는 퇴원하면 누가 병원에서와 같이 자신을 도와주고 이해해 줄 수 있을지 불안하기 때문에 입원에서 바깥 생활로 전환하는 것이 힘들다. 이런 방식의 설명을 통해, 그의 문제를 분석하기 위해 그와 작업할 수 있는 틀을 세울 수 있다.)

B. George에게 그가 병원 밖에서 수년간 잘 지냈으니, 일단 퇴원하

면 잘 지낼 것이라고 안심시킨다. [3] (이러한 반응은—이 말이 그럴 듯할수록—위기가 지나간 후에는 혼자 해야 한다는 환자의 두려움을 [환자는 취약하고 보살핌 받지 못한다고 느꼈고 이 때문에 BPD 증상들이 재발했다] 인정하지 않는 것이다. 안심시키는 의사소통을 하는 동시에, 환자에게 그것이 힘든 것이라고 인정하는 것이 더욱 균형 잡힌 접근이다.)

C. George가 자신의 공포와 염려에 대해 통찰이 생긴 것은 진전이 있는 신호라고 안심시키고, 그의 증상을 줄이는데 그룹치료가 얼마나 유용한지 그 중요성을 강조한다. [1] (환자에게 그들의 두려움에 대해서 돌아보고 성찰한 것을 말verbally을 통해 지지적인 방식으로 소통할 수 있음을 강조해야 한다. 언어적 소통을 필요한 만큼 늘리고 행동적인 의사소통을 줄이는 것이 목표이다. 자문의사는 George의 노력에 감사를 표하고, 그가 두려움을 느낄 때 자신감을 가지도록 도울 수 있다.)

D. 추가적인 방지containment와 치료계획을 위하여 정신과 자의 입원을 권한다. [3] (고통을 예방하기 위한 입원은 딘지 George에게 스스로 관리할 수 없다는 두려움만 강화시킬 것이다. 더 나은 대처기술을 익히고 더 가치 있는 삶을 살기 위해서는, 크론병의 재발 사이사이에 스스로 관리하는 기회를 통해 자존감과 안전감을 구축하는 것이 필요하다.)

결론

자문조정 정신의학에서 임상가는 BPD환자가 일반인구군에 비해서 더욱 빈번한 급 · 만성 의학적 문제를 가진다는 것을 내 · 외과 동료들이 이해할 수 있도록 도울 수 있다. 아마도 종합병원 의료진은 BPD 관리에 관한 공식적인 교육 혹은 지침을 받은 적이 없을 것이다. BPD환자들은 정신과적 증상을 가진 것으로 여겨지기보다는, 그저 힘든 환자나 순응하지 않는 환자로 여겨지고, BPD와 동반된 의학적 진단 양쪽 모두로 인해 낙인이 찍힌다. 자문조정 정신과 의사는 내 · 외과 동료들의 자문을 조직화하기 위하여 그들과 GPM의 원칙을 사용할 수 있다. GPM은 자문조정 정신과 의사를 오진misdiagnosis에 직면하기에 앞서 준비시키고, 자문의뢰한 의사에게는 BPD환자를 치료, 관리할 때 어떻게 이해하고 의사소통해야 하는지 교육한다. 급박하게 돌아가는 내 · 외과 병동의 다른 의뢰들과 마찬가지로, BPD환자를 관리하는 의료진이 자문의사에게 바라는 것은, 중재안을 작성하기에 앞서 우선 그들의 염려와 기대 및 그들이 관찰한 것들을 명료화해주는 것이다. 정신과 자문의사가 하는 중재에는 치료동맹 형성과 변호자의 역할 그리고 환자와 의료진 양쪽의 감정적 반응성과 부적절한 의료적 의사결정에 관하여 교육하는 것이 포함된다. 행동관리 프로토콜(표 4-4를 보라)은 직원의 가용성availabiltiy뿐만 아니라 환자 관리의 조직화에 대한 틀을 세우고, 반응성을 관리하기 위한 지침으로 제공되고 있다. 자문조정 정신과 의사는 이러한 중재들을 이용하여, 종합병원 동료들이 반사적 대처에서 사전 대비적인 자세로 전환하도록 도울 수 있다. 동료들이 환자와 치료진 사이의 문제를 BPD의 대인관계 과민감성 모델, 즉 의료진이 서투르거나 무신경했기 때문에, 혹은 "나쁜" 환자의 잘못된 행동때문에 일어난 결과로 보기 보다는, BPD의 증상으로서 대인관계 상호작용을 객관적으로 이해할 수 있도록 돕는다. 또한 자문조정 정신과 의사는 종합병원에서 BPD환자를 더욱 생산적이고 예측 가능한 방식으로 이해할 수 있도록 명료화하고, 의료진이 BPD환자의 행동을 통제하기 위해 불필요하거나 유해한 약물을 처방하는 것을 줄이게끔 돕는다. 궁극적으로, 내 · 외과팀이 좋은 치료를 제공할 수 있는 능력을 회복하도록 돕는 것이 GPM 자문조정 정신과 의사의 목표이다. 바라건대 이런 이해를 통해 BPD 환자에 대한 낙인과 일관되지 못한 치료를 줄일 수 있었으면 하며 또한 이는 전문가와 환자 모두의 바람일 것이다.

참고 문헌

Al-Huthail YR: Accuracy of referring psychiatric diagnosis. Int J Health Sci(Qassim) 2(1): 35-38, 2008 21475469

Bastien CH, Guimond S, St-Jean G, Lemelin S: Signs of insomnia in borderline personality disorder individuals. J Clin Sleep Med 4(5): 462-470 2008 18853705

Bennett WR, Joesch JM, Mazur M, Roy-Byrne P: Characteristics of HIV-positive patients treated in a psychiatric emergency department. Psychiatr Serv 60(3): 398-401, 2009 19252056

Breckenridge J, Clark JD: Patient characteristics associated with opioid versus non-steroidal anti-inflammatory drug management of chronic low back pain. J Pain 4(6): 344-350, 2003 14622692

Dilts SL Jr, Mann N, Dilts JG: Accuracy of referring psychiatric diagnosis on a consultation-liaison service. Psychosomatics 44(5): 407-411, 2003 12954915

Dixon-Gordon KL, Whalen DJ, Layden BK, et al: A systematic review of personality disorders and health outcomes. Can Psychol 56(2): 168-190, 2015 26456998

Eren N, Şahin S: An evaluation of the difficulties and attitudes mental health professionals experience with people with personality disorders. J Psychiatr Ment Health Nurs 23(1): 22-36, 2016 26272790

Fok MLY, Hayes RD, Chang CK, et al: Life expectancy at birth and all-cause mortality among people with personality disorder. J Psychosom Res 73(2): 104-107, 2012 22789412

Frankenburg FR, Zanarini MC: Personality disorders and medical comorbidity. Curr Opin Psychiatry 19(4)428-431, 2006 16721176

Groves JE: Management of the borderline patient on a medical or surgical ward: the psychiatric consultant's role. Int J Psychiatry Med 6(3): 337-348, 1975 1230444

Groves JE: Taking care of the hateful patient. N Engl J Med 298(16): 883-887, 1978 634331

Gunderson JG, Links PS: Handbook of Good Psychiatric Management for Borderline Personality Disorder. Washington, DC, American Psychiatric Publishing, 2014

HjorthøjC, Stürup AE, McGrath JJ, et al: Years of potential life lost and life expectancy in schizophrenia: a systematic review and meta-analysis. Lancet Psychiatry 4(4): 295-301, 2017 28237639

Kahl KG, Greggersen W, Schweiger U, et al: Prevalence of the metabolic syndrome in patients with borderline personality disorder: results from a cross-sectional study. Eur Arch Psychiatry Clin Neurosci 263(3): 205–213, 2013 22777277

Knesper DJ: My favorite tips for engaging the difficult patient on consultation-liaison psychiatry services. Psychiatr Clin North Am 30(2): 245–252, 2007 17643841

Kontos N, Freudenreich O, Querques J, et al: The consultation psychiatrist as effective physician. Gen Hosp Psychiatry 25(1): 20–23, 2003 12583923

Powers AD, Oltmanns TF: Borderline personality pathology and chronic health problems in later adulthood: the mediating role of obesity. Personal Disord 4(2): 152–159, 2013 22686464

Ramchandani D, Lamdan RM, O'Dowd MA, et al: What, why, and how of consultation-liaison psychiatry. An analysis of the consultation process in the 1990s at five urban teaching hospitals. Psychosomatics 38(4): 349–355, 1997 9217405

Riddle M, Meeks T, Alvarez C, et al: When personality is the problem: managing patients with difficult personalities on the acute care unit. J Hosp Med 11(12): 873–878, 2016 27610608

Roepke S, Ziegenhorn A, Kronsbein J, et al: Incidence of polycystic ovaries and androgen serum levels in women with borderline personality disorder. J Psychiatr Res 44(13): 847–852, 2010 20149393

Rothrock J, Lopez I, Zweilfer R, Andress-Rothrock D, et al: Borderline personality disorder and migraine. Headache 47(1): 22–26, 2007 17355490

Sansone RA, Wiederman MW, Monteith D: Obesity, borderline personality symptomatology, and body image among women in a psychiatric outpatient setting. Int J Eat Disord 29(1): 76–79, 2001 11135337

Semiz UB, Basoglu C, Ebrinc S, Cetin M: Nightmare disorder, dream anxiety, and subjective sleep quality in patients with borderline personality disorder. Psychiatry Clin Neurosci 62(1): 48–55, 2008 18289141

Zanarini MC, Conkey LC, Temes CM, et al: Randomized controlled trial of webbased psychoeducation for women with borderline personality disorder. J Clin Psychiatry 79(3), 2018 28703950

Zimmerman M, Chelminski I, Young D, et al: Does the presence of one feature of borderline personality disorder have clinical significance? Implications for dimensional ratings of personality disorders. J Clin Psychiatry 73(1): 8–12, 2012 22054015

제5장

외래에서의 정신과적 일차진료

Daniel G. Price, M.D.

경계선 성격장애(BPD)의 치료를 위한 좋은 정신과적 관리(GPM)는 두 가지 별개의 치료 패러다임을 결합시킨 것에서 시작되었다. 그 핵심이 John Gunderson의 Borderline Personality Disorder: A Clinical Guide (Gunderson과 Links 2008)에 응축되어 있다. 그 책의 초판은 경험이 많은 전문가가 개인의원 환경에서 환자의 개인치료를 어떻게 할지에 대해서 쓴 것이라고 할 수 있다. 이 전문가의 지혜를 Paul Links가 매뉴얼화 한 것이 바로 GPM의 탄생이다. 이는 변증법적 행동치료(DBT; Gunderson과 Links 2014, McMain 등 2009, 2012)에 충분히 비견할 만한 연구결과를 보인 치료법으로서, 개인의원 환경에서 일반의사가 쉽게 배우고 사용할 수 있는 치료를 만들기 위한 것이었다. GPM은 Handbook of Good Psychiatric Management for Borderline Personality Disorder(Gunderson과 Links 2014)에서 더 정교하게 다듬어졌고, 이는 개인의원에서 BPD를 보게 되는 일반의에게뿐만 아니라, 가용한available BPD 특수치료에 비해 BPD환자가 훨씬 많은 바쁜 지역사회 클리닉의 치료접근을 구조화하는데 적합한 치료로 만들어졌다. 그 후 Lois Choi-Kain에 의해(Choi-Kain 등 2016: 부록 B, "단계적 관리 모델"을 보라) 단계적 관리 모델이 제안되었고, 이 모델에 따르면 GPM과 그 원칙은 다양한 경로를 통해서 오는(예를 들어, 입원이나 부분 입원 수준의 치료뿐만 아니라 응급실이나 일차진료의사가 의뢰하는) 그리고 정말 다양한 문제를 가지고 오는(예를 들어, 물질남용, 양극성장애, 치료 저항성 우울장애 혹은 불안장애, PTSD, 정신병적 장애, 혹은 장기간 치료교착impass 상태의 케이스) BPD환자를 진단하고 치료하기 위한 체계로 작동한다.

사실 GPM의 임상적 원칙은 "클리닉" 원칙으로도 사용할 수 있다. 그러한 원칙들-명확한 진단과 이에 관한 의사소통의 중요성을 강조; 변화, 실용주의, 협업, 복합성과 그룹치료에 대한 희망적이고 능동적인 기대; 공존질환의 합리적 기술; 제한적인 약물 사용; 책임의 강화와 측정 가능한 목표설정-은 바쁘고 자원이 제한적인 클리닉에서도 내원하는 모든 사람들이 기대하는 요구를 이상적으로 맞출 수 있다. 또 이 장에서 논의하겠지만, 이 원칙들은 클리닉의 관리자로 하여금 모든 환자에게 필요한 개별화된 치료계획들을 잘 맞물려 운영할 수 있게 한다. 이 장에서는 GPM이 개인의원에서 BPD환자의 치료를 실용적으로 보조하는 발판으로서 어떻게 작동할 수 있는지, 다시 말하자면 임상가가 개별 BPD환자를 치료할 때 어떻게 GPM이 실용적으로 보조하는 발판으로 작동할 수 있는지를 기술할 것이다.

외래 클리닉의 경계선 성격장애 환자들: 그 어려움

외래 클리닉에서 BPD의 유병률은 충격적이다. 대략 정신과 외래환자의 10%가 BPD를 가지고 있다(Zimmerman 등 2010). 이런 환자들이 입원치료를 이용하는 비율은 불균형적으로 높다(Comtois와 Carmel 2016). 이런 외래 클리닉에서는 많은 BPD환자들이 제대로 진단을 받지 못하거나, 혹 진단은 되더라도 환자는 알지 못하거나 적절한 BPD의 치료를 받지 못한다.

외래 클리닉에서 BPD의 진단과 치료가 제대로 되지 않는 데에는 여러 다양한 원인이 있을 수 있다. 전통적으로 BPD에 붙는 낙인 때문에 많은 환자들과 임상가들 역시 이 진단을 사용하는 것을 꺼렸다. 또한 BPD에 동반하는 질환이 빈번하여 진단이 모호해지거나 혹은 BPD를 배제하고 다른 진단에 대한 치료를 강조하는 오류를 낳았다(Paris와 Black 2015). 특정 외래 클리닉에서 어떤 치료를 선택하는지는 어떤 치료가 가장 사용하기 용이한가에 달려 있을 것이다. 힘든 환자들은 많고 사용가능한 근거기반치료evidence-based care는 제한되어 있을 때, 치료자는 가능한 가장 쉬운 옵션을 선택하여 처치할 것이다(Paris 2015). "만약 당신이 가지고 있는 것이 망치 밖에 없다면, 모든 게 못처럼 보일 것이다"라는 Abraham Maslow의(1996, p.15) 도구의 법칙을 이에 적용한다면, "당신이 가지고 있는 치료법이 약물치료를 위한 20분의 면담과 안전추구Seeking Safety그룹 이용 밖에 없다면, 모든 것이 양극성장애나 외상 후 스트레스장애PTSD로 보일 것이다"로 바꿔 말할 수 있다. 탄탄한 BPD 치료가 가능한 클리닉도 있겠지만(미국의 외래 클리닉에서는 보통 변증법적 행동치료DBT), 이런 자원이 갖춰진 경우는 드물고, 대부분의 외래 클리닉에서는 BPD 진단과 치료가 제대로 이루어지지 않는다. 임상가는 마치 "내가 BPD를 치료할 수 없을 터이고 제공할 DBT팀도 없으니 BPD으로 진단하기 보다는, 내가 치료할 수 있는 우울증으로 진단하는 것이 낫지"라고 생각하는 것처럼 종종 행동한다. 최근의 연구 결과에 따르면, 임상가가 자신의 커리어를 통틀어 낙인에 대한 우려나 진단적 불확실성때문에 BPD의 진단을 공개하지 않았던 적이 있었던 경우가 57%, 문서에 기록하지 않은 적이 있는 경우가 37%였다(Sisti 등 2016). 물론 어떤 외래 임상가는 BPD를 아예 치료하지 않기로 결정하고 그렇게 실행할 수도 있다. 그들은 정확한 BPD 진단을 하기는 해도, "DBT를 하는" 다른 임상가에게 환자를 보내거나, 어떤 경우는 환자에게 BPD 진단을 알리지 않고 다른 임상가에게 의뢰하기도 한다. 환자와 진단을 토의했을 때의 장점은 환자의 자율성을 존중하는 태도를 보여주는 것이며, 또 정확한 진단이 효과적인 치료로 이어져 장기적으로 이득이 된다는 것이다. 그리고 진단을 공개하지 않는 것은 비윤리적일 수도 있다(Howe 2013). 그렇다고 진단을 공개해 놓고 DBT 전문가에게 보내려한다면, 특수치료의 이용이 제한적인 상황에서는 그것이 과연 의미가 있는지 의문이다.

사실 내가 일하는 곳을 포함하여 많은 정신건강 클리닉에서는 치료자가 BPD환자들을 특수치료 전문가에게 의뢰하고 싶어도 보낼 데가 없다. 지역사회나 공중보건시스템에 기반을 둔 클리닉은 내원하는 모든 사람을, 때로 그들의 지불능력에 상관없이, 치료해야 할 의무를 지고 있다. 지역사회 정신건강 클리닉은 종종 다른 어디에서도 치료를 받을 여유가 없는 환자를 돌봐야 하는데, 따라서 그런 환자들이 그곳에서 BPD 치료를 받지 못한다면 어떤 곳에서도 치료받을 수가 없다. 책임의료기관Accountable Care Organizations(ACOs)의 대두로 이 문제는 더 커지게 될 것이다. 이 진료전달체계 모델—건강보험 개혁법Affordable Care Act이 권장하는—은 신체·정신건강의 통합관리체계가 한 환자의 신체 및 정신건강 모두를(재정적 책임 역시) 책임지도록 한다. 만약 책임의료기관에서 BPD환자가 진단을 받고 그 진단에 대한 외래치료를 받으려고 한다면, 그 기관안에서 이루어져야 한다. 만약 환자가 BPD의 진단이 내려지지 않거나 치료를 받지 않았다고 하더라도, 결국 그 환자들은 응급실을 내원하고 입원하게 될 것이고 책임의료기관이 비용을 부담해야한다. 비록 특수화된 치료가 효과가 있음이 입증되었다 해도, 일반적으로 전국을 통틀어 또는 클리닉 환경에서는 드물기 때문에 이용하기가 쉽지 않다(Richter 등 2016). 그런 환경에서 BPD환자들은 방치되거나, 마치 그들이 다른 질환을 가지고 있는 것처럼 치료받거나, 다른 임상가에게 보내지거나, 혹은 대기가 길어 오래 기다려야만 하는 DBT 서비스에 의뢰되는데, 그것보다는 외래진료 클리닉에서 그들을 진단하고 치료하는 것이 비용대비 효과적이라는 것을 증명할 방법을 고민해야 할 것이다.

GPM 원칙에 입각한 치료계획

외래 정신건강 클리닉에서는 고용주의 입맛에 맞추고 많은 규제기관들의 눈치도 봐야한다. 국가기관, 메디케어Medicare와 메디케이드Medicaid 센터, 공동위원회The Joint Commission(이전의 의료기관 인정 공동위원회)는 개별화된 정신과 환자들에 대한 치료계획을 주기적으로 업데이트할 것을 요구한다(주로 매3개월마다). 이 계획은 치료 표준, 투명한 치료, 치료자와 환자의 협업, 성취 가능한 목표 그리고 변화에 대한 기대를 보장하는 것이어야 한다. 긍정적인 변화가 없다면, 환자와 치료자가 치료방향을 재고하도록 치료계획을 세우는 것이 의무화되어 있다.

대부분의 클리닉들은 주요우울증, 범불안장애, 정신병적 장애 그리고 다른 정신질환을 위한 유연한 치료계획 템플릿을 개발해오고 있다. 오늘날 우리는 전자의무기록의 시대에 살고 있으며, 가상템플릿에 쉽게 적응하고 있다. 이러한 템플릿에는 진단관련 증상, 목표, 가능한 중재들로 구성된 여러 개의 선택 메뉴가 제시되어 있다. 대부분의 규제기관들은 목표가 그 자체로 SMART(구체적specific, 측정가능한measureable, 성취가능한achievable, 적절한relevant, 시의적절한time)할 것을 요구한다.

다행히 GPM의 실용적인 협업의 접근방식은 개개인 맞춤식의 정교한 치료계획을 세우는 것이기 때문에, 긍정적인 변화가 예상된다. 첫째로, 공존 질환의 우선순위에 대한 GPM의 권고는 치료계획 템플릿 안에서 구체화될 수 있는데, 예를 들어 만약 환자가 BPD와 더불어 마약사용장애가 있다면, 첫 3개월 동안의 치료계획은 마약사용장애를 목표증상으로 초점을 맞추어 구체적으로 명시할 수 있다. 이에 대한 SMART 목표를 "환자는 3개월 연속으로 임의의 약물검사에서 통과해야 한다"로, 중재는 "Buprenorphine 보조치료와 함께 이중진단 집중 외래 프로그램Dual-diagnosis intensive outpatient program(DDIOP)에 의뢰 및 치료한다"로 할 수 있다. 3개월 째에 치료팀과 환자가 협업하여 이런 문제-목표-중재의 삼박자를 평가하고, 만약 목표가 달성되었다면 그 다음의 문제-목표-중재의 삼박자를 찾을 수 있다. 이 증례에서 환자가 집중 외래 프로그램에서 소변약물 검사를 시행했을 때 계속 음성이라면, 이때는 무망감hopelessness과 같은 BPD와 더욱 직접적으로 연관된 문제들에 초점을 맞추는 것이 타당할 것이다(표 5-1을 보라). 이때 목표는 환자가 자신의 BPD 진단, 예후, 치료 선택지에 대하여 이해할 수 있도록 하는 것일 수 있고, 중재는 심리교육의 측면이 될 수 있다(예로, BPD 심리교육 그룹에 참여하는 것).

마찬가지로 환자의 버림받는 것에 대한 두려움도 치료계획에 명시적으로 언급할 수 있다. 이때도 역시 GPM의 치료동맹(첫 3주에서 3개월 째에 시작

표 5-1. 경계선 성격장애(BPD) 치료에 좋은 정신과적 관리(GPM)를 반영한 개별화된 치료계획의 견본

문제: BPD	
목표 날짜	**단기 목표들(SMART goals)**
1주	환자는 진단에 대한 이해를 말할 수 있어야 한다.
2주	환자는 치료자와 안전계획을 완성해야 한다.
3주	환자는 치료틀frame—환자 자신의 역할과 치료자의 역할—을 이해한 것을 표현할 수 있고, 치료 목표를 세운다(*계약 동맹*). 환자는 규칙적으로 치료에 참석해야 한다. 환자는 주관적인 어려움의 감소를 보고해야 한다.
3개월	환자는 스트레스를 관리하기 위한 세 가지 적응적인 대응기술들을 식별하고 사용할 수 있어야 한다.
6개월	자해, 격분 그리고 충동적인 물질남용을 포함한 환자의 위험한 행동들이 감소해야 한다. 환자는 거절 혹은 분리와 같은 부정적인 대인관계 사건의 의미를 알아야 한다. 환자는 치료자를 진솔하며, 자신을 돌보고 이해해 주는 대상으로 경험하고 이를 표현할 수 있어야 한다(*관계 동맹*).
9개월	환자의 경계선적 증상 목록 점수가 처음의 절반으로 감소되어야 한다.
1년	환자는 치료자의 관찰이 자신에게 힘겹더라도, 그것이 선의에서 비롯된 것을 깨달아야 한다(*치료동맹*). 환자는 의미 있는 직업/학교 생활로 돌아갈 수 있어야 한다.

되는 계약적 동맹에서, 6개월에서 1년까지 걸리는 관계적 동맹까지) 발달에 대한 예측을 측정가능한 단계적인 목표로 만들어 사용할 수 있다. 즉, 첫 1개월에 "환자는 치료틀frame–환자 자신의 역할과 치료자의 역할–을 이해한 것을 표현할 수 있고, 치료 목표를 세운다"라는 달성 가능한 목표를 제시할 수 있다. 일단 이것이 달성된다면, 그 다음은 더욱 야심차게 "환자는 치료자를 돌봐 주

표 5-1. 경계선 성격장애(BPD) 치료에 좋은 정신과적 관리(GPM)를 반영한 개별화된 치료계획의 견본

문제: BPD

치료적 중재방법들

진단	일반적인 치료	가족 개입	개인 치료	그룹치료 의뢰
환자와 진단에 대하여 토의한다	심리교육 그룹치료(8주)	가족 대상 그룹심리교육	____ 와 GPM	자기 평가 그룹치료
환자가 아래 증상을 나타내지 않는나면 BPD를 우선시하라 활성화된 물질남용 활성화된 신경성 식욕부진증 활성화된 조증 복합 외상 후 스트레스장애	안전계획 절차의 완결	"가족 지침"[a]을 검토하라	____ 와 DBT	자조그룹 (AA 등)
	협력적이고, 실용적인 개별화된 사례관리 세션	"가족 연결"[b] 다가족 그룹치료	____ 와 MBT	____ 와 대인그룹치료
				DBT 기술그룹
	직업 서비스에 의뢰	가족과의 합동세션		MBT 그룹치료
	필요하다면 연쇄 분석을 하기			
	환자가 만든 자서전			

Note. AA=Alcoholics Anonymous; DBT dialectical behavior therapy: MBT=mentalization–based treatment; SMA
RT=specific, measurable, achievable, relevant, and timely.
[a]See www.borderlinepersonalitydisorder.org/family–connections/family–guidelines/.
[b]See www.borderlinepersonalitydisorder.org/family–connections/.
Pharmacotherapy

고, 진술하고, 이해해주는 사람으로 경험한 것을 표현할 수 있어야 한다"는 것이 새로운 목표가 될 수 있다. 나중에, "환자는 치료자의 관찰이 자신에게 힘겹더라도, 그것이 선의에서 비롯된 것을 깨달아야 한다"라는 항목을 "버림받는 것에 대한 두려움"의 감소를 측정하는 진일보한 이정표로 사용할 수 있다. 이 기간 동안, 이러한 목표를 달성하기 위한 임상가의 주요한 중재로서 "협력적, 실용적, 개별 사례관리 세션"을 치료계획에 포함시킬 수 있다. 또한 약물사용에 관한 GPM의 철학 역시 공식적 치료계획에 잘 어우러질 수 있다. 만약 환자가 특정한 약물을 요청한다면, 치료계획은 약물(즉, 중재법)이 어떤 문제를 해결하기 위한 것인지 그리고 그 약물의 효용성을 판단하는데 환자가 어떻게(시간 계획을 포함해) 당신을 도울지를 확립하는 구체적인 방법을 제시할 수 있다(즉, SMART goal).

이러한 방식으로 공식적 치료계획을 세운다면, GPM의 원칙들을 구체화하는데 효과적인 방법이 될 것이다. 환자와 치료자는 협력하고 예상하고 변화를 보고해야 하며, 달성 가능한 목표에 합의하고, 이러한 목표를 달성하기 위해 어떤 개입을 채택할 것인지 명확히 해야 한다. 중요한 것은, 그런 치료계획을 통하여 외래 정신건강 클리닉에서도 GPM에 기반한 BPD 치료의 전반적인 요소들을 조정할 수 있다. 모든 좋은 정신과적 치료의 요소는 적절한 진단, 공존질환 치료에 합리적인 순위 매기기, 긍정적인 기능변화의 기대 그리고 약물, 그룹치료, 직업 서비스의 목표 지향적인 사용이 포함된다.

일반 성인 외래진료 환경에서 GPM 대 BPD의 특수치료

효과적인 근거기반치료EBTs가 개발되었다면, 왜 외래 클리닉에서 굳이 일반의generalist 치료를 하라고 성가시게 하는지 의문이 생길 것이다. 만약 DBT가 경제적이고 이 치료의 전문가가 충분했었다면, 모든 BPD환자가 DBT 치료를 받는 것이 합리적이었을 것이다. 그러나 불행하게도 DBT는 금전적 면에서, 또 자원 이용의 면에서 여전히 많은 비용이 든다. 표준 DBT의 요건은 매

주 1시간의 개인치료, 1.5에서 2.5시간의 기술훈련 그룹, 24시간 코칭 그리고 매주 2시간의 DBT 팀 컨설팅이다(Linehan 등 2015). 이 모든 치료를 제공하는 치료자들은 공식훈련과 사전 훈련과제를 수행하는데 많은 시간을 소요한다. 게다가 훈련비용으로 임상가 한 명당 기초훈련에 수백 달러, 레벨-3 인증에는 수천 달러가 소요된다. 이런 이유 때문에 비록 4만명의 임상가들이 DBT를 배우기 위해, 일차 훈련기관을 통해 DBT 워크숍이나 훈련에 참석했지만(Behavioral Tech 2018), 2018년 12월까지, DBT-Linehan Board of Certification-certified clinicians 리스트에 단지 240명만이 등재되어 있다(http://dbt-lbc.org/index.php?page=101163를 보라). 보수적 표준에서는 인구의 대략 2%가 BPD를 가지고 있고-그러므로 대략 미국에 600만명이 있다-한 시점에 한 임상가가 10명씩 치료한다면(임상가에게는 무리한 요구이다) 60만명의 임상가가 필요할 것이다. 다른 근거기반치료의 수치는 약간 더 낙관적일 뿐이다. 마음헤아리기치료Mentalization-based treatment(MBT)는 많은 연구에서 BPD 치료에 효과가 있다고 입증되었지만, 그것도 역시 노동과 훈련 집약적인 치료이다. MBT는 지도감독시간 참석에 더해, 대개 환자 당 매주 1시간씩 개별치료와 1.25시간의 그룹치료를 요구한다(Bateman과 Fonagy 2016). MBT는 DBT에 비해 훈련의 요구사항은 적지만, 그럼에도 불구하고 최소한 3일의 과정이 필요하다. 유럽에서는 MBT가 더욱 널리 퍼져 있지만, 미국에는 완전하게 훈련받은 MBT 치료자가 1,000명 미만인 것으로 추정되고, 오직 몇몇 클리닉에서만 충실한 MBT 관리와 비슷한 정도의 치료를 제공할 수 있을 뿐이다(Anna Freud National Centre for Children and Families 2018).

전이초점치료Transference-focused psychotherapy(TFP) 또한 유의한 근거기반을 갖추고 있다. TFP는 최소 수년간 주 2회의 정신치료를 시행하도록 한다(Yeomans 등 2015). TFP 훈련은 정신역동 치료자로 치료경험이 있다는 전제조건 하에 3일간의 교육이 필요하며, 1년간 비디오를 이용한 그룹지도감독(1,000달러 이상의 비용)을 요구한다. 치료경험에 대한 전제조건과 긴 훈련기간으로 인해 TFP 치료자도 부족한 상태가 지속될 것이다.

이상적으로는 근거기반치료가 BPD의 주요 치료법이겠지만, 이 치료법들은 이미 설명한 이유들로 인해 쉽게 선택할 수가 없다. 근거기반치료가 특정 클리닉에서는 가능하더라도, 모든 BPD환자들을 치료하기에 충분할 수 없다. 우리 클리닉에서는 DBT서비스, MBT서비스 그리고 TFP 임상가도 있지만, 이 치료들의 BPD환자 수용능력은 대략 한 시점에 30명이다. 이런 전문가 치료의 최소 권고기간이 1년이라는 것을 고려하면, 우리가 1년에 치료할 수 있는 BPD환자는 총 30명이다. 우리 클리닉은 작년 2,664명의 환자들을 보았다(Masland 등 2018). 우리 클리닉에서는 앞서 언급한 이유로 인해, BPD의 진단이 심각하게 덜 내려진다. 그러나 Zimmerman 등(2010)이 제시한 대로 모든 외래환자의 10%가 BPD라는 것을 감안하면, 우리 클리닉에서 실제 250명 이상의 BPD환자들이 있었다고 추정할 수 있다. 우리 클리닉의 많은 BPD환자들은, 미국내의 대부분의 BPD환자들처럼, 근거기반 특수치료를 받지 못할 것이다(Zanarini 2008). 이런 만성적인 자원 부족에 대한 대응으로, GPM의 임상원칙은 병원과 공중보건을 위한 원칙들을 알려준다. GPM은 유연성, 절충주의 그리고 실용주의를 따르며, 특히 어떤 치료가 실현 불가능한 경우, 한 형태의 치료만을 고집하지 않는 치료 시스템을 장려한다.

다행히도, BPD환자들이 호전되는 데는 집중적인 치료를 필요로 하지 않는다. 사실 장기 협동 성격장애 연구Collaborative Longitudinal Personality Disorders Study에서 175명의 BPD환자들을 종적으로 자연경과를 추적 관찰하였다. 85%의 BPD환자들이 10년에 걸쳐 관해되었으며 일단 관해되면 거의 재발하지 않았다(Gunderson 등 2011). 이러한 환자 중 집중적인 근거기반치료를 받은 경우는 거의 없었던 것을 보면(Gunderson 등 2011), 절충적인 치료로 충분했다고 볼 수 있다(Zanarini 2008). 비록 어떤 공존질환은 먼저 치료해야 한다는 근거들이 있긴 하지만(다음 섹션을 보라), 어떤 특성을 가진 BPD환자에게 집중적인 특수치료가 필요한지에 대해서는 여전히 불명확하다. 따라서 외래 클리닉에서는 BPD군에게 덜 집중적인 GPM을 먼저 제공하여 효과적으로 치료하고, 이런 "충분히 좋은" 일반치료에 효과가 없는 환자들을 위해 집중적인 치료는 남겨두는 것이 낫다. Choi-Kain 등(2016, 부록 B를 보라)이 기초를 닦은 단계적 관리 모델은 실용적이고 유연한 접근법이 될 수 있다. 독자들은 제13-15장에서 GPM을 DBT, MBT, TFP 각각에 통합하는 것에 대하여 검토할 수 있다. Livesley 등(2016)은 한가지 치료안within에 많은 근거기반치료법을 절충하여 사용하거나, 그런 치료들에 공통되는 원칙의 본질을 응축하여 사용하는 모듈화 접근을 제안했는데, 이와는 반대로 Choi-Kain 등(2016)은 GPM이 경하거나 중등도의 BPD부터 심한 BPD에 이르기까지, 모든 BPD를 위한 초기치료의 역할을 할 수 있다고 제안하였다. 많은 경우에서 GPM 접근으로 관해에 이르는데 성공한 것을 증명할 수 있고 "BPD 치료의 많은 부분을 일반 정신건강 전문가에게 재분배"하는 이점이 있다(Choi-Kain 등 2016, p.353).

GPM의 변화에 대한 기대, 치료의 유용성 평가(빈번한)에 대한 실용적인 옹호 그리고 치료가 비효과적일 경우에는 치료를 변경해야 한다는 신조는 클리닉에서 치료 구조에 대한 접근의 방향성이 어떠해야 하는지를 알려준다. 이런 GPM의 실용적인 요소들은 클리닉의 구조에서 뿐만 아니라, 이전 섹션에서 언급된 것처럼, 환자의 개별화된 치료계획에서도 예시될 수 있다. 전문가에 의한 집중적인 근거기반치료는 환자가 기대만큼 호전되지 않을 때만 제공되어야 한다. 우리 클리닉에서는, 환자가 경미한 혹은 중등도의 BPD 증상을 보인다면 GPM을 먼저 제공한다. 게다가 외부 클리닉에서 우리의 근거기반치료로 환자를 의뢰할 때, 이미 GPM을 받았으나 치료실패한 경우에 한에서만 우리는 환자를 받아들인다. GPM치료와 같이, 이 단계화된 치료 시스템도 심리교육을 우선적으로 강조한다. 클리닉과 광범위한 의료시스템의 정신건강 근무자에게 GPM 훈련을 제공하여, 그들이 그 시스템 내에 있는 BPD환자 대부분을 진단하고 치료하고 사례관리를 하도록 준비하게 할 수 있다. GPM의 초기 일일교육single-day training은 다양한 수련 배경의 정신건강 임상가들이 BPD에 대해 더 나은 태도를 가지게끔 이끌어주었고, 이것은 Keuroghlian 등(2016)의 결과와도 일치하였으며, 이러한 변화들은 6개월의 추적관찰 동안 지속되었다(Masland 등 2018). 우리는 일일교육을 통해 단계적 관리 모델의 범위를 확장하고 우리 시스템 안에서 효과적인 BPD 치료가 가능하도록 한다.

공존질환의 관리

BPD환자들의 진단과 치료가 제대로 이루어지지 않는 이유 중 하나가 BPD환자들은 거의 공존질환을 가지고 있고, BPD만 단독으로 진단되는 경우가 드물기 때문이다(Zanarini 등 1998). 공존질환이 너무 흔하기 때문에 몇몇은 BPD의 진단기준에 공존질환의 존재가 포함되어야 한다고 주장한다(Sansone와 Sansone 2008). BPD환자들에게 발견되는 복잡한 공존질환의 양상으로 인해(표 5-2), 어떻게 치료를 진행할지 결정하는 것이 어려울 수 있다. 제한적이지만 쌓이고 있는 데이터가 BPD 치료와 그 순서에 관한 지침을 줄 수 있고, 클리닉은 치료계획 안에서 이런 순서를 배정해야 한다고 GPM은 주장한다(표 5-1을 보라). 또 GPM은 치료를 최적화하기 위해 1) 공존질환으로 인해 BPD 치료가 방해받는지 2) BPD가 관해되면 공존질환이 자연적으로 관해가 될 것인지를 판단해야 한다고 제안한다. 우울증과 외상 후 스트레스장애를 포함하는 대부분의 불안장애들은 "자연적으로 관해될 수 있는" 범주에 속한다. 따라서 클리닉에서는 이런 진단이 있는 환자가 BPD와 동반된 경우에는 BPD에 대한 치료를 먼저 받도록 해야 한다. 그렇게 하지 않으면 이런 환자들의 치료가 실패에 이르게 되고, 클리닉의 자원을 제대로 사용하지 못하게 된다. 첫번째 결정을 할 때 임상가가 반드시 고려해야할 것은(GPM이나 효과적인 모든 BPD 치료법에서 요구하는), 환자가 능동적인 학습에 동기를 가지고 참여하는데 있어서 방해되는 요인이 있는지를 살피는 것이다. 정신병, 진행중인 조증, 물질사용장애에서 발견되는 빈번한 중독은 분명히 이 범주에 속한다. 복합complex PTSD의 상태에서는 임상가를 포함해서 그 누구도 신뢰하지 못하게 되고, 따라서 BPD 치료를 안정적으로 이용하지 못하게 되는 것으로 보인다. 만성적인 신체질환이 있거나 신경성 식욕부진증처럼 변화에 대한 동기가 결여된 환자, 또는 단지 이차적 이득을(예를 들어, 반사회적 성격장애) 위해서 치료를 찾는 환자는 BPD 치료를 통해 효과를 보기 어려울 것이다.

클리닉은 공존질환에 대한 결정을 내릴 수 있게 설계되어져야 하고, 그 클리닉 안에서나 혹은 다른 곳으로 의뢰하여 BPD환자가 공존질환을 확실하게

표 5-2. 경계선 성격장애(BPD) 치료에서 공존질환의 관리

공존질환 상태	하부유형 subtype	BPD가 주진단	공존질환에 어떻게 접근해야 하는가?
불안장애		맞다	BPD를 치료하면, 불안장애가 해결될 것이다.[a]
주요우울장애		맞다	BPD를 치료하면, 주요우울장애가 해결될 것이다.[b]
양극성장애	1형 양극성장애	아니다	만약 환자가 조증상태라면, 환자는 BPD 치료에서 이득이 없을 것이다. 아니면 양쪽을 동시에 치료할 수 있다.[c]
	2형 양극성장애	맞다	BPD가 안정화되면 양극성장애 2형도 안정화될 것이고, 유사한 중재방법으로 이득이 있다.[c]
물질 사용장애	의존	아니다	BPD 치료를 하기 전에 수개월간의 단약 · 단주와 절제가 필요하다. 진단과 심리교육도 진행하지만 환자의 단약 · 단주가 먼저다.[d]
	남용	맞다	물질남용 상태가 치료를 방해하지 않는다면, 물질남용과 BPD를 동시에 치료한다. 물질 사용장애의 관해는 BPD 개선의 강력한 예측인자이다.[d]
식이장애	신경성 식욕부진증	아니다	만약 신경성 식욕부진증이 활성상태라면 BPD 치료는 실현불가능 하다.[e]
	신경성 폭식증	맞다	신체적 건강이 안정적이라면 BPD를 치료한다.[f]
외상 후 스트레스장애 (PTSD)	복합 PTSD	아니다	치료자를 신뢰하지 못하는 상태는 동맹의 형성을 방해한다. BPD 이전에 복합 PTSD를 치료한다.[a]
	성인기 발생	맞다	만약 환자들이 BPD 치료에 참여할 수 있다면, BPD를 치료한다.[a]

계속

다른 성격장애	반사회성 성격장애	알 수 없다	이차적 이득을 위해 치료를 추구하는 것은 아닌지 신중하게 판단한다.[c]
	자기애적 성격장애(NPD)	맞다	BPD를 치료한다. NPD는 BPD를 더욱 치료하기 어렵게 하지만 만약 BPD가 좋아지면 NPD는 좋아질 것이다[c]. BPD가 안정화되면 NPD를 위한 좋은 정신과적 관리를 적용할 수 있다(제12장, "자기애적 성격장애를 위한 좋은 정신과적 관리의 응용").

[a]Keuroghlian 등 2015.
[b]Zanarini 등 1998, 2004.
[c]Gunderson 등 2014.
[d]Walter 등 2009; Yen 등 2004; Zanarini 등 2011.
[e]Zanarini 등 2010.
[f]Grilo 등 2003; Zanarini 등 2010.

치료받도록 해야 한다. 예를 들어, 활동 헤로인 중독자active heroin user인 BPD환자가 관해에 이르기 위해서는, GPM 혹은 BPD에 특화된 다른 치료를 받기 전에 집중적인 외래치료와 마약류 대체치료를 받아야한다. 마찬가지로 조증 환자는 기분이 안정되어져야 하고, 신경성 식욕부진 환자는 주거 프로그램을 통해 건강한 수준의 체중을 회복하고 안정적인 체중을 위협하는 행동이 사라져야 한다. 이러한 기대들을 설정하는 것은 명백히 환자에게 최선의 이익을 제공할 뿐만 아니라 다른 확장된 클리닉의 자원까지 최적으로 사용하도록 한다.

그룹치료를 효과적으로 활용하기

종종 외래 클리닉은 BPD환자를 치료하는데 도움이 되는(독특한 효과를 가진) 다양한 그룹치료들을 제공한다. 환자의 치료계획의(표 5-1) 일부분으로 그룹치료를 배정하는 것이 환자와 클리닉 양쪽 모두에게 이로울 수 있다. 그룹치료는 효과적인 BPD 치료를 막는 공존질환의 관해를 성취하고 유지하는데 분명한 기제가 될 수 있다(이전 섹션을 보라). Suboxone[3] group, 익명의 알코올중독자들(AA), 익명의 약물중독자들Narcotics Anonymous은 환자가 물질사용장애에서 벗어난 상태를 획득하기 위한 열쇠가 될 수 있을 뿐만 아니라 환자가 BPD 치료를 받는 동안에 단주, 단약 상태를 유지하도록 한다. 비슷하게, 신경성 식욕부진증 환자는 식이장애에 적합한 그룹치료를 통하여 개선되고 유지될 수 있다. 공존질환의 치료와 함께, 그룹치료 역시 경제적으로 손쉽게 효과적인 BPD 치료를 전달하는 "산파"가 될 수 있다.

어린 BPD환자들의 삶은 그들의 대인관계 과민감성의 외부적 결과를 보여주는, 혼란스러운 가족 · 연애 관계 그리고 직업 관계들로 채워져 있다. 더 나이가 많은 BPD환자들의 경우, 그런 혼란에서 정신사회적 손상이 초래되어, 자주 직장을 잃고, 가족들로부터 유리되고, 우정 관계뿐만 아니라 연애 관계에서 상실을 경험한다. 그룹치료는 그런 환자들의 대인관계 과민감성을 지금 여기에서 조명할 수 있는 무대를 제공한다. BPD 치료에서 그룹작업은 매우 중요하다. 따라서 클리닉은 BPD환자들이 그룹작업에서 생성된 재료들을 개별치료에 통합하는 기회를 가지도록 하기 위해, 그들이 그룹치료에 참여하도록 요구해야 한다.

다행히 거의 모든 종류의 구조화된 그룹치료는 이런 방식에 효과적이다. AA나 익명의 약물중독자들Narcotics Anonymous, 국립 정신질환 연맹National Alliance on Mental illness이나 다른 조직을 통한 동료모임peer-led group들이 광범위하게 이용 가능한 자조그룹self-help gruop이다. 이런 그룹들은 클리닉 환경 밖에서도 가용available하고, 무료이며, 누구에게나 열려 있는 지지와 교육을 제공한다. 더욱 중요한 것은 환자가 사회적 네트워크를 다시 형성하는데 있어 그런 그룹치료를 시작점으로 활용할 수 있다는 것이다.

3. Opioid addiction을 치료하기 위한 약물

자기-평가 그룹치료는 정신건강 클리닉에서 가장 흔히 볼 수 있는 그룹치료의 일종으로, BPD환자들이 지지를 얻고 다른 사람들과 함께 힘든 감정들을 듣고 표현하는 기술을 익히는 기회가 된다. 환자들에게 사회적 기능을 향상시키기 위한 특정한 기술을 가르치는 것이 일반적으로 그룹치료가 제공하는 것이다. 아마도 DBT 그룹치료가 기술 익히기 그룹skills-building group의 가장 흔한 예일 것이다. 그러나 점점 마음챙김Mindfulness이나 소위 제3의 물결인 다른 인지적 치료들이 클리닉에서 제공되고 있다(예로 수용전념치료acceptance and commitment therapy; Hayes 등 2016). BPD 치료에서 이런 그룹치료들의 구체적인 근거는 부족하지만, 그룹치료가 스트레스 감소와 불안과 우울에 대한 효과에 더욱 폭넓은 초점을 맞추는 것이 환자들에게 쉽게 받아들여지고 그들의 치료에 보조적인 도움이 될 것이다. 마음챙김은 DBT의 한 부분으로 오랫동안 제공되었고, 점점 클리닉의 그룹치료에서 제공되는 부분이 되고 있다. 마음챙김 훈련은 그 자체로 DBT-M(DBT with mindfulness)이며, BPD가 있는 환자들의 종합적인 정신과적 관리의 임상적 결과를 증진시킨다는 것이 한 연구에서 밝혀졌다(Feliu-Soler 등 2014).

마음챙김은 DBT 치료자들이 BPD환자들에게 결여된 것으로 간주하는 많은 기술들 중의 하나일 뿐이다. 더욱 구체적으로 어떻게 GPM이 DBT 특수치료와 통합될 수 있는지에 대한 토의를 제13장, “변증법적 행동치료와의 통합”에서도 다루겠지만, DBT 기술그룹치료가 미국 정신건강 센터들이 가장 광범위하게 시행하는 기술 익히기 그룹이기 때문에, 우리는 GPM 치료자가 이것을 어떻게 이용할 수 있을지 간략하게 살펴볼 것이다.

Gunderson과 Links(2014)가 지적한 것처럼, GPM은 감정을 자각하고 내성을 키우는 발달을 강조하는데, 이는 감정으로부터 주의를 돌리기 위하여 설계된 DBT의 기술 익히기 전략과는 다소 대조적이다. 그러나 개별 임상가가 이러한 기술들로 환자를 도울 수 있는 한, DBT는 GPM 작업과는 대치되지 않는다. 정말로 DBT 기술그룹치료 작업은 그 자체로 BPD환자에게 매우 도움이 되는 것처럼 보인다. 표준 DBT(개별DBT + DBT기술그룹 + 24시간 기술코칭)를 받는 환자들을 DBT-I(개별DBT 치료만) 그리고 DBT-S(DBT기술그룹 + 사례관리)를 받는 환자들과 비교한 연구에서 DBT-S가 DBT-I를 능가하였고, 대부분의 척도에서 표준 DBT만큼 효과적이었다(Linehan 등 2015). 아이러니 하게도, 대부분의 DBT 커뮤니티에서는 이런 중요한 발견을 인정하지 않는 것으로 보이지만, 이 발견은 사례관리에 대해 강조함과 함께, DBT 기술 그룹이 GPM과 짝을 이루었을 때 효과적이었다는 흥미로운 증거를 제공한다.

클리닉 환경에서 이미 존재하고 있는 그룹치료를 이용하는 것과 함께, GPM의 원칙에 밀접하게 결합된 특정 그룹치료가 단계적 관리 모델의 구현을 활성화시키기 위한 효율적인 허브로 기능할 수 있다는 것을 발견하였다. GPM은 심리교육이 질환의 낙인을 줄이고 희망을 증가시키고 BPD환자들의 치료와 예후에 대한 기대를 설정하는데 있어 중요하다고 주장한다. 정말로 다수의 연구들이 단순 심리교육 중재 그 자체로도 효과적인 치료가 될 수 있음을 지지하기 시작하고 있다(Zanarini 등 2018). 우리 클리닉의 모든 BPD환자가 진단, 병인, 신경생물학적 기본구조 그리고 BPD의 (희망적)예후 그리고 우리 클리닉에서의 치료 선택과 기대에 대하여 기본적 정보를 얻도록 보장하기 위하여 우리는 8세션의 심리교육 그룹치료를 만들었다(표 5-3). BPD가 있다고 새로 확인되거나 잠재적으로 있을 가능성이 있는 모든 환자는 이 그룹치료에 의뢰되어 BPD 치료를 시작한다.

그룹치료는 각각의 환자에게 질병에 관한 적절한 교육을 보장하는 것 이상의 다른 여러 기능을 제공한다. 우리는 직업재활 전문가에게 GPM이 "살아갈 가치가 있는 삶을 만드는 것"에 중요성을 둔다는 것을 소개하는 세션의 일부를 맡긴다. 이 세션은 또한 초기 평가와, 환자들과 전문가와의 접촉을 위해서도 기능한다. 그들은 이후에 이런 목표를 위해 직업 서비스 자문을 받아서 직업이나 교육 프로그램을 찾는 과정을 시작할 수 있다.

그룹치료의 후반부 세션에서 BPD를 위한 클리닉에서 가능한 치료 선택지들을(우리의 경우에는, GPM, DBT, MBT) 검토한다. 환자들은 이러한 방식의 핵심적인 전문가들을 만날 수 있고 각 치료의 지속적인 연습에 참여할 수 있고, 어떤 접근법이 그들과 맞는지를 볼 수 있다. 환자들이 치료와 방법에 대한 지식을 가졌을 때, 그들의 기대를 더욱 현실적으로 설정하고 최종 그룹 세

표 5-3. 경계선 성격장애(BPD)의 심리교육 그룹치료를 위한 교육과정 개요의 견본

세션	주제	내용
1	진단	a. 도입 b. 전반적 정보와 강의계획 검토 c. 어떻게 BPD가 진단되는지(진단기준의 검토)? d. 어떻게 BPD가 양극성장애와 다른지? e. 무엇이 BPD를 일으키는가? f. BPD의 대인관계 과민감성 모델의 도입
2	경과와 예후	a. 이전 주(week)를 요약하고 질문하기[a] b. 흔한 BPD에 관련된 잘못된 믿음을 탐색 c. BPD의 경과와 예후 d. 어떤 증상이 더 빨리 해소될지 그리고 어떤 증상이 더 길게 지속될지?
3	"삶을 만들기"	a. "삶을 만들기" 위하여 치료를 하는 것의 중요성 b. 사랑하기 전에 일하기 c. 어떻게 도움을 얻을 것인가: 클리닉의 직업 서비스 팀을 소개[b]
4	약물과 공존질환	a. 치료에서 약물의 역할에 대하여 무엇을 알고 있는지? b. 약물의 종류와 부작용에 대한 개요 c. 어떤 약물이 도움이 되고 혹은 해로운지? d. 의학적 공존질환: BPD와 다른 만성 의학적 질환이 어떤 관계가 있는지? e. 미숙한 건강관련 생활방식의 선택과 의료 이용
5	좋은 정신과적 관리(GPM)에 대한 소개	a. BPD의 대인관계 과민감성 모델에 대해서 다시 소개한다. b. GPM의 실용주의와 변화에 대한 기대를 강조 c. 일반적 호전의 순서: 기분 → 행동 → 관계 → 기능 d. 동맹과 그것의 잠정적 진보에 대한 토의 e. 그룹치료에서 어떻게 GPM을 실용적으로 적용할지에 대한 토의 f. 안전계획, 연쇄 분석 그리고 다른 기본적 GPM 기술들에 대한 토의
6	변증법적 행동치료(DBT)에 대한 소개	DBT를 훈련받은 임상가가 DBT 이론과 치료 구조에 대해 소개를 한다.

계속

7	마음헤아리기치료(MBT)에 대한 소개	MBT를 훈련받은 임상가가 MBT 이론과 치료 구조에 대해 소개를 한다.
치료팀 미팅을 통하여 그룹치료에 참여한 모든 환자에 대해 논의하고 향후 치료계획을 검토한다.		
8	환자와 30분간의 개별 미팅	a. 치료팀의 권고와 앞으로의 치료에 대한 환자의 생각을 토의 b. 정확성, 유효성 그리고 환자의 선호에 기반을 두어 환자가 어떤 방향으로 나아가야 하는지에 대한 결정

[a]각 세션은 이전 주(week)를 요약하고 질문하는 것에서 시작한다.
[b]세션의 횟수는 클리닉이 제공하는 것에 따라 조정될 수 있다(예를 들어, DBT나 MBT에 대한 소개 세션은 클리닉에서 그런 세션이 제공되지 않거나 현재 모두 꽉 차 있을 때는 제외될 수 있다. 다른 근거 중심치료들을 제공하고 있으면 다른 세션이 추가될 수 있다).

션을 매우 유익하게 만든다. 마지막 세션 동안에(8주차), 환자들은 한쪽 혹은 양쪽의 그룹치료 지도자와 만나고, 지도자는–그룹치료에서 환자에게 확인한 것에 기반을 두어–각각의 환자에게 예비 공식preliminary formulation을 제공한다. 그리고 환자들은 진행되고 있는 치료계획에 대해 결정하고 그것을 공유하는 것에 참여한다. 우리의 단계적 관리 모델에서 *초기의 경미한* 케이스(Choi–Kain 등[2016]이 자해를 하지만 자살행동은 없는 역치 수준 BPD의 일회 삽화로 정의한)는, 일반적으로 사례관리와 함께 GPM으로 의뢰되지만, 잠정적으로 그룹치료로 의뢰될 수 있다(부록 B를 보라). 지속되는 중등도의 케이스는 약물관리를 하는 덜 자원집중적인 GPM과 DBT 기술그룹 혹은 우리의 특수치료(DBT 혹은 MBT) 프로그램 중에서 선택할 수 있다. 우리는 환자가 교육그룹에서 각 치료 형태의 원리와 기대에 대해 소개를 받았기 때문에, 환자와 그룹치료 리더 모두가 어떤 치료계획이 가장 이득이 될지 더욱 정확하게 예측할 수 있다고 믿는다.

구조화된 심리교육 그룹치료는 또한 클리닉 내에서 환자의 흐름을 향상시키는데 기여할 수 있다. 우리의 더 큰 클리닉에서 환자를 BPD 프로그램으로 의뢰하면 그 환자는 곧바로 심리교육 그룹치료로 의뢰된다(표 5–1). 그렇기 때문에 우리는 모든 환자들이 GPM 원칙들과 질병에 대한 기본적 이해를 확실히 얻도록 한다. 추가적으로, 두가지 그런 그룹치료를 시차를 두고 시작함으로써, 한 환자가 BPD 치료에 적응증이 된다는 것을 확인한 후로부터 1개월 이내에 치료를 시작하게 할 수 있다. 게다가 8주 그룹치료에 개근한다는 것은 BPD에서 나타나는 문제를 다룰 준비가 되었다는 하나의 지표로 작용한다. 출석률이 저조한 환자의 경우, GPM 개별치료자나 전문가 프로그램에 의뢰하기 전에 그들이 빠진 세션에 참석하도록 요구할 수 있다.

그룹치료는 임상적 이용뿐만 아니라, 임상적 훈련을 위한 수단이 될 수도 있다. 그룹치료에는 흔히 공동 지도자가 있고, 더욱 숙련된 임상가가 한 명 이상의 덜 숙련된 치료자에게 BPD환자 치료에 필요한 요소를 가르치는 것을 허용한다. 위에 기술한 심리교육 그룹치료의 경우, 정신과 레지던트는 상급 직원과 동반지도자이다. 그들이 동반지도자 역할을 교대로 하도록 해서, 모든 클리닉에서 일하는 레지던트는 BPD에 대하여 잘 알게 되고 BPD에 관한 기본적인 사실, 원인 그리고 희망적인 예후에 대하여 가르치는 데에 자신을 가지게 된다. 더구나, 그런 그룹치료를 동반 활성화시키는 것은—Unruh와 Gunderson(2016)의 BPD에 대한 *충분히 좋은* 정신과 수련의 모델에서 채용된 것처럼—환자에 대한 주된 책임을 지기 전에 BPD 외래환자와 작업을 시작하는 레지던트들을 위해서 이상적인 방식이다.

BPD환자들은 클리닉 환경에서 흔히 볼 수 있는, 많은 그룹치료들에서 이득을 볼 수 있다. 비용대비 효과에 더하여, 그룹치료는 지지적인 커뮤니티이자, 삶의 사회적 문제들이 명백해지는 실험실로 그리고 동일한 문제들을 다른 사람들이 다른 방식으로 다루는 귀중한 측면과 같은 것을 포함하여 개별치료가 주지 못하는 것을 추가해 준다. 게다가 GPM 원칙에 기반을 둔 심리교육 그룹치료는 일차진료의사를 보조하고, 효율적인 접수, 평가, 교육 그리고 궁극적으로 클리닉 환경에서 BPD 의뢰를 위한 치료계획을 발달시킴으로써, BPD를 치료하기 위한 단계적 관리 모델에 다가갈 수 있도록 돕는다. 또한 임상가를 훈련시키는 클리닉에서는 그룹치료가 실무연수를 위한 적응적인 훈련의 장이 될 수 있다. 따라서 이미 언급된 것처럼, 클리닉 환경에서 BPD 치료를 받는 모든 환자의 치료계획 안에 그룹치료가 포함되어야 한다.

증례

Lance은 미혼의 37세 남성으로 요리사이다. 이미 "임상적 우울증"이라는 진단을 받았는데, 당신의 보건 시스템 입원병원에 일주간 입원한 후, 당신의 외래 클리닉의 부분 입원 프로그램으로 옮겨졌다. Lance은 13개월의 단주 후에 다시 술을 마시고 입원했다. Lance는 요리사로 있는 직장에서 해고되었는데, 그후 1년 된 여자친구 Carol은 이별을 고했다. 그는 최근 재활원에서 만난 몇몇의 친구들과 공동체 생활환경communal living situation에서 살고 있었다. Lance는 Carol이 그가 직장을 유지하지 못하고 경제적으로 어려움을 겪는 것을 더 견딜 수 없다고 하는 말을 듣고는, 자제력을 잃고 미친듯이 술을 마셨다. 그 후, 그는 다른 친구의 단주를 망치고 싶지 않다며 아파트를 떠나겠다고 말했다. 호텔을 잡고 거기서 혼자 술을 마시면서 Leaving Las Vegas라는 영화에서 주인공이 한 것처럼 할 생각이었다. 며칠 후, Carol과 룸메이트 한 명이 호텔로 찾아왔을 때, 그는 술에 취해 아무 것도 먹지 않고, 방은 토사물들로 엉망인 상태였다. 그들이 Lance의 정신을 차리게 하려고 하자, 그는 술병을 깨서 목을 긋겠다고 위협했다. 경찰이 왔고, 그는 도망치다가 호텔 계단에서 굴러서 허리를 다쳤다. 곧 응급실로 이송되어 처치를 한 후, 그곳에서 계속 자살위협을 했기 때문에 정신병원으로 보내졌다.

1주일간 정신병동에 입원한 후에 부분입원 프로그램에 의뢰되었다. 부분입원 프로그램에서 2주간 치료한 다음, 당신의 동료는 그에게 성격장애가 의심된다는 예비평가를 내렸다. 당신의 동료는 당신에게 그를 진료해줄 것을 부탁한다. **[결정시점 1]**

당신은 일단 한번 면담을 하기로 하지만 Lance를 당신의 환자로 볼 것인지는 약속하지 않는다. 병력을 들으면서 당신은 Lance가 단 한 번도 불행하고 공허하지 않았던 적이 없었다는 것을 알게 된다. 그는 고등학교에서 소외된다고 느꼈고 만성적인 자살사고에 시달렸다. 15살때부터 술을 마시기 시작했고, 특히 스트레스를 받으면 아무것도 하지 않고 술에 절어 지내곤 했다. 그는 공부를 좋아한 적이 없었지만 학교 친구들을 따라서 고향에 있는 큰 주립대학의 경영학과에 입학했다. 그는 곧 경영학과가 지루하고 지치며 이것을 선택한 것이 실수였다는 것을 깨달았다. 그 즈음 호텔경영학과에 다니는 친구가 그에게 입문 수업을 들을 수 있다고 설득했다. Lance는 이 수업을 좋아하게 되었고, 주말 아르바이트로 멋진 레스토랑에서 재료 손질 일도 하면서 자신의 자리를 찾았다고 느꼈다. 그는 주방의 에너지, 창조성 그리고 감정적 표현력을 좋아했다. 비록 자신에게 누가 고함치는 것은 싫었지만, 셰프라는 직업이 다른 사람에게 "폭발"할 수 있다는 사실이 좋았다. Lance의 수입도 좋았다. 그는 조리과 학위를 얻고 여러 최고의 주방에서 높은 위치까지 올라갔지만, 이런 성공에도 불구하고 그의 공허함과 자살사고는 지속되었다. 게다가, 비록 그의 재능으로 최고의 직업을 얻을 수 있었지만, 그의 분노폭발은 직장과 연애에서 파트너와의 논쟁을 불러 일으켰고, 때때로 그는 직업이나 관계를 내동댕이 치고 끝내 버렸다. 그는 매일 술을 마시지는 않았지만, 화가 날 때나 혹은 스트레스를 해소하고 싶을 때 종종 폭음을 하였고, 이 때문에 직장과 연인과의 문제를 악화시켰다. 그는 여자친구에게 솔직해지려고 노력했지만, 종종 여자친구가 "어쨌든 나를 떠날 것이다"라고 느끼기 시작할 때면 거짓말을 했다. AA에 참여하면서 그는 오랜 기간 금주를 했지만, 그가 직장이나 혹은 관계에서 위협받는다고 느끼면 술을 진탕 마셨고 그로 인해서 그 관계들이 끝이 났다. 과거에 Lance는 주기적으로 여러 일차진료의사들을 만났고, 그들은 그에게 우울증과 불안증이 있다고 진단했다. 그들은 다양한 세로토닌 재흡수 억제제들을(SSRIs) 처방해 주었지만 약물치료로는 단지 약간 호전되었을 뿐이었다. 당신에게는 세션에서 15분만 남아 있다. 당신은 어떻게 이 시간을 Lance와 사용할 것인가? **[결정시점 2]**

당신은 그에게 BPD와 상당한 알코올 문제가 있는 것 같다고 당신의 생각을 알려주고 이 면담을 종료한다. 더구나 당신은 그가 종종 자기 파괴적이고 대인관계 스트레스의 상황에서 충동적으로 술을 마시므로(즉 BPD 증상의 일부분으로), 그가 BPD 치료에서 효과를 보기 위해서는 지속적인 금주를 할 필요가 있음을 알려준다. 당신은 그가 당신의 클리닉의 이중진단 집중 외래 프로그램(DDIOP)에 참석할 수 있도록 권고하고, 그가 DDIOP를 끝낼 때 BPD에 대한 치료를 재개할 것이다.

Lance는 당신과의 토의 이후에, BPD가 "나와 많이 비슷하네요"라고 동의한다. 그는 자신의 음주문제가 과연 경계선 장애로 인한 것일까 의문을 가지면서도, "어쩌면 알코올치료가 필요하지 않을 수도 있겠네요"라고 한다. **[결정시점 3]**

문을 나서면서, Lance는 긴장을 푸는데 클로나제팜이 도움이 되었다는 것을 기억하고 당신이 그것을 처방해줄 수 있는지 묻는다. **[결정시점 4]**

Lance는 AA모임과 결합된 DDIOP를 잘 수행하고, 후원자를 얻는다. DDIOP가 종결될 때 그를 다시 당신에게 의뢰한다고 하자, 그는 멈칫거리며 말했다. "나는 이 프로그램에 아주 열심히 참여했고, 모든 단계들을 다 통과했어요. 이제 나는 금주를 하는 사람이고 일터로 복귀해서 Carol과의 일들을 처리할 거예요.

이제 나는 BPD 치료가 필요 없어요." DDIOP 팀은 Lance가 굉장히 잘했다는 것을 인정하고 Lance와 다음 단계를 토의하기 위해서 당신을 치료자 미팅에 호출한다. **[결정시점 5]**

Lance는 돌아와서 당신을 만난 후, BPD에 대하여 더 배워야 겠다고 느낀다. 첫번째 방문에서 그는 양극성장애가 있는 친구가 있다고 하고, 자신도 친구나 연인 혹은 동료가 "실망시키면", 하루에도 몇 번씩 기분이 두서가 없어져서 "괜찮다가 갑자기 분노로" 치닫는데, 그래서 자신도 역시 양극성장애가 아닌 건지 궁금해한다. **[결정시점 6]** 당신은 그에게 양극성장애와 BPD는 구별되며 그의 기분변동의 급격함 그리고 그것들이 종종 분노로 치닫는다는 사실 그리고 동반된 자율신경 변화가 결여되어 있기 때문에, 그의 증상은 양극성장애 보다는 BPD와 일치한다고 설명한다. 게다가, 그의 기분 변동이 거의 항상 대인관계 어려움에서 발생하였고, 사실 대인관계 과민감성이 그의 BPD의 핵심일 뿐만 아니라 그가 폭음하도록 이끄는 것 같다고 지적한다. 이것은 AA에서 배운 것에는 없었기 때문에 그는 주목했고 더 알고 싶어져서 질문한다. "그럼 DDIOP처럼 매주 세 번씩 만나야 하나요? 그래야 이 치료가 되는 겁니까?" 당신은 실용적인 태도를 유지하며 그에게 BPD가 있는 환자들은 거의 그러한 집중적인 치료가 필요하지 않고, 그의 치료에 대해서는 의미 있는 일을 다시 시작하고, 금주를 유지하고, BPD에 대하여 더 공부하는 것을 포함하는 보통 수준의 목표를 토의하는 것으로 시작해야 한다고 그에게 말한다. 그는 AA와 당신 클리닉의 BPD 심리교육 그룹치료에 참여하는 것을 동의한다. 그는 BPD 심리교육 그룹치료에서 BPD의 희망적인 예후와, 대인관계 과민감성의 기원 그리고 그 치료가 언제 유용하고 유용하지 않은지에 대하여 배운다. 당신의 안정된 존재와, 현명한 조언 그리고 어떻게 그것이 일어났는지를 확인하는 수정된 연쇄 분석을 통해 그의 실수에 대한 책임을 지도록 하는 것을 통해, 그는 대인관계 과민감성이 어떻게 불편한 정동상태로 가게 하는지 이해하기 시작한다. 이러한 정동은 그가 다른 사람의 위안을 찾게 만들고, 만약 이것이 가능하지 않으면 술로 위안을 찾는다는 것을 그는 배운다. 시간이 흐르면서 덜 강렬한 대인관계 세계로의 작업을 통해, 그는 이러한 상황을 더 잘 예상할 수 있게 되고, 그의 후원자에게 전화하거나, 만남을 갖거나, 혹은 운동과 같은 더 건강한 선택을 하는 것을 포함하는 더 안전한 대처 방식에 익숙해 진다.

결정시점: 대안적 반응들

각각의 반응들을 도움되는 정도에 따라 1(확실히 도움이 된다), 2(도움이 될 수도 있지만, 잘 모르겠다), 3(도움이 되지 않거나 오히려 해롭다)으로 점수를 매긴다.

1. 동료로부터 Lance와 성격장애 치료를 시작할 수 있는지 문의를 받았을 때, 당신은
   A. 거절하며, 당신은 DBT 전문가가 아니라고 말한다.
   B. 거절하며, 그가 먼저 6개월 금주를 한 후에 당신이 그를 만날 수 있다고 말한다.
   C. 동의하지만, Lance가 집중적인, 주 2회의 치료를 기꺼이 할 때만이다.
   D. Lance의 치료가 가장 최적의 방식으로 진행되도록 결정하기 위하여 자문에 동의한다.

2. 병력을 수집한 이후, 당신은 세션의 마지막 15분을 어떻게 사용할 것인가?
   A. 결론에 도달하기 전에 병력을 더 수집하기 위한 추가 세션의 스케쥴을 잡는다.
   B. Lance에게 SSRI를 처방한다.
   C. 그에게 그의 문제는 알코올중독이고 그는 중독재활 치료를 받아야 한다고 말한다. 당신은 그를 도울 수 없다.
   D. Lance와 BPD의 진단기준을 검토하고, 그에게 예후와 당신이 어떻게 치료를 진행할지를 교육하는 것을 시작한다.
   E. 그가 BPD가 있고 잘 나아지지 않는다고 말한다.
   F. 그의 진단이 BPD이며, 치료로 DBT가 필요하다고 말한다.

3. 세션을 끝내고, 당신은
   A. 그의 음주는 BPD 증상의 하나일 뿐일 것이고, BPD가 해소되면 음주문제도 명백히 해소될 것이라고 Lance와 의견을 같이한다.
   B. 그의 음주가 부분적으로 BPD에 의해 일어나는 것으로 보인다고 Lance의 의견에 동의하지만, 그의 음주문제는 꼭 다루어야 한다고 생각한다고 말한다.
   C. Lance에게 동의하지 않고, 그의 음주가 유일한 실제 문제이며, 그가 일단 음주문제를 해결하면 그의 다른 증상이 없어질 것이라고 지적한다.
   D. AA를 권고한다.
   E. 재활 시설을 권고한다.

4. 클로나제팜을 처방할 수 있는지 문의를 받는다면, 당신은 Lance에게 말한다:
   A. "아니요, 물질남용 문제가 있는 사람에게 클로나제팜을 처방하는 것은 클리닉의 정책에 반하기 때문에 안됩니다."
   B. "네, 클로나제팜이 전에도 도움이 되었기 때문에 가능합니다."
   C. "네, 당신이 알코올을 자가-치료 목적으로 사용해 왔는데, 그보다는 클로나제팜이 더 나을 것입니다."
   D. "아니요, 클로나제팜이 당신을 탈억제시킬 수 있고 상황을 더 나쁘게 할 수 있어서 염려되기 때문입니다."

5. 당신은 DDIOP 팀과 Lance에게 다음과 같이 말해야 한다:
   A. 그것은 Lance의 선택이다.
   B. Lance는 BPD 치료로 돌아간다고 동의했던 자신의 약속을 지켜야 한다.
   C. Lance는 당신과의 치료로 돌아가야 하고, 이제는 DDIOP를 끝냈기 때문에, AA를 지속할 필요가 없다.

D. 비록 AA와 12단계가 중요하고 도움이 되지만, Lance가 과거에 AA를 하고 있을 때에도 대인관계 스트레스의 자기-파괴적 패턴으로 폭음이 지속되었으므로, 향후 문제들을 피하기 위해서는 BPD에 대한 치료가 필요할 것이다.

E. Lance는 항상 일 때문에 스트레스를 받았기 때문에 일터로 돌아가서는 안되고, AA와 BPD 치료 모두를 지속하면서 Carol과의 관계를 회복하는 데에만 초점을 두어야 한다.

6. Lance이 양극성장애에 대해 걱정할 때, 이에 대한 반응으로 당신은 다음과 같이 말한다:

A. "BPD가 있는 사람들은 양극성장애가 없어요."

B. "BPD와 양극성장애 사이에는 증상의 유사성이 없어요."

C. "둘을 구분할 수 있는 방법이 없기 때문에, 당신은 안전을 위해서 아마 양극성장애 약물을 복용해야 할 겁니다."

D. "BPD와 양극성장애의 증상은 비슷해 보일 수 있고, 실제로 환자들은 두가지가 같이 있을 수 있지만 우리가 그 둘을 구분할 수 있는 몇 가지 방법이 있어요."

E. "당신이 BPD를 치료하면, 양극성장애는 사라질 겁니다."

결정시점: 논의

괄호 안의 숫자는 도움이 되는 수준을 나타낸다.

1. 동료로부터 Lance와 성격장애 치료를 시작할 수 있는지 문의를 받았을 때, 당신은

A. 거절하며, 당신은 DBT 전문가가 아니라고 말한다. [3] (BPD환자들을 돕는데 있어 당신이 전문가가 될 필요도 없고, 환자에게 꼭 전문적인 치료가 요구되지는 않는다.)

B. 거절하며, 그가 먼저 6개월 금주를 한 후에 당신이 그를 만날 수 있다고 말한다. [2] (비록 환자가 지속적으로 치료에 참여하고 치료에서 효과를 얻기 위해 금주가 중요하지만, Lance의 상황에서는 6개월을 기다리는 동안 BPD의 진단과 가능한 치료를 토의할 기회를 잃게 만들 수 있다.)

C. 동의하지만, Lance가 집중적인, 주 2회의 치료를 기꺼이 할 때 만이다. [3] (치료의 빈도는 치료가 도움이 되는지에 따라 결정해야 한다. 대부분의 환자는 주 2회의 치료가 필요하지 않으며, 이것은 시작 시의 요구사항으로는 과도할 뿐만 아니라 Lance가 치료에 두려움을 느끼게 할 수 있다.)

D. Lance의 치료가 가장 최적의 방식으로 진행되도록 결정하기 위하여 자문에 동의한다. [1] (자문은 이런 상황에서 실용적이다. 자문을 통해서 Lance의 진단에 대한 평가와, 치료 참여에 대한 그의 자율성을 평가하고, 환자의 회복에 중요한 심리교육을 시작하고, 공존질환 치료의 우선순위를 정할 수 있다.)

2. 병력을 수집한 이후, 당신은 세션의 마지막 15분을 어떻게 사용할 것인가?

A. 결론에 도달하기 전에 병력을 더 수집하기 위해서 추가 세션의 스케줄을 잡는다. [2] (다른 세션의 스케줄을 잡는 것이 도움이 될 것이다. 그러나 Lance를 의뢰한 치료팀과 Lance는 틀림없이 치료의 방향에 대한 조언을 원할 것이다. 이것은 가능하다면 이번 세션에서 이루어져야 한다. 만약 이번 세션의 끝에서 병력이 더 필요하다고 판단되면, Lance에게 자서전 쓰기를 숙제로 주어서, 다음 세션 전에 당신에게 이메일을 보내거나 혹은 다음에 가지고 오게 할 수 있다.)

B. Lance에게 SSRI를 처방한다. [3] (지금 단계에서 SSRI를 처방해야 할 큰 이유는 없다. 사실, 뚜렷한 계획없이 약물을 처방하는

것은, 당신이 약물이 도움이 될 거라고 기대한다는 잘못된 인상을 Lance에게 준다.)

C. 그에게 그의 문제는 알코올중독이고 그는 중독재활 치료를 받아야 한다고 말한다. 당신은 그를 도울 수 없다. [3] (비록 Lance는 분명히 음주문제가 있지만, 재활치료까지 필요하지는 않다. 더욱 중요한 것은, 지금까지 그의 성격 스타일이 음주문제에 심각한 영향을 주었다는 증거를 당신이 가지고 있으며, 그에게 단지 중독 재활이 필요하다는 인상을 주는 것은 부정확할 뿐만 아니라 그에게 흑백사고의 경향을 심어줄 수 있다.)

D. Lance와 BPD의 진단기준을 검토하고, 그에게 예후와 당신이 어떻게 치료를 진행할지를 교육하는 것을 시작한다. [1] (BPD 진단을 하는 것은 적절한 치료를 제공하는 핵심 중 하나이다. 또한 BPD의 진단기준을 검토하는 것은 치료의 중요한 부분으로 협업을 정립하는 좋은 방법이다. BPD의 희망찬 예후에 대해 토의하는 것은 Lance가 변화를 기대할 수 있게 하는 시작점이 될 수 있다.)

E. 그가 BPD가 있고 잘 나아지지 않는다고 말한다. [3] (진단을 토의하는 것은 좋은 일이지만, 우리는 이제 BPD의 예후가 총체적으로 좋다는 것을 알고 있다.)

F. 그의 진단이 BPD이며, 치료로 DBT가 필요하다고 말한다. [2] (비록 Lance가 BPD가 있는 것처럼 보이지만, 이 시점에서는 진단에 대해 협력적으로 토의하는 것이 더욱 효과적일 것이다. 언급된 것처럼, 비록 DBT가 BPD를 위한 근거기반치료이기는 하지만, 그것 만이 효과적인 유일한 치료는 아니다. DBT로 치료 선택지를 좁히는 것은 그것이 가용한가의 문제이며, 당신의 클리닉에서는 실용적이지 않다.)

3. 세션을 끝내고, 당신은

A. 그의 음주는 BPD 증상의 하나일 뿐일 것이고, BPD가 해소되면

음주문제도 명백히 해소될 것이라고 Lance와 의견을 같이한다. [3] (비록 그의 음주가 충동적이고 위험한 행동으로 대인관계 과민감성과 연관된 부분이 많을 것이고, BPD와 함께 개선될 수 있지만, 그의 음주가 명백하게 해소될 것이라는 증거가 없는데 그에게 이런 인상을 주는 것은 물질사용장애 치료를 회피하도록 이끌 수 있다.)

B. 그의 음주가 부분적으로 BPD에 의해 일어나는 것으로 보인다고 Lance의 의견에 동의하지만, 그의 음주문제는 꼭 다루어야 한다고 생각한다고 말한다. [1] (위의 반응 A의 토의를 참고하라.)

C. Lance에게 동의하지 않고, 그의 음주가 유일한 실제 문제이며, 그가 일단 음주문제를 해결하면 그의 다른 증상이 없어질 것이라고 지적한다. [3] (이는 과거에도 사실이 아니었고 현재에도 아닐 것이다.)

D. AA를 권고한다. [2] (이것은 어느 정도는 적절하다. 그러나 이것만 유일하게 권고한다면 실수하는 것이다.)

E. 재활 시설을 권고한다. [2] (주거 재활시설은 치료의 부분이 될 수는 있으나, Lance를 클리닉과 분리시키고, 음주와 BPD 사이의 관계를 깨닫게 하는 새로운 관점을 얻을 기회를 잃을 위험이 있다. 가급적이면 당신 클리닉의 집중적인 외래 프로그램이 더 나은 첫 단계가 될 수 있다.)

4. 클로나제팜을 처방할 수 있는지 문의를 받는다면, 당신은 Lance에게 말한다:

A. "아니요, 물질남용 문제가 있는 사람에게 클로나제팜을 처방하는 것은 클리닉의 정책에 반하기 때문에 안됩니다." [2] (만약 이것이 사실이고 환자에게 말하는 것이 가치 있다 해도, 엄격한 규칙을 추가적 설명도 없이 적용하는 것은 환자와 협력적인 동맹을 구축하는 방법이 아닐 것이다.)

B. "네, 클로나제팜이 전에도 도움이 되었기 때문에 가능합니다." [3] (Lance에 따르면 클로나제팜이 이전부터 도움이 되어왔지만, 비록 그렇다 하더라도 그는 알코올문제와 관계와 직업적 어려움 때문에 당신의 진료실에 와있다. 그것이 도움이 되어 왔다고 말하는 것은 그의 정서적인 문제를 일시적으로만 개선시키는[아마도 결국 그의 기능을 악화시키는] 것을 선호하는 Lance의 패턴을 강화하는 메시지를 주는 것이다.)

C. "네, 당신이 알코올을 자가-치료 목적으로 사용해 왔는데, 그보다는 클로나제팜이 더 나을 것입니다." [3] (위의 반응 B의 토의를 참고하라. 클로나제팜으로 탈억제되고 마음헤아리기(정신화)가 안된다면 Lance의 기분은 좋아질 수 있으나, 약물은 결국 그에게 좋은 선택이 되지는 않을 것이다.)

D. "아니요, 클로나제팜이 당신을 탈억제시킬 수 있고 상황을 더 나쁘게 할 수 있어서 염려되기 때문입니다." [1] (클로나제팜의 중독 잠재성과 함께 이것은 Lance가 이 약물을 피해야 할 가장 큰 이유이다.)

5. 당신은 DDIOP 팀과 Lance에게 다음과 같이 말해야 한다:

A. 그것은 Lance의 선택이다. [2] (결국 이 서술은 사실이다. 그러나 이렇게 지나치게 단순한 반응은 Lance에게 최선의 이익이 되지 않는다. 집중 외래치료가 부분적으로 성공적이었다는 것은 당연하고, Lance는 이것으로 모든 것이 좋아지기를 소망하겠지만, 이런 태도는 비현실적이다. 당신을 만나기 전에, Lance와 그의 치료자는 왜 그런 소망이 비현실적인지에 대해 공식화하지 않았다. 당신은 그에게 이것을 상기시킬 기회가 있다.)

B. Lance는 BPD 치료로 돌아간다고 동의했던 자신의 약속을 지켜야 한다. [2] (어떤 관점에서는 이 반응이 GPM의 책임의 원칙을 강조하는 것이지만, BPD의 치료를 시작하는 것이 개인의 의무라

는 것은 성공을 위한 기준이 아닌 것 같다.)

C. Lance는 당신과의 치료로 돌아가야 하고, 이제는 DDIOP를 끝냈기 때문에, AA를 지속할 필요가 없다. [3] (Lance에게는 그가 얻을 수 있는 모든 도움이 필요할 것이다. AA와 같은 그룹치료는 자유롭게 항상 이용 가능하며 그리고 기성화된 지지적 환경을 제공하는 것을 포함하여 많은 이득이 있다.)

D. 비록 AA와 12단계가 중요하고 도움이 되지만, Lance가 과거에 AA를 하고 있을 때에도 대인관계 스트레스의 자기 파괴적 패턴으로 폭음이 지속되었으므로, 향후 문제들을 피하기 위해서는 BPD에 대한 치료가 필요할 것이다. [1] (정확하다.)

E. Lance는 항상 일 때문에 스트레스를 받았기 때문에 일터로 돌아가서는 안되고, AA와 BPD 치료 모두를 지속하면서 Carol과의 관계를 회복하는 데에만 초점을 두어야 한다. [3] (일은 의심할 바 없이, Lance에게 스트레스를 더해 주었다. 그러나 일은 회복을 위한 열쇠가 될 수 있다. 비록 BPD환자가 흔히 그들의 공허감을 채우고 불안정한 자신을 지탱해 주리라는 희망에서 배타적인 관계를 찾지만, 그들의 대인관계 과민감성과 버림받음에 대한 공포는 그러한 관계가 지속되기 어렵게 만든다. 반면에 일은 구조, 목적 의식, 재정적 안정 그리고 BPD환자들을 위한 더 안전한 학습의 장을 열어주는, 덜 강렬한 대인관계 상황을 제공한다. 따라서 GPM은 사랑 이전에 일을 강조한다.)

6. Lance이 양극성장애에 대해 걱정할 때, 이에 대한 반응으로 당신은 다음과 같이 말한다:

A. "BPD가 있는 사람들은 양극성장애가 없어요." [3] (대략 BPD환자의 10~15%가 양극성장애가 있고, 양극성장애 환자도 10-15%에서 BPD가 있다.)

B. "BPD와 양극성장애 사이에는 증상의 유사성이 없어요." [3] (이것

은 사실이 아니다. 그리고 이런 반응은 자신의 증상들이 양극성장애를 나타내는 것인지 의문을 가지고 온 Lance에게는 당신이 무시하는 것으로 느껴질 수 있다.)

C. "둘을 구분할 수 있는 방법이 없기 때문에, 당신은 안전을 위해서 아마 양극성장애 약물을 복용해야 할 겁니다." [3] (BPD와 양극성장애는 구별될 수 있다. 비록 기분조절제와 항정신병 약물이 BPD의 어떤 측면에는 도움이 될 수 있지만, 치료적이지 않고 잠재적인 손해가 되는 많은 면이 있다. 따라서, "단지 안전을 위해서" 약물 복용을 하는 것이 BPD의 기본치료가 되어서는 안된다.)

D. "BPD와 양극성장애의 증상은 비슷해 보일 수 있고, 실제로 환자들은 두가지가 같이 있을 수 있지만 우리가 그 둘을 구분할 수 있는 몇 가지 방법이 있어요." [1] (이것은 Lance의 질문을 인정하고 이 주제에 대한 심리교육을 시작하는 대답이다. 비록 피상적으로 그리고 명목상으로는 유사하지만, BPD와 양극성장애의 증상은 구별될 수 있다. 그러나 그렇게 하려면 환자와 다른 사람과의 협력이 필요한 경우가 많다. 이런 협력에 Lance를 참여시키는 것은, 감별 진단하는 시점에서부터 작업동맹을 형성하는데 도움이 될 수 있다.)

E. "당신이 BPD를 치료하면, 양극성장애는 사라질 겁니다." [3] (안타깝지만, 이것은 사실이 아니다. 반대로 BPD와 양극성장애가 동일한 사람에게 존재할 때, 일반적으로 독립적인 경과를 보이고 각각은 그 자체의 치료 목표가 요구된다.)

결론

GPM은 개별 임상가가 BPD 치료에 대한 일반적 접근을 제공하도록 설계되었다. GPM의 명시적이고 실용적인 접근으로 인해, BPD를 다루는 많은 정신건강 클리닉에도 전략적 청사진을 제공할 수 있다. 외래 클리닉에서는 BPD에 대해 너무 오랫동안 침묵했고, BPD 진단을 확인하는 것을 피하거나(종종 다른 진단으로 보고 비효과적으로 치료하거나), 또는 BPD환자 모두를 집중적이고 특수화된 자원을 필요로 하는 치료법으로(일반적으로 DBT) 치료하려 하였다. 이 두가지 실수로 인해 지역사회에서 BPD는 만연해지고, 클리닉은 BPD에 대해서 마비된 채로 있었다.

GPM의 실용주의는 이런 마비에 대한 해독제로 제공될 수 있다. GPM은 BPD환자가 더 나아질 수 있다는 것을 보여주는 희망적인 자료로 무장하고, BPD의 적절한 진단을 강조한다. BPD의 다른 질병들과의 상호작용에 관한 추가적인 자료를 통해, GPM이 공존질환들을 다루는 합리적인 전략-개별적인 치료계획을 추진하기 위해 진료환경에서 사용할 수 있는 전략-을 발달시키도록 이끌었다. 심리교육과 그룹치료를 자유롭게 사용하는 사례관리적 접근을 강조하여 진료환경에서 경제적으로 유용하게 활용될 수 있도록 했다. 실제로 개별 환자의 치료에 요구되는 많은 중요한 심리교육과 치료의 형태와 강도에 대한 결정이 이런 목적을 위해 설계된 그룹치료를 통해 더 효과적으로 될 수 있다. 그룹치료는 그 토대 위에서 GPM의 단계적 관리 모델을 보소할 수 있고 진료환경의 유한한 자원을 적절히 배분하고, 치료하는 인구군의 정신건강을 최대화하도록 한다.

참고 문헌

Anna Freud National Centre for Children and Families: Mentalization-Based Treatment: Basic Training, 2018. Available at https://www.annafreud.org/training/training-and-conferences-overview/training-at-the-anna-freud-national-centre-for-children-and-families/mentalization-based-treatment-basic-training/. Accessed January 2, 2019.

Bateman A, Fonagy P: Mentalization-Based Treatment for Personality Disorders: A Practical Guide. Oxford, UK, Oxford University Press, 2016 Behavioral Tech: Our impact, 2018. Available at https://behavioraltech.org/about-us/our-impact/. Accessed January 2, 2019.

Choi-Kain LW, Albert EB, Gunderson JG: Evidence-based treatments for borderline personality disorder: implementation, integration, and stepped care. Harv Rev Psychiatry 24(5): 342-356, 2016 27603742

Comtois KA, Carmel A: Borderline personality disorder and high utilization of inpatient psychiatric hospitalization concordance between research and clinical diagnosis. J Behav Health Serv Res 43(2): 272-280, 2016 24875431

Feliu-Soler A, Pascual JC, Borràs X, et al: Effects of dialectical behaviour therapy mindfulness training on emotional reactivity in borderline personality disorder: preliminary results. Clin Psychol Psychother 21(4): 363-370, 2014 23494767

Grilo CM, Sanislow CA, Skodol AE, et al: Do eating disorders co-occur with personality disorders? Comparison groups matter. Int J Eat Disord 33(2): 155-164, 2003 12616581

Gunderson JG, Links PS: Borderline Personality Disorder: A Clinical Guide, 2nd Edition. Washington, DC, American Psychiatric Publishing, 2008

Gunderson JG, Links PS: Handbook of Good Psychiatric Management for Borderline Personality Disorder. Washington, DC, American Psychiatric Publishing, 2014

Gunderson JG, Stout RL, McGlashan TH, et al: Ten-year course of borderline personality disorder: psychopathology and function from the Collaborative Longitudinal Personality Disorders Study. Arch Gen Psychiatry 68(8): 827-837, 2011 21464343

Gunderson JG, Stout RL, Shea MT, et al: Interactions of borderline personality disorder and mood disorders over 10 years. J Clin Psychiatry 75(8): 829-834, 2014 25007118

Hayes SC, Strosahl KD, Wilson KG: Acceptance and Commitment Therapy: The Process and Practice of Mindful Change, 2nd Edition. New York, Guilford, 2016

Howe E: Five ethical and clinical challenges psychiatrists may face when treating patients with borderline personality disorder who are or may become suicidal. Innov Clin Neurosci 10(1): 14-19, 2013 23440937

Keuroghlian AS, Gunderson JG, Pagano ME, et al: Interactions of borderline personality disorder and anxiety disorders over 10 years. J Clin Psychiatry 76(11): 1529-1534, 2015 26114336

Keuroghlian AS, Palmer BA, Choi-Kain LW, et al: The effect of attending good psychiatric management(GPM) workshops on attitudes toward patients with borderline personality disorder. J Pers Disord 30(4): 567-576, 2016 26111249

Linehan MM, Korslund KE, Harned MS, et al: Dialectical behavior therapy for high suicide risk in individuals with borderline personality disorder: a randomized clinical trial and component analysis. JAMA Psychiatry 72(5): 475-482, 2015

25806661

Livesley JW, Dimaggio G, Clarkin JF: Integrated Treatment for Personality Disorder: A Modular Approach. New York, Guilford, 2016

Masland SR, Price D, MacDonald J, et al: Enduring effects of one-day training in good psychiatric management on clinician attitudes about borderline personality disorder. J Nerv Ment Dis 206(11): 865–869, 2018 30371640

Maslow AH: The Psychology of Science: A Reconnaissance. New York, Harper and Row, 1966, p 15

McMain SF, Links PS, Gnam WH, et al: A randomized trial of dialectical behavior therapy versus general psychiatric management for borderline personality disorder. Am J Psychiatry 166(12): 1365–1374, 2009 19755574

McMain SF, Guimond T, Streiner DL, et al: Dialectical behavior therapy compared with general psychiatric management for borderline personality disorder: clinical outcomes and functioning over a 2-year follow-up. Am J Psychiatry 169(6): 650–661 2012 22581157

Paris J: Why patients with severe personality disorders are overmedicated. J Clin Psychiatry 76(4): e521, 2015 25919846

Paris J, Black DW: Borderline personality disorder and bipolar disorder: what is the difference and why does it matter? J Nerv Ment Dis 203(1): 3–7, 2015 25536097

Richter C, Steinacher B, zum Eschenhoff A, et al: Psychotherapy of borderline personality disorder: can the supply meet the demand? A German nationwide survey in DBT inpatient and day clinic treatment facilities. Community Ment Health J 52(2): 212–215, 2016 26323785

Sansone RA, Sansone LA: Borderline personality disorder: are proliferative symptoms characteristic? Psychiatry(Edgmont) 5(8): 18–21, 2008 19727271

Sisti D, Segal AG, Siegel AM, et al: Diagnosing, disclosing, and documenting borderline personality disorder: a survey of psychiatrists' practices. J Pers Disord 30(6): 848–856, 2016 26623537

Unruh BT, Gunderson JG: "Good enough" psychiatric residency training in borderline personality disorder: challenges, choice points, and a model generalist curriculum. Harv Rev Psychiatry 24(5): 367–377, 2016 27603744

Walter M, Gunderson JG, Zanarini MC, et al: New onsets of substance use disorders in borderline personality disorder over 7 years of follow-ups: findings from the Collaborative Longitudinal Personality Disorders Study. Addiction 104(1): 97–103, 2009 19133893

Yen S, Shea MT, Sanislow CA, et al: Borderline personality disorder criteria associated with prospectively observed suicidal behavior. Am J Psychiatry 161(7): 1296–1298, 2004 15229066

Yeomans FE, Clarkin JF, Kernberg OF: 'Transference-Focused Psychotherapy for Borderline Personality Disorder: A Clinical Guide. Washington, DC, American Psychiatric Publishing, 2015

Zanarini MC: Reasons for change in borderline personality disorder(and other axis II disorders). Psychiatr Clin North Am 31(3): 505–515, viii, 2008 18638649

Zanarini MC, Frankenburg FR, Dubo ED, et al: Axis I comorbidity of borderline personality disorder. Am J Psychiatry 155(12): 1733–1739, 1998 9842784

Zanarini MC, Frankenburg FR, Hennen J, et al: Axis I comorbidity in patients with borderline personality disorder: 6-year follow-up and prediction of time to remission. Am J Psychiatry 161(11): 2108–2114, 2004 15514413

Zaparini MC, Reichman CA, Frankenburg FR, et al: The course of eating disorders in patients with borderline personality disorder: a 10-year follow-up study. Int J Eat Disord 43(3): 226–232, 2010 19343799

Zanarini MC, Frankenburg FR, Weingeroff JL, et al: The course of substance use disorders in patients with borderline personality disorder and Axis II comparison subjects: a 10-year follow-up study. Addiction 106(2): 342–348, 201 21083831

Zanarini MC, Conkey LC, Temes CM, et al: Randomized controlled trial of web-based psychoeducation for women with borderline personality disorder. J Clin Psychiatry 79(3), 2018 28703950

Zimmerman M, Ruggero CJ, Chelminski I, et al: Psychiatric diagnoses in patients previously overdiagnosed with bipolar disorder. J Clin Psychiatry 71(1): 26–31, 2010 19646366

제6장

대학 정신건강 서비스

Richard G. Hersh, M.D.
Ellen F. Finch, B.A.

경계선 성격장애(Borderline personality disorder, BPD)는 대체로 청소년 후기나 성인 초기에 증상을 보이기 시작하는데, 이 증상들에 대해서는 이미 잘 서술된 바 있다(Chanen과 McCutcheon 2013). 비록 24세까지의 BPD환자들은 사회기능과 전반적인 건강상태가 동년배들에 비해 뚜렷하게 다르긴 하나(Moran 등 2016), 어떤 BPD 증상들은 훨씬 일찍 나타나기도 하고 정신질환의 초기 징후나 전구증상으로 여겨지기도 한다(Chanen과 Thompson 2014, Choi-Kain과 Gunderson 2015). BPD는 청소년기에 진단될 수 있어서, 조기 개입이 이들에게 도움이 될 것이라는 것은 연구에서 확인된 바 있다(Chanen 등 2008). BPD를 조기에 진단하고 치료를 시작하는 것은-이 연령대에서의-기분장애와 정신병적 장애 치료에 대한 예방적 관점에서 잘 확립된 권고안을 따르는 것이기도 하다(McGorry 2013). 그러나 역사적으로 임상가들은 청소년과 젊은 성인 환자들에게 BPD 진단을 내리는데 저항감을 가지곤 했다.

BPD는 특히 대학 캠퍼스에서 두드러진다. 대학생 시기는 의존성을 버리고 독립성을 지향하는 발달시기이다. 이러한 변화는 그 자체만으로 혼란스럽고 스트레스가 되어서, 우울, 불안, 물질남용, 식이장애, BPD등의 정신질환이 발생할 위험성을 갖게 된다. 통계를 보면 BPD환자들은 대략 18세 무렵, 혹은 대학입학 무렵에 개인 정신치료나 약물치료를 받기 위해 정신건강 전문가를 처음 찾는다고 한다(Hersh 2013, Zanarini 등 2001). 최근 수년간, 대학 상담센터의 책임자들은 상담 분야에 대한 수요가 급증하고 있다고 보고해왔다(Benton 등 2003, Kitzrow 2003). 입원치료나 정신치료 혹은 약물치료를 위해 외래를 다닌 병력을 가진 대학생들이 증가하고 있고(Mowbray 등 2006), 더군다나 굉장히 복잡한 정신과적 증상을 보이는 학생들이 더 많아져서, 대학 상담 직원들에게는 이 현상이 까다로운 도전으로 여겨지고 있다(Gallagher 2015).

정신과 학술 집단은 대학 캠퍼스의 일반 정신건강에 대한 수요 증가에 대처해오고 있다. 실제로 Balon 등(2015)이 Academic Psychiatry에 발표한 한 논문은 최근 나타나는 이 현상에 대해 다각적 관점으로 연구하였다. 증가하는 상담 수요의 특성을 알아내고자 시행된 설문조사를 통해 대학 상담직원들은 학생 정신건강에 대한 여러 이슈들 중에서도 불안, 우울장애, 식이장애, 물질 사용장애, 비자살적 자해행동의 비율이 증가했다는 것을 확인하였다(American College Health Association 2017).

일반 대학생과 대학 정신건강 담당자의 보고서에 담긴, 임상 표본집단을 평가한 대학생 정신병리에 대한 가장 종합적인 설문조사들은, 이들에게서 발견되는 증상의 상당비율이 BPD에서 지속되거나(충동성, 자살성향) BPD에 일반적으로 동반되는 증후군(기분, 식이 혹은 물질사용장애)임을 강조했다. 불행하게도 설문들은 대학의 임상가들과 치료받는 학생들 모두에게 정보를 얻어 정신병리의 경향을 평가하는데 목적을 둔 것이라, 통상적으로 성격장애에 대한 자세한 정보가 포함되지는 않았다. 대학생 정신건강에 대한 많은 설문들이 성격장애 병리와 관계된 특정한 질문만을 포함했다는 한계가 있었지만, Meaney 등(2016)은 임상적으로 중요한 BPD 증상들의 평가치를 보고한 43개의 대학 중심 연구를 검토하여, 대학에서 BPD의 유병률을 0.5%에서 32.1% 범위 정도라고 결론을 내렸는데, 이렇게 차이가 나는 것은 연구 방법이나 연구의 표본 요인이 반영된 것이다.

BPD를 가진 학생들에 대한 좀더 구체적이고 일관성 있는 자료가 없다는 점은 정신건강 임상가들이 청소년이나 젊은 성인들에게 성격장애를 진단하는 것을 주저하는 진단패턴을 반영하는 것일 수도 있다. 앞서 인용한 대학생 정신건강이라는 주제에 집중한 Academic Psychiatry의 내용은 이 현상을 잘 보여주고 있다. 이 주제에는 대학 정신건강 인력을 준비하고 훈련시키는 것(Riba 등 2015), 대학 정신건강에 대한 정신과 교육과목을 개발하는 것(Kirsch 등 2015), 대학생들에게 정신건강에 대해서 교육하는 것(Shatkin과 Diamond 2015) 등에 대한 연구가 포함되어 있다. 하지만 BPD 혹은 그런 소인이 있는 학생들의 평가와 치료에 관한 연구는 포함되어 있지 않다. 같은 학술지의 이전 호에서, Zisook 등(2012)은 성격장애 증상을 가진 학생들에 대한 평가와 치료에 대한 것은 포함하지 않았지만 대학 캠퍼스에서의 자살을 예방하기 위한 아주 중요한 접근법을 서술했는데, 이들은 가능한 중재방법으로 변증법적 행동치료dialectical behavior therapy(DBT) 그룹을 참고로 했고, 중재할 목표 질환을 "충동성"을 가진 학생들로 하였으니 딱히 BPD나 BPD 소인을 가진 사람으로 한정하진 않았다.

대학 환경에서의 경계선 성격장애 치료를 위한 최신 지견

대학 환경에서는 근거기반치료 개입의 활용을 점점 더 강조하고 있다(Cooper 등 2008). 우울, 불안, 물질사용, 식이장애에 대한 개입이 계기가 되어 근거기반치료 개입을 사용하는 시도가 이루어졌다(Baez 2005, Birky 2005, Lee 2005, Resnick 2005). 최근에는 대학 환경에 DBT(Linehan 등 1991) 프로그램을 도입할 때, 캠퍼스 환경에서 근거기반치료를 통합할 것을 점점 강조하고 있다. Chugani(2015)는 대학 상담센터 환경에서의 DBT에 대한 문헌을 검토해서 현재 이론과 그 영향에 대해 정리했다. 이 논문은 대학 캠퍼스에서 일어나는 정신건강 이슈 중 널리 인식된 경향들("비자살성 자해행동, 즉각적인 개입을 요하는 위기상황, 식이장애, 정신과 약물문제, 물질남용[p. 120]과 같은 심각하고 복잡한 정신건강 이슈"를 가진 학생들이 늘어난 것)을 강조하고 이런 맥락에서 근거기반치료 자원이 늘어날 필요가 있음을 강조하고 있다.

대학에서 BPD 특징을 보이는 학생들에게 시행되는 종합적인comprehensive DBT의 효용성은 임의 대조군 연구들에서 입증되고 있다. Pistorello 등(2012)은 연구시작 당시 적어도 살면서 한 번은 비자살성 자해행동이나 자살시도를 한 과거력이 있고, BPD 진단기준 중 적어도 세 가지를 만족시키는, 자살 경향성을 가진 학생 집단을 대상으로 일반적으로 최적이라고 알려진 치료방법과 DBT를 비교해보았다. 이 연구에서 DBT를 받은 학생들은 여러 영역에 걸쳐 일반적인 치료를 받은 집단보다 좋은 결과를 보였다. Sarah Lawrence 대학에서는 명백한 BPD 기질을 가진 학생들의 행동(잦은 입원과 중퇴, 대학 환경에의 전반적인 혼란 등)에서 오는 재정적, 행정적 부담을 해소하고자 종합적인 DBT 프로그램을 개발하였다. 예비 연구결과에서는 이 치료가 BPD의 목표증상에 대해서 효과적인 개입을 제공하는 동시에, 입원이나 질병 휴학의 감소로 이어지는 것이 나타났다.

중요한 것은 종합적인 DBT는 환자에게는 매주 개인치료와 기술그룹의 참여가 요구되고, 임상가에게는 매주 그룹 슈퍼비전을 받는 것이 요구된다는 점이다. 거기다 환자는 치료세션 사이에 치료자에게 전화로 코칭을 받는다. 이런 자원 집중적인 구조는 대부분 자원이 부족한 대학 상담센터들이 종합적인comprehensive DBT를 일반적 치료옵션으로 이용하지 못하게 하는 방해물이 된다. 예를 들어, Sarah Lawrence 대학은 비용문제로 결국 대학 상담센터에서의 종합적인 DBT 치료의 옵션을 변경했고, DBT 기술그룹만을 학생들을 위한 옵션으로 남겨두었다(D. Nunziato, personal communication, December 2018). Chugani와 Landes(2016)는 캠퍼스 환경 내 DBT 프로그램의 시행 추세와 장애물들에 대해서 연구했다. 대학 상담센터 직원들을 대상으로 진행된 이 전산화된 설문조사는 대학내 임상가의 생산성에 대한 요구, BPD를 가진 학생들을 치료하는 특화된 개입을 위한 개인치료 치료자들의 부족 등 지속적인 장애물들이 있음을 보여주었다. 이를 개선하기 위해 저자들은 향후 실행가능한 사항들을 제시하였는데, 지역에서의 봉사활동, “가상” 치료팀 그리고 DBT 모델의 추가적인 전략 수정 등이다. 그 외의 연구들은 대학 환경에서 BPD에 대한 가능한 치료법으로 약식버전의 DBT에 대해 검토하기도 했다.

Meaney-Tavares와 Hasking(2013)은 사전연구에서, 단기간의 수정된 집단 DBT 개입으로 우울증과 BPD 기질을 감소시키고 적응적 대처기술, 문제해결 능력, 건설적인 자기 독백 등에서 호전을 보였으나, 불안을 감소시키지는 못했다는 결과를 보고했다. Chugani 등(2013)은 소규모 예비연구에서 B군 성격병리를 가진 학생집단을 위해 개발된 단기 DBT 기술훈련교육이 이들의 감정조절의 어려움을 호전시키는 경향이 있다는 사실과 함께 기술 사용skills use 능력을 향상시키고 부적응적인 대처 기술을 감소시킨다는 사실을 알아냈다. “심각한 기분조절장애”를 가진 학생을 대상으로 한 또 다른 단기간의 DBT 기술 집단에 대한 예비 연구에서는 마음챙김 기술을 추가했을 때 현저한 이득이 있지는 않았으나, 학생의 기분조절, 정동, 기술사용, 기능의 정도에서 상당한 도움이 되었다는 사실을 보여주었다(Rizvi와 Steffel 2014).

이러한 연구들은 집중적인 치료가 아닌 저강도의 치료로도 대학 연령층에 효과적일 수 있다는 사실을 보여주고, 대학 환경에서의 BPD의 유병률을 고려할 때 실현 가능성이 있는 치료가 매우 필요하다는 것을 보여준다. GPM은 BPD 증상이 있는 학생들을 치료하려는 대학 상담센터들이 택할 수 있는 저비용의, 덜 집중적인 중재방법이다.

대학 환경에서의 좋은 정신과적 관리

BPD를 위한 GPM 임무의 핵심은, 일반의generalist들을 통해 일관되고 정확한 정보에 입각한 치료를 제공하려는 공중보건 목표와 일치한다(Gunderson과 Link 2014). 일반의들을 위한 효과적인 치료법의 개발과 확산은 최근 수년간 보고되고 있는 BPD 예후의 향상에 매우 중요할 것이다. GPM의 개발자들은 BPD

치료와 관련되어 널리 언급되어온 두 가지 현상에 대한 해결책이 필요하다는 것을 강조해왔다: 1) 적절하고 근거에 기반한 관리care에 대한 접근이 제한적임, 2) 질병의 경과와/또는 예후를 악화시킬 위험을 가진 불균등한 관리. 확실히 이 두 가지 우려들은 대학생 집단의 치료에 상당한 영향을 미칠 수 있다. GPM은 DBT, 전이초점치료transference-focused psychotherapy(Clarkin 등 2007), 스키마 중심 치료schema-focused therapy(Giesen-Bloo 등 2006), 마음헤아리기 치료mentalization-based treatment(Bateman과 Fonagy 1999), 혹은 정서적 예측 가능성과 문제해결을 위한 훈련 시스템Systems Training for Emotional Predictability and Problem Solving(Blum 등 2008)과 같은 근거기반 정신치료들의 대체재로 고안된 것이 아니다. GPM은 다양한 교육적 배경을 가진 임상가들이 고도의 훈련 없이도 접근하기 쉽고, 때로는 앞서 말한 확장된 근거기반 정신치료의 시행 전에도 사용될 수 있다.

GPM를 제공할 역량과 임상가의 접근성은 GPM 핸드북과 임상 예시, 비디오 등이 대중화되는 것에 달려있다(Gunderson과 Links 2014). GPM은 정신과 수련을 받은 사람을 위해 만들어진 것도 아니고, 수련을 받은 이에게 제한되어서는 안된다는 사실을 강조하는 것이 중요하다. Link 등(2015)은 GPM이 다른 수련을 받은 임상가들에게도 사용될 수 있고 그래야 한다는 것 그리고 분리된 치료 모델split treatment model에서 GPM의 약물치료적 요소는 처방의사에 의해 손쉽게 처방될 수 있다는 것을 강조했다. 사실 GPM은 심리학자, 사회복지사 및 기타 정신건강 임상가들을 위해 설계되었는데, 이것은 대학 환경을 포함한 지역사회의 BPD 비율을 고려할 때 이용 가능한 정신과 의사의 수가 수요에 비해(대개 캠퍼스 심리 서비스의 경우처럼) 상대적으로 제한적인 것을 반영한다.

이 단원에서 우리는 대학 정신건강 환경에 알맞은 GPM의 6가지 원칙을 제시하고자 한다. 즉, 진단 공개, 심리교육, 사례관리, 목표에 집중하기, 다중 접근multimodality 및 유연한 기간과 강도가 그것이다. 이 원칙들은 널리 적용 가능하고, 상식적이며, 대학 환경의 대다수 임상가들이 사용하는 접근 방식과 잘 통합될 수 있을 것이다.

진단 공개 Diagnostic Disclosure

BPD 증상을 가진 학생을 돕는 첫 번째 단계는 BPD를 진단하고 그 진단을 공유하는 것이다. 이 과정은 환자와 함께 DSM-5 진단기준을 검토하고, 협력하여 진단을 내리고, 보충자료를 활용해 일관된 설명으로 환자가 진단에 대해 이해할 수 있는 틀을 잡아주는 것인데, 그림 2-1에 요약된 진단 공개 원고를 사용할 수도 있다. 건강관리 전문가들 사이에 퍼져 있는 BPD에 대한 낙인stigma 때문에(Chanen과 McCutcheon 2013) 많은 임상가들은 BPD 진단이 환자를 화나게 할까 봐 이를 공개하기 두려워하고, DSM-5에 정의된 기분, 불안, 식이 혹은 물질사용장애로 진단하기도 한다(American Psychiatric Association 2013). 이런 관행은 많은 학생들의 BPD가 진단되지 못했을 것을 의미하며, 최근 검토된 바에 의하면 사실 성격장애의 실제 유병률은 조사된 것보다 40배 높을 것이라고 한다(Conway 등 2017).

즉각적인 BPD 진단의 공개는 치료방향을 알리고, 임상가와 학생 사이에 원활한 의사소통을 가능하게 한다. BPD 진단은 GPM의 기본이고 BPD 진단을 보류하는 것은 의원성 손상iatrogenic harm의 위험을 높일 수 있으며(예, 다중약제투여polypharmacy) 환자가 적절한 치료를 받는 것을 방해할 수 있다(Chanen과 McCutcheon 2013). 이 장의 초반에 인용된 DBT의 원리를 부분 혹은 전체적으로 활용한 많은 연구들이 치료적 중재 중 BPD 진단에 대한 솔직한 논의를 반드시 요구하진 않았다는 점에 주목할 필요가 있다. 이 점은 다수의 이런 중재법들이 치료 초기에 진단에 대해 논의할 것을 요구하는 표준적인 DBT와는 다름을 보여주고, 마찬가지로 GPM과도 구분된다는 것을 보여준다.

GPM은 임상가들이 DSM-5의 BPD 진단기준(American Psychiatric Association 2013)을 학생과 함께 문항 하나하나를 끝까지 다 읽어보고, 각 진단기준 중 학생의 경험과 일치하는 것이 있는지 물어보길 권고한다. 자신들의 고통이 의학적 진단으로 설명이 된다는 것을 알고 같은 문제를 가진 다른 사람들이 있다는 사실을 안다면 학생들이 좀더 안심하게 될 것이다. 일단 협력하여 진단이 내려지면, 임상가는 GPM의 그 다음 중요한 요소인 심리교육으로 넘어

갈 수 있게 된다.

심리교육 Psychoeducation

GPM 임상가들은 통상적으로 환자들, 가족들 그리고 관련된 다른 사람들에게 BPD 진단에 대해 알리고, 유전학, 예후, 공존질환들 그리고 다양한 치료적 선택지들에 대해 교육하게 될 것이다. 대학 환경에서, 진단에 대한 이런 토론과정은 어떤 경우 가족의 참여가 제한되면 복잡해질 수 있다. 게다가 GPM 임상가들은 사감, 학과장 등에게 치료과정 동안 정보를 제공할 필요가 있을 것이다. 온라인이나 상담센터 대기실에는 BPD에 대해 학생들이 접할 수 있는 읽을 거리와 정보가 잘 없고, 있다해도 충분하지 않을 것인데, ULifeline 웹사이트(www.ulifeline.org)와 Britain's Young Minds mental health charity(www.youngminds.org.uk) 같은 몇몇 사이트들은 요즘 대학생 연령에 적절하고 접근 가능한 심리교육 자료들을 제공하고 있다.

BPD 진단에 대한 학생교육 시 중점적인 원칙은 중심적인 구조개념central organizing concept으로서 대인관계 과민감성 모델을 설명하는 것이다. 이를 위해, 치료자는 치료과정에서 우정이 깨지거나 헤어지는 사례 같은 대인관계 과민감성의 한 징후로 나타나는 증상을 탐색하게 될 것이다. 또한 GPM 치료자는 전이로 나타나는 대인관계 과민감성 역시 탐색하게 된다. 학생의 삶의 안팎에서 그리고 치료 안에서 무슨 일이 일어나는 것인가 이해하기 쉽도록 돕기 위해 대인관계 과민감성의 체계를 공유하는 것은 필수적이다.

사례관리 Case Management

GPM 접근법은 치료자가 치료 밖에서 학생의 삶에 무슨 일이 일어나고 있는지에 대해 관심을 가질 것을 강조한다. GPM은 환자의 심리나 "이 방에서 무슨 일이 일어나고 있는지"에 대해서는 굉장히 강조하면서, "실제적인" 염려들에 오히려 제한된 관심만을 강조하는 다른 장기간의 탐색적 정신치료들의 노선을 따르지 않는다. 오히려 GPM 임상가는 환자의 학업수행, 활동 참여, 친구관계,

학교생활 참여 등을 우선적으로 돌볼 것이며, 학생들이 자신의 기능에 영향을 주는 중요한 수행적인 문제를 다루는 것을 돕기 위해 사례관리를 제공하는 것을 주저하지 않는다.

목표에 집중하기

GPM은 주요 활동영역에서 학생의 기능에 무게를 두고 이런 것들을(학업 참여도, 직업에 대한 관심, 인간관계) 치료의 중심 목표로 설정한다. GPM에서는 우선 학생의 기능에 초점을 맞추면, 이것이 BPD 진단과 연관된 부적응적인 행동의 감소로 이어질 것이라고 가정한다. 항상 학업적, 직업적 목표들을 로맨틱한 관계보다 우선적으로 다루는데, 이를 바꿔 말하면 사랑보다는 일에 먼저 초점을 맞추는 것이라고도 할 수 있다.

다중접근법 Multimodality

GPM은 어떤 경우든 한 명보다는 여러 명의 임상가들이 참여하는 것을 지지하고 권고한다. GPM은 정신분석 이론이 성격장애 병리의 치료를 지배하던 시절처럼 임상가와 환자의 양자관계dyad를 우선시하지 않는다. GPM은 보조치료자의 개입뿐만 아니라, 일차치료자와 처방의사를 분리하는 치료도 환영한다. 대학 환경에서 치료 선택지들로는 대학기반 자조모임들campus-based self-help groups(예, 12 단계 그룹, 웨이트워쳐스Weight Watchers, 마음챙김 모임mindfulness groups)도 포함될 수 있다. 또한 GPM은 필요하다면 가족치료나 부부치료도 포함할 수 있다.

유연한 기간과 강도

GPM은 BPD에 대한 다른 근거기반치료들이 치료에 대한 특정 모델을 규정하고 처음부터 만나는 빈도나 치료기간에 대해서 특정 짓는 것과는 다르게, 치료의 기간과 강도에 대한 유연성을 강조한다. GPM 임상가는 처음부터 특정 치료의 틀을 가르치려 하지 않고, 환자 개개인의 필요에 따라 치료를 맞추는 식의 다른 접근을 시도한다. 대학 환경에서 GPM 임상가들은 학생의 다양한 방학 스케줄에 맞춰 유연하게 치료 스케쥴을 조절하는 것이 가능하다. 이런 측면에서, GPM의 유연성은 "전통적인" DBT 치료의 변화(앞서 언급된 다수의 연구들에서와 같이 학생의 학업 스케줄에 맞추는)와 유사하다. 대학 상담센터에서는 학생들에게 학기 별로 할당된 치료 횟수가 제한되어 있기 때문에 이러한 유연한 접근이 특히 중요하다.

요약

이번 장에서 논의된 여섯 가지 요소들은 BPD를 가진 학생을 치료할 때 GPM 임상가들의 접근방식의 뼈대가 될 구조적 틀을 제공한다. 덧붙여 GPM은 임상가가 학생을 지도할 때 도움이 되는 기본적인 정신치료적 접근방식일 것이다. GPM 임상가들은 적극적이지만 반사적reactive이지는 않다. 그들은 학생들이 중요한 주제를 꺼내기를 기다리지 않는다. 대신, 적극적이고 세심하게 질문하고 학생의 기능에 중요한 주제들을 먼저 꺼낸다. 임상가들은 학생들이 자신의 치료에 능동적으로 임하고, 나아지기 위해 노력하는 것에 책임감을 갖도록 해야 한다. BPD의 장기적 경과는 자연 호전의 경과를 보이므로, 치료 중에 변화가 분명히 있어야 한다. 그러므로 임상가는 치료가 정체된다면 재빨리 알아차리고 학생과 함께 왜 치료가 듣지 않는지에 대해 알아내는 작업을 해야 한다. 임상가는 치료 밖 상황에 맞춰 약속을 잡고, 치료실에서의 모습과 상반될 수도 있는 학생의 실제 현실 속에서의 기능에 항상 습관적으로 초점을 맞춰야 한다. 이 모든 것을 통틀어, GPM 임상가는 유연하고 실용적이어야 한다. GPM은 치료상황 밖에서 작용하고 있는 것들을 늘 우선적으로 여기며, 임상가는 대학생의 일상 생활에 영향을 주는 수많은 외부 요인에 치료를 맞추고 변화를 시도하는 것에 익숙해야 한다. 다음 증례는 적극적이고 외부 요인에도 초점을 맞추는, 유연한 치료적 접근법을 보여주고 있다.

증례

다음 증례는 결정시점들을 포함하고 있는데, 각 증례 끝에 몇 가지 대안적 반응들이 나열되어 있다. 독자들은 각각의 대안적 반응이 얼마나 도움이 될지 점수를 매겨보면 좋을 것이다. 그 다음에 각 반응에 대한 논의를 덧붙였다.

Jane은 18살 대학 신입생으로 처음으로 집을 떠나 살게 되었다. Jane의 고등학생 시절을 통틀어 남자친구와의 불안정한 관계에 연관된 폭식-구토binge-purge행동이 이어졌다. Jane은 일반의약품을 과다복용 한 일이 두 번 있었는데, 모두 남자친구가 자신과 헤어지려고 한다는 확신이 들 때였다. Jane은 약물을 과다복용한 두 번 모두 응급실을 찾았는데, 두 번째 자살시도 후에는 자신이 우울증으로 진단받고 드문드문 항우울제 처방을 받았던 개인의원으로 다시 의뢰되었다. 현재 Jane은 첫 학기 동안, 일주일에 3-4번 정도 폭음을 하고 있다. 어느 주말, 그녀는 친구를 통해 남자친구가 다른 여자아이와 데이트를 한 것 같다는 말을 듣게 된다. Jane은 슬픔을 주체할 수 없어서 손목을 무딘 부엌칼로 얇게 그었다. 그녀는 사감에게 좀 더 예리한 칼로 다시 손목을 긋고 싶은 생각이 든다고 말했고, 그 즉시 시간예약 없이 바로 대학 상담센터로 보내졌다. 당신은 응급 대학상담센터의 사회복지사로 Jane의 과거력을 검토하고 평가를 내리기 위해 Jane과 함께하게 되었다. **[결정시점 1]**

첫 면담 끝에, BPD 진단이 추정되어 당신은 Jane과 상의 후 표준 GPM 절차를 따르기로 했다. Jane은 진단을 듣고는 걱정 반 안심 반인 마음을 표현했다. 그녀는 전화 상으로 부모님을 면담에 동참시키고 BPD 경과, 예후, 유전학 그리고 치료에 대한 기본적인 정보를 그들과 공유하는 것에 동의했다.

당신과 Jane은 당신이 가능하면 더 자주 Jane의 목표와 치료 효율성을 검토한다는 전제 하에 일주일에 한 번씩 면담을 하기로 했다. 치료 초기에 Jane의 관심은 남자친구를 "되찾고" 싶고 어떻게 해서든 그가 현재 만나는 여자아이를 이기고 싶다는 열망에 맞춰져 있다. Jane은 그녀의 전 남자친구와 그의 새로운 여자친구에 대해 극단적으로 묘사하기 시작한다. **[결정시점 2]**

치료 한 달에 걸쳐, 당신은 Jane의 중요한 관계들에 대해 세부사항들을 이해하고자 작업한다. 한 번은 당신이 그녀의 전 남자친구 이름을 잊었더니 Jane은 불같이 화를 낸다. 그녀는 "선생님은 제 앞 시간에 보는 그 턱수염 난 남자를 생각하고 있는 게 분명해요!! 아마 그 남자가 저보다 더 중요하시겠죠"하고 소리를 질렀다. **[결정시점 3]**

다음 면담 때, 당신은 Jane이 부쩍 학업이 뒤처져 있고 두 과목에서 낙제할 것 같다는 사실을 알게 된다. 그녀는 "BPD로 너무 아팠고 선생님도 이번 학기가 저에게 얼마나 힘들었는지 알고" 있을테니 학장님께 몇개의 필수과제에서 그녀를 면제해주라는 쪽지를 써달라고 애원했다. **[결정시점 4]**

당신의 충고에 따라, Jane은 활동들에 참여해보려는 노력의 일환으로 주말마다 캠퍼스에 머물고, 학업에 집중하고 새로운 친구들을 사귄다. 그녀는 한 과목에 낙제했지만 나머지 세 과목은 통과했다. 손목을 긋는 행동과 폭음은 계속되었으나, 대학에서는 좀 더 편안하게 지내기 시작했다. 치료 6개월 뒤, 두 번째 학기 동안 Jane의 전 남자친구에 대한 집착은 점점 줄어들었다. Jane은 이 이야기를 치료 중에 꺼냈고 "저 몇 주간 그에 대해서 생각하지 않았어요. 제 생각엔 제 BPD가 나은 것 같아요. 제 생각엔 이게 우리의 마지막 시간이 될 수 있을 것 같아요"라고 말했다. **[결정시점 5]**

논의 후, Jane은 치료를 유지하는데 동의했고, 몇 개월 뒤 그녀는 1학년을 마쳤다. 당신은 여름에 집으로 돌아가 있는 동안 그녀를 봐줄 치료자를 함께 찾아보았고, 고등학생 때 했던 여름 아르바이트를 다시 해보도록 권했다. Jane은 여전히 자신의 대인관계 문제로 고심하고 있고 때때로 폭음을 하지만, 눈에 띄게 덜 민감해졌고 봄 학기 강의를 모두 통과했다. 당신은 가을에 그녀가 캠퍼스에 돌아올 때로 진료예약을 잡았다.

결정시점: 대안적 반응들

각각의 반응들을 도움되는 정도에 따라 1(확실히 도움이 된다), 2(도움이 될 수도 있지만, 잘 모르겠다), 3(도움이 되지 않거나 오히려 해롭다)으로 점수를 매긴다.

1. Jane의 약물 과다복용과 자해 위험 패턴을 알게 되었을 때, 당신은
   A. 당신은 Jane이 더 이상 약물 과다복용하는 것을 원치 않기 때문에, 즉시 Jane을 입원시키기 위해 전화한다.
   B. Jane에게 집중적인 개인 정신치료가 필요하고, 대학을 그만두고 싶을 수도 있다고 이야기한다.
   C. 자해 패턴과 자살위험성은 무시한다. 이것들은 일종의 의사표현

방법이지, Jane이 가진 문제들의 원인은 아니다.

D. Jane의 충동적인 행동과 자해행동이 대학에서의 적응을 얼마나 어렵게 했을지에 대해 우려를 표현하고, 이런 행동들을 당신의 BPD 진단을 설명할 예시로 활용한다.

2. Jane이 전남자친구의 새 여자친구가 그를 떠나게 하기 위해 자신의 소셜 미디어 계정에 그를 책망하는 메시지를 게시하려고 한다고 말할 때, 당신은

A. 이에 대한 언급은 피하고, 그 주말에 마무리해야 할 학업 계획에 대한 이야기로 관심을 돌린다.

B. Jane의 말에 고개를 끄덕이고 다음 시간에 무슨 일이 일어났는지 말해달라고 한다.

C. 직접적으로 Jane의 계획의 위험성과 예상되는 결과에 대해서 설명한다. Jane에게 메시지를 게시하기 전에 몇 주 더 기다려보고 심사숙고하도록 충고한다. 그리고 도전할 조별 과제에 대한 대화로 이야기를 전환한다.

D. 치료에 전 남자친구를 개입시키기로 하고 그에게 전화를 건다.

3. Jane이 당신의 다른 환자에 대해서 소리칠 때, 당신은

A. 당신의 실수에 대해서 충분히 사과를 하고 어떻게 하면 Jane과 화해할 수 있을지 물어본다. 다른 환자는 Jane보다 중요하지 않으며, 실제로 다른 어떤 학생보다 Jane을 자주 만나고 있다고 설명한다.

B. 당신의 기억 착오에 대해서 알아차리고 사과한 뒤 왜 Jane이 그렇게 갑자기 다른 환자때문에 당신에게 소리를 질렀는지 물어본다.

C. 즉시 치료를 중단하고 Jane에게 나가라고 한다. 소리지르는 행동은 받아들일 수 없는 행동이고 치료 상황에서 용인되어선 안된다.

D. 이런 폭발적인 반응은 치료가 안되고 있다는 신호이므로 Jane을

다른 치료자에게 의뢰해야 할 지 결정한다.

4. Jane이 자신에게 몇 가지 필수과제들을 면제해 주도록 학장님께 쪽지를 써달라고 부탁할 때, 당신은
   A. 학장님께 Jane의 필수과제들을 좀 줄여 달라고 연락한다. 왜냐면 Jane이 학기 초부터 학업을 수행하기에는 너무 아팠다는데 동의하고, 강의 낙제가 그녀의 학업적 목표 성취에 주요 장애물이 될까 걱정되기 때문이다.
   B. 당신은 Jane에게 그런 개입을 한다면 마치 그녀가 자기 행동에 대해 책임을 지지 못하는 것으로 보이게 하는 것이 아닌지 걱정된다고 설명한다. 학장에게 전화하는 대신, 당신은 Jane과 함께 남은 학기 동안 그녀의 학업 능력을 향상시킬 계획을 세우고, 그녀가 낙제한 강의들에 대해 개인 지도교사를 찾는 것을 돕는다.
   C. 당신은 Jane에게 학장에게 전화하도록 부탁하는 것은, 그녀가 자신이 만든 문제를 회피하려는 한 방법일 뿐이며 그녀가 그런 일을 부탁해서 실망했다고 엄하게 설명해야 한다.
   D. 당신이 아니라 부모님에게 부탁하라고 권한다. 당신은 그녀를 학업적 책임에서 면제해줄 의학적인 근거를 찾을 수가 없지만, 학장은 가족이 개입한다면 반응할 수도 있을 것 같다.

5. Jane이 치료를 종결하길 제안할 때, 당신은
   A. Jane이 많이 호전된 것에 동의하고 만약 그녀가 치료가 필요치 않다고 생각한다면, 당신은 일단 그녀의 의견을 지지한다. 당신은 그녀에게 원한다면 언제든 문은 열려 있다고 말해준다.
   B. Jane이 상당히 호전되었다는 것을 인정한다. 그러나 당신은 여전히 그녀의 BPD가 사라진 것인지 그리고 치료를 종결하는 것이 좋은 생각일지 의문이 든다. 당신은 최근 그녀가 이야기했던 여학생 사교클럽 동기들과 겪었던 대인관계 문제를 예로 들어 BPD 증상

들이 여전히 여러 문제들의 원인이 되고 있다는 이야기를 꺼내고, 치료적 만남을 적어도 올해까지는 지속하도록 제안한다.

C. Jane에게 그녀가 틀렸고, 그녀의 BPD는 여전히 아주 심하다고 말한다. Jane의 계속되는 약물 남용 문제는 말할 것도 없고, 분노와 자해가 지속되는 동안 효과가 있는 치료를 종결한다는 생각은 정말 끔찍한 생각이라고 전한다.

D. Jane에게 분명히 그렇지 않은데도 자신의 BPD가 모두 좋아졌다고 생각한다는 것은, 이 치료가 잘 안되고 있다는 것이라고 말한다. 그러므로 치료를 중단하고 다른 치료자에게 의뢰한다.

결정시점: 논의

소괄호 안의 숫자들은 도움이 되는 수준을 의미한다.

1. Jane의 약물 과다복용과 자해 위험 패턴을 알게 되었을 때, 당신은

A. 당신은 Jane이 더 이상 약물 과다복용하는 것을 원치 않기 때문에, 즉시 Jane을 입원시키기 위해 전화한다. [3] (위험 수준에 대한 평가 시, Jane의 약물 과다복용은 미미한 정도였고 [예를 들어, 치명적이지 않은 정도의 일반의약품] 대인관계로 인해 유발되었으며 자살 위험도는 실제로 꽤 낮다. 바로 입원으로 이어지는 것은 Jane이 스트레스 상황을 마주하고 잘 처리할 수도 있는 기회를 없애므로 치료적으로 중요한 기회를 잃을 수 있다.)

B. Jane에게 집중적인 개인 정신치료가 필요하고, 대학을 그만두고 싶을 수도 있다고 이야기한다. [3] (비록 Jane의 증상들은 심각하지만, 학교를 관두는 것은 그저 스트레스를 줄여주는 일시적 해결책이며 그녀가 자신의 민감성을 이해하고 장시간에 걸쳐 좀더 효율적으로 대처하도록 가르쳐 줄 기회를 잃는다. 대학에서 안정적으로 기능하는 것에 치료의 초점을 맞출 필요가 있고, 휴학 이전에

덜 집중적이고, 다방면에 걸친 치료가 시도되어야 한다.)

C. 자해 패턴과 자살위험성은 무시한다. 이것들은 일종의 의사표현 방법이지, Jane이 가진 문제들의 원인은 아니다. [2] (Jane의 자해와 자살성향은 의사소통의 표현이며 그렇게 다루어져야 한다. 그러나 이런 행동들을 완전히 간과해서는 안되며 대신, 대인관계 과민감성으로 이해하고 BPD의 증상으로 이해해야 한다.)

D. Jane의 충동적인 행동과 자해행동이 대학에서의 적응을 얼마나 어렵게 했을지에 대해 우려를 표현하고, 이런 행동들을 당신의 BPD 진단을 설명할 예시로 활용한다. [1] (이런 접근은 자해와 자살성향을 모두 무시하지 않으면서 대학에서의 기능에 집중할 수 있게 해주고, Jane의 증상들을 BPD의 체계와 대인관계 과민감성에 두루 연결 지어 이해할 수 있게 해준다.)

2. Jane이 전남자친구의 새 여자친구가 그를 떠나게 하기 위해 자신의 소셜 미디어 계정에 그를 책망하는 메시지를 게시하려고 한다고 말할 때, 당신은

A. 이에 대한 언급은 피하고, 그 주말에 마무리해야 할 학업 계획에 대한 이야기로 관심을 돌린다. [2] (Jane의 학업 기능에 관심을 유지하는 것이 중요하며 그것이 도움이 될 것이라는 이야기를 이어가는 것은 중요하다. 그러나 소셜 미디어를 통해 복수할 계획은 심각한 방법으로 역효과를 일으킬 수 있고 현실적인 GPM 치료자라면 그 계획의 잠재적 영향력을 무시할 수 없을 것이다.)

B. Jane의 말에 고개를 끄덕이고 다음 시간에 무슨 일이 일어났는지 말해달라고 한다. [3] (GPM 치료자는 수동적이지 않고, 오히려 사람들과의 교류와 행동의 결과 모두를 고려하여 사전대책을 강구해야 한다. Jane이 결과를 생각하지 않고 그런 위험한 계획을 실행하도록 내버려두는 것은 현실적이지 않다.)

C. 직접적으로 Jane의 계획의 위험성과 예상되는 결과에 대해서 설

명한다. Jane에게 메시지를 게시하기 전에 몇 주 더 기다려보고 심사숙고하도록 충고한다. 그리고 도전할 조별 과제에 대한 대화로 이야기를 전환한다. [1] (이런 접근은 Jane의 문제 많은 계획을 논리적으로 설명해주는 동시에, 치료 회기를 Jane의 목표로 다시 맞춰서 그룹 프로젝트가 성공적인 방향을 찾도록 해준다.)

D. 치료에 전 남자친구를 개입시키기로 하고 그에게 전화를 건다. [3] (비록 GPM이 다중접근적이고 가족 혹은 중요한 타인들의 개입을 권장하지만, 전남자친구를 개입시킨다면 그녀의 대인관계 문제가 상당히 재발할 것이며, 그 문제는 전 남자친구와의 한 번의 전화로 해결되지 않을 것이다. Jane은 그녀의 현재 문제들과 과거 자살시도의 근원이었던 전남자친구와 엮이는 것보다는, 대학 생활 동안 자신의 목표를 달성하는 것이 더 나을 것이다.)

3. Jane이 당신의 다른 환자에 대해서 소리칠 때, 당신은

A. 당신의 실수에 대해서 충분히 사과를 하고 어떻게 하면 Jane과 화해할 수 있을지 물어본다. 다른 환자는 Jane보다 중요하지 않으며, 실제로 다른 어떤 학생보다 Jane을 자주 만나고 있다고 설명한다. [3] (비록 당신의 사과는 당신과 Jane의 관계의 현실적인 요소들을 인정하는 것이지만, 이런 방어적인 반응은 증상으로서 다루어져야 하는 Jane의 분노폭발에 대해서 이야기하기를 피하는 것이며 비전문적이다. 게다가, 다른 학생과의 약속에 대해서 논의하는 것은 건강보험의 법령the Health Insurance Portability and Accountability Act [HIPPA]을 어기는 것이다.)

B. 당신의 기억 착오에 대해서 알아차리고 사과한 뒤 왜 Jane이 그렇게 갑자기 다른 환자때문에 당신에게 소리를 질렀는지 물어본다. [1] (사과함으로써, 당신은 당신과 Jane의 관계가 실제이며 당신도 실수를 할 수 있다는 것을 인정하게 된다. 당신의 실수를 내버려두지 않으면서도 Jane의 분노폭발에 대한 논의를 이어감으로

써, 당신은 그녀의 BPD 증상이 어떻게 당신과의 관계를 포함한 대인관계에 영향을 미치는지에 대한 논의에 그 사건을 재구성하여 이용할 수 있다.)

C. 즉시 치료를 중단하고 Jane에게 나가라고 한다. 소리지르는 행동은 받아들일 수 없는 행동이고 치료 상황에서 용인되어선 안된다. [2] (Jane이 자신의 용납불가한 행동에 대해 해명할 수 있도록 적절하게 제지하고, 자기 행동의 결과를 배우도록 하는 것은 중요하다. 그러나 분노폭발은 BPD의 증상으로 이해되어야 한다. 당신은 GPM 치료자로서 분노폭발을 예측하고 이를 다룰 준비가 되어 있는 상태이기 때문에, 치료를 끝내버리면 무슨 일이 일어난 건지 함께 논의할 옵션을 포기하고 기회를 놓치게 된다.)

D. 이런 폭발적인 반응은 치료가 안되고 있다는 신호이므로 Jane을 다른 치료자에게 의뢰해야 할 지 결정한다. [3] (비록 지속적인 문제행동이 치료가 되지 않고 있다는 신호라고 해도, Jane이 치료받은 기간은 고작 한 달이다. 한 번의 분노폭발이 치료 종결로 이어지는 결론으로 바로 넘어가 버리는 것은 너무 극단적이다. 그녀는 이런 증상들에 대해서 도움받기 위해 당신과 치료를 하고 있다.)

4. Jane이 자신에게 몇 가지 필수과제들을 면제해 주도록 학장님께 쪽지를 써달라고 부탁할 때, 당신은

A. 학장님께 Jane의 필수과제들을 좀 줄여 달라고 연락한다. 왜냐면 Jane이 학기 초부터 학업을 수행하기에는 너무 아팠다는데 동의하고, 강의 낙제가 그녀의 학업적 목표 성취에 주요 장애물이 될까 걱정되기 때문이다. [3] (표면적으로는 이것이 도움이 될 것처럼 보일 수 있지만, 이는 결국 당신도 Jane이 자기 일을 완수하지 못할 것으로 여긴다는 것을 보여주는 것이며 그녀가 자기 행동의 결과를 피하는 것을 허락해주는 것이다.)

B. 당신은 Jane에게 그런 개입을 한다면 마치 그녀가 자기 행동에 대

해 책임을 지지 못하는 것으로 보이게 하는 것이 아닌지 걱정된다고 설명한다. 학장에게 전화하는 대신, 당신은 Jane과 함께 남은 학기 동안 그녀의 학업 능력을 향상시킬 계획을 세우고, 그녀가 낙제한 강의들에 대해 개인 지도교사를 찾는 것을 돕는다. [1] (Jane의 장애물을 제거해주지 않음으로써, 당신은 그녀가 자기 행동에 책임을 질 수 있게 해주고 그녀가 성공적인 학생이 될 능력이 있다고 믿는다는 것을 보여주게 된다. 동시에, Jane이 학업에 애쓰고 있음을 인정하고, 사례관리를 통해 그녀가 필요로 하는 학업 지원을 받도록 할 수 있다.)

C. 당신은 Jane에게 학장에게 전화하도록 부탁하는 것은, 그녀가 자신이 만든 문제를 회피하려는 한 방법일 뿐이며 그녀가 그런 일을 부탁해서 실망했다고 엄하게 설명해야 한다. [2] (Jane이 자신의 학업 상태를 유지하는데 책임을 갖도록 하는 것은 중요하다. 그러나 Jane의 요구를 꾸짖는 것은 Jane이 함께 해결책을 찾도록 협력할 여지를 없애 버리고, Jane이 앞으로 자기가 겪는 문제들을 가지고 오지 못하게 만들 수 있다.)

D. 당신이 아니라 부모님에게 부탁하라고 권한다. 당신은 그녀를 학업적 책임에서 면제해줄 의학적인 근거를 찾을 수가 없지만, 학장은 가족이 개입한다면 반응할 수도 있을 것 같다. [3] (이런 접근은 Jane이 책임감을 갖지 못하게 하고 자기 행동의 결과를 피하기 위해 다른 사람을 개입시키도록 조장하는 것이다. 비록 GPM 치료자는 적절할 때 가족이 개입하게 독려해야 하지만 그것이 Jane 자신이 일으킨 문제를 해결하는데 부모님을 이용하도록 조장하는 것을 의미하진 않는다.)

5. Jane이 치료를 종결하길 제안할 때, 당신은

A. Jane이 많이 호전된 것에 동의하고 만약 그녀가 치료가 필요치 않다고 생각한다면, 당신은 일단 그녀의 의견을 지지한다. 당신은

그녀에게 원한다면 언제든 문은 열려 있다고 말해준다. [2] (Jane이 호전되었음을 인정하는 것은 중요하며, GPM은 더 이상 도움이 되지 않는다고 여겨질 때 치료를 종결하는 것을 지지한다. 그러나 전 남자친구에 대해 생각하지 않는 것이 BPD가 다 나은 것을 의미한다는 Jane의 설명을 받아들이는 것은 적절하지 않다.)

B. Jane이 상당히 호전되었다는 것을 인정한다. 그러나 당신은 여전히 그녀의 BPD가 사라진 것인지 그리고 치료를 종결하는 것이 좋은 생각일지 의문이 든다. 당신은 최근 그녀가 이야기했던 여학생 사교클럽 동기들과 겪었던 대인관계 문제를 예로 들어 BPD 증상들이 여전히 여러 문제들의 원인이 되고 있다는 이야기를 꺼내고, 치료적 만남을 적어도 올해까지는 지속하도록 제안한다. [1] (이것은 자신이 이룬 것에 대한 Jane의 기쁨을 인정해주는 동시에, 치료 종결이라는 그녀의 결론에 의문을 제시하는 사려 깊은 반응이다. 그녀의 현재 사회적 상황을 예를 듦으로써, 당신은 Jane이 전혀 나아지지 못한 것처럼 느끼지 않도록 하고 지금까지 치료가 얼마나 도움이 되었는지 알아차리도록 도울 수 있다.)

C. Jane에게 그녀가 틀렸고, 그녀의 BPD는 여전히 아주 심하다고 말한다. Jane의 계속되는 약물 남용 문제는 말할 것도 없고, 분노와 자해가 지속되는 동안 효과가 있는 치료를 종결한다는 생각은 정말 끔찍한 생각이라고 전한다. [2] (당신 말이 사실 맞다. 그리고 Jane이 종결이라는 자신의 결론에 대해 또 다른 관점을 알도록 하는 것은 중요하다. 그러나 자신의 성취에 대한 Jane의 기쁨을 인정해주지 않고 그녀의 생각을 일방적으로 일축해버리는 것은 사려 깊지 않은 접근이고 Jane이 치료를 떠나게 할 수 있다.)

D. Jane에게 분명히 그렇지 않은데도 자신의 BPD가 모두 좋아졌다고 생각한다는 것은, 이 치료가 잘 안되고 있다는 것이라고 말한다. 그러므로 치료를 중단하고 다른 치료자에게 의뢰한다. [3] (Jane에게 도움이 되던 치료를 성급하게 종결하는 것은 해롭다.

GPM은 Jane이 상당한 호전을 보였으나, 치료가 더 이상 듣지 않을 때 종결하길 권장한다. GPM에서는 좀 더 신중한 반응이 요구된다.)

결론

BPD 혹은 BPD기질을 가진 학생과 작업하는 것은 오늘날 대학 캠퍼스 환경에서 임상가가 피할 수 없는 현실이다. 연구에 따르면 대학 내에서 과거에 비해 더 많은 학생들이 일차적 혹은 동반이환 된 성격장애 진단을 암시하는 복합적인 증상들을 보인다고 보고되고 있다. 대학 사무처들은 BPD를 가진 학생들에게서 자주 보이는 증상들(자살경향성, 비자살적 자해행동non-suicidal self-injurious behavior, 식이장애, 물질남용장애, 혹은 기분장애들)에 점점 더 많은 관심을 쏟고 있다. 어떤 학생들은 일차적인 성격장애를 가지고 있거나 성격장애 기질을 가지거나 혹은 다른 질환에 동반이환 된 것으로 진단될 수 있는데, 이런 학생들은 표준적인 치료 중재방법들에는 잘 반응하지 않을 수 있다.

지금까지 BPD 혹은 BPD기질을 가진 학생들의 치료는 대학 캠퍼스 환경에서 DBT를 활용하는 것에 관심이 집중되어 있었다. 치료 기간이나 강도에 변화를 주거나 DBT의 기술 요소에만 변화를 준 축약된 버전의 DBT와 더불어, 4가지 핵심 요소들(매주 시행되는 환자를 위한 개인세션과 기술그룹 세션, 환자 전화 코칭 그리고 매주 시행되는 임상가들의 동료 자문)을 갖춘 "전통적인" DBT를 활용하는 시도를 해왔다. 연구자들은 여러 다른 장애물들 중에서도 비용, 제공 가능한 훈련의 부족, 대학 상담센터 임상가에게 요구되는 생산성때문에 대학 환경에 DBT를 적용하기에는 어려움이 있다는 사실을 밝혀냈다.

GPM은 "초보" 임상가를 포함한 다양하게 훈련된 임상가들이 이용하기 위한 중재법으로 고안되었기 때문에 GPM 훈련은 관리 과정에서 대학 심리서비스가 학생들에게 지나친 지출이나 대대적인 변화를 요구하지 않고 근거기반 치료를 제공하는 것을 돕는다. GPM은 기초적인 훈련을 받은 보통의 임상가들도 BPD환자들에게 "충분히 좋은" 치료자가 될 수 있다는 생각을 전제로 한다. 비록 어떤 환자들은 좀더 집중적인 근거기반치료를 요할 수 있지만, 주요 전향적 연구들은 대부분의 환자들이 심지어 치료 없이도 빠르게 호전될 수도 있다는 생각을 지지하고 있다(Gunderson 등 2011, Janarini 등 2006). GPM은 임상가들이 단기적인, 간헐적인, 비집중적인 치료를 제공할 수 있도록 해주고, 초심자조차도 BPD환자를 치료할 수 있다는 자신감을 얻을 수 있게 한다.

참고 문헌

American College Health Association: American College Health Association National College Health Assessment Fall 2016 Reference Group Data Report. Hanover, MD, American College Health Association, 2017. Available at: https://www.acha.org/documents/ncha/NCHA-II_FALL_2016 REFERENCE_GROUP_DATA_REPORT.pdf. Accessed July 23, 2018.

American Psychiatric Association: Diagnostic and Statistical Manual of Mental Disorders, 4th Edition, Text Revision. Washington, DC, American Psychiatric Association, 2000

American Psychiatric Association: Diagnostic and Statistical Manual of Mental Disorders, 5th Edition. Arlington, VA, American Psychiatric Association, 2013

Baez T: Evidence-based practice for anxiety disorders in college mental health, in Evidence-Based Psychotherapy Practice in College Mental Health. Edited by Cooper SE. New York, Haworth, 2005, pp 33-49

Balon R, Beresin EV, Coverdale JH, et al: College mental health: a vulnerable population in an environment with systemic deficiencies. Acad Psychiatry 39(5): 495-497, 2015 26327172

Bateman A, Fonagy P: Effectiveness of partial hospitalization in the treatment of borderline personality disorder: a randomized controlled trial. Am J Psychiatry 156 (10): 1563-1569, 1999 10518167

Benton SA, Robertson JM, Tseng W, et al: Changes in counseling center client problems across 13 years. Prof Psychol Res Pr 34(1): 66-72, 2003

Birky II: Evidence-based and empirically supported college counseling center treatment of alcohol and related issues, in Evidence-Based Psychotherapy Practice in College Mental Health. Edited by Cooper SE. New York, Haworth, 2005, pp 7-23

Blum N, St John D, Pfohl B, et al: Systems Training for Emotional Predictability and Problem Solving(STEPPS) for outpatients with borderline personality disorder: a randomized controlled trial and 1-year follow-up. Am J Psychiatry 165 (4): 468-478, 2008 18281407

Chanen AM, McCutcheon L: Prevention and early intervention for borderline personality disorder: current status and recent evidence. Br J Psychiatry Suppl 202 (554): 824-529, 2013 23288497

Chanen AM, Thompson K: Preventive strategies for borderline personality disorder in adolescents. Curr Treat Options Psychiatry 1(4): 358-368, 2014

Chanen AM, Jackson HJ, McCutcheon LK, et al: Early intervention for adolescents with borderline personality disorder using cognitive analytic therapy: randomised controlled trial. Br J Psychiatry 193(6): 477-484, 2008 19043151

Choi-Kain LW, Gunderson JG: Borderline Personality and Mood Disorders: Comorbidity and Controversy. New York, Springer, 2015

Chugani CD: Dialectical behavioral therapy in college counseling centers: current literature and implications for practice. J College Stud Psychother 29(2): 120-131, 2015

Chugani CD, Landes SJ: Dialectical behavior therapy in college counseling centers: current trends and barriers to implementation. Journal of College Student Psychotherapy 30(3): 176-186, 2016

Chugani CD, Ghali MN, BrunnerJ: Effectiveness of short term dialectical behavior therapy skills training in college students with Cluster B personality disorders. Journal of College Student Psychotherapy 27323-336, 2013

Clarkin JF, Levy KN, Lenzenweger MF, et al: Evaluating three treatments for borderline personality disorder: a multiwave study. Am J Psychiatry 164(6): 922-928, 2007 17541052

Conway CC, Tackett JL, Skodol AE: Are personality disorders assessed in young people? Am J Psychiatry 174(10): 1000-1001, 2017 28965457

Cooper SE, Benton SA, Benton SL, et al: Evidence-based practice in psychology among college counseling center clinicians. Journal of College Student Psycho-therapy 22(4): 28-50, 2008

Engle E, Gadischkie S, Roy N, et al: Dialectical behavior therapy for a college population: applications at Sarah Lawrence College and beyond. Journal of College Student Psychotherapy 27(1): 11-30, 2013

Gallagher RP: National Survey of College Counseling Centers 2014. Alexandria, VA,

International Association of Counseling Services, 2015. Available at:http://d-scholarship.pitt.edu/28178/1/survey_2014.pdf. Accessed July 23, 2018.

Giesen-Bloo J, van Dyck R, Spinhoven P, et al: Outpatient psychotherapy for borderline personality disorder: randomized trial of schema-focused therapy vs transference-focused psychotherapy. Arch Gen Psychiatry 63(6): 649-658, 2006 16754838

Gunderson JG, Links PS: Handbook of Good Psychiatric Management for Borderline Personality Disorder. Washington, DC, American Psychiatric Publishing, 2014

Gunderson JG, Stout RL, McGlashan TH, et al: Ten-year course of borderline personality disorder: psychopathology and function from the Collaborative Longitudinal Personality Disorders Study. Arch Gen Psychiatry 68(8): 827-837, 2011 21464343

Hersh RG: Assessment and treatment of patients with borderline personality disorder in the college and university population. Journal of College Student Psychotherapy 27: 304-322, 2013

Kirsch DJ, Domakonda M, Doerfler LA, et al: An elective in college mental health for training adult residents in young adult psychiatry. Acad Psychiatry 39(5): 544-548, 2015 26105769

Kitzrow MA: The mental health needs of today's college students: challenges and recommendations. NASPA Journal 41(4): 165-179, 2003

Lee CL: Evidence-based treatment of depression in the college population, in Evidence-Based Psychotherapy Practice in College Mental Health. Edited by Cooper SE. New York, Haworth, 2005, pp 23-33

Linehan MM, Armstrong HE, Suarez A, et al: Cognitive-behavioral treatment of chronically parasuicidal borderline patients. Arch Gen Psychiatry 48(12): 1060-1064, 1991 1845222

Links PS, Ross J, Gunderson JG: Promoting good psychiatric management for patients with borderline personality disorder. J Clin Psychol 71(8): 753-763, 2015 26197971

McGorry P: Prevention, innovation and implementation science in mental health: the next wave of reform. Br J Psychiatry Suppl 54(suppl 54): S3-S4, 2013 23288498

Meaney R, Hasking P, Reupert A: Prevalence of borderline personality disorder in university samples: systematic review, meta-analysis and meta-regression. PLoS One 11(5): e0155439, 2016 27171206

Meaney-Tavares R, Hasking P: Coping and regulating emotions: a pilot study of a modified dialectical behavior therapy group delivered in a college counseling service. J Am Coll Health 61(5): 303-309, 2013 23768227

Moran P, Romaniuk H, Coffey C, et al: The influence of personality disorder on the future mental health and social adjustment of young adults: a population based, longitudinal cohort study. Lancet Psychiatry 3(7): 636-645, 2016 27342692

Mowbray CT, Megivern D, Mandiberg JM, et al: Campus mental health services: recommendations for change. Am J Orthopsychiatry 76(2): 226-237, 2006 16719642

Pistorello J, Fruzzetti AE, Maclane C, et al: Dialectical behavior therapy(DBT) applied to college students: a randomized clinical trial. J Consult Clin Psychol 80(6): 982-994, 2012 22730955

Resnick JL: Evidence-based practice for treatment of eating disorders, in Evidence-Based Psychotherapy Practice in College Mental Health. Edited by Cooper SE. New York, Haworth, 2005, PP 49-67

Riba M, Kirsch D, Martel A, et al: Preparing and training the college mental health workforce. Acad Psychiatry 39(5): 498-502, 2015 26307363

Rizvi SL, Steffel LM: A pilot study of 2 brief forms of dialectical behavior therapy skills training for emotion dysregulation in college students. J Am Coll Health 62(6): 434-439, 2014 24678824

Shatkin JP, Diamond U: Psychiatry's next generation: teaching college students about mental health. Acad Psychiatry 39(5): 527-532, 2015 25743202

Zanarini MC, Frankenburg FR, Khera GS, et al: Treatment histories of borderline inpatients. Compr Psychiatry 42(2): 144-150, 2001 11244151

Zanarini MC, Frankenburg FR, Hennen J, et al: Prediction of the 10-year course of borderline personality disorder. Am J Psychiatry 163(5): 827-832, 2006 16648323

Zisook S, Downs N, Moutier C, et al: College students and suicide risk: prevention and the role of academic psychiatry. Acad Psychiatry 36(1): 1-6, 2012 22362428

제2부

정신건강 관련 전문가

제7장
사회복지사

Robert P. Drozek, M.S.W., LICSW

최근 몇 년간, 사회복지 전문가들은 자신들의 일상적인 임상 업무를 가르치고 알리는데 근거기반치료evidence-based therapies(EBTs)를 점점 더 많이 받아들이고 있다(Barth 등 2012, Bertram 등 2015, Bledsoe-Mansori 등 2013, Howard 등 2003, McNeece와 Thyer 2004, Rubin 2011, Rubin과 Parrish 2007). 전국 사회복지사 협회The National Association of Social Workers(2017)는 그 윤리강령에서 "사회복지사는 사회적 업무에 대한 새로운 지식을 비판적으로 검토하고 최신 정보를 유지해야 하며, 업무 시 평가 및 연구를 통한 근거를 충분히 활용해야 한다"는 의무사항을 분명하게 권고하고 있다(p. 27). 이 원칙은 특히 경계선 성격장애(BPD)를 갖고 있는 의뢰인과 관계가 있다. BPD 의뢰인에 대한 의사들의 부정적인 태도(Sansone과 Sansone 2013)와 함께 BPD로 인한 공중보건비용이 많이 들기 때문에, 임상 사회복지 업무에서의 BPD에 대한 추가적인 근거기반치료의 연구가 시급한 상황이다.

변증법적 행동치료dialectical behavioral therapy(DBT)는 BPD에 대한 사회복지 문헌에서 많은 관심을 받아왔다(Chapman 등 2011, Koons 2008, Panos 등 2013, Schulz와 Rafferty 2008, Washburn 등 2016). 비록 DBT가 사회복지사들에게 BPD환자들을 다룰 수 있는 포괄적인 자원을 제공해주긴 하나, 수련과 실행과정의 복잡성과 엄격함 때문에(Carmel 등 2014, Choi-Kain 등 2016, Swales 2010), 사회복지사들이 주로 활동하고 있는(일반적으로 활동하는 시간과 자원이 매우 제한적인) 지역사회환경에서는 적합하지 않을 것이다. 게다가 DBT는 주로 인지행동적 기술 획득에 초점을 맞추는 면이 있어서, 사회복지사들에게 사회복지 실무의 핵심이라고 알려진 *임상 사례관리*에 대해서는 명확한 틀을 제공하지 못한다.

이번 장에서는 사회복지 실무에서의 GPM의 다양한 임상적, 이론적 그리고 체계적인 이점들을 살펴볼 것이다. John Gunderson의 선구적인 임상 개념에서 비롯된 GPM(Gunderson 2001, Gunderson과 Links 2008, 2014)은 확실한 사례관리 체계를 바탕으로 운영되는 유일한 BPD용 근거기반치료법이다. 그러므로 여기 제시된 것처럼, GPM은 임상적 사회복지의 주요 요소들을 조화롭게 통합할 수 있는 확실한 가능성을 제시한다. 이 장에서는 일상적인 사회복지 업무에 GPM을 적용하는 것이 어떤 것인지 설명하기 위해, 주요 원칙들을 개략적으로 설명하고 이에 대한 임상적인 예시를 제시하려고 한다.

사회복지 실무를 위한 GPM의 개요

사회복지사들이 "지역사회 정신건강센터, 병원, 물질사용 치료 및 재활프로그램, 학교, 일차 건강관리 센터primary health care centers, 아동복지기관, 고령화 서비스, 근로자 보조 프로그램 그리고 개원 환경" 등을 포함한 다양한 범위의 환경에서 근무하고 있다는 것은 널리 알려져 있다(National Association of Social Workers 2005). 이런 와중에도, 사회복지사들은 개인 상담, 임상 사례관리, 정신치료, 위기 개입, 의뢰인 교육 등을 포함한 중복된 서비스를 수

표 7-1. 사회복지 업무에서의 좋은 정신과적 관리

주안점 Focus / 목표	향상된 정신사회적 기능 증가된 주체성agency과 자율성autonomy 직업의 의미, "사랑하기 전에 일하라work before love"
빈도	매주 혹은 필요할 때 의뢰인의 기능성을 지원하도록 빈도를 맞춰라.
치료적 태도	지지supportiveness, 능동성activity, 겸손, 진정성authenticity
사전 개입	원인, 경과, 효과적인 치료법에 관한 심리교육 역할과 목표를 명료화 하라.
기본 기법	"공감하고 설명하라."

표 7-2. 상황 별moment-to-moment 좋은 정신과적 관리 전략

사례관리 전략	
목표	"인생을 살자Getting a life."
구체적 기법	"'세상을 어떻게 살지'에 대해 조언하라." 조언을 아끼지 않고, 삶의 지혜와 개인적 경험을 나누자. 역할극 강점과 성과를 강조하자. 구체적인 과제들을 도움 지지하자Advocacy: 자원을 알아보고 획득하도록 정신약물치료사를 포함한 다른 치료사에 대한 연락책이 되어주자.
정신치료 전략	
목표	현실 적응
구체적 기법	문제해결 기법: "먼저 생각하라think first." 의존성에 대해서 한 번 더 환기시키고 임상가 및 타인의 한계 등에 대해 강조하라.

시로 제공하게 된다(National Association of Social Workers 2006). 사회복지사들이 맡아야 할 역할들이 너무 많아서, 사회복지 업무에 대해 어떤 한가지 방식으로 GPM을 사용하도록 제안하는 것은 어렵다. 대신 사회복지사들 특유의 업무에 충분히 융통성 있게 맞춰질 수 있으면서, GPM의 주요 요소라고 여겨지는 것들을 검토하여 표 7-1과 7-2에 요약해 두었다. 특히 BPD 의뢰인들에게 *정신치료*를 제공하는 사람들만큼이나 일차적으로 *사례관리*를 제공해야 하는 사회복지사들에게 GPM이 제안해야만 하는 것들을 강조하고자 노력했다.

GPM의 목표와 초점

GPM의 가장 중요한 임상 목표는 의뢰인이 직업적, 대인관계적인 노력을 할 때 향상된 기능 가질 수 있게 돕는 *사회 재활social rehabilitation*이다(Gunderson과 Links 2014)이다. BPD의 다른 근거기반치료들이 내적인 과정의 변화에 주목하는 반면(예, DBT에서 인지행동적 기술의 향상, 마음헤아리기치료mentalization-based treatment [MBT]에서 마음헤아리기의 향상, 전이초점치료transference-focused psychotherapy [TFP]에서의 대상관계의 통합), GPM는 그런 변화는 의뢰인이 자신의 환경에 대한 적응이 향상되면 자연스럽게 일어날 수 있다는 가정 하에, "관찰할 수 있는 사회적 손상과 사회적응 문제들"을 직접적으로 다루는데 초점을 맞추고 있다(Gunderson과 Links 2008, p. 72). 근본적으로, GPM은 의뢰인이 자신의 환경에서 좀더 나아진 목적의식과 의미를 얻을 수 있다면, BPD 증상에 기반을 두고 있는 다양한 형태의 불안정성(예, 감정조절장애, 빈약한 정신화mentalization, 정체성 혼돈, 분열splitting)들이 자연스럽게 호전될 수 있을 것이라고 가정한다. 현실적으로 말하자면, 사회 재활은 의뢰인이 학업을 시작하고, 사회복지 서비스를 받고, 직업적 역할에 복귀하고, 가계적 책임감을 늘리거나 혹은 기존의 책임들에서 신뢰감이 개선되도록 돕는 것이다.

GPM이 사회 재활에 초점을 맞추는 것은, 사람들이 자신의 환경에 적응하도록 돕는 것이 사회복지 실무의 핵심이라는 사회복지업무의 핵심 개념을 반영하는 것이다. 국제 사회복지사 연맹(International Federation of Social Workers, 2014)의 선언에서도 "사회복지업무의 정당성과 권한은 사람들이 자신의 환경과 상호작용하는 지점에 개입하는 데 있다"고 밝히고 있다. 또한 GPM은 정신기능만큼 환경에 집중함으로써, 사회 정의를 위한 사회복지의 윤리적 책임을 뒷받침하기도 한다: "사회복지사들은 인간의 기본 욕구를 충족시키기에 좋은 생활 조건이 될 수 있게 지원하고 사회 정의의 실현과 양립할 수 있는 사회적, 경제적, 정책적 그리고 문화적 가치와 제도를 조성해야 한다."(National Association of Social Workers 2017, p. 29)

실전 포인트Practice Points

사례관리를 제공하는 사회복지사들을 위한

- GPM은 개인의 정신사회적 기능을 향상시킨다는 사례관리 서비스의 전통적인 초점을 인정한다(Kanter 2011). GPM은 사례관리 같은 서비스들을 정신사회적 치료들과 비교하여 "피상적"이라고 생각하기 보다는, BPD 의뢰인들의 향상된 안정성을 향한 가장 편리한 길을 제공해줄 수 있다고 여긴다.

정신치료를 제공하는 사회복지사들을 위한

- GPM은 정신치료사들이 BPD 의뢰인들과 작업할 때 단순히 정신적 혹은 "전이적인" 목표에 집중하지 않기를 권고한다. 대신에 의뢰인과 함께 작업할 때, 사회복지사들은 계속 이런 질문을 생각해보아야 한다: 어떻게 하면 이 치료가 의뢰인으로 하여금 자신의 환경과 지역사회 안에서 좀더 바쁘고, 생산적이고, 의미 있는 삶을 살도록 도울 수 있을까?

GPM의 빈도와 기간

경험적으로 GPM은 주 1회, 일년 내내 지속되는 방식이 적합하다고 알려져 왔으나(McMain 등 2009), GPM은 의뢰인의 요구에 맞게 유연한 방식을 취하길 권고한다: "특정한 기간과 강도가 규정된 바는 없다. 치료가 효과적인지 아닌지 판단할 때 환자들과 치료자가 협력해야 한다." (Gunderson과 Links 2014, p. 7) 의뢰인의 정신사회적 진전에 따라 치료 빈도와 기간을 정함으로써, GPM은 주체성agency과 자율성autonomy에 대한 의뢰인의 노력을 장려하는 한편, 지속적으로 돌보는 것이 의뢰인이 영구적으로 "아프거나", "상처받은" 역할에 남으려 하게 만든다는, BPD에 관해 널리 퍼져있는 편견에 직접적으로 도전한다.

이 모델은 임상가가 "의뢰인이 자발적인 행동을 최대치까지 서서히 늘릴 수 있게 돕도록 권장하는" 임상적 사례관리 접근방식을 반영한다(Walsh와 Manuel 2015, p. 822). 사례관리 모델에서, 임상적 만남의 빈도와 기간은 종종 의뢰인이 자신의 목표에 도달하도록 돕기 위해 혹은 의뢰 사유(주거, 교통, 복지혜택)를 해결하기 위해 어느 정도의 지원이 필요한지 등의 실무적인 상황을 고려하여 결정된다.

실전 포인트Practice Points

사례관리를 제공하는 사회복지사들을 위한

- GPM은 사례관리자들이 BPD 의뢰인의 기능 수준에 맞춰 치료 강도를 조절하는 것을 인정할 뿐만 아니라, 의뢰인이 정신사회 기능에 있어서 지속적인 진전을 경험하고 있다고 여겨져 필요하다고 판단된다면, 치료적 만남의 빈도와 기간을 더 늘리는 것을 수락하는 등의 상당한 자유를 허용한다.

정신치료를 제공하는 사회복지사들을 위한

- 만일 의뢰인이 정신치료 세션을 잘 활용한다면, 사회복지사는 약속 빈도를 주 2회로 늘리는 것을 편안하게 느낄 수 있다. 반면에, 의뢰인이 어려움이 많아져서 추가 세션을 요구한다면(예, 기분조절장애, 대인관계 갈등, 자해), 다음과 같이 말하며 조심스럽게 진행해야 한다.
  "당신이 지금까지 겪어온 어려움들 때문에 저를 좀 더 자주 만나고 싶은 것이 충분히 이해됩니다. 그러나 저는 당신에게 확실한 도움이 되지 않았던 치료를 '좀 더' 한다는 것이 조심스럽습니다. 우리가 좀더 나아질 수 있도록 옳은 선택을 할 수 있게, 최근에 당신에게 무슨 일이 일어나고 있는지 좀 더 살펴봅시다."

GPM의 치료적 태도

치료적 태도라는 말은 딱히 치료에 포함된 특정한 중재방법을 칭하는 것이 아니라 치료 관계에서 임상가의 전반적인 태도와 접근법을 의미한다. GPM에서 임상가의 자세는 몇 가지 필수적인 요소들을 포함한다.

- *지지Supportiveness*: 따뜻함, 신뢰감, 관심, 염려
- *적극성Activity*: 질문을 하고, 즉각적으로 의뢰인에게 반응함, 긴 침묵을 피함, 치료세션의 초점과 방향성trajectory을 구조화함
- *겸손함Humility*: 유연성, 협력, 배려, 실수에 대해 기꺼이 책임지려 함, 의뢰인의 경험의 "진실성"에 대해서 절대 권위적인 방식으로 추정하지 않음
- *진정성Authenticity*: 생각과 주장에 대한 조심스러운 투명성, 세상이 돌아가는 방식에 대한 "지혜로운 충고"를 편안하게 공유함, 치료상황에서 전문적이고도 "인간적인real person" 방식으로 접근함

GPM의 치료적 자세는 임상 사례관리에서 전통적인 접근방식에 가깝다. 지지supportiveness는 사례관리의 기본 원칙이며, "개인의 안녕에 대한 직접적인 관심을 특징으로 한다"(Woods와 Hollis 2000, p. 35). 사례관리자들은 의뢰인과 특정한 형태의 정신사회적 손상에 대해 고심하기 때문에, 적극적이고, 능동적이며, 종종 현실성에 기반한 임상적 태도를 취하곤 한다(Frankel과 Gelman 2016). 게다가 사회복지에서 협력, 탈권위성 그리고 의뢰인 중심의 행위를 강조하는 것을 고려할 때, 전문적인 겸손함은 사례관리자 지도 원리에 핵심적인 특징이 된다(National Association of Social Workers 2013). 마지막으로, 사례관리가 현실 지향적인 초점을 가지고 있기 때문에, 사회복지사들은 GPM이 지지하는 진정성과 현실적인 접근법을 쉽게 수용하는 경향이 있다: "사회복지사들은 의뢰인의 삶에서 외부에 실제하는 존재('real' person)로서 역할을 하며, 치료중재 과정에서는 두 세계가 (현실과 치료 상황) 조화를 이룰 수

있도록 한다."(Walsh와 Manuel 2015, p. 821)

실전 포인트Practice Points

사례관리를 제공하는 사회복지사들을 위한

- BPD 의뢰인들과 작업할 때, 사회복지 사례관리자들은 자신들의 임상적 접근(지지를 강조함, 적극적인 개입, 겸손함 그리고 진정성)이 이론적, 현실적 그리고 경험적 근거가 있을 때 자신감을 느낄 수 있다.

정신치료를 제공하는 사회복지사들을 위한

- 정신치료 시 좀더 수동적이고 간접적인 경향을 보이는 사회복지사들은(예, 역동정신치료자들dynamic clinicians, 의뢰인 중심의 치료사들client-centered therapist) BPD 의뢰인들을 치료하기 위해 GPM을 적용할 때, 적극성과 초점의 개선을 고려할 필요가 있다. BPD 의뢰인들은 부적합한 구조에서는 퇴행되고 불안정해질 수 있기 때문에 이런 적극성은 GPM의 고유한 특성이 아니라, 모든 BPD를 위한 근거기반치료에서 중요하게 여겨진다.

- 유사하게, 좀더 기술적으로 "중립적" 태도를 갖는 사회복지사들(예, 의뢰인의 직접적인 질문에 답하길 거부함, 의견이나 생각을 공유하지 않음, 어떤 종류의 충고도 피함)에게는 BPD 의뢰인과 작업할 때 조심스럽게 투명성을 높이고, 좀더 진정성을 갖고, 좀더 자기노출self-disclosure을 하길 권고한다. 이런 접근방식은 BPD와 연관된 부정적인 인지 편견(Arntz 등 2011)으로 인해 "중립성"을 부정으로 받아들이는 의뢰인의 경향을 약화시킬 수 있으므로 치료동맹의 안정성을 향상시키게 된다.

- 치료자의 강한 권위를 당연시 여기는 모델(초기 인지행동치료, 전통적인 정신분석이론)을 따르는 사회복지사들은 임상적 자세에 불확실성을 수용하고 유연성을 가지는 것이 권장된다. 이런 태도는 BPD 의뢰인들과의 힘 겨루기를 줄여주고, 의뢰인의 "극단적인 흑백논리" 경향을 상쇄시키며, 대인관계에 대한 좀더 균형 잡힌 접근을 가능하게 한다(Gunderson과 Links 2014, p. 15).

사전 개입 Preliminary Interventions

GPM 원칙에 따라, 의뢰인이 BPD 진단기준에서 3가지 이상을 충족시킬 것 같다면, 임상가는 BPD 진단에 대해서 의뢰인과 함께 검토하고 논의해보아야 한다. 이 권고안은 BPD 치료를 전문으로 하지 않는 사회복지사들에게는 상당한 불안을 유발시킬 수 있다. 사회복지사는 진단을 내리는 것이 사실 필요하지 않다거나, 심지어 사회복지의 강점에 기반한 관점으로 성격장애라는 생각 자체가 금기라고 여겨서, 의뢰인이 진단에 대해 부정적으로 반응할 것을 걱정할 수 있다. Corcoran과 Walsh(2016)가 "이런 진단은 한 사람의 특정한 부분이 아니라 그 사람 전체를 묘사하는 것으로 여겨지며, 종종 경멸적인 용어로 사용되기 때문에, 사회복지사들은 이러한 진단을 사용할 때 조심해야한다"(p. 451)고 언급한 것처럼 말이다.

비록 이런 우려들이 좋은 의도이긴 하나, 이것은 의뢰인과 함께 BPD 진단에 대해서 명확히 논의하는 것이 가져올, 다른 방법들로는 도저히 얻어낼 수 없는 수많은 치료적 이득을 제대로 인식하지 못한 것이다. 실제 임상 실무에서, 대부분의 BPD 의뢰인들은 진단이 자신들이 평생 동안 싸워온 어려움들을 설명해주고 확인시켜 주는 것이기 때문에, 진단을 받는 것에 대해서 상당히 긍정적으로 반응한다. Gunderson과 Links(2008)에 따르면, "그 질환을 가진 사람이 자기 혼자가 아니며, 이 장애와 그 치료법에 대한 지식이 있다는 사실을 아는 것은 의뢰인을 안심시켜준다"(p. 81). 게다가, 의뢰인들은 자신들의 진단에 대해서 알 권리가 있고, 의뢰인에게 알리지 않고 BPD에 대한 특정 치료를 제공하는 것은 정보를 제공하고 동의를 받도록 하는 사회복지의 원칙에 맞지 않다(National Association of Social Workers 2017). 결론적으로, BPD 진단을 공개하는 것은 사회복지의 강점을 기반으로 한 접근법과 전적으로 일치한다. Saleebey(2013)는 사회복지의 강점적 관점에 입각한 결정적 보고서에서, "문제 상황이나 경험을 정의하는 것은 도움 과정helping process이 어떻게 진행될지 안내해주기 때문에, 도움 과정의 중요한 첫 단계가 된다(p. 191)"고 조언한다. 마찬가지로, GPM은 "진단을 내리는 것"이 의뢰인이 자신의 대인관계와 이와 연관된 상황에서의 정서적 취약성을 설명하고 예측할 수 있게 하고, 자신이 타고난 강점을 사용하도록 도와줌으로써 힘을 실어주는 과정이 될 것이라고 가정한다.

임상가들은 BPD 진단에 대해서 논의할 때 다양한 기술을 적용할 수 있겠지만, 나는 특히 도움이 된다고 여겨지고, 협력적이며 의뢰인 중심인 사회복지 철학과 일치한다고 여겨졌던 접근법을 사용한다(Hepworth 등 2017). 특정 의뢰인이 BPD 진단기준에 맞을 것이라 확신이 들 때 그리고 과거력 상 이 진단기준을 보여주는 예시가 충분히 드러나는 것을 알게 되면, 나는 종종 다음과 같이 말한다.

> 우리가 점점 서로를 알게 될 수록, 나는 당신 증상의 많은 부분이 치료 가능한 특정 진단과 일치한다는 생각이 듭니다. 잠시 이 문제를 함께 논의해볼 수 있을까요?

의뢰인이 좀더 듣길 원한다면, 나는 BPD전체 진단기준이 적혀진 목록을 전문용어를 배제한 일상적인 언어 형식으로 보여준다(예, Zanarini Rating Scale for Borderline Personality Disorder [Zanarini 등 2003]). 그 후 진단기준 목록을 검토해 나간다.

> 진단 자체가 주로 불안정성의 문제들을 포함합니다: 정서, 자존감, 관계 그리고 행동에서의 불안정성. 그래서 이 사람은 주로 버림받거나 심지어 그저 다른 사람으로부터 버림받는 느낌을 받지 않기 위해 필사적인 시도를 합니다. 당신과 매우 비슷하지 않나요?

의뢰인이 긍정적으로 답한다면, 의뢰인에게 자신의 경험에서 예를 공유해보자고 권하고 해당된다고 여겨진다면 이를 명확히 확인해준다: "당신의 말이 맞는 것 같아요. 많이 힘드셨을 것 같네요." 만일 나는 적합하다고 여겨지는 증상인데, 의뢰인은 아니라고 한다면, 나는 보통 내가 지금까지 의뢰인에 대해 이해한 바를 이용한다.

> 당신은 다른 사람들로부터 거절당하거나 버림받는 것을 피하려고 자기가 애쓰는 것 같진 않은가요? 전에 남자친구에 대해서 이야기한 것은 어떤가요? 당신은 종종 그가 당신을 나쁘게 보거나 좋아하지 않을까 봐 너무 불안해서, 그런 일은 일어나지 않을 것이라고 확신하기 위해 그와 성관계를 많이 가지려 애쓴다고 했습니다. 이건 그에게 버림받지 않기 위해서 애쓰는 것이 아닐까요?

의뢰인이 계속해서 진단기준을 거부한다면, 나는 더 이상 이 문제를 밀어붙이지 않는다. 대신 나아가 다른 관련 증상을 생각하게 해본다. 이런 문제들에 대해 의뢰인과 힘 겨루기를 하는 것은 도움이 되지 않는다. 모든 진단기준을 검토한 뒤, 나는 이것들이 모두 BPD의 증상임을 설명한다. 꼬리표는 강조하지 않고 의뢰인 자신의 경험에 대한 설명에 더 우위를 둠으로써, 우리는 "성격장애"를 가졌다는 것에 관해 의뢰인들이 부정적인 연상을 떠올릴 가능성을 줄인다. 대신 의뢰인들은 이해받고 인정받는다는 느낌을 받고, 심지어 진단에 대한 의문을 가지기보다는 오히려 치료에 대해서 더 배우고 싶다고 느끼는 경향이 있다.

진단에 대해 논의하고 나면, GPM에서 핵심적인 역할을 하는 *심리교육* 전략을 시작한다. GPM의 심리교육에는 의뢰인에게 유전성, 생물정신사회적 원인, 성과, 대인관계 측면 그리고 치료 반응 등을 포함한 BPD의 필수적인 정보를 제공하는 것이 포함된다. 이런 정보를 제공하는 것은 의뢰인들이 자신들의 진단에 대해 *균형 잡힌 낙관론*을 갖도록 도와줄 수 있다-자신들의 근본적인 취약점을 좀 더 알게 됨으로써, 치료와 삶을 살아가기 위한 현실적인 계획을 세우는 동시에 더 나아지고 성공할 가능성이 높다는 희망을 가질 수 있도록 자기 자신을 더 나은 관점에 머물게 한다.

언뜻 보기에는, *교육*이라는 용어가 가르치는 사람과 배우는 사람 사이의 힘의 차이를 담을 수 있기 때문에, *심리교육*이 사회복지가 강조하는 협력과 자율성에 모순된다고 여겨질 수 있다. 그러나 심리교육은 근거기반 관리를 제공하는 확장된 사회복지의 권한뿐만 아니라(Walsh 등 2008), 실무에서의 강점중심 모델strengths-based model of practice을 구현한다. "관리 대상자와 비공식적인 보호자들이 아는 것이 많아질 수록, 건강 상 모두에게 좀 더 긍정적인 결과가 예상된다는 전제 하에, 환자/의뢰인이나 가족은 치료에서 치료제공자의 파트너로 간주된다"(Lukens과 McFarlane 2006, p. 291-292).

마침내 치료 초기 단계의 어느 시점에서, 임상가는 GPM에서 "역할과 목표들"이라고 칭하는 것을 의뢰인과 함께 명료화하는 작업을 하게 된다. 역할은 약속 스케줄, 치료비, 취소 방침, 세션 사이의 가용성intersession availability 그리고 치료와 관련된 다른 당사자들(예, 정신과 의사, 가족지원처)과 사회복지사의 상호작용 같은 치료 관계의 "틀"에 대해 사회복지사와 의뢰인의 명확하고 협의된 요구사항들을 의미한다. 목표는 주로 의뢰인에게 시한 제한적이고, 구별되고, 측정 가능하며 성취 가능한 목표들을 의미한다(예, 자살행동 줄이기, 위험할 때 도움 요청하기, 배우자와의 의사소통 기술을 구현하기, 자원봉사 구하기).

실전 포인트Practice Points

- 비록 여기 제시된 전략들이 GPM 초기에 필수적이긴 하지만, 사회복지사들은 치료 과정을 통해서 필요한 만큼 되돌려주는 것을(예를 들어, 그 사람의 어려움을 BPD 진단의 용어와 연결해주는 것을 지속하거나 치료 진전에 대해서 공유된 반응을 촉구하기 위해서 의뢰인의 목표를 계속 언급함으로써) 편히 여겨야 한다.

- 많은 사회복지사들은 종종 의뢰인의 어려움에 반응하여 해결책으로 빠르게 넘어가고 싶은 유혹을 받는다(예, 사례관리 시 해결방법을 제시함, 정신치료 시 인지 재구조화를 적용하는 것). 사회복지 실무에 GPM을 적용할 때, 사회복지사들은 치료 초기의 이런 "직립반사righting reflex"에 일단 저항해야 하며(Hohman 2012), GPM의 진단받기, 심리교육, 목표와 초점을 명료화 하는 것은 그 자체만으로도 BPD 의뢰인의 치료에서 필수적인 역할을 하는 효과적인 임상 중재법이라는 사실을 잊지 않도록 조언받는다.

기본적인 기법들: "감정을 공감하고 상황에 연결하라"

GPM의 세션 중, 임상가는 두 가지 기본적인 테크닉, *감정을 인정하고 상황과 연결 짓기validation and contextualization of affect*를 자주 활용한다: GPM은 인정하기validation를 "환자 지각perception의 현실성이나 감정의 정당성을 확인하는 것"이라고 정의한다(Gunderson과 Links 2008, p. 68). 또한 GPM의 인정하기는 "지지"와 "공감적 알아차림empathetic recognition"으로 이해되기도 하며, 단순히 정확하게 의뢰인의 경험을 서술하는 것(예, "그 말이 당신의 마음을 정말 아프게 했던 것 같군요")뿐만이 아니라 그것이 *타당하고 이해 가능하다*는 것을 확인하는 것이다(예, "정말 힘들었겠네요, 누구라도 당신 상황이라면 그렇게 화가 날 것 같아요"). BPD 의뢰인들의 자기비판에 대한 취약성과 대인관계 과민감성(Gunderson과 Lyons-Ruth 2008)을 고려할 때, 이 접근 방식은 이런 의뢰인들과의 생산적인 치료 작업을 위한 필요조건이 된다.

GPM의 두 번째 기본적인 테크닉은 *감정을 상황에 연결 짓기contextualization of affect*이다. 많은 BPD 의뢰인들이 자신들의 정시직 행동문제(예, 우울, 자기혐오, 자살사고와 자살제스처)를 굉장히 앞뒤가 맞지 않는 말로 경험하는 경향이 있다(예, "난 그냥 우울해요-그건 그냥 내가 늘 해온 방식이에요", "정말 손목을 긋게 만든 이유 같은 건 없어요-그냥 내 머릿속에서 떠오른 생각이었고, 그래서 했어요"). 이런 맥락 없는 경험들은 BPD 의뢰인들에게 흔히 보이는 혼란스럽고 무력하고 절망스러운 감정을 가중시킬 수 있다.

GPM은 BPD의 감정조절장애가 대개 거절당하거나 버림받거나 혹은 혼자라는 느낌을 포함한 대인관계 스트레스로부터 유발된다고 본다. GPM에서 임상가들은, 의뢰인이 감정조절장애나 충동성으로 어려움을 겪을 때, 의뢰인 자신과 타인에 대해 어떻게 느꼈는지 그리고 그 사건 이전과 사건동안 그리고 그 후에 어떻게 느꼈을 지에 중점을 두고, 이런 어려움에 선행한 생각, 감정 그리고 상황들에 대해서 적극적으로 물어본다. 이런 전략은 MBT의 테크닉인 마음헤아리기 기능 분석mentalizing functional analysis(Bateman과 Fonagy

2016)뿐만이 아니라, DBT에서 사용하는 연쇄 분석chain analysis(Linehan 1993)과도 상당히 겹친다. Gunderson과 Links(2014)가 지적한 것처럼, "이런 검토는 이해하고(자기인식을 높이고, 타인의 영향을 받아들이는 것), 주체성sense of agency을 발전시키고, 재발을 막는데 필수적이다"(p. 42).

실전 포인트Practice Points

- 사회복지사들은 일상적인 임상 실무에서 공감적 인정empathetic validation이 핵심적인 역할을 한다는 것을 오랫동안 인식해왔다(Hamilton 1951, Turner 1978, Woods와 Hollis 2000). GPM은 이 접근방식에 타당성을 제공할 뿐만 아니라, 공감적 인정을 실무에 적용하기 위해 더 나은 가이드를 제공하며, 사회복지사들이 BPD환자들의 근본적인 정서 · 대인관계의 취약성을 수용할 때 이런 테크닉을 더욱 자주 활용하도록 권고하고, 특히 의뢰인들이 정서, 행동적으로 불안정할 때 이 접근법을 활용하는 것이 중요함을 강조한다.

- "GPM의 목표와 초점" 초입에 언급한 것처럼, 사회복지는 "그 사람이 살고 행동하는 환경적 상황에 맞춰 개인과 개인의 행동을 이해하는 것의 중요성을 강조"하는 인간 경험의 개인 환경적 모델the person-in-environment model of human experience을 수용한다(Kondrat 2008, p.348). GPM은 BPD 의뢰인의 감정을 상황에 연결 짓고 지지함으로써, 이미 대부분의 사회복지사들이 매일의 임상실무에 적용하고 있는 이론적, 임상적 접근을 인정하고 있다.

- GPM은 BPD 의뢰인들이 감정적 고통 상태를 보일 때 "변화 지향적으로" 반응하는 중재방법 보다는(예, 조언하기, 문제해결하기), 사회복지사가 우선 의뢰인의 경험을 검증해 본 뒤, 최근 겪은 버림받고, 외톨이가 되고, 거절당했던 대인관계 측면과 연결시켜보면서 작업하는 식으로 전체 과정을 느긋하게 진행해야 한다고 권고한다. 일단 의뢰인이 충분히 안전하다고 느끼고 자기 경험의 관계적 의미를 인식하면, GPM의 필수요소인 변화 지향적인 전략을 좀더 생산적으로 이용할 준비를 하게 될 것이다.

상황 별 전략들 Moment-to-Moment Strategies

BPD의 다른 근거기반치료들과 비교할 때, GPM은 "모델에 맞는on-model" 개입과 "모델을 벗어난off-model" 개입을 특정 짓는 데는 거의 시간을 쓰지 않는다. 그 대신, "본질적으로 유연하고 실용적이며 각 환자에게 맞춰진" 임상 접근 방식을 지지한다(Gunderson과 Links 2014, p. 3). GPM의 사례관리 전략들은 내담자와 작업하기 위해 실천적이고, 현실적이며, "적극적인" 방식을 포함하는데, 이것은 사회복지의 사례관리 접근법과 상당히 겹치는 부분이 있다(Frankel과 Gelman 2016). GPM의 특별한 사례관리 중재법은 지도하기, 조언하기, 역할극, 강점과 성과들을 강화하기, 의뢰인의 구체적인 일들을 도와주기(예, 이력서 쓰기, 주거 혹은 기타 혜택을 위한 신청서 작성), 연락책이 되어주고 의뢰인과 의뢰인 삶에서 중요한 사람들 사이에서 대변인이 되어 주기(예, 가족구성원들, 다른 의료진, 기관 연락처), 가용 자원들에 관해 교육과 지지 제공하기 그리고 적합하다면, 추가적인 치료(예, 정신과 약물치료, 주간 치료 프로그램, 가족치료)와 자원 관련 지원(예, 주거, 교통, 경제적 · 영양적 보조)에 의뢰해주기 등을 포함한다. 이 중재법들은 모두 의뢰인이 "삶을 살고get life" 현실 속에서 자신의 기능을 향상시킬 수 있도록 도와줌으로써 GPM의 주요 목표를 촉진시킨다.

무엇보다도, GPM의 정신치료 전략은 의뢰인의 *현실적응*을 격려하는 데 초점을 맞춘다: "BPD환자들이 이런 스트레스 인자들을 좀더 참아내고 자신과 타인의 한계를 받아들이는 법을 배울 수 있게 돕는 것이 치료 목표이다"(Gunderson과 Links 2014, p. 77). 이 관점에서, GPM은 *문제해결 problem solving*의 활용을 강력하게 지지한다-이것은 의뢰인이 자신의 정서적, 행동적, 대인관계 불안정성으로 인한 어려움을 해결하기 위한 인지행동 전략을 고려하게끔 도와주는 것을 의미한다. 문제해결은 의뢰인이 유발 상황을 예측하고 그 일이 일어났을 때 어떻게 반응할지 생각해보는 것처럼(예, 긍정적인 혼잣말을 해 보기, 혹은 그 상황에 "일시정지" 버튼을 누르고 진정할 시간을 가지기 등을 통해) 예방적으로 적용될 수 있다. 예를 들어, 사회복지사는 의뢰인에게 도전적인 시나리오에 대한 의뢰인의 정서적, 행동적 반응을 생각해보고 실제로 그 상황에 적용될 수 있는 좀더 적응적인 반응들을 떠올려 보도록 격려함으로써 문제해결을 사용해볼 수 있다(예, 안전계획에 열거된 전략들에 따라 비판보다는 건강한 자기 주장을 펼쳐본다). 시간이 갈수록, 의뢰인들은 이런 전략들을 내재화하게 되고, 이것은 행동하기 전에 "먼저 생각하는think first" 능력이 향상되는 결과로 이어진다: "느낌과 대인관계 모두에서, 원인과 결과의 관계에 대해서 생각하는 법을 배우는 것은 충동을 발산하거나 회피하는 행동들을 지연시킬 수 있게 해준다"(Gunderson과 Links 2008, 2009).

GPM의 두 번째 주요 전략은 *대인관계의 한계를 탐색하는 것*이다. Kernberg의 주요 가설과도 일치하는 것으로, GPM은 BPD 의뢰인들이 대인관계 양상을 특징짓는 극단적 이상화와 평가절하의 경향이 있다는 것을 인식하고 있다. 이러한 역동들은 GPM 치료과정 중에 드러나기 때문에, 임상가들은 1) 이런 이상화된 대상과의 관계에 대한 의뢰인의 열망을 공감적으로 인정하고, 2) 이런 열망이 실현 가능할 지에 대해서 부드럽게 물어봄으로써 "현실의 대변인" 역할을 하도록 권고 받는다. 이런 접근법은 다양한 방식으로 이루어질 수 있다: 의뢰인들이 관계에서 자신들의 한계를 알아차리고 수용할 수 있게 돕고(예, BPD에서의 유전적 취약성에 대해 심리교육을 제공함으로써), 타인에 대한 그들의 소망과 요구들 중 일부는 실현 불가능할 수 있다는 것을 강조하고(예, 자신의 요구와 바람을 말하지 않아도 다른 사람들이 그것을 자동적으로 알 것이라는 기대는 어쩌면 비현실적일 것이라는 언급), 분명하게 임상가로서 자신의 한계를 인정하는 것인데, 예를 들면, 의뢰인에게 사회복지사 역할의 범위를 상기시킴으로써, 사회복지사가 "모든 것을 다 알진 못하고, 예지력이 있지도 않으며, 전지전능하지도 않다"고 알려주고(Gunderson과 Links 2014, p. 41), 환자가 관계에 지나치게 의존하는 것에 대해 회의적인 태도를 표현하는 것이다(Choi-Kain 등 2016, p. 352). 목표는 의뢰인들이 시간이 흐르면 이런 생각들을 내재화하고, 심지어 자신과 타인에게 피할 수 없는 한계를 마주하게 되더라도 관계에 더 연결되고 "돌봄을 받는" 느낌을 받게 되는 것이다(Gunderson과 Links 2014).

실전 포인트Practice Points

- GPM을 수행할 때, 사회복지사들은 자신들의 전통적인 임상 레퍼토리 외의 기술을 사용하는 것을 반드시 고려해야 한다. 예를 들어, 사회복지 사례관리자는 의뢰인과 함께 문제해결 전략을 실행하고 자신과 타인의 한계를 탐색해볼 수 있을 것이다. 사회복지 정신치료사들은 자신들의 임상적 접근에서 단순히 심리적으로 집중된 전략들을 활용하는 것이 아니라, 직접적으로 의뢰인의 "현실 세계" 속 기능을 향상시키기 위해, 표7-2에 나열된 사례관리 전략들의 범위까지 활용해 보는 것으로 확장시킬 수 있을 것이다.

- 일반적으로, GPM은 "어떤 중재법이 언제 쓰이는 게 좋을지"에 대한 최소한의 안내를 제공하며, 임상가들에게 이미 검토했던 기본적인 중재방법을 적용해보고 난 뒤(예, 진단 내리기, 심리교육, "공감하고 연결 짓기"), 다음 순서로 무엇을 할 지는 "상식"에 맞춰 정하도록 권고한다: 지금 이 순간 의뢰인을 가장 압박하는 문제는 무엇인가? 이 의뢰인과 이전 경험들을 비추어 볼 때, 어떤 중재법이 가장 도움이 될 수 있을까? GPM은 임상가들이 유연하고 실용적으로 선택하고, 만약 그 접근법이 효과가 없다고 여겨진다면 중단하고, 편안하게 새로운 전략을 시도해볼 것을 권고한다.

증례

다음 증례는 결정시점을 포함하고 있는데, 증례 끝에 몇 가지 대안적 반응들이 나열되어 있다. 독자들은 각각의 대안적 반응이 얼마나 도움이 될지 점수를 매겨보면 좋을 것이다. 그 다음에 각 반응에 대한 논의를 덧붙였다.

당신은 어떤 도시의 정신건강 클리닉에 임상 사회복지사로 취직했다. Monica는 33살의 백인 미혼 여성으로 정신과 전문의에 의해 "상담과 사례관리"를 위해 의뢰되었다. 오늘 Monica의 정신과 진료에서, 그녀는 의사에게 "그 빈민가 개자식들"때문에 8구역 아파트에서 쫓겨나게 생겼다고 말하며 울다 화내다 했다. 그녀는 자신이 다시 "노숙자" 신세가 될 것이며, 먹고 살기 위해서 다시 매춘을 해야 할 것이라고 하소연했다. 당신은 Monica를 만나기 전 이전 차트를 리뷰하며, 의사가 그녀를 주요우울장애와 외상 후 스트레스장애 그리고 BPD로 진단했음을 알게 되었다. 첫 몇 세션 동안, 당신은 Monica의 전체 정신사회적 과거력을 수집했다. Monica는 어린 시절 홀어머니 슬하에서 학대와 방임을 겪으며 가난하게 자랐고, 어머니는 변덕스럽고 자주 "나를 묶어놓고 때렸다"고 했다. Monica는 나이 많고 통제적인 남자들과의 혼란스럽고 강렬한 관계들에 대해서 들려주었다: "이 남자들은 항상 출발은 좋아요. 하지만 한번 내가 고분고분하지 않다는 것을 알고 나면, 더 이상 나를 상대하질 못해요." 이전에 내려진 BPD 진단을 Monica에게 들려주면서, 당신은 진단적 평가를 위하여 다양한 질문을 한다. Monica는 충동성(예, 성관계와 소비에서), 자기혐오감, 공허감 그리고 남자친구와 말다툼 끝에 빈번하게 일어나는 손목 긋기 같은 자해행동들로 오랜 시간 고통스러웠다고 인정했다. 그녀는 또한 간헐적으로 알코올 자조모임 AA에 참여하면서 지금은 3년째 단주하고 있지만 알코올로 인한 문제들도 있었다고 말했다. 당신은 그녀가 최근 남자친구 Harry와 "지칠 대로 지친 싸움" 상태에 접어들었다는 것을 알게 되었고, 아파트 건물 관리인들이 그녀에게 이 싸움에 대해서 상의하려고 하자, 그들과도 격론을 벌였다는 사실을 알게 되었다. 관리실은 그녀에게 이런 갈등이 지속된다면 쫓겨나게 될 것이라고 고지했다. 당신은 그녀의 증상이 BPD 진단에 맞다는 확신이 들기 시작했다. **[결정시점 1]**

당신은 Monica와 BPD 진단에 대해 본격적으로 논의해보기로 결심하고, Monica 자신의 경험에서 예시를 고려하여 진단기준을 검토하고, BPD의 유전성, 경과, 치료 반응 등에 대해 심리교육을 제공했다. 놀랍게도, 그녀는 이런 논의에 꽤 잘 따라줬고, 다른 치료사들도 그녀가 BPD가 있다고 언급했지만 아무도 이 정도로 자세히 설명해주지 않았다고 했다. 그녀는 "나는 늘 내가 진짜 심각한 분노조절 문제를 갖고 있고 인간관계가 좀 꼬였다는 건 알았지만 이게 다 이렇게 연관된 건 줄은 몰랐네요"라고 말했다. 그녀는 비록 Harry와 아파트 관리자를 "봐주고" 싶진 않지만, 아파트를 잃고 싶진 않기 때문에, 확실히 자신의 분노 문제에 대해서 당신과 노력해보고 싶은 것 같긴 하다. 당신은 그녀와 함께 치료에 대해 서로 기대하는 바에 대해 상의하고(예, 약속 스케줄, 클리닉 방침, 치료비), 이 문제들에 대해서 적어도 일주일에 한 번씩 만나 작업하는데 동의한다.

Monica는 굉장히 초조한 상태로 다음 세션에 뛰어들어와서 소리쳤다. "그 나쁜 새끼들!" 그녀는 그날 아침 아파트 보조 관리인과 다른 언쟁에 휘말렸다고 설명했다. "그 놈들은 나를 전혀 생각해주지 않아요. 그들은 다른 입주자들에 대해서도 고려하지 않아요. 그 놈들의 관심은 오로지 돈 밖에 없어요." **[결정시점 2]**

당신은 Monica에게 그날 아침 일어난 보조 관리인과의 언쟁에 대해 물어보기로 했다. 그녀는 렌트비를 지불하기 위해 관리실에 갔었고, 그 보조 관리인에게 렌트비 영수증을 받기 위해 15분이나 기다려야 했다고 말했다. 당신은 Monica에게 그 당시에 어떠한 생각을 했고 어떤 기분이었는지를 묻는다. "저는 그냥 점점 화가 났어요. 그 관리인은 스스로를 뭐라고 생각하는 거지? 제가 만약 8 구역 바우처를 갖고 있지 않았다면, 저를 이렇게 기다리게 했겠어요? 그 개자식은 누굴 상대하는 지도 모르는 거예요." 당신은 Monica가 보조 관리인에게 평가받고, 거절당했다고 느끼는 것처럼 보인다고 하자, Monica는 8 구역 바우처를 가진 것에 대한 부끄러움과 그것 때문에 사람들이 자신을 무시할 것이라는 걱정을 털어 놓으며 당신의 말에 동의한다. 현 시점에서 Monica는 진정된 것처럼 보인다. 그녀는 혼자 아파트에서 남자친구가 집으로 돌아오기만을 기다리며 TV를 보고, "거주 차별"에 대해 인터넷을 검색하는 등 어떻게 시간을 보내는지 들려주기 시작한다. 날이 갈수록, 그녀는 점점 더 화가 나고 속상해졌지만 남자친구가 저녁 무렵에 돌아오면 항상 굉장히 안심하곤 했고, 그때부터 마침내 하루가 시작되는 듯했다. **[결정시점 3]**

당신은 절박한 초조감과 분노를 일으킬 수 있는 유발인자(예, 불안감, 안절부절 못함, 주거 상황의 불공평함에 대한 생각)를 식별해내는 것뿐만 아니라 앞으로 관리실 직원을 상대할 때 도움이 될 수 있는 대처기술(예, 관리실 직원의 말에 대답하기 전에 열을 세거나, 핸드폰으로 페이스북을 확인한다)에 대해서 그녀와 함께 논의했다. 당신은 이 모든 걸 담은 비상계획을 작성했고, 그녀에게 사본을 건네 수었다. 당신은 또한 그녀가 받아들일 만한 주간 일과가 부족한 것이 염려된다고 말한다: "저는 여기서 더 열심히 하고 싶진 않아요. 하지만 전에 나가던 정오 시간 AA 모임은 다시 나가볼 수 있을 것 같아요. 가본 지 꽤 되어서 어차피 한 번은 가볼 생각이었어요."

이후 몇 개월간, Monica는 눈에 띄는 호전을 경험하게 된다. 그녀 스스로 아파트 건물 직원과 이야기하기 전에 비상 계획을 꼼꼼히 읽기 시작했다. 그들과의 논쟁도 현저히 줄어들었고 심지어 자신이 평가받는다는 기분이 들 때도, 말하기 전에 스스로 "멈출" 수 있는 능력이 향상되었다고 보고했다. 또한 그녀는 일주일에 몇 번씩 AA 모임에 참석하기 시작했다. 그녀는 그곳에서 몇몇 사람과 관계를 회복하고 커피를 준비하는 봉사자 자리를 맡기까지 했다. 그녀는 "내가 처음 회복될 때 모두가 나를 도와줬던 방식으로 조금이나마 누군가에게 돌려주는 게 기분이 좋아요"라고 말했다.

3개월간 서로 협업한 후, Monica가 쾌활하고 밝게 그녀의 예약시간에 도착했다. "좋은 소식이 있어요. Harry가 이사 올 거예요!" 당신은 이 말에 허를 찔린 듯했다. Monica의 주거상황은 이제 막 안정화되기 시작했는데, 이 결정(Harry의 이

사)은 그 동안 그녀가 이룬 모든 진전된 상황을 직접적으로 방해할 것이다. 둘의 잠재적 갈등의 가능성을 높이는 것 외에도, 해리는 HUD-50058에 등록되어 있지 않기 때문에, Monica의 8 구역 바우처를 위태롭게 만들 것이다. 당신은 이러한 걱정을 Monica에게 전했고, 그녀는 "당신을 믿을 수 없어요! 이건(Harry가 이사 오는 것) 정말 오랜만에 내가 행복해하는 일인데… 당신의 일은 날 지지해 주는 거지 실망시키는 게 아니라고요"라고 말했다. **[결정시점 4]**

당신은 그녀가 이 새로운 계획을 앞두고 얼마나 신이 났을지 고려해보면, 당신의 비관적인 반응에 Monica가 왜 그렇게 속상한지 이해할 수 있다고 말한다. 당신의 이 반응으로 Monica는 경계를 푼 것 같았고, 그녀는 "당신이 스스로 그렇게 말해주니 기쁘네요"라고 말한다. 당신은 이어서, "그런데 너무 빨리 넘기려고 하진 마세요. 사소하게 넘길 수도 있지만, 당신의 모든 결정을 지지하는 게 내 일이라는 말에는 동의할 수 없어요. 당신이 잘못된 결정을 내리려고 한다면? 우리가 서로 다른 입장에 놓여 있으면, 그 생각을 당신과 공유하면 안되는 걸까요? 여전히 당신에게 도움이 되지 않을까요?" Monica는 이 점에선 정말 당신과 다툴 수 없다고 시인한다. 서로 의견이 일치하지 않고 Monica가 당신으로부터 왠지 평가당하고 비난받는다는 느낌을 받는다 할지라도, 두 사람이 얼마나 생산적으로 함께 작업할 수 있는지에 대해서 토론한다. 시간이 지날수록, 당신과 Monica는 그녀의 다른 대인관계들 속에서도 Harry와 아파트 빌딩 관리실과의 관계에서와 같은 이런 주제가 관련되어 있는지 탐색하기 시작할 것이다.

결정시점: 대안적 반응들

각각의 반응들을 도움되는 정도에 따라 1(확실히 도움이 된다), 2(도움이 될 수도 있지만, 잘 모르겠다), 3(도움이 되지 않거나 오히려 해롭다)으로 점수를 매긴다.

1. 이제 당신이 Monica의 상황을 충분히 이해하게 되었으니, 당신은 다음 행동 방침을 취할 것을 고려해 본다:
   A. Monica에게 가능한 BPD 진단에 대해서 논의를 시작하고, 진단, 원인, 경과, 효과적인 치료법에 대해서 정보를 공유한다.
   B. Monica가 쫓겨나는 것을 예방하기 위한 해결책을 제시할 수 있도

록, Monica에게 둘이서 함께 아파트 건물 관리자를 부르자고 권한다. 당신은 어떤 면에선 BPD 진단을 논의하는 것이 유용할 수 있지만, 이 주거 문제가 우선적으로 다루어져야 한다고 생각한다.

C. Monica에게 혹시 그녀가 Harry와 관리실 직원과의 이런 갈등상황을 다루기 위한 추가적인 의사소통 기술을 배우고 싶은 것은 아닌지 물어본다. 만일 이런 관계에서 그녀가 대인관계를 더욱 효과적으로 다룰 수 있게 된다면, BPD 진단은 사소한 일이 될 수도 있다.

2. 당신은 Monica의 분노에 공감한 뒤, 다음과 같은 접근법들을 따르길 고려해본다:

A. Monica에게 보조 관리인과의 이 대화에서 아마 거절 받고 비난받는 느낌을 받았을 것 같다고 전하고, BPD의 대인관계 과민감성에 대한 GPM의 모델에 대해 심리교육을 제공한다.

B. 관리실 직원과의 갈등 상황을 줄이기 위해 미래에 적용해볼 수 있는 전략들을 생각해보기 위해, 치료 중 당신과 함께 이 시나리오를 가지고 역할극을 해보자고 한다.

C. 보조 관리인과의 대화에서 어떤 일이 벌어졌는지 당신에게 좀 더 자세히 말해보도록 한다.

3. 최근 Monica의 어려움들에 비추어 볼 때, 당신은 다음과 같은 중재방법을 따르는 것을 생각해 본다:

A. Monica의 낮 시간 일과가 없다는 것이 염려스럽다고 전하고, 혹시 관심이 있다면 그녀가 좀더 삶의 목적과 의미를 얻는데 도움이 되도록 시간을 쓸 수 있는 방법에 대해 논의해보자고 권한다.

B. 어린 시절 어머니와의 관계에 대해서 좀 더 이야기 해보길 권한다. 대인관계 과민감성으로 인한 그녀의 어려움에 선행한 발달사건들을 깊이 이해하지 않고서는, Monica가 이 문제에 대해서 진전을

보이기 힘들 것이다.

C. 관리실 직원과의 갈등 초기에 보인 "경고 신호들"을 찾아내고, 감정조절과 효과적인 의사소통을 위한 전략을 생각하기 위한 작업을 한다.

4. 이것이 치료의 중심이 되는 순간임을 알아차리고, 다음과 같이 반응하는 것을 고려한다:
   A. GPM에서 겸손함을 강조하는 것에 맞춰, 당신이 말한 것을 사과하고 당신이 그녀의 삶에 대해서 세운 계획보다는 Monica 자신의 목표를 지지해야 한다는 말에 동의한다.
   B. Monica의 반응이 당신에게 아파트 건물 직원과의 대인관계 패턴을 떠오르게 한다고 말한다: 비난받는다고 느낄 때, 그녀는 화가 나고 타인을 비난하게 되는 것 같다.
   C. 당신에 대한 Monica의 좌절에 공감하고 그녀가 당신에 대해 갖고 있는 비현실적인 기대에 대해 이의를 제기해본다.

결정시점: 논의

소괄호 안의 숫자는 도움이 되는 수준을 나타낸다.

1. 당신은 다음 행동 방침을 취할 것을 고려해 본다:
   A. Monica에게 가능한 BPD 진단에 대해서 논의를 시작하고, 진단, 원인, 경과, 효과적인 치료법에 대해서 정보를 공유한다. [1] (Monica가 BPD 진단기준에 들어맞는다는 확신 하에, 옵션 B와 C는 모두 BPD 의뢰인이 미묘하게 예민해지고 치료 과정을 손상시킬 수 있는 피상적이고 회피적인 역동을 일으킬 위험이 있다. 게다가 옵션 A로 시작하면 옵션 B와 C의 유효성이 높아진다. 만약 Monica가 자기 고통의 본질적인 특성에 대해 좀더 충분한 정

보를 제공받는다면, 감정과 대인관계에서의 취약성을 주로 다루는 전통적인 정신치료와 사례관리 중재방식을 받아들이기도 훨씬 쉬울 것이다.)

B. Monica가 쫓겨나는 것을 예방하기 위한 해결책을 제시할 수 있도록, Monica에게 둘이서 함께 아파트 건물 관리자를 부르자고 권한다. 당신은 어떤 면에선 BPD 진단을 논의하는 것이 유용할 수 있지만, 이 주거 문제가 우선적으로 다루어져야 한다고 생각한다. [2] (비록 Monica의 치료 중 어떤 시점에는 옵션 B와 C를 시도하는 것이 상당히 의미 있을 수 있으나, GPM에서는 지금 Monica가 당장 쫓겨날 위험에 놓인 것은 아니기 때문에, 가능성 있는 진단과 그 진단이 일상에 미치는 영향에 대해서 그녀와 솔직하게 논의[옵션 A]할 때까지 이런 종류의 중재법은 연기하길 권한다.)

C. Monica에게 혹시 그녀가 Harry와 관리실 직원과의 이런 갈등상황을 다루기 위한 추가적인 의사소통 기술을 배우고 싶은 것은 아닌지 물어본다. 만일 이런 관계에서 그녀가 대인관계를 더욱 효과적으로 다룰 수 있게 된다면, BPD 진단은 사소한 일이 될 수도 있다. [2] (옵션 B의 논의를 보라.)

2. 당신은 Monica의 분노에 공감한 뒤, 다음과 같은 접근법들을 따르기를 고려해본다:

A. Monica에게 보조 관리인과의 이 대화에서 아마 거절 받고 비난받는 느낌을 받았을 것 같다고 말하고 BPD의 대인관계 과민감성에 대한 GPM의 모델에 대해 심리교육을 제공한다. [2] (Monica의 경험을 이해하고 인정하는데 중점을 두지 않고 그녀의 행동 뒤에 숨겨져 있는 근본적인 문제들을 먼저 언급하는 것은, 사회복지사 자신의 권위와 지식을 우선시하는 것이기 때문에, GPM의 겸손을 강조하는 부분을 훼손할 위험이 있다.)

B. 관리실 직원과의 갈등 상황을 줄이기 위해 미래에 적용해볼 수 있

는 전략들을 생각해보고자 치료 중 당신과 함께 이 시나리오를 가지고 역할극을 해보자고 한다. [2] (Monica가 아직 이 상황에서 충분한 자기인식과 자율성을 갖고 있지 않다면, 그녀가 효율적으로 역할극 기술[혹은 그 문제에 대한 다른 행동 전략]을 활용하는 것은 어렵기 때문에, 이 옵션은 시기상조라고 여겨진다.)

C. 보조 관리인과의 대화에서 어떤 일이 벌어졌는지 당신에게 좀 더 자세히 말해보도록 한다. [1] ("공감하고 연결 짓기"에 대한 GPM의 권고에 따라, Monica의 현재 감정조절장애 상태로 이어진 대인관계에 대한 추가적인 정보를 좀더 요청하는 것이 좋다. 비록 Monica는 관리실은 분명히 자신에게 관심이 없다고 생각하고 있지만, 그녀가 이런 결론을 내리게 만든 이 상호작용 내에서 도대체 무슨 일이 일어났는지는 아직 확실하지 않다.)

3. 최근 Monica의 어려움들에 비추어 볼 때, 당신은 다음과 같은 중재방법을 따르는 것을 생각해 본다:

A. Monica의 낮 시간 일과가 없다는 것이 염려스럽다고 전하고, 혹시 관심이 있다면 그녀가 좀더 삶의 목적과 의미를 얻는데 도움이 되도록 시간을 보낼 수 있는 방법에 대해 논의해보자고 권한다. [1] (GPM은 Monica의 정신사회적 기능이 가장 압박 받는 어려움에 대해 직접적으로 개입하길 선호하고, 이 사례에서는 Monica가 대인관계 갈등으로 인해 집을 잃을 위험이 이에 해당한다. 당신은 이미 Monica와 보조 관리자 사이의 갈등에 대해 "공감하고 연결 짓기" 작업을 해보았기 때문에, GPM은 Monica와의 좀더 폭넓은 범위의 임상적 개입을 허용한다. GPM의 "상황 별 전략"에서 설명했듯이(바로 이전 섹션에서 논의한), 옵션 A와 C는 이 시점에서 실행 가능한 선택들이다. GPM에서 사회복지사는 긍정적이고 의미 있는 구조가 Monica의 대인관계 취약성에 대한 완충제 역할을 할 수 있다고 여긴다.)

B. 어린 시절 어머니와의 관계에 대해서 좀 더 이야기 해보길 권한다. 대인관계 과민감성으로 인한 그녀의 어려움에 선행한 발달사건들을 깊이 이해하지 않고서는, Monica가 이 문제에 대해서 진전을 보이기 힘들 것이다. [3] (GPM에서는 사회복지사가 Monica가 자신의 충동조절능력을 개선하기 위해 과거에 대한 통찰력historical insight을 가질 필요가 있다고 생각하진 않는다. 현 시점here-and-now에 대한 집중이 우선이다.)

C. 관리실 직원과의 갈등 초기에 보인 "경고 신호들"을 찾아보고, 감정조절과 효과적인 의사소통을 위한 전략을 생각하기 위한 작업을 한다. [1] (옵션 A 논의를 보라. 문제해결 중재법은 Monica가 자신의 충동조절능력을 개선할 수 있게 도와줌으로써 관리실 직원과의 갈등을 감소시킬 것이다.)

4. Monica의 "좋은 소식"에 대한 우려를 표한 뒤, 다음과 같은 방법으로 반응하는 것을 생각해본다:

A. GPM에서 겸손함을 강조하는 것에 맞춰, 당신은 그렇게 말한 것을 사과하고 당신이 그녀의 삶에 대해서 세운 계획보다는 Monica 자신의 목표를 지지해야 한다는 말에 동의한다. [2] (비록 옵션 A는 GPM의 인정과 겸손의 원칙을 담고 있지만, 지나치게 지지적이라서, Monica의 이상화 경향에 의문을 제기할 임상적 기회를 놓치게 될 듯하다.)

B. Monica의 반응이 당신에게 아파트 건물 직원과의 대인관계 패턴을 떠오르게 한다고 말한다: 비난받는다고 느낄 때, 그녀는 화가 나고 타인을 비난하게 되는 것 같다. [3] (옵션 B는 GPM의 공감적 인정을 강조하는 것과는 반대된다. 이 말은 Monica가 자신의 감정에 대해서 비난받는 느낌을 줄 수 있고 동시에, 문제의 초점을 현재 대인관계 학습을 위해 [감정적으로 충만한 무대인] 당신과 그녀의 관계에서 다른 쪽으로 돌려버리는 것이다.)

C. 당신에 대한 Monica의 좌절에 공감하고 그녀가 당신에 대해 갖고 있는 비현실적인 기대에 대해 이의를 제기해본다. [1] (Monica의 강렬한 감정을 고려하면,-이 순간에는 무엇보다도 이런 인정하는 개입validating intervention을 통해 당신에 대한 그녀의 기대가 채워질 수 있을 것이라는 희망에서-Monica의 고통에 공감적으로 반응하는 것을 GPM은 권고한다. 이런 접근법은 Monica가 타인의 한계를 수용할 수 있는 능력을 키울 수 있게 도와줄 수 있고, 대인관계 과민감성으로 인한 Monica의 오랜 고통이 개선되는 것으로 이어질 것이다.)

결론

이 장에서는, GPM의 주요 원칙들을 보여주고 사회복지에서 이 원칙들을 어떻게 적용하는지 그리고 GPM과 사회복지 기본이론 사이에 중첩되는 많은 부분들을 보여주고자 했다. 끝으로는, 임상 사회복지에서 GPM을 그저 실행 가능한 BPD 치료법이 아니라 BPD 관리를 위한 일차 기본 구성요소로 고려하기에 납득할 만한 이유를 제시하고자 했다.

첫째로, GPM은 사회복지업무에 중요한 자원 관련 이득을 제공한다. 다른 모든 BPD의 근거기반치료들과 비교했을 때, GPM은 최소한의 훈련 시간, 최소한의 훈련 비용, 최소한의 주간 진료 시간이면 충분하다(Choi-Kain 등 2016). 이것은 GPM을 사회복지사들이 항상 근무해야 하는, 시간과 자원이 부족한 지역사회 환경에 아주 적합하다.

두 번째로, GPM의 낮은 강도는 사회복지가 의뢰인의 결정과 자율성을 강조하는 면과 일치한다(National Association of Social Workers 2017). GPM은 그저 자동적으로 모든 BPD 의뢰인들이 강도 높고 의존성을 유발하는 치료를 요한다고 추정하기 보다는, 많은 의뢰인들이 낮은 강도의 지지를 통해 의미 있는 기능적 향상을 얻을 수 있도록 도와준다. 이러한 접근법은 많은 BPD

의뢰인들이 어떤 치료도 없이 증상완화를 경험한다는 연구를 통해 확인된다(Gunderson 등 2011, Zanarini 등 2010).

셋째로, GPM의 일반의 모델(generalist model)은 특히 다양한 사람들로 구성되어 있는 사회복지전문직의 특성에도 잘 맞다. BPD를 위한 다른 모든 근거기반치료들은 일차적으로 정신치료적이라 일차적으로 정신치료를 제공하는 사회복지사들에게 유용하다. 반대로, 접근 용이하고 실용적이며, 주로 광범위한 치료원칙에 따라 구성된 GPM의 일반의 모델은 입원프로그램에 포함된 물질남용 상담, 응급실 임상가(Hong 2016), 개인의원의 개인 치료사, 참전용사 담당 임상사례관리사 등 사회복지사들이 맡는 다양한 역할에 맞출 수 있을 정도로 유연성이 있다.

게다가 GPM이 다른 BPD의 근거기반치료들과 구분되는 독특한 특징인, 사례관리에의 뚜렷한 집중성 때문에 사회복지 전문가들은 유례없이 GPM을 반긴다. 이 장에서 논의한 것처럼, GPM은 사례관리의 틀 안에 위치한, 정신치료적 원칙과 사례관리의 원칙들을 세심하게 통합하고자 한다. 사회복지에서는 사례관리가 기본적으로 중요하기 때문에(National Association of Social Workers 2006), 이것은 사회복지사들이 직업 중심의 다양한 개입을 편히 활용할 수 있도록 하는 BPD의 근거기반치료까지 아우를 수 있는 좋은 이유가 된다. GPM이 사회복지에서 1차 치료법으로 제공되는 것에 더해, BPD 임상관리의 메타프레임meta-frame으로 제공될 수도 있다. 만약 의뢰인이 다른 BPD의 근거기반치료에서 찾아낸 치료적 중재법으로 도움을 받을 수 있다면(예, DBT의 마음챙김 기술, MBT모델의 정신화 극성mentalizing polarities), 사회복지사들은 그 모델만 받아들이고 의뢰인의 사례관리 요구를 무시하기 보다는, 앞서 표 7-2에 나열된 "정신치료적 전략들"을 보충하기 위해 이런 중재법들을 간단히 추가할 수 있다. 이런 식으로, 사회복지사들은 의뢰인의 자율성을 강화시키고 정신사회적 기능을 향상시키는데 집중하는 사례관리적 관심을 훼손시키지 않은 채, 의뢰인들의 독특한 요구들을 해결하는데 적합하도록 정신치료적 중재법을 좀더 자유롭게 조절할 수 있다.

마지막으로, GPM은 정신치료 지향적인 다른 어떤 BPD의 근거기반치료들보다 "사회복지 사례관리를 위한 근거기반의 지속적인 발전"을 촉진하고자 하는 사회복지의 분명히 제시된 요구를 충족시키는데 훨씬 더 도움이 된다(National Association of Social Workers 2013, p. 8). 비록 많은 BPD의 근거기반치료들이 사례관리 요소들을 포함하고 있지만(Bateman과 Fonagy 2016, Linehan 1993), 이 모델들에서 사례관리는 효율성 측면에서 핵심 치료요소로 여겨진 적이 거의 없다. 그러나 "표준" DBT가 사례관리와 결합된 DBT 기술(DBT-S)과 비슷한 유용성(Linehan 등 2015)을 보일 뿐만이 아니라, GPM과 DBT가 동등한 효율성을 가진다는 사실은 흥미로운 질문을 불러일으킨다. 즉, 치료의 효과에서 정신치료적 전략(근거기반치료 문헌에서 가장 주목받는)의 역할이 사례관리 전략(이런 치료에서 주로 "차후에" 쓰이는)에 비해 어느 정도인가 하는 것이다. Choi-Kain 등(2016)이 언급한 것처럼, "사례관리는 후보로 남아있지만, 다른 어떤 매뉴얼화 된 정신치료를 단독으로 쓰는 것보다 BPD환자의 기능을 돕는데 더 도움이 되는 중요한 임상적 접근방법이다."(p. 353) "사례관리 영역에서의 리더로서" 사회복지의 위치를 볼 때(National Association of Social Worker 2013, p. 8), 이런 견해는 BPD 의뢰인들의 근거기반 임상 관리에서 사회복지사들이 맡을 중요한 역할의 문을 열어 준다. GPM은 사회복지사들에게 이런 시도들을 조직하고 지휘하기 위한 효율적이고 접근이 용이하며 상식적인 체계를 제공해준다.

참고 문헌

Arntz A, Weertman A, Salet S: Interpretation bias in cluster-C and borderline personality disorders. Behav Res Ther 49(8): 472-481, 2011 21621746

Barth RP, Lee BR, Lindsey MA, et al: Evidence-based practice at a crossroads: the timely emergence of common elements and common factors. Res Soc Work Pract 22(1): 108-119, 2012

Bateman A, Fonagy P: Mentalization-Based Treatment for Personality Disorders: A Practical Guide. New York, Oxford University Press, 2016

Bertram RM, Charnin LA, Kerns SE, et al: Evidence-based practices in North American MSW curricula. Res Soc Work Pract 25(6): 737-748, 2015

Bledsoe-Mansori SE, Bellamy JL, et al: Agency-university partnerships for evidence-based practice: a national survey of schools of social work. Soc Work Res 37(1): 279-193, 2013

Carmel A, Rose ML, Fruzzetti AE: Barriers and solutions to implementing dialectical behavior therapy in a public behavioral health system. Adm Policy Ment Health 41(5): 608-614, 2014 23754686

Chapman AL, Turner BJ, Dixon-Gordon KL: To integrate or not to integrate dialectical behaviour therapy with other therapy approaches? Clin Soc Work J 39(2): 170-179, 2011

Choi-Kain LW, Albert EB, Gunderson JG: Evidence-based treatments for borderline personality disorder: implementation, integration, and stepped care. Harv Rev Psychiatry 24(5): 342-356, 2016 27603742

Corcoran J, Walsh J: Clinical Assessment and Diagnosis in Social Work Practice, 3rd Edition. New York, Oxford University Press, 2016

Frankel AJ, Gelman SR: Case Management: An Introduction to Concepts and Skills, 3rd Edition. New York, Oxford University Press, 2016

Grant BF, Chou SP, Goldstein RB, et al: Prevalence, correlates, disability, and comorbidity of DSM-IV borderline personality disorder: results from the Wave 2 National Epidemiologic Survey on Alcohol and Related Conditions. J Clin Psychiatry 69(4): 533-545, 2008 18426259

Gunderson JG: Borderline Personality Disorder: A Clinical Guide. Washington, DC, American Psychiatric Publishing, 2001

Gunderson JG, Links PS: Borderline Personality Disorder: A Clinical Guide. 2nd Edition. Washington, DC, American Psychiatric Publishing, 2008

Gunderson JG, Links PS: Handbook of Good Psychiatric Management for Borderline Personality Disorder. Washington, DC, American Psychiatric Publishing, 2014

Gunderson JG, Lyons-Ruth K: BPD's interpersonal hypersensitivity phenotype: a gene-environment-developmental model. J Pers Disord 22(1): 22-41, 2008 18312121

Gunderson JG, Stout RL, McGlashan TH, et al: Ten-year course of borderline personality disorder: psychopathology and function from the Collaborative Longitudinal Personality Disorders Study. Arch Gen Psychiatry 68(8): 827-837, 2011 21464343

Hamilton G: Theory and Practice of Social Case Work, Revised Edition. New York, Columbia University Press, 1951

Hepworth DH, Rooney RH, Rooney GD, et al: Direct Social Work Practice: Theory and Skills. Boston, MA, Cengage Learning, 2017

Hohman M: Motivational Interviewing in Social Work Practice. New York, Guilford, 2012

Hong V: Borderline personality disorder in the emergency department: good psychiatric management. Harv Rev Psychiatry 24(5): 357–366, 2016 27603743

Howard MO, McMillen CJ, Pollio DE: Teaching evidence-based practice: toward a new paradigm for social work education. Res Soc Work Pract 13(2): 234–259, 2003

International Federation of Social Workers: Global Definition of Social Work. Rheinfelden, Switzerland, International Federation of Social Workers, July 2014. Available at: http://ifsw.org/get-involved/global-definition-of-social-work/. Accessed July 24, 2018.

Kanter J: Clinical case management, in Theory and Practice in Clinical Social Work, 2nd Edition. Edited by Brandell JR. Thousand Oaks, CA, Sage, 2011, PP 561–586

Kernberg OF: Borderline Conditions and Pathological Narcissism. New York, Jason Aronson, 1975

Kondrat ME: Person-in-environment, in Encyclopedia of Social Work, 20th Edition. Edited by Mizrahi T, Davis LE. New York, Oxford University Press, 2008, pp 348–354

Koons CR: Dialectical behavior therapy. Soc Work Ment Health 6(1–2): 109–132, 2008

Linehan M: Cognitive-Behavioral Treatment of Borderline Personality Disorder. New York, Guilford, 1993

Linehan MM, Korslund KE, Harned MS, et al: Dialectical behavior therapy for high suicide risk in individuals with borderline personality disorder: a randomized clinical trial and component analysis. JAMA Psychiatry 72(5): 475–482, 2015 25806661

Lukens EP, McFarlane WR: Psychoeducation as evidence-based practice: considerations for practice, research, and policy, in Foundations of Evidence-Based Social Work Practice. Edited by Edited by Roberts AR, Yeager KR. New York, Oxford University Press, 2006, pp 291–313

McMain SF, Links PS, Gnam WH, et al: A randomized trial of dialectical behavior therapy versus general psychiatric management for borderline personality disorder. Am J Psychiatry 166(12): 1365–1374, 2009 19755574

McNeece CA, Thyer BA: Evidence-based practice and social work. J Evidence-Based Soc Work 1(1): 7–25, 2004 28879812

National Association of Social Workers: NASW Standards for Clinical Social Work in

Social Work Practice. Washington, DC, National Association of Social Workers, 2005

National Association of Social Workers: Assuring the Sufficiency of a Frontline Workforce: A National Study of Licensed Social Workers, Executive Summary. Washington, DC, National Association of Social Workers, 2006

National Association of Social Workers: Code of Ethics of the National Association of Social Workers. Washington, DC, National Association of Social Workers, 2017

National Association of Social Workers: NASW Standards for Social Work Case Management. Washington, DC, National Association of Social Workers, 2013

Panos PT, Jackson JW, Hasan O, et al: Meta-analysis and systematic review assessing the efficacy of dialectical behavior therapy(DBT). Res Soc Work Pract 24(2): 213-223, 2013

Rubin A: Teaching EBP in social work: retrospective and prospective. Journal of Social Work 1(1): 64-79, 2011

Rubin A, Parrish D: Views of evidence-based practice among faculty in master of social work programs: a national survey. Res Soc Work Pract 17(1): 110-122, 2007

Saleebey D: The Strengths Perspective in Social Work Practice, 6th Edition. Boston, MA, Pearson, 2013

Sansone RA, Sansone LA: Responses of mental health clinicians to patients with borderline personality disorder. Innov Clin Neurosci 10(5-6): 39-43, 2013 23882440

Schulz SC, Rafferty MP: Combined medication and dialectical behavior therapy for borderline personality disorder. Soc Work Ment Health 6(1-2): 133-144, 2008

Swales MA: Implementing dialectical behaviour therapy: organizational pretreatment. Cogn Behav Ther 3(4): 145-157, 2010

Turner FJ: Psychosocial Therapy: A Social Work Perspective. New York, The Free Press, 1978

Walsh J: Psychoeducation, in Encyclopedia of Social Work, 20th Edition. Edited by Mizrahi T, Davis LE. New York, Oxford University Press, 2008, pp 453-456

Walsh J, Manuel J: Clinical case management, in Social Worker's Desk Reference, 3rd Edition. Edited by Corcoran K, Roberts AR. New York, Oxford University Press, 2015, pp 820-824

Washburn M, Rubin A, Zhou S: Benchmarks for outpatient dialectical behavioral therapy in adults with borderline personality disorder. Res Soc Work Pract 1-12, 2016, doi.org/10.1177/1049731516659363

Woods ME, Hollis F: Casework: A Psychosocial Therapy, 5th Edition. Boston, MA, McGraw-Hill, 2000

Zanarini MC, Vujanovic AA, Parachini EA, et al: Zanarini Rating Scale for Borderline Personality Disorder(ZAN-BPD): a continuous measure of DSM-IV borderline psychopathology. J Pers Disord 17(3): 233-242, 2003 12839102

Zanarini MC, Frankenburg FR, Reich DB, et al: The 10-year course of physically self-destructive acts reported by borderline patients and Axis II comparison subjects. Acta Psychiatr Scand 117(3): 177-184, 2008 18241308

Zanarini MC, Frankenburg FR, Reich DB, et al: Time to attainment of recovery from borderline personality disorder and stability of recovery: a 10-year prospective follow-up study. Am J Psychiatry 167(6): 663-667, 2010 20395399

제8장

일차진료의사

Karen A. Adler, M.D.
Ellen F. Finch, B.A.
Ana M. Rodriguez-Villa, M.D., M.B.A.
Lois W. Choi-Kain, M.D., M.Ed.

일차진료의사들Primary care providers이 하루에 16명의 환자를 본다면 그 중 적어도 한 명은 BPD환자일 것이다(Gross 등 2002). 일반적으로 BPD환자들이 장기적인 정신과적 관리를 받으려고 일차의료를 찾진 않겠지만, 이들도 다른 환자들과 같이 일반적인 의학적 주소를 가지고 일차진료의사에게 방문할 것이다. 다른 점은, 그들의 성격장애로 인한 대인관계의 과민감성과 반응성 증상들에 얽혀 일차진료가 복잡해진다는 점이다. 내과적 문제를 동반한 BPD는 시간에 쫓기는 일차진료의사의 진료 환경에서 굉장한 어려움을 일으킨다. 이런 환자들은 통상적 치료 권고안을 잘 지키지 않기 때문에, 치료를 좀더 복잡하게 만든다. 환자도 일차진료의사도 제공된 진료나 이를 둘러싼 상호작용을 불편하게 느끼는 일이 빈번하다. 일반적으로 환자는 자신의 요구가 들어지지 않는다고 느끼고, 일차진료의사는 좋은 의료행위의 표준적인 진료를 제공하는 것이 최선이 되기가 어렵고 심지어 최악의 경우 소용없다는 것을 확인하게 된다.

실제로, BPD 개개인은 일반적이고 때로는 예방가능한 의학적 주소에 대해 치료를 받고자 일차진료의사를 방문한다. BPD에 연관된 문제들은 환자들의 일차진료의사와의 상호작용과 자신의 특정한 건강문제에 영향을 미치고, 의료비용을 높인다(Ansell 등 2007). 연구에서는 BPD가 완화된 환자에 비해 현재 심한 BPD 증상이 있는 환자들이 비만, 당뇨, 관절염 그리고 요실금을 앓을 가능성이 좀더 높다는 것이 확인되었다(Keuroghlian 등 2013). 이런 증가율은 체중과 대사에 영향을 미친다고 알려진 비정형 항정신병약물 atypical antipsychotics과 같은 약의 부작용에 지속적으로 노출되기 때문이다. BPD환자들은 또한 높은 흡연률, 음주량뿐만이 아니라 낮은 운동빈도 같은 나쁜 건강 습관을 가진 것으로 알려졌다. 마지막으로, 기능적 섬유근육통 fibromyalgia, 악관절장애temporomandibular joint disorders, 요통(Frankenburg와 Zanarini 2004, Sansone과 Sansone 2004) 그리고 편두통(Sansone과 Sansone 2004)과 같은 기능성 통증장애들 또한 BPD환자들에게서 더 흔히 관찰된다.

비만과 이에 관계된 의학적 후유증, 부실한 자기 관리 그리고 복합적인 통증 증후군의 높은 비율을 고려할 때, BPD환자들은 약물이 필요하다고 느끼고, 올바르지 못한 방식으로 약을 복용할 가능성이 높다. 이들은 과다한 약물투여(Sansone과 Sansone 2004) 그리고 처방받은 마약성 진통제의 지속적인 사용(Frankenburg 등 2014) 그리고 수면제의 일상적인 사용(Frankenburg와 Zanarini 2004, Plante 등 2009) 비율이 높은 특징이 있다. BPD환자의 삼분의 일 정도가 처방된 대로 약을 복용하지 않는 것으로 알려져 있다(Sansone과 Sansone 2004). 통증 증후군의 높은 유병률과 높은 오피오이드opioid 사용 비율은 BPD에서 보이는 내인성 아편제의 신경전달endogenous opiate neurotransmission의 이상과 신체적 정서적 통증에 대한 중추신경계의 과민성과 관련이 있을 수 있다(Frankenburg 등 2014).

이런 건강 문제는 단독으로는 의사에 의해 쉽게 발견되고 다루어질 수 있다. 그러나 BPD환자에서 공존하는 대인관계 반응성은 종종 그들의 주증상을 가려버리곤 한다. 보살핌에 대한 감수성, 인지된 소외감perceived neglect

은 대인관계 과민감성의 틀 안에서 가장 잘 이해될 수 있는 BPD의 고유한 특성이다(부록C, “대인관계 일관성 모델Interpersonal Coherence Model”). 대인관계 과민감성은 BPD의 핵심적인 특징이다. 이것은 돌봄이 기대되는 상황에서 더 활성화된다. 충분히 관리되고 이해받고, “진지하게 여겨지고” 있다고 느끼고 싶은 BPD환자의 욕구는, 보존적으로 증상을 관리하고, 높은 비용, 침습적이고 불필요한 절차는 피하면서 효율성에 초점을 맞추고자 하는 현재의 일차진료 환경과 많이 다르다. BPD환자들은 드러나게 돌봐주는 행동에 안심하곤 하는데, 이로 인해 일차진료의사는 치료를 유지하기 어렵다고 느끼거나, 극단적 방법을 쓰게 되기도 한다. 일차진료의사의 이런 반응들은 종종 BPD환자들이 주변의 위협들에서 자신이 무력하다고 느낄 때, 그들을 구해주는 기능을 하곤 한다. 의학에서 환자의 절박한 혹은 광범위한 의학적 요구와 일차진료의사의 이에 대한 반사적인 반응들은 결국 환자의 불편을 해소하진 못하면서 병원이나 관련 서비스 기관을 계속 드나들도록 만들어, 값비싼 치료를 반복적으로 받게 하는 결과를 가지고 올 수 있다.

이런 의료관리 및 서비스 방향은 일차진료의사에겐 친숙하게 들릴 것이다. 일차진료의사들은 BPD환자들이 의료적 만남이 너무 짧거나 인간미 없다고 느낄 때가 있을 것이라는 사실을 예측할 수 있다. 이런 일이 생길 때, 환자들은 예민해지고, 선을 넘으려 하거나 진료 규준에 맞지 않는 요구를 할 가능성이 많다. 이런 흔한 요구들로는 약속시간을 더 잡아 달라고 조르거나, 진료실을 방문하기 보다는 전화나 전자기기를 사용해서 치료자와 접촉하려고 시도하는 경우가 있다(Sansone과 Sansone 2004). 또 환자들은 예약된 약속을 취소해버렸다가 다급하게 도움을 요청하면서 다시 나타나곤 한다. 분노 폭발은 요구가 들어지지 않을 때 흔하다. 환자들이 일차진료의사와 진료관계의 선을 넘는 다른 경우로는, 지나치게 개인적인 질문들, 포옹, 선물 혹은 받아들이기에 적절한 선을 넘어선 정도로 전체적인 의료와 관련하여 자신을 관리해 달라는 간곡한 요청들이 포함된다. 일차진료의사는 BPD환자들의 확신과(자신들이 일차진료의사로부터 관리를 받으면서도 심각한 변덕을 부리는), 그들이 일차진료의사 및 병원 직원과 하는 상호작용이 이상화와 비난의(부주의하거나 문제의 심각성을 제대로 파악하지 못한다고 조롱하는) 양극단을 오가는 것을 관찰하게 될 것이다.

BPD환자의 이런 원형적인 역동을 고려한다면, 이 환자들의 의료이용 패턴이 독특하고 비효율적인 것은 놀랄 일이 아니다. 물론, 이 경향들은 환자-의사 관계를 좀더 복잡하게 만들곤 한다. BPD환자들은 응급실 검사나 비싼 영상검사와 같은 고가의 의료서비스를 좀더 많이 이용한다(Keuroghlian 등 2013). 이런 패턴은 스트레스에 대해 반응성이 높고, 스트레스에 저항성이 낮은, 이 장애를 정의하는 두 가지 특징을 반영하며, 이 때문에 BPD환자들이 자신의 증상이 "바로 낫기"를 바라는 경향이 심해진다.

BPD환자들은 장기 목표를 위해 지속적인 노력을 기울이는 것이 어렵다. 정신과적 환경에서, 그들의 장기 목표로는 단주sobriety, 직업을 유지하는 것, 혹은 입원을 피하는 것 등이 될 수 있다. 일차의료 환경에서 흔한 목표로는 예방적 관리를 유지는 것과 위험성은 낮지만 꾸준한 노력이 요구되는 물리치료와 같은 통증관리 등이 있다. BPD환자들은 즉각적이고 눈에 보이는 증상 완화가 없는 것을 치료계획이 듣지 않는 증거로 여기고, 장기적 치료는 바로 포기해버리곤 한다. 당연히 의사와 환자 사이의 이런 역동은, 타당한 의학적 요구와 이를 흐리는 BPD 증상 사이 관계만큼이나, 일차진료의사들을 당황하거나 좌절하게 만든다. 이런 역동은 다루어진다면 효율적으로 관리될 수 있고 양쪽 모두에게 이득이 될 수도 있다.

일차의료 환경에서, BPD환자들이 방문하는 빈도와 그들의 증상이 보여주는 고통 때문에, 일차진료의사들은 진단적 고려의 하나로 BPD를 필히 포함시킬 능력이 있어야 한다. 이런 능력은 일차의료 환경에서 BPD 증상들이 의사와의 상호작용에 미치는 영향을 의사들이 다룰 수 있게 해 줄 것이다. BPD의 치료를 위한 근거를 기반으로 한 일반적인 접근법인, 좋은 정신과적 관리(GPM)는 일차의료 환경에서 BPD 치료를 위한 진료지침 발전에 이상적인 기반이 된다(McMain 등 2009). 많은 현대 근거기반의료처럼, GPM은 원인, 신경생물학, 경과 그리고 치료반응성에 대해 최신 의료지식을 기반으로 한다. 간소화된 혹은 장기적인 정신과 세팅에서도 적용 가능하기 때문에, 우리는 일차진료의사가 BPD환자를 돌볼 때 특히 직면하는 문제들을 골라낸다면, GPM이 비정신과 전문가들에게도 받아들여질 수 있을 것이라고 생각한다.

이번 장은 일차의료 환경에서 의사들이 GPM을 기반으로 BPD환자들을 진료할 때 따라야 할 여섯 가지 진료지침을 간략히 보여줄 것이다. 이 전략들은 BPD 자체를 치료하는데 초점을 두지 않는다. BPD환자가 정신과적 증상들에 대해서 좀더 집중적인 치료를 요구하고 심리적 변화를 원한다면, 혹은 의학적으로 위험한 자해 또는 자살성이 감소하지 않는다면, 정신과 진료를 의뢰해야 한다. 여기에 제시된 전략들은 일차진료의사들이 BPD환자들이 보이는 독특한 어려움들을 관리하는 동시에 표준적인 진료를 유지할 수 있게 도와준다.

일차진료의사를 위한 GPM 지침 Tips

일차진료의사들의 BPD환자 진료를 돕기 위해서, 우리는 GPM을 적용한 여섯 가지 진료지침을 논의할 것이다. 표 8-1에 요약된 것처럼, 치료관계에서의 전형적인 기복prototypical oscillation을 체계화하고 구조화한 이 진료지침은, GPM을 아는 일차진료의사들에게 1) 경계선 성격장애 진단을 고려해서 임상적 문제들을 구성해보고, 2) 환자의 주관적인 고통을 인정하고, 3) 공감적으로 분노를 견뎌내지만 요구사항을 들어주지는 않으면서, 4) 좋은 진료의 규준을 유

표 8-1. 일차진료의사를 위한 좋은 정신과적 관리의 진료지침

1. 경계선 성격장애 진단을 고려해서 임상적 문제들을 구성해보라.
2. 환자의 주관적인 고통을 인정하라.
3. 공감적으로 분노를 견디되 요구사항을 들어주지는 말라.
4. 좋은 진료의 기준을 유지하라.
5. 보수적으로 처방하라.
6. 자해, 자살에 대한 발언에 대해 염려와 위험성 평가로 대응하라.

지하고, 5) 보존적으로 처방하며, 6) 자해, 자살에 대한 발언에 대해 염려와 위험성 평가로 대응하도록 안내하고 있다.

경계선 성격장애의 진단을 고려하여 임상적 문제들을 구성해 보라

많은 일차진료의사들이 BPD 진단을 공개하는 것이 환자를 화나게 하거나 환자-의사 관계를 망치진 않을까 두려워한다. 심지어 정신과 의사들도 약물로 치료하기에 좀더 적합해 보이는 다른 문제에 집중하려고 종종 BPD 진단을 보류하기도 한다. 그러나 연구에서는, BPD가 다루어 지지 않으면, 오히려 BPD가 BPD자체의 치료뿐만 아니라 우울증과 같은 다른 흔한 정신과 질환의 치료를 더 어렵게 만든다는 것이 드러났다(Skodol 등 2011). 일반적으로 지체없이 진단을 공개하는 것은 좋은 치료의 기본이다. BPD가 의심될 때, 일차진료의사들은 우울증, 불안장애, 물질사용장애, 혹은 다른 기타 의학적 문제들을 의심할 때처럼, 자신의 진단적 인상을 환자와 공유해야 한다. 진단과 함께, 일차진료의사는 치료방향을 알려주어서 환자와 정확한 의사소통을 촉진시켜야 한다. 진단의 확립은 환자와 치료자 모두가 장애를 받아들일 수 있게 돕고, 보이는 증상들을 그저 환자의 성격적 결함이나 의료진이 치료에 실패한 것으로 치부하게 내버려 두지 않고, 치료 가능한 특성으로 강조하게 해준다. 예를 들어, 적대감과 충동성은 BPD의 증상이다: 환자의 성격 결함으로 받아들여지면, 환자와 의사 모두 서로 의심하고 예민해지고 의사소통이 잘 되지 않는다. 의사들은 BPD환자들이 의사를 포함한 어떤 관리자caregiver에게도 과민할 것이라고 진단적 맥락에서 예측할 수 있어야 한다. BPD 진단과 그 증상에 대한 기본적인 교육을 공유하는 것은 충동성과 대인관계 불안정성을 감소시킬 수 있다(Zanarini와 Frankenburg 2008). BPD 진단을 감추는 것은 의원성 손상(예, 다중약제투여polypharmacy)을 높이고, 환자가 적절한 치료를 받을 기회를 막는다(Chanen과 McCutcheon 2013).

장애를 둘러싼 낙인 때문에, 어떤 의사들에게는 BPD 진단을 공유하는 것이 일종의 도전으로 느껴지기도 한다. 우리는 의사들이 DSM-5(American

Psychiatric Association 2013)를 사용하여 환자들에게 진단을 보여주고 설명하길 권한다(제2장, 그림 2-1과 American Psychiatric Association 2014를 보라). 환자들은 자신들의 고통이 논리적인 진단으로 설명된다는 사실을 발견하면 대개 안심하곤 한다. 이 사실은 다른 사람들도 이런 문제를 갖고 있다는 것을 시사하기 때문에 그들을 일반화normalizing 시켜준다. 대인관계 과민감성에 대한 GPM 모델(부록 C를 보라)은 환자가 자신의 잦은 문제행동 패턴을 통해 병식이 생길 수 있는 기반을 제공해준다. BPD 진단과 보호자와의 관계에 영향을 미치는 방식에 대한 지식으로 무장한다면, 일차진료의사와 환자는 비경멸적이고 꾸밈없는 태도로 이 진단이 앞으로 그들의 관계에 어떤 영향을 줄지 예측할 수 있다.

환자의 주관적인 고통을 인정하라

*인정하기Validation*는 정신건강 커뮤니티에서 유행어가 되었다. 인정하기의 핵심적인 작업은 그것이 병리적이건 증상적이건 간에, 특히 환자가 어떻게 느끼는지에 맞춰 환자의 경험을 이해하는 것이다. 핵심을 이해한 후, 환자가 관련된 스트레스와 감정에 대해 독특한 방식으로 생각하거나 행동하는 것으로 이해된다는 것을 전달하는 것이다. 이것은 동의하거나 반대하는 것과는 구분된다. 중요한 것은, 감정적 반응을 인정하는 것이 의사가 환자의 고통을 경감시켜주기 위해 의학적 결정이나 병원 정책을 바꾸는 것에 동의하는 것을 의미하지 않는다는 것이다.

일차진료의사는 BPD환자가 소통하려고 하던 바가 무엇인지 이해한다는 것을 보여주는 말로 환자의 경험을 알고 있다는 것을 보여줄 수 있다(예, "당신이 굉장히 고통스럽다는 것을 이해합니다" 혹은 "당신이 가능한 한 빨리 도움을 받고 싶다는 것을 압니다"). 인정하기는 환자가 한 번 더 편안하게 연결되어 있음을 느끼게 해줌으로써, 변연계limbic system의 활성화를 증가시키고 전전두엽prefrontal cortex 중심의 의사결정이 다시 활성화될 수 있게 해준다. 이런 이유로, 방침과 결정을 내릴 때 논리나 타당성을 사용하는 것보다 환자의 감정을 우선적으로 인정하는 것이 도움이 된다. 감정적 반응이 진정되기 전에는 이런 의사소통이 진행될 수가 없고 환자의 관점을 들으려는 시도도 환자를 더 흥분하게 만들곤 한다.

공감적으로 분노를 견디되 요구사항을 들어주지는 말라

인정하기가 중요하지만, 진료실에서 적절치 않거나 위험하다 여겨지는 행동(예, 소리지르기, 물건을 던지기, 병원 직원 괴롭히기, 진료지침 외의 것을 요구하기)을 용납하지도 강화시키지도 않는 것 또한 중요하다. GPM을 따르는 의사들은 침착함을 유지하고 이런 일들이 일어나는 동안 반사적인 반응을 보이지 말 것이며, 이런 행동들이 환자가 원하는 도움을 제공하기 어렵게 만든다는 것을 설명해야 한다. BPD환자들은 정서적, 혹은 신체적 고통에 대한 인내심이 낮기 때문에, 치료적 권고가 즉각적으로 자신의 고통이나 통증을 낫게 해줄 것 같지 않을 때, 애원하기도 하고 심지어 적대적으로 변할 수 있다. 일차진료의사는 환자가 자신의 행동들에 대해 책임지도록 해야 하고, 다른 환자들이 받아들일 수 없을 것 같은 행동들을 용인해선 안된다.

좋은 치료의 기준을 유지하라

BPD환자가 일반적으로 제공되는 것보다 더 많거나 다른 치료를 요구할 때, 일차진료의사는 규칙이나 치료의 일반적인 과정을 환자의 요구에 맞춰주려고 할 수 있다. 가장 효과적인 장기치료는 일차진료의사가 BPD환자의 치료에서 다른 환자와 동일한 기준을 유지할 때 가능하다. 다음은 기준과 한계를 유지하는데 도움이 되는 지침이다:

1. *한계를 정하고 그들을 관찰하라.* 환자가 불합리한 것을 요구한다는 뉘앙스로 말하기 보다는, 그들에게 당신의 한계, 기준들 그리고 당신이 방침policies에 대한 권한을 가지고 있다는 것을 알려준다. 표준적인 방침과 의료업무는 일반적으로 필요충분조건임을 차분하게 강조하는

동시에 관점에서의 차이를 알려주어라. 비록 "규칙을 바꾸고" 당신의 진료기준에 어긋나는 요청을 들어주는 것이 문제를 즉각적으로 해결해줄 수도 있지만, 그렇게 하는 것은 환자의 감정적 폭발과 특별한 치료를 요구하는 패턴을 지속시키게 될 것이다.

2. *간단하고 일관성 있는 방문일정을 정하라.* 방문일정을 예측 가능하게 하면 BPD환자가 병원의 방침과 표준에 타협하지 않고서도 보살핌을 받는다고 느끼게 도와준다. 일과가 정해져 있음을 환자에게 알도록 하면, 환자가 진료 외 연락에 대해 당신이 정한 제한점을 받아들이기 쉽고, 당신이 자신을 치료하는데 정성을 쏟고 있다는 것을 보여줄 수 있다.
3. *매 진료 마다, 가장 급한 의학적 문제를 우선으로 삼아라.* 환자들은 한 번에 처리가 불가능한 증상과 불평들의 종합세트를 가지고 있을 것이다. 환자가 무엇이 가장 힘든지 우선순위를 정하는 것을 도와주고, 한 팀이 되어 그 문제를 고심해보자. 이런 접근법은 일차의료 환경에서뿐만 아니라, 의학적 혹은 정신적 스트레스에 직면했을 때 조절불능과 혼란스러움을 겪기 쉬운 BPD환자에게 중요한 접근이다.
4. *다음 예약까지 달성할 목표를 세우자.* 각 예약마다 환자와 함께 다음 예약 전까지 해낼, 성취가능한 작은 과제를 정하기 위해 상의한다(예, 상처 치료를 위한 전문가를 만날 것). 환자에게 자신이 말한 것에 대한 책임을 지워라. 필요한 변화의 정도는 굉장한데, 최종적인 보상이 너무 추상적이거나 걸리는 기간이 너무 길 것 같아서 과거에 시도하기 힘들었던, 생활습관의 변화를 만드는 것도 여기에 포함된다. 이런 목표들은 작고, 측정 가능하고 주어진 시간 내에 달성할 수 있어야 한다. 환자가 자신의 책임을 다하는 방식으로 경과를 따라오도록 돕고 당신의 환자가 그만둬버리게 내버려 두지 말자.
5. *다른 의학 전문가들과 사전에 소통하라.* BPD환자를 의뢰할 때, 일차진료의사들은 사전에 배경 정보, 특정 상담질문에 대한 답, 지시사항을 주기 위해 전문 자문의와 연락할 수 있다. 일차진료의사들에게 이

것이 표준적인 진료절차이겠으나, 시간에 쫓기는 현대의 의료 업무는 BPD를 가졌는지 개의치 않고 아무 환자에게나 이렇게 하기는 어렵다. 일차진료의사의 많은 업무들이 단기에 행해지지만, 이런 의사소통은 일차진료의사, 환자 그리고 전문가의 모든 노력이 환자로 하여금 장기적인 목표에 도달하도록 하는데 목적을 둔다. 사전에 체계적이고, 조직화되며, 반응적인 치료계획을 만들려는 GPM의 목표를 잘 아는 일차진료의사가 추가적인 노력을 함으로써 장기간에 걸쳐 반응적이고, 무계획적이며, 지나치게 복잡해진 치료과정을 피하게 하고 실제로는 시간을 아낄 수 있다.

보수적으로 처방하라

어떤 약물도 주의해서 처방되어야만 한다. 왜냐하면 어떤 약도 BPD 치료에 일관되게 혹은 극적으로 도움을 준다고 밝혀지지 않았고 이런 용도로는 미국 FDA 승인을 받지 못했기 때문이다(American Psychiatric Association Practice Guidelines 2001, Ingenhoven 2015, Ingenhove 등 2010). 다중약제투여polypharmacy는 BPD환자에서 흔하며, 부작용의 위험을 높이고 의존성을 촉진시킬 수 있으므로 피해야 한다. 중요한 것은, 벤조디아제핀benzodiazepins은 BPD 증상을 악화시키거나 탈억제 상태를 증가시키므로 일반적으로 금기 시 된다.

자해 혹은 자살 암시 발언에 염려와 위험성 평가로 반응하라

자해행동과 자살 암시 발언들을 BPD에서 예측 가능한 증상으로 여겨라. 이런 증상들은 종종 고통을 전달하는 방식이며, 아마도 대인관계 스트레스의 결과일 수 있다는 것을 명심하라(부록 C를 보라). 환자는 아마 자신이 겪는 고통의 정도를 설명하려고 애를 쓸 것이며, 진료에 대해서 불만족을 표하거나 의사가 자기 요구를 들어주도록 압박할 것이다. 통증이나 고통을 검토하고 우려를 표하고, 위험성과 의학적 위험성을 평가하고(예, 이전 자살시도, 계획의 치명도, 수단에의 접근성), 필요 시 정신건강 전문가나 응급실로 환자를 의뢰하는 방식으로 이런 소통에 응답하라.

증례

다음 증례는 결정시점을 포함하고 있는데, 증례 끝에 몇 가지 대안적 반응들이 나열되어 있다. 독자들은 각각의 대안적 반응이 얼마나 도움이 될지 점수를 매겨보면 좋을 것이다. 그 다음에 각 반응에 대한 논의를 덧붙였다.

Crystal은 만성적인, 심한 편두통과 빈번한 기관지염, 과민성 대장 증후군의 과거력을 가진 32세의 미혼 여성이다. 그녀의 건강습관으로는 매일 1~2갑의 담배를 피우는 점이 눈에 띈다. 그녀는 빈번한 불안과 "스트레스"로 인한 수면의 어려움도 있다고 한다. 그녀는 당신에게 최근 특히 남자친구와 말다툼을 해서 "스트레스 받았을 때"나 직장에서 자신의 사수에게 "불려 나와 호통을 들었을 때", 감정을 조절하기 위해 때때로 팔을 얕게 긋거나 단 음식을 폭식한다고 털어놓았다.

첫 방문에, 당신은 Crystal과 금연, 이완훈련, 수면위생 등과 같은 생활습관 교정에 대해서 상당한 시간동안 상담을 했다. 추가적으로, 그녀의 편두통에 대해서는 신경과의사에게, 스트레스 관리와 금연을 위해서는 웰니스 그룹Wellness groups에 의뢰해주었다. 그녀는 관심을 갖는 것 같았고, 당신에게 너무 도움이 되었다고 하며 자신을 진지하게 여겨준 것에 고마워했다.

그러나 다음 방문 때, 당신은 Crystal이 그 어떤 생활습관 변화에 대한 권고나 의뢰referral도 따르지 않았음을 알았다. **[결정시점 1]** 그녀는 사과했지만, 자기 통제 밖의 문제를 이유로 대며 당신에게 "화내거나" 혹은 "환자로서 자신을 내치지" 말아 달라고 애원했고, 통증, 수면, 불안을 도와줄 약물을 요청했다. **[결정시점 2]**

Crystal은 불면이 자신의 편두통과 기분, 불안을 모두 악화시키는 것으로 여겨지므로 최우선 과제는 수면을 개선시키는 것이라는 것을 당신을 통해 알게 되었다. 당신은 그녀에게 수면위생 원칙이 적힌 유인물을 주고 다음 방문 전까지 특별한 세 가지 생활습관의 변화를 이루어 오도록 알려주었다. 당신은 함께 이 변화들에 대한 장애물을 확인하고 문제를 해결해본다. 신경과의사에게 받기로 한 편두통 진료를 다시 잡는데 그녀는 동의한다. 그녀는 볼일이 있다고 하면서도 차분해 보인다.

당신의 일정 담당자가 노크를 하고 들어와 신경과에서 예약 가능한 다음 시간이 8주뒤라고 알려주었다. Crystal은 갑자기 급격하게 괴로워하기 시작했고, 눈물을 흘리며 말했다. "죄송하지만 더는 못하겠어요. 무리예요. 8주가 오기 전에 저는 이 세상에 없을 거예요." **[결정시점 3]**

당신은 공감적으로 Crystal의 감정에 반응할 수 있다: "두통에 대한 도움을 받기 위해 긴 시간을 기다리는 게 당신에겐 정말 힘든 것 같네요." Crystal은 눈물을 그치고 좀더 차분하게 말한다. 당신은 간략하게 위험에 대한 평가를 하고 안정된 상태가 안전하게 유지될 수 있다고 그녀를 안심시켰다. 그 후 당신은 그녀가 어떻게 신경과 예약을 기다리는 시간을 견뎌낼 수 있을지 계획을 세우는 작업을 한다. **[결정시점 4]**

끝 무렵, Crystal은 자신의 수면위생을 교정하는 계획을 따르기로 동의하고 2-3주 뒤에 잡은 예약시간에 당신을 다시 만날 때까지, 두통은 일반 진통제로 지시받은 대로 조절해보기로 했다. 그녀는 차분해 보였지만 약간 실망한 듯 보였다. 당신이 검사실에서 나갈 때, 그녀는 다음 약속 전에 당신을 봐야 할 때는 어떻게 하면 되는지 물어본다. **[결정시점 5]**

결정시점: 대안적 반응들

각각의 반응들을 도움되는 정도에 따라 1(확실히 도움이 된다), 2(도움이 될 수도 있지만, 잘 모르겠다), 3(도움이 되지 않거나 오히려 해롭다)으로 점수를 매긴다.

1. Crystal이 생활습관 교정과 진료의뢰를 따르지 않았다고 밝힌 것에 대해, 당신은
   - A. 변화를 일으키는 게 얼마나 어려운 건지 인정하는 한편, 그녀가 굉장히 노력하지 않으면 어떤 것도 나아지지 않는다고 분명히 얘기한다.
   - B. 당신이 그녀에게 너무 많은 과제들을 준 것이 과했던 것을 알겠다고 말하고, 그녀를 대신해서 당신이나 당신 직원이 전문가와 약속을 잡겠다고 제안한다.
   - C. 그녀에게 전문가와의 예약에 참석하고 생활습관 교정을 실천할 때

까지는 할 일이 없으므로, 이 과제들을 완료할 때까지 당신을 보러 오면 안 된다고 말한다.

D. 그녀와 함께 그녀를 가장 괴롭히는 문제가 무엇인지 알아내는 작업을 한다(예, 편두통, 불면증, 불안). 그리고 어떻게 그 문제들을 해결할 것인지 세밀한 계획을 세우고, 다음 약속까지 이행할 명확하고 구체적이며 작은 목표를 세운다.

2. 여러 가지 약물을 처방해달라는 Crystal의 요구에, 당신은

A. 편두통에 대해서 Tramadol, 수면에 Zolpidem, 불안에 대해서 Lorazepam을 단기간 처방하는데 동의한다.

B. 약물처방에 동의하되, 마약진통제와 Benzodiazepine은 피한다(예, 편두통에 대해서는 Triptan, 수면과 불안에 대해서는 Hydroxyzine을 고려한다).

C. 여러 가지 강력한 습관성 약물을 BPD 진단에 사용하는 것이 위험하다는 것을 Crystal에게 교육한다.

D. Crystal에게 물질사용 과거력이 있는지 물어본다.

3. 8주 뒤에는 "여기 없을 것"이라는 Crystal의 갑작스러운 말을 당신은 뭐라고 해석해야 할까?

A. 자살위험이 높으므로 입원해야 한다.

B. 자살하지 않을 것이며, 당신이 두려움과 동정심을 느껴서 마약진통제를 처방하게끔 의도적으로 조종하려는 것이다.

C. 그녀는 고통에 대한 인내심이 낮으므로, 자신의 편두통을 검사하고 치료받기 위해 2달을 기다려야 한다는 말을 듣고는 두렵고 불안정해졌다. 그녀의 고통을 인정하고 위험평가와 계획을 세우기 전에 우선 진정시킬 필요가 있다.

D. 자살하진 않을 것이지만 전문가와 약속을 몇 달간 기다리기에는 자신의 고통이 너무 심하다는 것을 전하는 것이다. 그러므로 그 사

이 그녀의 증상을 조절하려는 당신의 계획을 재평가해봐야 한다.

4. Crystal의 두통에 대한 의학적 관리를 어떻게 진행할 것인가?
   A. 더 완전한 두통 병력을 얻기 위해서 시간을 연장해서 편두통 진단을 확인하고, Triptan 같은 증상 조절제abortive agent 처방이 적절할지 생각해본다.
   B. 많은 환자들이 전문가를 만나기 위한 긴 대기시간에 힘들어 한다고 말하며 Crystal의 감정을 정상화해주되, 동시에 일반적인 대기시간이 8주는 된다고도 전한다.
   C. 방문에 대해 정한 목표들과 방문 사이에 해낼 과제들을 재조정해본다. 당신과 다음 예약을 2-3주 내로 잡도록 하고 그때 두통관리에 집중하도록 한다.
   D. Crystal에게 다음 예약 때까지 두통을 조절하기 위해 일반 진통제(예, acetaminophen과 ibuprofen)를 어떻게 사용해야 하는지 설명한다.

5. 다음 예약된 약속 전에 진료가 필요할 때는 어떻게 할지 묻는 Crystal의 질문에 당신은 어떻게 답할 것인가?
   A. 그녀에게 다음 예약까지 기다릴 수 없는 일이 생기면, 전화로 당일 예약을 잡거나 응급 진료를 받거나 응급실을 방문하라고 말한다.
   B. 그녀의 불편사항들 중 어떤 것도 그런 빈번한 진료가 필요하지 않고, 방문 사이의 몇 주는 기다릴 수 있어야 한다고 말한다.
   C. 걱정되는 일이 있어서 연락하려면 간호사 콜센터나 환자용 포털 사이트를 이용하도록 알려주고, 당신이나 간호사 중 한 명이 앞당겨 올 필요가 있다고 판단되면 알려줄 것이라고 말해준다.

결정시점: 논의

소괄호 안의 숫자는 도움이 되는 수준을 나타낸다.

1. Crystal이 생활습관 교정과 진료의뢰를 따르지 않았다고 밝힌 것에 대해, 당신은

   A. 변화를 일으키는 게 얼마나 어려운 건지 인정하는 한편, 그녀가 굉장히 노력하지 않으면 어떤 것도 나아지지 않는다고 분명히 얘기한다. [1] ('공감하기'로 시작하는 것은 방어심을 줄이고 좀 더 효과적인 중재를 가능하게 한다. 환자가 포기하지 않도록 하는 것이 중요한데, 포기하게 내버려 둔다면 무력감이 더해지고 변화 의지를 가질 수 없기 때문이다. GPM의 주요 원칙은 환자가 자기 스스로 관리하고 회복하는데 책임이 있다는 것을 인식하도록 하는 것이다.)

   B. 당신이 그녀에게 너무 많은 과제들을 준 것이 과했던 것을 알겠다고 말하고, 그녀를 대신해서 당신이나 당신 직원이 전문가와 약속을 잡겠다고 제안한다. [2] (많은 수행 과제들과 의뢰가 굉장한 불안을 일으킬 수 있다는 것을 알리는 것이 진실되고 의미 있게 보일 수 있다. 직원이 대신해서 예약을 잡아주는 것은 도움이 될 수 있고, 이것이 당신 병원의 일반적인 업무라면 적절할 수도 있다. 그러나 일반적인 진료 업무가 아니고 특별하게 해주는 것으로 여겨지거나 안해도 될 일거리를 직원에게 준 것이라면, 이 행동은 반드시 피해야 할 행동이다.)

   C. 그녀에게 전문가와의 예약에 참석하고 생활습관 교정을 실천할 때까지는 할 일이 없으므로, 이 과제들을 완료할 때까지 당신을 보러 오면 안 된다고 말한다. [3] (이것은 작업동맹을 형성하는데도 도움이 되지 않고 BPD환자에게 도전해보고자 하는 동기를 부여하지도 않으며, 특히 정해진 과제의 수와 범위가 주어지면 더 그

렇다. 당신과의 치료를 중단하거나 고가의 치료기관을 찾을 가능성이 더 높다 [예, 응급실].)

D. 그녀와 함께 그녀를 가장 괴롭히는 문제가 무엇인지 알아내는 작업을 한다(예, 편두통, 불면증, 불안). 그리고 어떻게 그 문제들을 해결할 것인지 세밀한 계획을 세우고, 다음 약속까지 이행할 명확하고 구체적이며 작은 목표를 세운다. [1] (이것은 BPD환자와 방문약속을 잡을 때 추천되는, 당신과 환자 모두가 관리하기 좋은 전략이다.)

2. 여러 가지 약물을 처방해달라는 Crystal의 요구에, 당신은

A. 편두통에 대해서 Tramadol, 수면에 Zolpidem, 불안에 대해서 Lorazepam을 단기간 처방하는데 동의한다. [3] (BPD환자는 마약 진통제를 지속적으로 사용하거나 처방된 약물을 남용할 위험이 높다. 게다가 Benzodiazepine은 BPD환자에게 탈억제 상태를 악화시킬 수 있어서 추천되지 않는다. 마지막으로, 치료계획은 BPD환자가 표현하는 고통의 정도나 요구에 따라 만들어져선 안된다. 의사의 이런 반응들은 요구가 점점 더 늘어나게 하고 좋지 않은 결과와 위험한 처방 패턴을 가져올 위험이 높다.)

B. 약물처방에 동의하되, 마약진통제와 Benzodiazepine은 피한다(예, 편두통에 대해서는 Triptan, 수면과 불안에 대해서는 Hydroxyzine을 고려한다). [2] (옵션 A 보다는 보존적인 접근이며 적절할 수 있지만, 여전히 환자의 고통을 행동, 특히 처방으로 달래는 패턴을 만들 위험을 안고 있다. 궁극적으로는 빨리 고치도록 당신을 점점 더 압박하고, 나쁜 건강 습관을 고치기 위한 그녀의 노력은 약화시키는 결과를 가지고 올 수 있다.)

C. 여러 가지 강력한 습관성 약물을 BPD 진단에 사용하는 것이 위험하다는 것을 Crystal에게 교육한다. [1] (그녀의 BPD 관련 증상의 맥락에서 전달될 수 있는 환자 교육의 중요한 부분이다.)

D. Crystal에게 물질사용 과거력이 있는지 물어본다. [2] (물질사용 과거력은 환자 과거력의 중요한 요소이며 BPD환자에서 피해선 안된다. 그러나 이 사례에서는 이 시점에 이 질문이 분노, 방어적인 태도를 일으킬 뿐 쓸모 있는 정보를 줄 것 같진 않다. 그녀의 불편사항들은 생활습관 교정 그리고/또는 통제되지 않는 물질의 보수적인 처방에 지속적인 초점을 맞출 때 더 적절히 다루어질 수 있다.)

3. 8주 뒤에는 "여기 없을 것"이라는 Crystal의 갑작스러운 말을 당신은 뭐라고 해석해야 할까?

A. 자살위험이 높으므로 입원해야 한다. [3] (애매한 자살 언급을 한 BPD환자들에서 반사적인 입원은 피해야 한다. 일반적으로 불필요하고, 환자의 의미 있는 일과 일상 생활에 참여하는 능력을 방해하며, 의료보험제도 상 비용이 많이 든다.)

B. 자살하지 않을 것이며, 당신이 두려움과 동정심을 느껴서 마약진통제를 처방하게끔 의도적으로 조종하려는 것이다. [2] (비록 이것이 진실일 수 있고 당신을 조종하려 하고 겁을 주려 한다고 느낄 수 있지만, BPD환자 대부분은 의도적으로 이러지는 않는다. 그보다는 자신의 고통을 감당할 능력이 부족한 것에 대한 좌절감을 전하고자 하는 것이다. 이런 사고방식은, 일차진료의사가 BPD환자에게 쓸데없는 짜증을 느끼게 할 수 있고 일차진료의사의 목표를 촉진시켜주지도 않는다.)

C. 그녀는 고통에 대한 인내심이 낮으므로, 자신의 편두통을 검사하고 치료받기 위해 2달을 기다려야 한다는 말을 듣고는 두렵고 불안정해졌다. 그녀의 고통을 인정하고 위험평가와 계획을 세우기 전에 우선 진정시킬 필요가 있다. [1] (GPM의 핵심 원칙은 환자가 자살/안전에 대해 언급한 것과 관련된 감정을 이해하고 인정하는 것이다. 그러므로 일차진료의사는 위험평가를 해야 하고, 그 의학

적 위험수준에 따라 계획을 세워야 한다. 이런 임상적 반응은 여기에 설명된 단계를 따르기 전에는, Crystal의 자살위험에 대한 어떠한 추측도 하지 않는다는 점에 유의하라.)

D. 자살하진 않을 것이지만 전문가와 약속을 몇 달간 기다리기에는 자신의 고통이 너무 심하다는 것을 전하는 것이다. 그러므로 그 사이 그녀의 증상을 조절하려는 당신의 계획을 재평가해봐야 한다. [3] (그 말의 첫 부분은 진짜일 것이고, 당신은 일차진료의사로서 두통을 신경과의사가 맡을 수 있을 때까지 치료해주는 게 적절할 것이다. 그러나 BPD환자의 주관적인 고통에 대한 언급이나 자살위협 때문에 당신의 치료계획을 수정해선 안된다. 환자가 표현하는 괴로움이나 자살위협 때문에 치료계획을 수정한다면, 시간이 갈수록 그런 표현의 정도는 심해질 수 있다.)

4. Crystal의 두통에 대한 의학적 관리를 어떻게 진행할 것인가?

A. 더 완전한 두통 병력을 얻기 위해서 시간을 연장해서 편두통 진단을 확인하고, Triptan 같은 증상 조절제abortive agent 처방이 적절할지 생각해본다. [3] (비록 증상 조절제를 처방하기 전에 과거력을 얻기 위해 시간이 더 필요할 수도 있지만, 현재 시간을 연장하는 것은 BPD환자의 주관적 고통 때문에 규칙을 바꾸는 것의 예라고 볼 수 있다. 다음 약속을 잡는 것이 더 낫다.)

B. 많은 환자들이 전문가를 만나기 위한 긴 대기시간에 힘들어 한다고 말하며 Crystal의 감정을 정상화해주되, 동시에 일반적인 대기시간이 8주는 된다고도 전한다. [1] (무엇이 타당한지 검증해주되 환자를 위해서 현실을 왜곡하진 말자. 환자에게 표준치료가 무엇인가를 알려주고, 그녀에게 요구되는 것도 보통 환자들이 받아들이게 되어있는 일반적인 것이란 사실을 직접적으로 알리는 것이 중요하다.)

C. 방문에 대해 정한 목표들과 방문 사이에 해낼 과제들을 재조정해

본다. 당신과 다음 예약을 2-3주 내로 잡도록 하고 그때 두통관리에 집중하도록 한다. [1] (이 반응은 첫째, 매번 구체적인 작은 주제를 가진 꾸준하고 잦고 짧은 예약과 둘째, 약속과 약속 사이 환자가 완수할 과제들이라는 GPM의 2가지 핵심 원칙을 포함하고 있다.)

D. Crystal에게 다음 예약 때까지 두통을 조절하기 위해 일반 진통제(예, acetaminophen과 ibuprofen)를 어떻게 사용해야 하는지 설명한다. [1] (모든 환자들에게 안전한 통증관리를 제공하는 것은 적절하며, 예약시간 중 환자에게 일반 진통제 사용법을 간단하게 알려 줄 시간이 남아있어야 한다.)

5. 다음 예약된 약속 전에 진료가 필요할 때는 어떻게 할지 묻는 Crystal의 질문에 당신은 어떻게 답할 것인가?

A. 그녀에게 다음 예약까지 기다릴 수 없는 일이 생기면, 전화로 당일 예약을 잡거나 응급 진료를 받거나 응급실을 방문하라고 말한다. [3] (이런 반응은 다른 환자들에게는 적절할지 모르겠으나, BPD 환자들은 응급관리 시스템, 응급실 같은 높은 비용의 의료서비스를 남용할 위험이 높으며, 의학적으로 필요하지 않은 경우 권장되어선 안된다.)

B. 그녀의 불편사항들 중 어떤 것도 그런 빈번한 진료가 필요하지 않고, 방문 사이의 몇 주는 기다릴 수 있어야 한다고 말한다. [2] (이 말은 사실이며, 적어도 2번 이상 방문해서 환자를 좀 알게 된 후에 유머나 공감을 곁들여 전달된다면 효과적일 수 있다. 그러나 현재 상황에서, 이것은 도움이 되지 않는 전달 방식이고 환자를 화나게 만들 수 있고, 거절당하고 진지하게 받아들여지지 않고 있다고 느끼게 할 수 있다.)

C. 걱정되는 일이 있어서 연락하려면 간호사 콜센터나 환자용 포털 사이트를 이용하도록 알려주고, 당신이나 간호사 중 한 명이 앞

당겨 올 필요가 있다고 판단되면 알려줄 것이라고 말해준다. [1] (이용 가능한 자원이 있을 때 선호되는 반응이다. 이를 통해 환자에게는 우려되는 것을 소통할 적절한 채널을 제공받고, 치료팀에게는 환자가 자신의 기준에서 증상에 대해 느끼는 두려움과 고통을 근거로 치료 세팅과 빈도를 결정하기 보다는, 보고된 증상들의 의학적 위험도에 대한 지식을 바탕으로 다음 만남을 지시할 수 있게 해준다.)

결론

일차진료에 적용된 GPM 원칙들은 다른 정신과 장애에 적용된 것과 다르지 않다. 아마 이것들은 *일반적인 좋은 정신과적 관리*에서 기본적인 내용들일 것이다. BPD에 대한 낙인과 BPD에 대한 경험의 부족은 이런 환자들을 위한 치료가 꾸준하고 체계적인, 최선의 치료가 되는 것을 방해할 것이다. GPM 원칙들은 정신과 의사와 일차진료의사 모두가 최상의 치료를 제공한다는 일반적인 목표를 달성하고, 동시에 환자들이 좋은 의료서비스를 받도록 돕기 위해서 고안되었다. 결론적으로 BPD환자에게 치료를 제공하는 것은 정신과 의사와 일차진료의사 모두에게 도전 과제로 남아있으나, 이 기본 진료지침들은 예상되는 도전에 대응할 지침을 제시해줄 수 있을 것이다.

참고 문헌

American Psychiatric Association: Diagnostic and Statistical Manual of Mental Disorders, 5th Edition. Arlington, VA, American Psychiatric Association, 26

American Psychiatric Association: Handbook of Good Psychiatric Management for Borderline Personality Disorder(video file). Arlington, VA, American Psychiatric Association, 2014. Available at: https://vimeo.com/84897040. Accessed June 15, 2018.

American Psychiatric Association Practice Guidelines: Practice guideline for the treatment of patients with borderline personality disorder. Am J Psychiatry 158(10 suppl): 1–52, 2001 1665545

Ansell EB, Sanislow CA, McGlashan TH, et al: Psychosocial impairment and treatment utilization by patients with borderline personality disorder, other personality disorders, mood and anxiety disorders, and a healthy comparison group. Compr Psychiatry 48(4): 329–336, 2007 17560953

Chanen AM, McCutcheon L: Prevention and early intervention for borderline personality disorder: current status and recent evidence. Br J Psychiatry Suppl 202(554): s24–s29, 2013 23288497

Frankenburg FR, Zanarini MC: The association between borderline personality disorder and chronic medical illnesses, poor health–related lifestyle choices, and costly forms of health care utilization. J Clin Psychiatry 65(12): 1660–1665, 2004 15641871

Frankenburg FR, Fitzmaurice GM, Zanarini MC: The use of prescription opioid medication by patients with borderline personality disorder and Axis II comparison subjects: a 10–year follow–up study. J Clin Psychiatry 75(4): 357–361, 2014 24500123

Gross R, Olfson M, Gameroff M, et al: Borderline personality disorder in primary care. Arch Intern Med 162(1): 53–60, 2002 11784220

Ingenhoven T: The place of trauma in the treatment of personality disorders. Eur J Psychotraumatol 6, 2015

Ingenhoven T, Lafay P, Rinne T, et al: Effectiveness of pharmacotherapy for severe personality disorders: meta–analyses of randomized controlled trials. J Clin Psychiatry 71(1): 14–25, 2010 19778496

Keuroghlian AS, Frankenburg FR, Zanarini MC: The relationship of chronic medical illnesses, poor health–related lifestyle choices, and health care utilization to recovery status in borderline patients over a decade of prospective follow–up. J Psychiatr Res 47(10): 1499–1506, 2013 23856083

McMain SF, Links PS, Gnam WH, et al: A randomized trial of dialectical behavior therapy versus general psychiatric management for borderline personality disorder. Am J Psychiatry 166(12): 1365–1374, 2009 19755574

Plante DT, Zanarini MC, Frankenburg FR, et al: Sedative–hypnotic use in patients with borderline personality disorder and Axis II comparison subjects. J Pers Disord 23(6): 563–571, 2009 20001175

Sansone RA, Sansone LA: Borderline personality: a primary care context. Psychiatry

(Edgmont) 1(2): 19–27, 2004 21197375

Skodol AE, Grilo CM, Keyes KM, et al: Relationship of personality disorders to the course of major depressive disorder in a nationally representative sample. Am J Psychiatry 168(3): 257–264, 2011 21245088

Zanarini MC, Frankenburg FR: A preliminary, randomized trial of psychoeducation for women with borderline personality disorder. J Pers Disord 22(3): 284–290, 2008 18540800

제9장

정신약물치료자

Deanna Mercer, M.D., FRCPC
Paul S. Links, M.D., M.Sc., FRCPC

경계선 성격장애(BPD)를 가진 사람들에게 약물을 처방하는 일의 어려움에 대해 Dr. Kenneth Silk(2011, p. 312)는 다음과 같이 요약하였다.

> 응급상황 동안, 혹은 통제불능의 행동 혹은 감정이 고조되었을 때, 언제 약을 투여해야 할지(혹은 투약하지 말아야 할지) 명확하지 않다. 환자들은 심리적 고통이 심해졌고, 지금 당장 뭔가 조치가 취해져야 한다고 애원하며 나타난다. 이런 애원과 환자가 겪고 있을 확연하게 눈에 보이는 통증과 괴로움은 약을 처방하는 의사가 이전 처방에 약을 더 추가를 해야 할지, 같은 약을 재처방할지, 처방을 바꿀지, 위기가 끝나길 기다릴지, 전에 안 써본 다른 약물 조합을 떠올려볼지 등, 결정을 내리는 것을 더 어렵게 한다.

표 9-1. 경계선 성격장애 환자에게 약물처방 시 좋은 정신과적 관리 원칙

- 동맹 맺기.
- 이분법적인 태도를 피한다.
- 적절한 약물을 선택한다.
- 공존질환을 다룬다.

누구든지 BPD로 고통받는 환자에게 약물을 처방해본 적이 있는 사람이라면 이 글이 무시무시할 정도로 친숙하게 느껴질 것이다. 몹시 괴로워하는 BPD환자에게 약물을 처방하는 도전은 지침을 제공해줄 연구의 부족으로 인해 더 힘들다. 비록 연구가 BPD 치료에서 정신치료의 이점을 분명히 뒷받침했지만, 정신치료가 최선의 치료treatment of choice라는 메시지로는, 극심하게 괴롭지만 정신치료를 받을 수가 없고 혹은 받고 있지만 아직 기대한 효과를 보지 못하고 있는 개개인들을 안심시켜주진 못한다.

그럼 정신약물치료자로서 우리는 어떻게 반응해야 할까? 연구는 이 점을 분명히 한다-우리가 환자들이 적극적으로 정신치료 중일 때조차 여러 약을 동시에 처방하는 일이 빈번하다는 것이다(Hörz 등 2010, McMain 등 2009). 그러나 영국(National Institute for Health and Clinical Excellence 2009)과 호주(National Health and Medical Research Council 2012)같은 국가들의 임상 진료지침뿐만 아니라 Cochrane Review(Stoffers 등 2010)와 같은 체계적 문헌고찰은 모두, 비록 그 약들이 공존질환의 치료에는 적절하지만, 종합적인 BPD의 심각성을 줄이는 데는 효과를 보이지 않음을 강조한다.

좋은 정신과적 관리Good psychiatric management(GPM)의 원칙(표 9-1)은 우리가 환자를 약으로 치료한다는 인상을 주기보다, 정신치료를 권할 필요가 있음을 잘 알면서, 동시에 환자의 심한 불평과 약의 효과에 대한 제한된 지식에도 약을 처방해야 하는, 그 어려운 업무를 잘 수행할 수 있게 지침을 제공해준다. GPM은 치료동맹을 형성하는데 집중하길 권하고, 결국은 약물처방

보다 치료동맹이 더 도움이 될 것이라고 권고한다. 반드시 치료동맹이 형성된 후에, BPD 치료에서 알려진 바에 맞춰 약을 처방해야 한다.

동맹 맺기

우리가 BPD환자와 치료동맹을 맺기 위해 쏟는 노력은 대부분 성공한다. 만약 성공적이지 않다 해도, 우리는 적어도 노력했다고 말할 수 있고 환자들도 대체로 우리의 노력을 인정할 것이다. 장기적으로는, 처방한 약보다는 처방의사-환자의 관계와, BPD에서 약물의 역할에 대한 심리교육이 훨씬 치료적일 수 있다. 심리교육, 우려를 담은 관심, 공동작업의 필요성에 공감하기, 반사적이기 보다 적극적이 되기 등, 동맹 형성의 초석들을 표 9-2에 정리해 두었다.

표 9-2. 동맹 맺기 지침

심리교육을 제공한다.	대인관계 과민감성이 주요 역할을 설명한다. 약물치료의 부가적 역할을 명료화한다. 최신 지식의 한계에 대해 논의한다.
우려를 담은 관심을 보인다.	주관적인 괴로움을 알아봐 준다. 세션 사이에 궁금증을 질문을 하도록 한다. 부정적인 태도에 호기심과 안심시키기로 반응한다.
공동작업의 필요성을 강조한다.	약물치료의 목표 증상을 찾아본다. 약물치료의 효과와 잠재적인 부작용들을 감시할 시스템을 개발한다.
반사적reactive이지 말고 적극적이 되자.	환자가 우울하지도 않은데 약물을 요구한다면, SSRI selective serotonin reuptake inhibitor을 제안한다. 환자가 우울한데 약을 원치 않는다면, 약물처방을 권해보되 강요하진 말자.

심리교육을 제공한다

동맹 맺기의 중심은 BPD의 핵심 문제인 대인관계 과민감성에 대한 심리교육이다. 환자들은 종종 자신의 내적 현실을 정확하게 반영하지 못한다고 느껴지는 다른 진단과 치료들을 받아왔고, 자신들로서는 제시받은 그 치료를 받아들이는 선택지 밖에 없다는 느낌때문에 상당히 괴로웠다고 이야기한다. *대인관계 과민감성*에 대한 서술은—실제적인 그리고 지각된 대인관계의 어려움real and perceived relationship difficulties에 직면했을 때 외로움을 포함한 강렬한 감정적 고통—BPD 경험의 본질을 포착한다. 그들의 어려움에 대해 이해하는 의사소통 시간을 가질 때, 우리 환자들은 누군가 이해해준다는 사실에 안도감과 고마움을 느낀다.

한번 자신이 이해 받는다고 느끼면, 환자들은 심리교육의 다음 두 가지 중요한 메시지를 좀더 쉽게 받아들일 수 있게 된다: 약물은 사용이 제한된 경험적이고 보조적인 치료라는 사실을.

우려를 담은 관심을 보이고 부정적인 태도에 호기심과 안심시키기로 반응한다

일단 환자의 문제가 대인관계 과민감성에서 온다는 사실을 알면, 우리는 환자와 이런 현실을 다루고 강력한 치료적 동맹의 가능성을 높일 수 있는 방법으로 환자와의 상호작용을 바꿀 수 있게 된다. 우리는 고통에 대한 환자의 주관적인 이야기에 공감적으로 반응하고("그렇게 힘든 일을 겪는 것은 정말 어려운 일이었을 겁니다"), 평소에 궁금했던 약과 관련된 궁금증들에 대한 질문들에 답해주는 것 같은 실제적인 도움을 제공함으로써 우려를 담은 관심을 보이는 것으로 시작한다.

의사("당신은 저를 진단명으로 밖에는 안보네요. 내가 뭘 말하고 있는지는 무시하고 있군요")와 약물("전 약을 먹고 싶지 않아요", "그저 제 태도를 좀 바꿔서 너무 감정적으로 굴지만 않으면 된다고 생각해요")에 대한 부정적인 태도를, 대인관계 과민감성의 관점을 통해서 환자의 경험에 대해 궁금해할 기회로 삼을 수 있다. 우리가 거절이나 예민함 보다 호기심으로 반응하는 것을 통하여 환자들에게 자신과 타인의 부정적인 태도에 반응하는 대안적인 방법을 보여주는 것이다.

공동작업의 필요성을 강조한다

GPM의 핵심 요소는 환자가 "먼저 생각하는 법"을 배우게 도와주는 것이다. 이것은 약물사용과 관계되었을 때는 특히 중요하다. 약물은 BPD에서 작거나 중간 정도의 효과를 가진다. 심각한 고통을 일으키는 대인관계 사건에 직면했을 때, 어떤 것도 도움이 되지 않는다고 여기기 쉽고, 약물 역시 효과가 없다는 생각이 들어 약물치료를 중단할 수 있다. 때로는 효과가 없거나 오히려 해로운 약물들은 계속해서 사용하기도 한다. 약물치료의 명확한 목표를 찾고("약물치료로 어떤 증상이 좋아지기를 기대하나요?") 약물치료의 영향과 잠재적인 부작용을 모니터 할 방법("이 약물치료가 장기적으로 당신에게 도움이 될지 아닐지에 대한 확신을 갖는 것이 우리에게 중요할 겁니다. 매일 당신의 분노를 달력에 기록할 수 있을까요? 그럼 우린 우리가 기대하는 대로 작용하는지 보고 함께 체크해볼 수 있을 겁니다")을 찾는데 도움이 되는 질문을 하자. "먼저 생각하기"에는 환자에게 처방된 약물들을 읽어보도록 하고 약에 대해서 걱정되는 무엇이든지 이야기하도록 격려하는 것도 포함된다.

반사적이지 말고 적극적이 되자 Be Active, Not Reactive

GPM은 우리가 "반사적일 게 아니라 적극적이기를" 권한다. 이것은 우리가 주의 깊고 균형 잡힌 약물처방을 하는 것을 의미한다. 예를 들어, 세로토닌 재흡수 억제제selective serotonin reuptake inhibitor(SSRI)를 우울해 보이지는 않지만 약물을 요청하는 환자에게 처방할 수 있다. SSRI는 충동성에는 별로 이득이 없고 정동 불안정성과 분노에 대해서는 그 효과가 미미한 정도이다(Mercer 등 2009). SSRI는 안정성과 부작용 측면에서는 유리한 편이다. SSRI를 처방하면서, 효과가 불확실하다는 것을 강조하고 환자로 하여금 약물의 효과를 잘 관찰하도록 하는 것은("당신이 이 약의 효과를 잘 관찰해보는 것이 중요할 겁니다") 자신의 약물치료 반응에 대한 환자의 호기심을 자극하고 정신과 의사에게는 정신치료에 참여할 필요성을 강조할 기회가 된다("이 약이 약간은 도움이 될 것이라 여겨집니다만, 저는 당신이 정신치료를 통해 얻을 잠재적인 이익에 더 확신을 갖고 있어요. 그래서 이 치료를 계속 이어서 하는 것이 당신에게 중요할 것이라 생각합니다").

주의 깊고 균형 잡힌 접근은 심각한 우울증을 보이지만 약을 원치 않는, 완전히 반대 입장인 환자에게도 도움을 줄 수 있다. 약물치료가 도움이 될 것이라고 여겨진다면, 부드러운 조언을 해주는 것이 필요하다: "예전에 약을 처방받는 것이 특별히 도움되지 않았던 것 같아서, 또 다른 약을 시도하는 게 꺼려진다는 것을 충분히 이해합니다. 하지만 나는 정말 이 약이 도움이 될 가능성이 있다고 생각합니다. 만약 당신이 이 약을 먹어볼 생각이 있다면, 효과가 있는지, 부작용은 없는지 함께 모니터 해보는 것이 우리 모두에게 중요할 겁니다."

이분법적 태도를 피한다

약물치료에 대한 균형 잡힌 접근은 이분법적 태도를 피하라는 GPM 원칙을 반영해서, 약물이 도움이 될지 안될지에 대한 주장을 피하도록 한다. 대신 주의 깊은 접근을 지지한다: "그 약이 도움이 될 수도 있겠지만, 효과가 있을지 장담할 수 없어요. 우리가 잘 모니터하는 것이 중요해요."

적절한 약물을 선택한다

약물 선택에 대한 GPM 진료지침(표 9-3)은 관련된 환자요인에 대한 평가, 약물이 어떤 증상에 도움이 되는지, 도움이 되지 않는지를 아는 것, 다중약제 처방을 피하는 것을 포함한다.

표 9-3. 약물 선택 지침

관련 있는 환자요인을 평가한다.	• 환자의 동기부여를 고려한다. • 증상 유형과 심각성을 고려한다. • 현재 처방 중인 약물을 검토한다. • 환자의 괴로움을 평가한다 - 몹시 괴로워하는 환자들은 자기 위로능력self-soothing을 배울 필요가 있고, 위약 효과를 이용한 새로운 약물에 반응할 수도 있다.
약물이 어떤 증상에 도움을 줄 수 있는지/아닌지를 안다.	• 공격성과 분노를 감소시키는데 약물이 잠재적으로 도움이 되는지를 안다. • 약물의 우울 증상과 자해에 대한 제한된 효과를 인식한다.
다중약제 처방을 피한다.	• 환자가 약물에 반응이 없다고 평가된다면 다른 약을 시도하기 전 그 약을 서서히 끊는다. • 환자의 고통이 극심하다면 쓰는 약을 줄이는 동시에 변경될 약을 서서히 증량시킨다 cross-taper.

관련 있는 환자요인을 평가한다

환자의 동기부여, 표적이 될 증상들(이후의 경계선 성격장애의 약리학적 관리에서 검토될 것이다), 증상의 심각성 그리고 현재 환자가 복용 중인 약물 등에 따라 어떤 약물이 가장 좋을지 결정한다. 대체로 약물에 대한 환자의 동기가 낮거나 약을 규칙적으로 복용할 수 있을지 염려가 된다면, 기분조절제mood stabilizers와 삼환계 항우울제tricyclic antidepressants는 피해야 하는 반면, SSRI 항우울제나 단기간의 비정형 항정신병약물atypical antipsychotics이 가장 안전하다. 증상이 심각하거나 현저한 기능 저하가 있다면, 기분조절제와 비정형 항정신병 약물이 도움이 된다.

약물이 어떤 증상에 도움을 줄 수 있는지/아닌지를 안다

약물에 대한 메타분석에 의하면(Binks 등 2006, Duggan 등 2008, Herpertz 등 2007, Ingenhoven 등 2010, Lieb 등 2010, Mercer 등 2009, Nosè 등 2006, Vita 등 2011) 약물치료가 일반적으로 분노와 공격성을 감소시키는 데는 도움이 되지만, 우울 증상과 자해를 치료하는 데는 제한적인 효과를 보인다(비록 SSRIs와 다른 항우울제들이 주요우울삽화의 사례에서는 적합하지만).

심각한 고통에 빠진 환자에게 약물을 처방하기 전에, 비록 약물이 어떤 이익을 줄 수 있다고 하더라도, 환자가 급성 고통을 다루는 가장 효과적인 방법은 자기 위로 능력self-soothing을 배우는 것임을 이야기하는 것이 중요하다. 약물치료는 어느 정도 도움이 될 수 있지만 위기에 직면했을 때 스스로를 달래는 법을 배우는 것을 대체할 순 없다("당신이 내게 말해준 것을 통해서 당신이 굉장히 힘든 시간을 보냈다는 것을 알았어요. 나는 이 약이 어느 정도는 도움이 될 것이라고 생각해요. 하지만 자기 위로 능력 같은 기술이 어려운 대인관계 상황에서 살아남는데 도움을 주는 데는 약물보다 훨씬 강력하다는 사실을 당신이 아는 게 중요해요").

다중약제 처방을 피한다

국제 지침(National Health and Medical Research Council 2012, National Institute for Health and Clinical Excellence 2009)들이, 약물이 BPD의 전반적인 심각성을 감소시킨다는 것을 뒷받침하는 최신 근거가 부족하고 약물로 인한 부작용의 비율이 높다는 것을 강조하는 것을 고려하여, GPM은 다중약제 처방을 피하기 위한 체계를 분명히 정립해야 한다고 주장한다. 처방하기에 앞서, 환자가 약물에 반응하지 않는다면, 환자가 너무 심한 고통을 겪지 않는 한(이 경우 기존의 약을 서서히 끊는 동시에 새로운 약을 서서히 올리는, 교차적인 방식cross-tapering으로 약물을 교체할 수 있다) 그 약물은 다른 약물이 시작되기 전에 서서히 중단해야 한다고 방침을 정하는 것이 유용하다.

공존질환의 치료

공존질환들을 다루려면 BPD에 관한 통찰력과 그에 관한 정보를 바탕으로 우선순위를 정하는 것이 필요하다. 표 9-4의 지침을 보라.

경계선 성격장애의 약물학적 관리: 최신 동향

BPD 치료에서 약물사용에 대한 논란이 상당히 많음에도 불구하고, BPD환자들은 여러 가지 약물을 자주 요청하고 처방받는다. 영국의 The National Institute for Health and Care Excellence(2015)는 BPD 관리에서 약물은 "쓰이지 않는다"고 명시한다. 이 치료 가이드라인은 너무 엄격하다고 알려져 있고, BPD환자들의 약물관리에 대해서 증상에 맞춘 접근을 권고한 the American Psychiatric Association(2001)의 가이드라인과는 대조적이다.

표 9-4. 공존질환 진료지침

조치	고려사항	공존질환의 예
공존질환을 우선시할 때	공존질환이 대인관계나 적극적인 학습을 불가능하게 한다.	조증, 병적인 물질 사용, 거식증
BPD를 우선시할 때	BPD가 관해되지 않는 한 공존질환은 나아지지 않거나 재발한다.[a]	우울, 불안, 사회공포, 관해된 양극성장애(I, II형), 폭식증
공존질환을 다루기 앞서 BPD를 안정화시킨다.	공존질환의 약물치료를 견디는 환자의 능력을 향상시킨다(Keuroghlian 등 2015).	공황장애, 외상 후 스트레스장애, 강박장애

a 이것은 다른 질환에 대한 약물치료를 못하게 하진 않는다.

BPD환자들을 포함한 정신사회적 임의 대조군 실험RCT에서조차 이상적인 조건을 만들기 위해 노력했음에도 불구하고, 치료기간 내내 평균적으로 두 가지 다른 약물에 노출된 상태였다(McMain 등 2009). 논란과 추가 연구의 필요성에도 불구하고, 약물치료는 증상관리와 BPD환자의 기능 향상에 어느 정도는 도움이 될 수 있다.

이번에는 약물의 유형에 따라 약물사용을 뒷받침하는 최신 연구 근거를 검토하고 논의할 것이다. 이 검토에는 추가 연구가 필요하겠지만 BPD환자 관리에 새로운 길을 열어줄 수 있는 몇 가지 새로운 접근방법 또한 언급할 것이다. 그리고 최신 연구의 한계에 대한 논의로 이 장을 마치려고 한다.

약물 종류

항정신병 약물 Antipsychotic Medication

2009년부터 이어진 주요 메타분석 연구들과 최신 리뷰들(Hancock-Johnson 등 2017, Ingenhoven 등 2010, Lieb 등 2010, Mercer 등 2009, Stoffers와 Lieb 2015)을 보면 항정신병 약물들은 BPD환자들의 특정 증상을 조절하는데 위약과 비교했을 때 크진 않지만 통계적으로 유의한 효과를 가진다. 항정신병 약물들은 BPD환자들에게서 보이는 분노, 충동성, 공격성 그리고 인지적 지각적 장애를 줄이는데 유용하다고 여겨진다. 많은 2-3세대 항정신병 약물들이 BPD환자들에게 사용되어 왔으나, 연구들은 모두 샘플 수가 적고 기간이 짧았다. 한 가지 예외는 Zanarini(2011)등이 시행한 451명의 외래환자들을 대상으로 Olanzapine과 위약을 비교한 대규모 RCT연구였다. 12주간의 연구 동안, BPD 증상을 감소시키는데 하루 Olanzapine 5-10mg이 위약보다 우수한 결과를 보였다. 이전 연구의 활성그룹(약물을 투약한)과 위약그룹 모두에게 12주 동안 Olanzapine을 공개적으로 처방하는, 12주간의 공개임상 확장연구open-label extension study에서, 위약 참가자들은 활성그룹과 유사한 정도로 호전되었다(Zanarini 등 2012). 비록 명백하게 이득이 있었지만, 졸음, 피로감, 식욕 증가와 체중 증가 등을 포함한 Olanzapine의 부작용들도 상당했다. 게다가

이 장의 초입에서 언급된 Cochran Review(Stoffers 등 2010)는 Olanzapine에 대한 잠재적인 염려를 제기했는데, 두 번의 실험에서 Olanzapine을 위약과 비교했을 때, 자살사고와 자해를 증가시키는 경향을 보였다. 그러나 다른 두 실험에서는 자살사고가 감소되었고, 한 실험은 Olanzapine과 위약 사이에 차이를 발견하지 못했다. 이 결과들은 일관성은 없지만 추후 연구에서 주목해볼 가치가 있는 주의점을 제시한다.

또 다른 주요 연구는 95명의 BPD 참가자들을 대상으로 Quetiapine 서방형(ER) 300mg/일, 150mg/일 그리고 위약을 8주간 비교한 RCT였다(Black 등 2014). 경계선 증상들에 대한 효과에서 위약과 낮은 용량의 Quetiapine ER 사이에 큰 effect size가 관찰되었다(Cohen's d=−0.79). 중간 용량의 Quetiapine과 위약의 비교에서는 유의미한 결과가 없었고, Quetiapine 군 사이에서도 차이가 없었다. 언어적 물리적 공격성을 포함한 이차적인 결과에서, 두 용량의 Quetiapine 모두 위약보다는 효과가 있었다. 그러나 특히 중간 용량의 Quetiapine ER에서 부작용이 흔했다. 진정과 같은 부작용은 참가자들의 연구 중단을 예측하게 했다. 이 연구는 공존질환에 대한 배제 기준이 꽤 엄격했기 때문에, 다양한 공존질환을 가진 BPD환자들 내나수를 대상으로 그 결과를 일반화할 추가적인 연구가 분명히 필요하다고 여겨진다.

요약하자면, 낮은 용량의 항정신병 약물은 분노, 충동적인 공격성 그리고 인지적 지각적 특성과 같은 BPD 증상에 어느 정도 효과를 보인다. 자살사고를 증가시킬 가능성 외에도 진정sedation과 체중증가의 위험 때문에, 항정신병 약물들은 주의 깊게 모니터 되어야 하고 3-6개월 간격으로 위험-이익률 risk-benefit ratio을 평가할 필요가 있다.

기분조절제 Mood Stabilizers

Lamotrigine과 같은 기분조절제들은 소규모 연구에서 분노, 충동성 그리고 아마 우울도 감소시키는 효과를 보여, 초반에는 BPD환자들의 치료에서 가능성을 보였다(Reich 등 2009, Tritt 등 2005). 그러나 최근 Crawford 등에 의해 진행된 대규모의 잘 설계된 RCT는 위약과 비교시 Lamotrigine의 우월성을 입증하지 못했고, 오히려 이 계열 약물들의 효과에 대해 의문을 제기했다.

두 연구에서 오메가-3 지방산(eicosapentaenoic acid, EPA 와 docosahexaenoic acid, DHA) 또한 BPD환자들을 대상으로 평가되었고, 기분 증상, 공격성, 자살성향에서 중등도의 이득을 보였다. 이 연구들은 ethyl EPA와 DHA를 합친 용량으로 하루 1-2g을 사용했다(Hallahan 등 2007, Hancock-Johnson 등 2017, Stoffers와 Lieb 2015, Zanarini와 Frankenburg 2003).

요약하자면, 기분조절제들은 BPD환자들에게 아주 유용할 수 있고 이들을 사용할 합리적 근거들도 존재한다. 그러나 실험 대부분이 단기간이었고, BPD환자를 대상으로 한 Lamotrigine 효과 연구는 Lamotrigine이 위약보다 우월하다는 것을 증명하는데 실패했다(Crawford 등 2018, Gunderson과 Choi-Kain 2018). 게다가 이 약물들은 특히 가임기 여성들에게 중대한 부작용을 가지고 있어서, 위험대비 이익이 충분히 평가되어야 한다.

항우울제 Antidepressants

BPD환자의 약물치료에 대한 메타분석과 체계적인 논문 고찰에 따르면, 항우울제는 이런 환자들을 치료하는 데에 제한적인 역할을 가진다(Hancock-Johnson 등 2017, Ingenhoven 등 2010, Lieb 등 2010, Mercer 등 2009, Nosè 등 2006, Stoffers와 Lieb 2015). 그러나 어떤 근거들은 분노, 우울 그리고 아마도 정동 불안정성은 이 약물을 이용할 목표증상이 될 수도 있다는 것을 시사한다. 예를 들어, Duloxetine을 복용하는 BPD환자들을 대상으로 한 예비연구에서 충동성, 분노, 정동 불안정성이 호전된 결과가 제시되었다(Bellino 등 2010). 그러나 전체적으로는 BPD 치료에 항우울제의 효과를 뒷받침하는 근거는 너무 약했다. 아주 자주, 항우울제들은 공존된 우울이나 불안장애를 치료하기 위해서 사용된다. 이런 공존질환에 대한 항우울제 사용은 정당하지만 환자들은 기대하는 결과에 대해서 현실적이 될 필요가 있다. 예를 들어, BPD환자들에게 공존하는 우울증의 장기적 경과는, 약물치료보다는 환자가 BPD를 위한 근거기반 정신치료를 받는다면 상당히 호전될 수 있다(Cristea 등 2017).

메틸페니데이트 Methylphenidate

BPD환자들에게 주의력결핍장애가 공존하는 것이 빈번히 발견되므로 Methylphenidate 같은 정신자극제가 BPD환자들에게 처방되어야 하는 것인지에 대한 의문이 생긴다. 우리가 아는 한, BPD환자들에서 Methylphenidate 사용을 평가한 RCT 근거는 현재까지는(이번 검토가 완료되는 시점까지) 없었다. 그러나 이 질문에 관련된 두 가지 연구는 있었다. BPD와 주의력 결핍/과다행동장애(ADHD)를 가진 여자 청소년 14명에게 12주간 진행한 공개 전향적 연구는 Methylphenidate를 최대 하루 60mg까지 처방하고 그 효과를 몇 가지 결과들에 따라 평가했다(Golubchik 등 2008). 정신증이나 물질남용 진단을 가진 청소년은 연구에서 배제했다. 결과는 ADHD와 공격적인 증상은 호전되었고, 흥미롭게도 그 중 세 명의 환자들은 Methylphenidate를 복용한 뒤 자해를 중단했다. 경계선 증상들이 악화된 경우는 없었고 정신증으로 발전된 경우도 없었다. 반복실험이 필요하겠으나 이 연구 결과는 어떤 환자들은 공격적인 행동과 자해행동이 Methylphenidate의 도움을 받을 수 있다는 것을 시사한다.

두 번째 4주간 전향적 자연적 연구는 ADHD가 없는 BPD환자들을 ADHD가 있는 BPD환자들과 비교했는데, 이 중 일부는 Methylphenidate를 복용했다(Prada 등2015). 환자들은 모두 관찰기간 동안 집중적인 변증법적 행동치료(DBT)를 받았다. Methylphenidate를 복용하는 ADHD가 있는 BPD환자들은 methylphenidate를 복용하지 않은 ADHD가 있는 BPD환자들과 운동 충동성, 전반적 충동성, ADHD 심각도, 상태 분노state anger 그리고 우울 심각도 등을 비교했을 때 상당한 개선을 보였다. 게다가 이 연구는 ADHD 증상을 Methylphenidate로 치료 중인 환자들은, DBT 프로그램에서 좀 더 이익을 얻을 수 있다는 점을 시사하고, 이것은 Methylphenidate가 ADHD가 있는 BPD환자들을 정신사회적 치료법에 더 참여할 수 있게 만들어주는 역할을 할 수 있다는 것을 암시한다. 이런 결과들은 약물적 중재법이 증상 개선에만 초점을 맞출 것이 아니라 다른 기능적 측면을 연구해봐야 한다는 것을 보여준다.

이 두 가지 단기간 진행된, 소규모 공개 연구는 정신자극제가 ADHD와 공존하는 BPD 치료에 도움이 될 수 있다는 것을 시사한다. 이 결과들은 예비 단계이기 때문에, 우리는 환자들의 물질의존 과거력에 대해 우선 평가하고, 부차적인 기록과 학교 기록에서 ADHD 진단을 확인하길 권고한다. 장기 지속성 약물이 정신자극제 오남용을 감소시킬 수 있으므로 좀더 선호된다. 정신자극제가 처방될 때는 치료 프로그램이든 직장 환경에서든, 특별히 기능적 향상에 관한 이점이 명백해야 한다. 그렇지 않으면 오용과 기분전환용이 될 가능성이 있으므로, 그렇다면 약물은 반드시 중단되어야 한다.

다른 접근방법들

Naltrexone같은 오피오이드 길항제들opioid antagonists은 여성 BPD환자들에서 실험되었고 해리 증상들에서 유의미하지 않은 효과를 보였다. Clonidine은 내적 긴장과 과각성을 감소시키는 데 사용되어 왔고, 외상 후 스트레스장애를 동반한 BPD환자(Hancock-Johnson 등 2017, Stoffers와 Lieb 2015)에서 유용하다. 그러나 이 약물들이 BPD와 공존된 PTSD를 가진 환자들에게 어떤 역할을 하는지 밝히기 위해서는 차후 평가가 필요하다.

BPD환자들은 종종 대인관계로 인해 힘들어하므로, 친사회적 행동을 촉진하기 위한 가능한 방법으로 몇 가지 약물이 개발되어 왔다. 일반 인구에서 Oxytocin은 집단 신뢰와 협력을 촉진하고 정서 인식 같은 사회적 인지능력을 향상시키는 것으로 알려져 왔다(Amad 등 2015). 그래서 Oxytocin은 BPD환자들에게 관찰되는 정신화(mentalizing)의 결핍과 부정적인 느낌의 사회 자극들에 대한 편견을 개선하는데 이점이 있을 것이라 여겨졌다. 현 시점에서 BPD환자에 대한 Oxytocin 연구는 보고된 바 없으며 진행되었던 대부분의 연구들은 친사회적 행동과 관계된 실험이었다(Amad 등 2015). 이 연구들은 BPD환자들에게, Oxytocin이 사회적 위협에 대한 과민감성을 향상시킬 수 있다는 증거와 함께, Oxytocin이 어떤 사회적 딜레마에 빠지면 신뢰와 협동 행동을 약화시킬 수 있다는, 모순되는 결과를 보여주었다. 이 혼재된 결과는 Oxytocin이 긍정적인-사회적 감정, 부정적인-사회적 감정에 대한 특성을 모두 조절할 수 있어서 어떤 상황에서는 모순된 결과를 가지고 올 수 있음을 시사하는 사회적 특성 가설social salience hypothesis로 설명될 수 있다(Shamay-Tsoory 등 2009). 비록 BPD환자들에서 Oxytocin의 역할에 대해 연구하는 것은 흥미롭지만, 이 모든 결과들은 실험실 연구로부터 나왔고 이 연구들은 성별, 월경주기효과 그리고 약물 상호작용과 같은 다양한 혼란요인들이 배제되지 않았다.

약물이 BPD환자들이 실제 혹은 지각된 거절을 직면할 때 겪는 사회적 고통을 수정할 수 있는지를 판가름하기 위한 연구가 진행 중이다. Yovell 등(2016)은 RCT에서 외인성 오피오이드exogenous opioid가 심각하게 자살을 기도한 성인 환자들에서의 분리 스트레스separation distress와 자살 위험을 감소시키는 효능에 대해서 조사했다. 이 연구는 현재 물질사용 없이 심하게 자살을 기도한 성인들에게, Buprenorphine을 하루 0.8mg까지 주는 것이 위약보다 자살사고를 감소시키는지를 본 연구였다. 비록 참가자들의 절반 이상이 BPD 진단기준에 맞았으나 이 환자들은 BPD를 가진 것때문에 선택되지는 않았다. 4주 간의 실험기간 동안, Buprenorphine은 위약 대비 자살사고와 사살가능성을 눈에 띄게 감소시켰다. 이 연구는 또한 우울 증상의 감소도 보였으나 이 감소는 자살 위험에서의 영향에 비해 훨씬 작았다. 이 결과를 바탕으로 Buprenorphine의 자살사고 감소의 작용기전은 우울한 증상에 영향을 주어 감소시키는 게 아니라, 거절과 유기에 연관된 사회적 괴로움을 감소시키는 것을 통해 일어나는 것이라고 가정했다. 연구는 치료중단 비율이 높았고, 추적 기간이 짧았으며 Buprenorphine의 안정성에 대한 추가 검사도 필요하다. 그러나 이 연구는 사회적 고통을 조절하는 것이 BPD환자들의 자살 위기를 줄일 수 있는지를 판단하는 독특한 계열의 연구를 보여주었다. 사회적 고통을 약화시키는 것과 관련이 있는 다른 약물로는 Acetaminophen과 Marijuana가 포함된다(Deckman 등 2014, Dewall 등 2010).

BPD환자에서의 경두개 자기 자극법transcranial magnetic stimulation(TMS) 사용에 대한 사례 보고들이 있다. 배외 측 전전두피질dorsolateral prefrontal cortex(DLPC)에 초점을 둔 몇 가지 사례 보고들은 TMS가 분노와 정동 불안정성과 같은 경계선 증상에 효과가 있다는 것을 시사한다(Arbabi 등 2013, Cailhol 등 2014). Feffer 등(2017)은 배내 측 전전두피질 dorsomedial prefrontal cortex(DMPC)에 초점을 맞춰서 3명의 BPD환자들에게서 경계선 증상보다 우울 증상에서의 개선을 입증했다. TMS는 특히 기분과 정동 불안정성에서의 영향에 관해서 BPD환자들에게서 더 연구될 가치가 있다.

제한점

비록 위약에 비해 BPD환자들에서 어떤 목표 증상들에 대한 약물치료의 가치를 뒷받침하는 몇 가지 근거들이 있으나, 이 근거는 많은 제한점을 갖고 있다. 여기서 고려된 대부분의 연구 샘플들은 대체로 여자였으므로 이 결과들을 남성 BPD환자들에게 일반화시키기는 어렵다. 게다가 연구들의 표본 크기가 작고, 실험 기간이 짧았으며, I축 공존질환을 가진 참가자를 제외시키는 배제기준이 비현실적으로 엄격해서(DSM-IV-TR, American Psychiatric Association 2000), 이런 결과들을 일반화시키기 더 어렵게 했다. 게다가, 항상 존재할 수 있는 편견bias의 위험으로 연구의 질이 의심스럽다. 마지막으로 BPD환자들은 종종 약물에 노출되었기 때문에, 이전의 약물 실험에서의 부작용과 실험 중단에 대한 주의가 불충분했다. 그러므로 BPD환자들의 정신약물학적 관리에 대해 좀 더 많은 연구가 권고된다.

증례

다음 증례는 결정시점을 포함하고 있는데, 증례 끝에 몇 가지 대안적 반응들이 나열되어 있다. 독자들은 각각의 대안적 반응이 얼마나 도움이 될지 점수를 매겨보면 좋을 것이다. 그 다음에 각 반응에 대한 논의를 덧붙였다.

Ellen은 30세 여성으로, "심각한 우울증을 앓고 있고 정신치료를 시작하기 전에 약물치료가 필요해서" 자신의 심리치료사를 통해 당신에게 의뢰되었다. Ellen은 자신이 우울증으로 고생해왔고, "늘 그래왔다"고 말했다. 그녀의 아버지는 엄격했지만 때때로 따뜻하고 호의적이기도 했다. 그는 가족의 돈과 활동들에 대해서 인색하게 굴었다. 그녀의 어머니는 만성적으로 우울하고 화가 나 있었는데, 대체로 Ellen을 포함한 자녀들 때문이었다. Ellen의 할아버지는 알코올중독이었고 Ellen의 어머니를 신체적으로 학대했다.

어릴 때, Ellen은 아주 예민했고 친구를 사귀는 게 힘들었다. 청소년기에는, 학교와 친구들에게 매우 예민했는데 주로 분노로 표현되었다. 부모님의 요구들을 화내며(소리지르고, 비명을 지르며, 문을 쾅 닫는 정도로) 거부하고, 학교를 가거나 집안에서의 어떤 것도 거부하는 Ellen으로 인해, 집은 매일매일 전쟁터로 변해갔다. Ellen이 초등학교부터 알고 지낸 친구들은("얼간이들") 그녀의 분노 때문에 고등학생이 되면서 그녀를 멀리했다. 그녀는 고등학교에서 몇몇 친구를 만들었지만 그 친구들은 약을 심하게 했다. 결국 Ellen도 매일 마리화나를 하고 주말마다 과음을 하기 시작했고, 이 패턴은 오늘날까지도 이어졌다. 그녀는 다른 약도 시험적으로 시도했지만, 그 이상 지속하지는 않았다.

Ellen은 대학을 다니려고 시도했지만 첫 과목에서 압도되어 1학기에 낙제하고 말았다. 그녀는 부모님과의 갈등으로 인해 집을 떠났다. 서비스 계열의 여러 가지 직장에 도전해봤고("전 일을 구하는 데는 문제가 없었는데 계속 망치기만 했어요. 그래서 관뒀죠") 현재는 무직 상태다. 그녀의 부모님들은 재정적으로 지원해 주시지만 그녀가 "뭔가를 하지 않고 진짜 직장을 구하지 않으면" 지원을 끊겠다고 위협했다.

Ellen은 남자 또는 여자와 몇 차례 친밀한 관계를 가져왔다. 현재는 자신이 동성애자라고 밝히고 있고 "내게 일어난 일 중 최고의 일"이라고 묘사하는 파트너와 관계를 유지하고 있다. Ellen은 작은 실망감에도 강렬한 분노를 보이고, 파트너에게 떠나지 않을 것이라고 안심시켜주는 말을 끊임없이 요구하면서 최근 둘의 관계는 악화되었다. Ellen은 아이에 대해서 양가적인 반면 Ellen의 파트너는 아이를 가지고 싶어 해서, 둘 사이에 갈등이 생겼다. 그녀는 나중엔 결국 자신도 아이를 가지고 싶을 것이라 생각하지만, 지금은 "나는 겨우 나 하나 돌볼 수 있어요. 그래서 난 내가 아이를 돌볼 수 있을지 모르겠어요"라고 말한다.

Ellen은 십대 때 자살위험과 우울증으로 몇 차례 입원한 적이 있다. 한 번은 5개월 동안 입원했었고, 그 동안 BPD 진단을 받았다. 그녀는 자신이 진단기준에 맞았다는 사실에는 동의하지만 그 진단을 좋아하진 않았다. 왜냐하면 "우리 엄마는 그 진단을 계속 내게 강요했어요－그건 결국 엄마에게 내가 문제라는 걸 증명해줬거든요."

Ellen은 현재 주요우울장애의 진단에 맞고, 이것은 파트너가 아이를 갖고 싶다고 말하기 시작하던 시점부터 시작된 것이라고 여겨진다. 그녀는 '수면을 돕기 위해' 자기 전 1g 정도의 마리화나를 계속해서 피우고 있고, 당신에게 "어쨌든 이건 나를 도와주는 유일한 수단이에요"라고 말한다. 또 그녀는 주말에는 과음을 한다－"난 정말 그러지 않으려고 해요. 근데 밖으로 나가면 난 정말 예민해져요. 그걸 풀려고 하다 보면 난 통제력을 잃어요." Ellen은 술을 마시면 파트너와 싸울 가능성이 높아지고, 이 커플은 수 차례 깨지곤 했다. 이별하고 나면 Ellen은 항상 손목을 긋고 때때로 타이레놀을 과다복용하곤 했다. 과다복용 후 그녀는 항상 후회하고 겁을 먹어서 파트너에게 이에 대해서 이야기하게 될 것이고, 결국 파트너가 주장해서 응급실에 내원하게 될 것이다. 그러나 몇 번은, 파트너가 싸운 뒤 집에 돌아오지 않았고, Ellen은 파트너가 더 이상 자신을 신경 쓰지 않는다고 확신했다. 그녀는 응급실을 가지 않고 한숨 잔 뒤 깨어났다. "나는 내가 살던 죽던 정말 상관 안해요."

그녀의 파트너의 주장에 따라, Ellen은 "도움을 받는데" 동의하고 5개월 전 그녀의 현재 심리치료사와 치료작업을 시작했다. 그녀는 심리치료사를 좋아하고 그녀와의 약속시간을 기대하고 규칙적으로 참석했다. 그러나 Ellen은 나아지질 않았다. 그녀는 동기부여나 에너지가 거의 없었고 시간의 대부분을 파트너와 함께 지내는 아파트에 숨어서 지냈다. 그녀는 자신이 파트너와 있을 때 예민해지고, 파트너가 도움을 요청할 때 화를 내며 반복하는 공격이 관계에 좋지 않다는 것을 깨닫게 되었다. 동시에 그녀는 "난 나를 어떻게 해야 할지 모르겠어요"라고 말하며 하루 중 유일하게 자유로울 때는 밤에 마리화나를 피우고 잠을 청할 때라고 했다.

Ellen은 몇 년간 여러 정신과 의사를 만났고 많은 항우울제로 치료를 시도해 보았다. 그녀는 한 번도 항우울제가 도움이 된다고 생각해본 적이 없었고 어떤 경우는 오히려 더 예민해지기도 해서 중단했다. 잠시 동안 Benzodiazepine을 처방받고 굉장히 도움을 받는다는 느낌을 받았지만 술과 함께 과다복용을 해서 주치의가 더 이상 처방을 거부하게 되었다. 평가 중, Ellen은 "당장 괜찮아졌으면"해서 안절부절 못하는 느낌을 보고하였으나 약물에 대해서는 다소 양가적으로 보였다.

당신의 평가는 Ellen이 현재 평생 지속된 기분부전장애에 동반된 주요우울삽화의 진단기준에 들어맞는다는 것이다. 또한 마리화나와 알코올 사용장애와 범불안장애, 사회공포증도 가지고 있는 것 같다. BPD 진단에 대해서도 동의했다.

당신이 내린 진단적 인상에 대해서 Ellen과 논의하기 시작했을 때, 당신은 그녀가 우울증과 불안 진단에 대해서는 약간의 관심을 보였지만, BPD 진단에 대해서는 불편한 듯했고, 당신이 그녀의 마리화나와 알코올 사용에 대해서 우려를 표하자 입을 다물어 버린다는 것을 알아차렸다. **[결정시점 1]** Ellen은 당신에게 그녀의 엄마가 이전에 BPD 진단에 집착했고, 자신의 모든 문제를 BPD 탓으로 돌렸다는 사실을 상기시켰다. 엄마가 BPD 진단에 집착했을 때 어떻게 느껴졌느냐는 당신의 질문에, Ellen은 "정말 열 받았죠. 문제가 많았지만 그게 전부 제 탓은 아니었거든요"라고 답했다. 그녀가 화가 났던 것이 이해가 된다고 인정하자, 그녀는 차분해지는 것 같았다. 당신은 BPD 진단을 살펴본 일이 있는지, 이에 대해서 어떻게 생각하는지 물었고, 그녀는 "네, 딱 맞아요. 전부 다는 아니지만, 대체로 맞아요"라고 답했다. **[결정시점 2]**

Ellen은 "BPD와 알코올 그리고 마리화나는 내버려 뒀으면 해요. 난 그게 큰 문제라고 생각하지 않으니까"라고 했다. 하지만 항우울제를 복용하는 것은 동의한다고 했다. 당신은 이전에 시도한 약물 목록을 살펴보았다. Ellen은 어떤 것도 도움이 된 것 같지 않지만 항우울제를 복용했을 때 알코올과 마리화나를 더 심하게 했었고 약을 규칙적으로 먹진 않았다고 했다. 당신은 Escitalopram을 권하고 그녀는 마지못해 동의했다. 당신은 그 마지못해 보이는 부분에 대해서 언급했고, 그녀는 "전 그게 별로 도움이 될 것 같지 않아요. 전 약을 좋아하지 않아요. 약을 믿지 않거든요"라고 대답했다.

당신은 Ellen에게 당신 또한 그녀에게 별로 도움이 되지 않는 것을 먹길 원하진 않는다고 말하고, 그녀가 약에 대해 회의적인 것이 오히려 기쁜데, 왜냐면 그런 마음이라면 그녀가 앞으로 도움이 되지 않은 것은 덜 먹을 걸로 보이기 때문이라고 말한다. 동시에 당신은 그녀가 원하는 심리치료사와 5개월을 치료했음에도 원하는 정도로 개선되지 못했음을 상기시켜준다. 당신은 약물에 대해서 보증을 해줄 순 없다는 것을 알려준다. 그러나 그녀가 중등도의 우울증을 갖고 있고 항우울제가 얼마간 도움을 줄 것 같아 보이며, 그녀가 치료의 효과를 경험하기 시작하도록 도울 것 같다고 전한다. 그녀는 동의했고 시도해보기로 했다. **[결정시점 3]**

Ellen은 에너지가 좀 더 생긴 것 같고, 하루 종일 졸리지 않고, 밖으로 나가고 싶은 마음이 좀더 생겼다고 말했다. 그녀는 심리치료사를 위해서 매일 일과를 쓰기 시작했고 흔쾌히 매일 이런 증상들을 0(의욕도 없고, 에너지도 없음)에서 5(의욕도 정상, 에너지도 정상) 사이에서 점수를 매기는 중이다. 수개월 뒤, 당신은 Ellen을 세 번 만났다. 그녀 스스로 마리화나를 끊을 수 있었고(밤에는 한 번씩 했지만) 취할 정도로 과음을 한 것은 딱 한 번이었다. 그녀는 "내 애인은 내가 그러는 걸 더 이상 좋아하지 않거든요"라고 설명했고, 항우울제가 약간 도움이 되었다고 생각했다. "아마 더 이상 그 정도로 끔찍하진 않은 것 같아요. 아마 약간은 에너지가 생겼을 걸요." 그녀는 몇 주 동안 항우울제를 끊었는데, 그녀와 당신 모두 그녀의 우울증이 그때 좀 더 악화되었음을 알아차려서 다시 복용하기 시작했다. 그 동안 Ellen은 심리치료사의 도움으로 애인에게 아이에 대한 자신의 양가적인 마음에 대해서 전하게 되었다. 애인은 기꺼이 지금은 그 문제에 대해서 보류해 두겠다고 했다. Ellen의 분노는 여전히 얼마간 남아있었지만, 지금 당장은 그 분노를 들여다보는데 관심이 없었다. 자살사고는 "내 마음에서 멀리 물러선 상태"라고 했다. Ellen은 항우울제를 계속 복용하기로 결심했고 당신은 약물 재처방을 위해 그녀를 주치의에게 돌려보냈다.

2년 후, Ellen은 다시 당신에게 의뢰되었다. 그녀는 어려움에 빠져 있었지만 그럼에도 불구하고 집을 청소하는 작은 사업을 시작했다. 그녀의 관계는 몇 차례의 이별을 반복하면서 난관에 빠져 있었다. 아이를 갖는 문제는 여전히 "잠정적으로 연기"되어 있었다. Ellen은 애인이 "아이 문제"에서 행복하지 않다는 것을 알아차렸고 그녀가 떠날까 봐 늘 걱정했다. Ellen의 대인관계 과민감성으로 인한 어려움은 지속되고, 애인이 그녀와 있을 때 행복해 보이지 않거나 자기 기분을 고려하지 않는다고 여겨지면(예, 수 차례 그 소리가 자신을 "미치게"한다고 말했음에도 시끄럽게 껌을 씹을 때) 갑자기 분노에 차서 애인을 공격하거나 성내며 아파트를 나가버리곤 했다. 여러 차례, 그녀는 물건을 집어 던져서 부쉈다. Ellen과 그녀의 심리치료사는 이것을 치료에서 다뤘고, Ellen은 다른 사람보다 더 심하게 이런 상황에 반응한다는 생각을 편안하게 받아들였다. 동시에, 애인이 그녀에게 "과민반응 한다", "좀 진정할 필요가 있다"고 말하는 것은 그녀를 더 화나게 만들 뿐이고, 애초에 그녀를 짜증나게 했던 문제들이 별 것 아닌 것이 되고 무시되고, "그게 내 분노의 모든 것이 된다"고 느끼게 한다고 했다. 그녀는 친구들이 대놓고 말하진 않지만, 사실은 애인이 그녀를 떠나는 게 나을 거라고 생각하고 있는 건 아닌지 걱정했다.

Ellen은 항우울제를 계속 복용했다. 그게 "약간-아마도 자신의 불안과 우울에-도움이 된다"고 생각했다. 복용을 중단하면 좀 더 우울해지는 듯했다. 그녀는 그게 분노나 애인과 있을 때 예민해지는 데는 도움이 되지 않는다고 생각했다. 마리화나 사용은 가끔 있었고("일할 때는 못해요"), 술은 아주 가끔 마셨다. 자살사고는 지속되었지만-대개 애인과의 문제 때문에-, 당신이 그녀를 마지막으로 본 이후로 이것을 행동으로 옮기진 않았다. 당신은 Ellen과 함께 지금 무엇을 도와줬으면 하는지, 주 호소로서 자신의 분노를 뭐라고 파악하고 있는지를 체크해보았다.

[결정시점 4]

Ellen은 자신의 심리치료사와 치료에서 분노에 초점을 맞춰 이야기하는 것에 동의했다. 또한 오메가-3 지방산을 복용해보는 데에도 관심을 보였다. 분노에 대해서는 상당히 호전을 보였다. Ellen의 대인관계 문제들은 지속되었지만 이전보다 자신의 분노를 잘 조절한다는 것을 알고 있었기 때문에 더 편안하게 느꼈다. "난 여전히 냉정함을 잃어요. 하지만 전처럼 자주 그러진 않고 심리치료사와 배운 기술들을 더 잘 쓸 수 있어요."

6개월 뒤 당신은 Ellen의 심리치료사에게 응급 의뢰를 받았다. 지난 2주간, Ellen은 "아무 것도 제대로 할 수 없었다"고 했다. Ellen은 애인이 아파트 밖을 나가서 시간을 보내는 일이 늘어나면서 애인을 의심해오고 있었다. 그녀는 애인의 문자를 읽었고 그녀에게 다른 사람이 있고 아이를 가질 계획이었다는 것을 알게 되었다. 그녀는 애인에게 이에 대해서 직접 물었고, 애인은 외도를 시인했다. 애인은 자신이 여전히 Ellen을 사랑하고 있어서 그 사실이 그녀에게 충격을 줄까 두려웠다고 했다. 진료시간에 Ellen은 마음이 닫혀 있는 상태였고 이전에 쉽게 하던 감정을 표현하는 것조차 너무 힘들었다. 그녀는 자신이 "아무런 도움도 받을 수 없다"고 계속 말했다. 그녀는 매일 술을 마시고 마리화나를 피웠으며 몇 차례 손목을 그었다. 그녀는 강한 자살사고를 말했고 계획은 확실치 않다고 했다. 마지막 진료에서, 심리치료사는 Ellen이 응급실 진료를 봐야 한다고 주장하고 입원을 권했다. 그러나 Ellen은 자살사고가 없고 그건 나아졌다고 부정했다. 응급실 기록은 Ellen이 "만성적 자살위험"이 있음을 시사했다. 심리치료사는 그녀가 위기 계획(손목을 긋기 전에 치료사에게 전화할 것)을 따르지 않았기 때문에 염려했고, Ellen이 새 집을 찾는 것에 대해 이야기하도록 할 수가 없었다.

당신이 Ellen을 만났을 때, 그녀는 심리치료사가 설명한 그대로였다. 단정치 못한 상태였고, 애매하게 대답했다. 그녀는 병원을 다녀온 뒤로 약을 끊었는데 "듣질 않아서" 였다고 한다. 그녀는 모든 주요우울삽화의 증상들을 보이고 먹지도 자지도 않았다. 수 차례 손목을 긋고 자살사고를 보였다. 비록 명확한 계획은 없었지만, 수주 분량의 약물을 "숨긴" 상태였다. 지난 2주 간 일도 하지 않았다. 집은 그대로였다－애인은 Ellen을 걱정해서 아직 나가지 않았다. **[결정시점 5]**

2주간의 입원 후 Ellen이 당신에게 돌아왔다. 단정하고 잘 차려 입은 상태였다. 눈맞춤도 어느 정도 가능했다. 그녀는 잘 "대처"하고 있고, 약간 더 잘 자고 식욕이 있다고 했지만, 자기 전 Quetiapine ER 150mg을 먹으면서 살이 5파운드나 쪄서 행복하진 않다고 했다. 당신은 일과 대인관계에 대해서 물어보았다. 그녀는 아직 직장에 돌아가지 않았고, 재정상태가 좋지 못하다고 말했다. 그녀는 다시 애인과 같이 살기로 했다고 했다. "내가 스스로 일어설 수 있을 때까지 예요. 만약 그런 일이 생긴다면요!" 그녀는 전 애인을 굉장히 비난했고("그녀는 절 망치고 다른 사람을 찾았죠"), 자신이 모든 사람들과 매사에 "상당히 과민하다"고 인정했다. 당신은 Ellen에게 지금 무엇을 다루고 싶냐고 물었고 그녀는 "내 수면과 내 분노……

이겠죠"라고 답했다.

당신은 Ellen에게 Quetiapine ER이 수면과 분노에 도움이 되는지 물었다. 그녀는 도움이 되는 것 같지만 체중 증가 때문에 계속 먹지는 못할 것 같다고 했다.

[결정시점 6]

약의 효과와 부작용에 대한 불확실성 때문에, 당신과 Ellen은 항우울제를 먹으면서 Quetiapine을 서서히 줄여가기로 한다. 그녀는 다시 자신의 약물처방에 적응하기 시작했고 약물이 우울한 기분에 "도움이 된다"고 믿기 시작했다. Ellen의 입원에 이은 수 개월 동안, 애인은 이사를 나갔고, Ellen의 기분은 다시 악화되었다. 치료시간에 당신은 항우울제 증량 가능성과 그녀의 기분에 영향을 주는 요인들, 특히 가장 최근의 두드러진 대인관계 스트레스와 그녀가 자기 기분을 조절하기 위해 할 수 있는 다른 것들에 대해서 논의했다. 비록 Ellen은 이별 때문에 영향을 받은 것을 알아차렸지만, "그게 마리화나 말고 나한테 도움을 주는 유일한 거예요. 당신이 마리화나는 하면 안 된다고 했고요"라고 말하며, 약을 바꾸는 것을 제외하곤 다른 해결책을 떠올릴 수 없다고 했다. 당신은 그녀가 계속 일을 했을 때 눈에 띄던 기분의 호전과 에너지 수준의 변화를 상기시켜 주었다. 당신은 이것이 그녀 스스로 만들어 낼 수 있는 가장 중요한 변화일 것 같다고 제안한다.

수년간 Ellen과 작업하면서, 당신은 계속해서 취업에 대해 격려했고, 함께 농담할 수 있는 화제거리가 되었다.

결정시점: 대안적 반응들

각각의 반응들을 도움되는 정도에 따라 1(확실히 도움이 된다), 2(도움이 될 수도 있지만, 잘 모르겠다), 3(도움이 되지 않거나 오히려 해롭다)으로 점수를 매긴다.

1. 당신의 진단적 인상에 대한 Ellen의 반응을 볼 때, 어떻게 진행하는 게 가장 좋을까?
   A. 그녀가 BPD나 물질사용에 대해서 말하는 데 관심이 없어 보이므로 오로지 항우울제가 Ellen의 기분과 불안 증상에 줄 잠재적 이득에만 초점을 맞추기로 결심한다.
   B. 물질사용이 지속되면, 항우울제의 효과에 한계가 있다는 점을 강조한다.

C. Ellen이 피드백을 줄 때 당신이 관찰한 바를 알려준다. "당신은 내가 경계선 성격장애를 언급할 때 불편해 보여요. 이점에 대해서 좀 더 이야기해볼 수 있을까요?"

2. BPD 진단에 대한 Ellen의 경험을 비춰볼 때, 어떻게 진행하는 게 가장 좋을까?
   A. 지금은 BPD와 마리화나 문제는 두고, 불안과 우울증에 대해 항우울제를 시도해 보길 권한다. 만일 그녀가 반응이 없다면 다시 한번 BPD와 마리화나 사용에 대해서 이야기하는 것을 시도해볼 수 있다.
   B. 그녀가 이 진단에 대해서 불편해하고 있음을 당신이 알고 있다는 것과 BPD를 이해하고 치료하는 것이 함께 치료계획에 다가서는데 도움이 될 수 있다는 사실을 알린다.
   C. Ellen에게 그녀가 BPD에 대해 아는 바를 물어본다.

3. Ellen이 항우울제 복용을 시도해보겠다는 의지에 반응해서, 당신은
   A. 약물을 처방하면서, 잠재적 부작용을 언급하되, 일반적으로 부작용은 잘 적응하게 되므로 약물에 대한 Ellen의 부정적인 시각이 줄어들길 소망한다고 말해준다.
   B. Ellen에게 항우울제에 대한 그녀의 기대를 명확하게 하고 그녀 스스로 목표증상을 매일 모니터링 하는 것이 중요하다고 설명한다. 또한 그녀에게 약에 대해서 공부하고 무엇이든 질문이 있다면 당신에게 이야기하도록 권한다.
   C. 부작용을 검토하고 Ellen에게 만약 이 약이 듣지 않으면, 시도해볼 수 있는 다른 도움이 될 약들이 많이 있음을 알려준다.

4. Ellen의 분노를 다루기 위해서, 당신은
   A. Ellen이 낮은 용량(10mg/일)에도 약간의 효과가 있었음을 고려해

서, Escitalopram의 용량을 증량하길 권한다.

B. 분노를 다루는 데 있어서 가장 효과가 있는 방법이 정신치료와 함께하는 것임을 알린다. 덧붙여, 분노, 과민함 그리고 자살성향에 대한 몇 가지 연구에서 밝혀진 바처럼, 오메가3지방산 복용을 고려하는 것도 도움이 될 것이다.

C. 비정형 항정신병약물들이 단기간 사용(8–12주)에 대해서만 평가되었고 체중증가와 자살성향을 증가시킬 수 있는 등의 부작용이 있다는 것을 강조하면서, Quetiapine ER 150mg/일이나 Olanzapine 5–10mg/일 같은 비정형 항 정신병약물을 시도해보는 것을 제안한다.

5. Ellen의 가장 최근 상태에 대한 반응으로, 당신은

A. 심한 수준의 주요우울삽화로 진단하여 병원에 입원하여, 가능하다면 전기경련치료를 받도록 한다.

B. Ellen이 자살 고위험군임을 인지해야 한다–그녀는 약을 먹지 않고 있고 주요우울삽화를 경험하고 있다. 그녀는 알코올과 마리화나를 다시 사용하기 시작했고 중대한 대인관계에서 상실을 경험했다. 그녀는 문제해결을 하지 않으려고 하고 자신의 위기계획을 사용하지 않고 있다. 당신은 그녀에게 지지를 제공하기 위해서 단기간 입원을 주장한다. 당신은 그녀가 다시 항우울제를 시작하고 단기간(3–4주)의 비정형 항정신병약물을 시도해 보길 권한다. 그녀가 잠을 자지도, 먹지도 않고 있기 때문에, 당신은 Quetiapine ER을 취침 전 50mg/일부터 시작해서 서서히 증량시켜서 임상적으로 허가된 150mg/일 정도까지 시도해보도록 제안한다.

C. Ellen의 만성적인 자살성향 때문에, 입원은 크게 도움이 되지 않을 것이라고 말한다. 당신은 그녀가 항우울제를 다시 시작하도록 권유하고 비정형 항정신병약물을 시도해보도록 권한다. Ellen은 아마 지속적으로 항정신병약물을 복용할 필요가 있을 것이므로,

체중증가 가능성이 낮은 Aripiprazole을 권한다.

6. Quetiapine에 대한 Ellen의 의견에, 당신은
   A. Quetiapine ER을 감량하고 중단하도록 하고, Ellen에게 자신의 목표증상인 수면과 분노를 모니터하도록 한다.
   B. Quetiapine이 도움이 될 것이므로 Ellen에게 Quetiapine을 계속 복용하도록 설득한다.
   C. Ellen에게 자신의 삶을 다시 정상화시키는 것이 중요함을 이야기하고 다시 파트타임으로 일을 하도록 지지한다. Ellen의 호전 여부는 대개 애인과의 이별을 다루고 다시 그녀의 삶을 바로 세우려고 하는 스스로의 노력에 달려있음을 설명한다. 약물치료가 어느 정도 역할을 할 것이지만, 목표증상이 확실해질 때까지 지속적으로 모니터링 하는 것이 중요함을 알려준다. Quetiapine을 서서히 줄여 나가도록 하고, 그녀 스스로 자신의 목표증상인 수면과 분노를 모니터링 하도록 당부한다.

결정시점: 논의

소괄호 안의 숫자는 도움이 되는 수준을 나타낸다.

1. 당신의 진단적 인상에 대한 Ellen의 반응을 볼 때, 어떻게 진행하는 게 가장 좋을까?
   A. 그녀가 BPD나 물질사용에 대해서 말하는 데 관심이 없어 보이므로 오로지 항우울제가 Ellen의 기분과 불안 증상에 줄 잠재적 이득에만 초점을 맞추기로 결심한다. [3] (항우울제가 도움이 될 것이지만, 약물의 잠재적 효과에만 초점을 맞추는 것은 약물에 대한 비현실적인 기대를 낳을 수 있고 당신이 그녀의 BPD와 물질사용에 대해서는 별로 걱정하지 않는다는 메시지를 줄 수 있다.)

B. 물질사용이 지속되면, 항우울제의 효과에 한계가 있다는 점을 강조한다. [2] (비록 이것은 사실이지만, 잔소리로 들릴 수 있다. 그리고 Ellen의 대인관계 과민감성을 고려할 때, 그녀는 당신이 그녀를 못마땅하게 여긴다는 느낌을 줘서 그녀가 방어적이고 화내게 될 수도 있다.)

C. Ellen이 피드백을 줄 때 당신이 관찰한 바를 알려준다. "당신은 내가 경계선 성격장애를 언급할 때 불편해 보여요. 이점에 대해서 좀 더 이야기해볼 수 있을까요?" [1] (BPD에 관한 Ellen의 생각에 대해서 궁금해하는 것은 진단에 대한 그녀의 느낌을 논의할 수 있게 한다[부정적인 태도에 대해 호기심과 안심시키기로 반응한다]. 그리고 Ellen과 당신의 치료동맹을 더 돈독하게 해서 진단을 받아들이기 쉽게 한다.)

2. BPD 진단에 대한 Ellen의 경험을 비춰볼 때, 어떻게 진행하는 게 가장 좋을까?

A. 지금은 BPD와 마리화나 문제는 두고, 불안과 우울증에 대해 항우울제를 시도해 보길 권한다. 만일 그녀가 반응이 없다면 다시 한번 BPD와 마리화나 사용에 대해서 이야기하는 것을 시도해볼 수 있다. [1] (이분법적 태도를 피하는 좋은 예시이다. Ellen의 우울에 대한 당신의 염려와 항우울제가 도움이 되는 반면, 동시에 BPD와 마리화나 사용에 대한 추가적인 논의를 위한 여지를 남겨놓을 가능성 사이에서 균형을 유지하는 것이다.)

B. 그녀가 이 진단에 대해서 불편해하고 있음을 당신이 알고 있다는 것과 BPD를 이해하고 치료하는 것이 함께 치료계획에 다가서는 데 도움이 될 수 있다는 사실을 알린다. [2] (BPD에 대한 심리교육을 제공하는 것은 Ellen이 좀더 진단을 받아들일 수 있게 하는 데 도움이 될 수 있지만 Ellen은 여전히 진단을 미심쩍어 하고 있고, 심리교육을 받더라도 마지못해 받을 것이다. 게다가 당신은

Ellen이 항우울제를 고려해보길 바라고 있는데, 미심쩍어하는 환자에게 BPD에 대한 심리교육으로 이 목표를[약물치료를 받도록 하는] 달성하기는 어려울 것이다.)

C. Ellen에게 그녀가 BPD에 대해 아는 바를 물어본다. [2] (이 반응은 옵션 B 보다는 Ellen이 관심을 가지게 만들 것이다. 그러나 옵션 B와 마찬가지로, 이것은 Ellen이 항우울제를 복용하도록 하는 당신의 목표를 달성하는데 별로 도움이 되지 않을 것이다.)

3. Ellen이 항우울제 복용을 시도해보겠다는 의지에 반응해서, 당신은

A. 약물을 처방하면서, 잠재적 부작용을 언급하되, 일반적으로 부작용은 잘 적응하게 되므로 약물에 대한 Ellen의 부정적인 시각이 줄어들길 소망한다고 말해준다. [2] (이 반응은 사실이지만 균형적이지 않고 Ellen이 약물치료 결정에 적극적인 참여자가 되게 해주진 않을 것이다.)

B. Ellen에게 항우울제에 대한 그녀의 기대를 명확하게 하고 그녀 스스로 목표증상을 매일 모니터링 하는 것이 중요하다고 설명한다. 또한 그녀에게 약에 대해서 공부하고 무엇이든 질문이 있다면 당신에게 이야기하도록 권한다. [1] (이 반응은 Ellen이 이 약물치료를 할지 말지 결정하는데 적극적으로 참여하도록 격려하고 적극적으로 약물의 효과를 관찰하게 해준다.)

C. 부작용을 검토하고 Ellen에게 만약 이 약이 듣지 않으면, 시도해볼 수 있는 다른 도움이 될 약들이 많이 있음을 알려준다. [3] (부작용을 검토하는 것은 도움이 된다. 그러나 BPD환자의 우울증을 치료하는데 있어서 항우울제에 대한 기대는 [기껏해야 미미한 효과를 시사했던 연구 결과를 감안하여] 누그러져야 한다. 게다가 시도해볼 다른 약물들이 많다는 것을 언급하는 것은 Ellen의 초점이 "맞는" 약을 찾는 쪽으로 쏠리도록 할 수 있고 정신치료의 힘든 작업을 피하게 만들 수 있다.)

4. Ellen의 분노를 다루기 위해서, 당신은
   A. Ellen이 낮은 용량(10mg/일)에도 약간의 효과가 있었음을 고려해서, Escitalopram의 용량을 증량하길 권한다. [3] (분노에 대한 SSRI의 효과에 대한 연구는 효과가 미미하다는 보고가 있다. Ellen이 SSRI 용량을 높인다고 분노증상에 딱히 호전을 보일 것 같진 않다.)
   B. 분노를 다루는 데 있어서 가장 효과가 있는 방법이 정신치료와 함께하는 것임을 알린다. 덧붙여, 분노, 과민함 그리고 자살성향에 대한 몇 가지 연구에서 밝혀진 바처럼, 오메가3지방산 복용을 고려하는 것도 도움이 될 것이다. [1] (이것은 Ellen에게 BPD의 분노증상을 감소시킬 수 있는 정신치료를 권하는 것이기 때문에 가장 좋은 선택일 것이고, 오메가3지방산을 복용하는 것은 장기적으로 안전한 방법이다.)
   C. 비정형 항정신병약물들이 단기간 사용(8-12주)에 대해서만 평가되었고 체중증가와 자살성향을 증가시킬 수 있는 등의 부작용이 있다는 것을 강조하면서, Quetiapine ER 150mg/일이나 Olanzapine 5-10mg/일 같은 비정형 항 정신병약물을 시도해보는 것을 제안한다. [2] (이 옵션을 뒷받침하는 근거는 있지만, 그 근거들은 단기간에 한한 것이었다. 분노로 인한 Ellen의 어려움은 수년간 존재해 온 것이다. 만약 도움이 된다면, Ellen은 이 약을 지속적으로 복용할 것이고, 부작용과 위험을 감내할 것이다. 그러나 옵션B가 장기간에 걸친 효과나 안정성 면에서 더 좋은 근거를 갖고 있으므로, 좀더 좋은 경과로 이어질 것이다.)

5. Ellen의 가장 최근 상태에 대한 반응으로, 당신은
   A. 심한 수준의 주요우울삽화로 진단하여 병원에 입원하여, 가능하다면 전기경련치료를 받도록 한다. [3] (병원 입원을 고려하는 것은 합리적이다. 그러나 전기경련치료를 주장하는 것은 부적절하

다. 왜냐하면 입원의 주된 이점은 지지를 높여주고, 자기 돌봄 기술을 가르치고, Ellen이 자신의 대인관계 상실로부터 잠시 떨어져 있도록 돕는 것이기 때문이다.)

B. Ellen이 자살 고위험군임을 인지해야 한다-그녀는 약을 먹지 않고 있고 주요우울삽화를 경험하고 있다. 그녀는 알코올과 마리화나를 다시 사용하기 시작했고 중대한 대인관계에서 상실을 경험했다. 그녀는 문제해결을 하지 않으려고 하고 자신의 위기계획을 사용하지 않고 있다. 당신은 그녀에게 지지를 제공하기 위해서 단기간 입원을 주장한다. 당신은 그녀가 다시 항우울제를 시작하고 단기간(3-4주)의 비정형 항정신병약물을 시도해 보길 권한다. 그녀가 잠을 자지도, 먹지도 않고 있기 때문에, 당신은 Quetiapine ER을 취침 전 50mg/일부터 시작해서 서서히 증량시켜서 임상적으로 허가된 150mg/일 정도까지 시도해보도록 제안한다. [1] (비록 입원은 부적절한 정신병원 수용이나 스트레스를 회피하는 방법으로 사용될 수 있지만, 입원에 대해서 신중하게 생각하는 것이 중요하다. 단기간의 입원은 심각한 대인관계의 상실, 현재의 물질 사용 그리고 치료하지 않고 있는 우울증 등에 직면하여 급성으로 위험이 증가한 상황에서는 도움이 될 수 있다. 항정신병약물의 단기적인 사용은 경계선 증상, 특히 분노, 충동적인 공격성 그리고 인지적 지각적 증상들에 도움을 줄 수 있다.)

C. Ellen의 만성적인 자살성향 때문에, 입원은 크게 도움이 되지 않을 것이라고 말한다. 당신은 그녀가 항우울제를 다시 시작하도록 권유하고 비정형 항정신병약물을 시도해보도록 권한다. Ellen은 아마 지속적으로 항정신병약물을 복용할 필요가 있을 것이므로, 체중증가 가능성이 낮은 Aripiprazole을 권한다. [3] (입원에 대한 이런 접근은 입원의 위험과 이득을 따져보는 것을 포함한 균형 잡히고 사려 깊은 접근을 지지하는 GPM에 맞지 않는다.)

6. Quetiapine에 대한 Ellen의 의견에, 당신은
   A. Quetiapine ER을 감량하고 중단하도록 하고, Ellen에게 자신의 목표증상인 수면과 분노를 모니터하도록 한다. [2] (이 반응은 다중약제 처방을 예방할 수 있고 합리적이지만, Quetiapine이 Ellen의 모든 증상을 호전시키진 않을 것이다. 분노와 불면과 같은 증상들은 직장에 복귀하고 친구관계를 다시 만드는 것을 통해 더 호전될 것 같다.)
   B. Quetiapine이 도움이 될 것이므로 Ellen에게 Quetiapine을 계속 복용하도록 설득한다. [3] (비록 Quetiapine이 Ellen의 증상에 효과가 있지만, 약과 관련된 부작용 중 특히 체중증가는 실제로 흔하다. Ellen은 규칙적으로 Quetiapine을 복용하길 원하지 않지만 당신을 기쁘게 하기 위해서 당신의 처방을 묵인할 것이다.)
   C. Ellen에게 자신의 삶을 다시 정상화시키는 것이 중요함을 이야기하고 다시 파트타임으로 일을 하도록 지지한다. Ellen의 호전 여부는 대개 애인과의 이별을 다루고 다시 그녀의 삶을 바로 세우려고 하는 스스로의 노력에 달려있음을 설명한다. 약물치료가 어느 정도 역할을 할 것이지만, 목표증상이 확실해질 때까지 지속적으로 모니터링 하는 것이 중요함을 알려준다. Quetiapine을 서서히 줄여 나가도록 하고, 그녀 스스로 자신의 목표증상인 수면과 분노를 모니터링 하도록 당부한다. [1] (이 반응은 신중한 약물처방을 허가하는 동시에, BPD 증상을 경감시키는데 가장 도움이 되어왔고, 앞으로 도움이 될 중재 치료방법을 지키고 있다.)

결론

급성 스트레스를 경험하는 BPD환자들은 정신약물치료자들에게 상당한 어려움을 주는데, BPD 약물치료에 대한 근거는 제한적이고 FDA에서 승인된 선택지

가 없는 상황에서, 정신약물치료자들은 반사적으로 처방하고 싶은 충동과 요구들에 의해 압박을 받는다. 강력한 치료동맹, 약물효과에 대한 합리적인 기대, 관련된 사례 요인의 평가 그리고 공존질환에 근거를 두고 있는 GPM 기반의 접근은 반사적인 처방과 정신과 다중약제 치료의 위험을 억제할 수 있고, 실전에서 BPD환자들을 맞이해야 하는 정신약물치료자들에게 매우 유용한 지침을 제공한다.

참고 문헌

Amad A, Thomas P, Perez-Rodriguez MM: Borderline personality disorder and oxytocin: review of clinical trials and future directions. Curr Pharm Des 21(23): 3311-3316, 2015 26088114

American Psychiatric Association: Diagnostic and Statistical Manual of Mental Disorders, 4th Edition, Text Revision. Washington, DC, American Psychiatric Association, 2000

American Psychiatric Association: Practice guideline for the treatment of patients with borderline personality disorder. Am J Psychiatry 158(10 suppl): 1-52, 2001 11665545

Arbabi M, Hafizi S, Ansari S, et al: High frequency TMS for the management of borderline personality disorder: a case report. Asian J Psychiatr 6(6): 614-617,2013 24309885

Bellino S, Paradiso E, Bozzatello P, et al: Efficacy and tolerability of duloxetine in the treatment of patients with borderline personality disorder: a pilot study. J Psychopharmacol 24(3): 333-339, 2010 18719047

Binks CA, Fenton M, McCarthy L, et al: Pharmacological interventions for people with borderline personality disorder. Cochrane Database Syst Rev 25(1): CD005653, 2006 16437535

Black DW, Zanarini MC, Romine A, et al: Comparison of low and moderate dosages of extended-release quetiapine in borderline personality disorder: a randomized, double-blind, placebo-controlled trial. Am J Psychiatry 171(11): 1174-1182, 2014 24968985

Cailhol L, Roussignol B, Klein R, et al: Borderline personality disorder and rTMS: a pilot trial. Psychiatry Res 216(1): 155-157, 2014 24503285

Crawford MJ, Sanatinia R, Barrett B, et al: Lamotrigine for people with borderline personality disorder: a RCT. Health Technol Assess 22(17): 1–68, 2018 29651981

Cristea IA, Gentili C, Cotet CD, et al: Efficacy of psychotherapies for borderline personality disorder: a systematic review and meta-analysis. JAMA Psychiatry 74(4): 319–238, 2017 28249086

Deckman T, DeWall CN, Way B, et al: Can marijuana reduce social pain? Soc Psychol Personal Sci 5(2): 131–139, 2014

Dewall CN, Macdonald G, Webster GD, et al: Acetaminophen reduces social pain: behavioral and neural evidence. Psychol Sci 21(7): 931–937, 2010 20548058

Duggan C, Huband N, Smailagic N, et al: The use of pharmacological treatments for people with personality disorder: a systematic review of randomized controlled trials. Personality and Mental Health 2(3): 119–170, 2008

Feffer K, Peters SK, Bhui K, et al: Successful dorsomedial prefrontal rTMS for major depression in borderline personality disorder: three cases. Brain Stimulat 10(3): 716–717, 2017 28196679

Golubchik P, Severj, Zalsman G, et al: Methylphenidate in the treatment of female adolescents with cooccurrence of attention deficit/hyperactivity disorder and borderline personality disorder: a preliminary open-label trial. Int Clin Psychopharmacol 23(4): 228–231, 2008 18446088

Gunderson JG, Choi-Kain LW: Medication management for patients with borderline personality disorder. Am J Psychiatry 175(8): 709–711, 2018 30064243

Hallahan B, Hibbeln JR, Davis JM, et al: Omega-3 fatty acid supplementation in patients with recurrent self-harm: single-centre double-blind randomized controlled trial. Br J Psychiatry 190: 118–122, 2007 17267927

Hancock-Johnson E, Griffiths C, Picchioni M: A focused systematic review of pharmacological treatment for borderline personality disorder. CNS Drugs 31(5): 345–356, 2017 28353141

Herpertz SC, Zanarini M, Schulz CS, et al: World Federation of Societies of Biological Psychiatry(WFSBP) guidelines for biological treatment of personality disorders. World J Biol Psychiatry 8(4): 212–244, 2007 17963189

Hörz S, Zanarini MC, Frankenburg FR, et al: Ten-year use of mental health services by patients with borderline personality disorder and with other Axis II disorders. Psychiatr Serv 61(6): 612–616, 2010 20513685

Ingenhoven T, Lafay P, Rinne T, et al. Effectiveness of pharmacotherapy for severe personality disorders: meta-analyses of randomized controlled trials. J Clin Psychiatry 71(1): 14–25, 2010 19778496

Keuroghlian AS, Gunderson JG, Pagano ME, et al: Interactions of borderline personality disorder and anxiety disorders over 10 years. J Clin Psychiatry 76(11): 1529–1534, 2015 26114336

Lieb K, Völlm B, Rücker G, et al: Pharmacotherapy for borderline personality disorder: Cochrane Systematic Review of Randomised Trials. Br J Psychiatry 196(1): 4–12, 2010 20044651

McMain SF, Links PS, Gnam WH, et al: A randomized trial of dialectical behavior therapy versus general psychiatric management for borderline personality disorder. Am J Psychiatry 166(12): 1365–1374, 2009 19755574

Mercer D, Douglass AB, Links PS: Meta-analyses of mood stabilizers, antidepressants and antipsychotics in the treatment of borderline personality disorder effectiveness for depression and anger symptoms. J Pers Disord 23(2): 156–174, 2009 19379093

National Health and Medical Research Council: Clinical Practice Guideline for the Management of Borderline Personality Disorder. Melbourne, National Health and Medical Research Council, 2012

National Institute for Health and Care Excellence. Borderline Personality Disorder: Recognition and Management(6-Year Review). London, National Institute for Health and Care Excellence, 2015

National Institute for Health and Clinical Excellence: Borderline Personality Disorder: Treatment and Management. Report No CG78. London, National Institute for Health and Clinical Excellence, 2009

Nosè M, Cipriani A, Biancosino B, et al. Efficacy of pharmacotherapy against core traits of borderline personality disorder: meta-analysis of randomized controlled trials. Int Clin Psychopharmacol 21(6): 345–353, 2006 17012981

Prada P, Nicastro R, Zimmermann J, et al: Addition of methylphenidate to intensive dialectical behaviour therapy for patients suffering from comorbid borderline personality disorder and ADHD: a naturalistic study. Atten Defic Hyperact Disord 7(3): 199–209, 2015 25634471

Reich DB, Zanarini MC, Bieri KA: A preliminary study of lamotrigine in the treatment of affective instability in borderline personality disorder. Int Clin Psychopharmacol 24(5): 270–275, 2009 19636254

Shamay-Tsoory SG, Fischer M, Dvash J, et al: Intranasal administration of oxytocin increases envy and schadenfreude(gloating). Biol Psychiatry 66(9): 864–870, 2009 19640508

Silk KR: The process of managing medications in patients with borderline personality disorder. J Psychiatr Pract 17(5): 311–319, 2011 21926526

Stoffers J, Lieb K: Pharmacotherapy for borderline personality disorder–current evidence and recent trends. Curr Psychiatry Rep 17(1): 534, 2015 25413640

Stoffers J, Völlm BA, Rücker G, et al: Pharmacological interventions for borderline personality disorder. Cochrane Database Syst Rev 6(6): CD005653, 2010 20556762

Tritt K, Nickel C, Lahmann C, et al: Lamotrigine treatment of aggression in female borderline–patients: a randomized, double–blind, placebo–controlled study. J Psychopharmacol 19(3): 287–291, 2005 15888514

Vita A, De Peri L, Sacchetti E: Antipsychotics, antidepressants, anticonvulsants, and placebo on the symptom dimensions of borderline personality disorder: a meta–analysis of randomized controlled and open–label trials. J Clin Psychopharmacol 31(5): 613–624, 2011 21869691

Yovell Y, Bar G, Mashiah M, et al: Ultra–low–dose buprenorphine as a time–limited treatment for severe suicidal ideation: a randomized controlled trial. Am Psychiatry 173(5): 491–498, 2016 26684923

Zanarini MC, Frankenburg FR: Omega–3 fatty acid treatment of women with borderline personality disorder: a double–blind, placebo–controlled pilot study. Am J Psychiatry 160(1): 167–169, 2003 12505817

Zanarini MC, Schulz SC, Detke HC, et al: A dose comparison of olanzapine for the treatment of borderline personality disorder: a 12–week randomized, doubleblind, placebo–controlled study. J Clin Psychiatry 72(10): 1353–1362, 2011 21535995

Zanarini MC, Schulz SC, Detke H, et al: Open–label treatment with olanzapine for patients with borderline personality disorder. J Clin Psychopharmacol 32(3): 398–402, 2012 22544004

제10장

정신치료 지도감독자

Claire Brickell, M.D.
John G. Gunderson, M.D.

좋은 정신과적 관리(GPM)는 경계선 성격장애(BPD)의 복잡한 문제들과 공존질환들에 대해 상식적이고 실용적인 접근을 하기 위해 설계되었다. 이것에는 BPD에 대한 상당한 양의 지식이 농축되어 있다. 개발자들의 임상적 전문성이 이 실용적인 치료에 녹아 있으며, 시작하는 임상가들이 이런 어려운 환자에 대한 경험이 없는 상태에서 발판으로 삼기에 적합하다. 그래도 GPM 치료는 교육과 훈련이 필요한 접근법이다. 아마도 처음 시작하는 임상가나, 환자를 교육해본 경험이 없는 임상가들에게는 지도감독이 그런 훈련의 가장 중요한 원천일 것이다.

전공의에게 GPM 훈련을 할 경우에 가장 큰 장점은 이 모델이 현대 정신의학의 기본적 기준을(질환을 약물치료를 필요로 하는 생물의학적 상태로 간주하며, 가족치료나 집단치료는 임상가의 판단에 맡기는) 채택하고 있다는 것이다. 지도감독자는 훈련생이 환자를 케어하는 방식에 많은 영향을 주는 위치에 있다. 이 장에서 우리는 GPM 모델을 배우는 훈련생을 돕기 위해서, 우리의 지도감독이 전통적인 정신역동적 정신치료의 지도감독 방식에서 어떻게 수정되어야 할지에 대해 논의할 것이다.

GPM은 그 자체로 원칙중심의 접근법이다. 무엇을 말할지, 언제 말할지를 처방하는 것이 아니라, 환자가 자신의 진단에 대해 이해하고, 변화에 대한 책임을 지고, 실제 삶에서 더 나은 기능을 성취하도록 돕기 위해 치료자와 환자가 공유하는 태도를 설명하고 있다. GPM의 지도감독자는 이 모델의 독특한 특성에 대해 잘 알고 이에 익숙해야 한다.

1. *사례관리case management:* 환자의 심리에 우선적인 초점을 두기보다, 환자의 치료 밖 일상에 초점을 둔다. GPM 지도감독자들은 환자의 발달 혹은 특정 증상과 행동의 "의미"를 더 잘 이해하기 위해서 작업하는 것이 아니라, 훈련생이 환자의 현재 상황에서의 문제들에 초점을 맞추도록 지도해야 한다는 의미이다. 또한 지도감독자들은 훈련생들이 환자가 사회에 적응할 수 있도록 돕기 위해 실용적으로 실생활에 개입하는 것을 격려해야 한다(예, 주거 지원과 같은 정부의 정책적인 지원 정보를 알려주는 등).
2. *심리교육psychoeducation;* BPD라는 질환과 치료를 통해 얻을 수 있는 효과에 대해서 환자와 가족들에게 정보를 제공한다. 훈련생이 기본적인 좋은good 심리교육으로부터 시작하여, BPD 진단에 대한 이해를 환자와 함께 공유하게끔 하라. 이것은 훈련생들이 자주 간과하는 유용한 치료적 접근법이다. 좋은 지도감독은 훈련생이 그 질환의 진단, 점진적 호전의 과정, 유전성, 그 치료에서 약물의 제한적 역할에 대해 적절한 지식을 가졌는지를 알아보는 것에서 시작한다. 훈련생들이 그런 지식을 습득하고 나면, 지도감독자는 훈련생이 이 지식을 환자들에게 전달하는 방법을 배우도록 돕는다.
3. *대인관계 과민감성:* 지도감독자는 훈련생이 BPD환자의 문제적인 감정과 행동을 대인관계에서의 스트레스에 연결하기 위해 구체적이고 끊임없는 노력을 하도록 격려할 필요가 있다. 훈련생들은 환자의 대

인관계 스트레스에 대해 마구 캐내기보다는, 스트레스에 대해 개방적 설명을 하도록 지도를 받는다. 그들은 환자들에게 대인관계에서 스트레스와 행동 간의 연결점에 대해 가르치는 법을 배워야한다.

4. *목표:* GPM에서 우선적 목표는 직업과 동료 관계에서의 성공이다. 증상완화가 일차목표인 정신약물학적 임상과는 달리, GPM에서 증상완화는 이차적 목표이다. 또한 정신역동적인 치료와 달리, 공감능력을 향상시키고 공격성을 통합하는 것도 이차적 목표이다. 지도감독자가 훈련생에게 그들의 환자들에게 목표와 기대, 경과에 대해서 어떻게 이야기할지 가르칠 때, 이런 차이점을 염두에 두어야한다. GPM에서 환자들은 자신의 삶의 과정에 대한 책임감을 가지고 이에 대한 통제력을 갖도록 격려된다–즉, GPM은 실천과 책임을 강조한다.
5. *기간과 집중도:* GPM에서 기간과 집중도는 환자의 호전에 따라 좌우된다. GPM의 관점에서 볼 때, 잘 참여하지 못하는 환자는 치료 빈도를 낮추는 것이 좋다–개입이 도움이 되지 않는데, 빈도만 늘어나는 것이 훨씬 비효율적일 것이다. 환자가 호전이 되지 않으면, 신속하게 그 이유를 알아보고 가능한한 지도감독자와 상의해야 한다.

GPM의 지도감독자들은 훈련생들이 BPD환자에게 제공하는 자신의 치료가(혹은 약물처방과 같은 구성요소가) 효과적인지 아닌지를 판단할 때, 환자들에게 동참하도록 요청하라고 지도한다. 지도감독자는 훈련생들이 치료가 효과적인지 아닌지를 모니터하도록 교육한다. 최근 약물 실험의 결과를 통해서 적극적인 모니터링의 가치가 입증되었다(Gunderson과 Choi–Kain 2018). BPD환자들이 자신의 치료에 만족한다고 해서 그 치료가 가치있다고 평가할 수 있는 기준이 될 수는 없다는 결론도 잘 확립된 이유를 통해 증명되었다(Cowdry와 Gardner 1988).

6. *다중접근법multimodality:* 약물관리는 보조적이지만 통합된 접근이다. 집단치료와 가족 코칭도 도움이 된다고 판단되면 치료에 추가하여 통합시킨다. 추가적 치료를 위해 다른 치료자에게 환자를 의뢰하

는 것이 도움은 되겠지만, 이것이 불필요하고 실용적이지 못하다는 것이 종종 드러난다. 훈련생들은 다른 치료법을 고려하는 것에 대해 배울 필요가 있는데, 많은 전공의들이 다른 치료법에 대해 거의 훈련받지 못하거나 친숙하지 않다. 다시 말해, 이것은 GPM 지도감독자가 해야 할 일이다.

이런 원칙들을 마음에 새기면 GPM 지도감독자가 훈련생들이 BPD환자의 치료를 처음 시작하는 것과 동시에, GPM 치료법을 배울 수 있도록 안내하는데 도움이 될 것이다.

증례

다음 증례는 결정시점을 포함하고 있는데, 증례 끝에 몇 가지 대안적 반응들이 나열되어 있다. 독자들은 각각의 대안적 반응이 얼마나 도움이 될지 점수를 매겨보면 좋을 것이다. 그 다음에 각 반응에 대한 논의를 덧붙였다.

Dr. Julie Collins는 막 전공의 4년차를 시작했고, 최근 Besty라는 25세 여성 BPD 환자를 맡게 되어서, 당신에게 지도감독을 의뢰하게 되었다. 그녀는 예의 바르고, 뛰어난 젊은 여성으로 상냥하면서도 내성적이었다. Dr. Collins는 BPD환자들이 매우 변덕스럽고 관리하기가 힘들다는 얘기를 들은 터라, BPD환자를 보는 것에 대해 불안하다 말한다. 그녀는 사실 그런 환자들을 피하려고 했다고 고백하면서, 하지만 지금은 전공의를 졸업하면 고향으로 돌아갈 계획인데, 그곳에서 그런 환자를 치료할 수 있어야할 것이기때문에, 마음을 바꾸었다고 말한다. 그녀는 작은 마을의 몇 안되는 정신과 의사 중 한명으로 지역 건강 센터에서 일을 시작하게 될 것이며, BPD환자를 많이 보게 될 것 같다고 말한다. 그녀는 Besty를 치료하면서 이 질환을 보다 수월하게 관리할 수 있게 되고 자신감을 가지기를 바란다. 당신도 그녀가 그러기를 바란다고 말한다.

Dr. Collins는 입원 면담에서 알게 된 것을 요약하기 시작한다. Besty는 자살시도를 한적은 없지만, 10대에 지속적으로 손목을 그었다. 폭식한 다음 구토하는 증상이 심했고, 현재는 온라인에서 옷을 사는데 돈을 과하게 쓰는 일이 자주 있다. Besty는 다른 주의 명문대에 입학했지만, 기숙사 복도에서 다른 학생들과 다툼이 있고 나서, 술을 많이 마시고 수업에 출석하지 않았다. 이 때문에 집 근처의 다른 학교로 보내졌고, 역시 그 곳에서도 여러 교우들과 다툼이 지속되었다. 그녀는 기숙사 상담사에게 자신의 자살사고에 대해 밝힌 후, 병가를 신청했다. 부모님은 그녀를 집으로 데리고 가서 지낼 집을 알아 봐주고, 수의학 기술 관련 학위를 취득하도록 하고 지원을 해주었다. Besty가 휴학한 직후 만난 치료자는 그녀의 진단을 BPD로 내렸다. 그때부터 Besty는 다른 두 치료자와 치료를 해왔는데, Dr. Collins은 그 치료에 대해서는 들은 바가 별로 없었다.

Besty는 현재 아파트에서 살면서 동물병원에서 테크니션으로 일하고 있다. 그녀는 자신의 직업이 생계비를 겨우 충당할 정도의 월급밖에는 안된다고 불평하면서, 결혼을 해서 아이를 갖는 것이 꿈이라고 한다. Dr. Collins는 그 주제를 탐색하면서, Besty가 최근에 짧은 연애를 여러 번 했다는 것을 알게 되었다. 그녀는 부모님이 재정적 지원을 계속하고 있어서 감사하지만, 아버지는 자신이 기대에 부응하지 못한 것에 대해 "비판"하고 비난한다고 말했다. 그녀는 거의 항상 우울하고 안정감을 느끼지 못하는데, 좀더 자신감을 가질 수 있으면 좋겠다고 했다.

당신은 Dr. Collins가 향후 지역 정신건강 전문가로서 비심층적이며 실용적인 접근법-GPM을 배우는 것이 적절하다는 생각이 든다. 당신은 GPM 치료 모델이 그녀가 더 자신감을 가지고 편안하게 느낄 수 있도록 치료를 구조화하는 방법을 제공할 거라고 설명한다. 당신은 Dr. Collins에게 GPM 핸드북을 주고 다음 지도감독 시간 전까지 읽고 오라고 한다. **[결정시점 1]**

당신은 Dr. Collins가 Besty에게 BPD 진단의 적용에 대해 알려주고, 그 질환의 원인, 경과, 치료에 대한 기본적인 심리교육을 제공해야한다고 말해준다. 또한 Besty에게 대인관계 과민감성과 이것이 거절감을 쉽게 느끼게 하거나 심지어 단순한 헤어짐을 버림받는 것으로 느끼게 만든다는 사실을(즉 관계를 지속하는 능력을 저해한다는 해석을 하도록) 알려주도록 격려한다. 당신은 Dr. Collins가 질문하는 데에 적극적일 것, Besty가 회피하려고 할 때 그것을 지적할 것, 그렇게 하여 Besty가 결혼과 아이를 갖겠다는 자신의 장기 목표에 도달하는 것에 초점을 맞추도록 할 것을 상기시킨다. 또한 당신은 Dr. Collins가 그 증례에 대한 자신의 공식 formulation을 만드는 것, 다시 말해 어떻게 해서 Besty에게 BPD가 발생했는지, 무엇이 증상을 지속시키는지에 대한 가설을 만드는 것이 중요하다는 것을 강조한다.

몇 주 후, Dr. Collins은 Besty의 중요한 관계에 대한 몇 가지 정보를 더 얻게 된다. 그녀의 아버지는 성공한 변호사로 그녀의 어린 시절동안 거의 함께 하지 못했다. 두 언니들도 아버지처럼 매우 열심히 일해서 직업적인 성공을 이루었다. Besty는 자기가 대학을 마치지 못한 것 때문에 가족들이 무시한다고 생각하고 있었다. 큰언니는 결혼해서 가까운 교외에 살고 있는데, Besty는 때때로 그곳에 가서 언니와 함께 시간을 보내곤 하지만, 돌아올 때는 항상 "모든 것을 다 가진" 언니에게 질투가 나서, 스스로가 나쁘다고 느끼게 된다고 한다. Besty는 어머니와 가장 가까운데, 어머니와 함께 승마를 즐기고 둘 다 동물을 좋아하며 하루에도 여러 번 함께 대화를 나눈다. Besty는 Dr. Collins에게 "엄마 목소리를 듣는 것"이 좋다고 하면서도, 서로 자주 다툰다고 했다. Besty는 특히 어머니가 자신에게 충고하거나, 자기가 걱정을 하면, "그냥 긍정적으로 생각해"라며 무시할 때 짜증이 난다고 한다.

Besty는 고등학교때부터 가끔 만나는 친구가 두 명이 있지만, 여자친구는 거의 없다. 최근에는 직장의 수의사 중의 한 명인 Dan과의 관계에 빠져 있다. 그는 그녀보다 10살 연상이고 최근에 이혼했다. 최근 성관계를 하게 되고 관계가 깊어 졌지만, 다른 직원들에게는 연애 사실을 비밀로 하기로 했다.

당신은 Dr. Collins를 점점 더 알게 되면서, 그녀가 Besty에게 따뜻하고 진심으로 관심을 가지고 대한다는 인상을 받는다. 그녀는 환자에게 BPD에대한 심리교육을 제공하는 것을 배우라는 당신의 조언을 진지하게 받아들이고, BPD의 진단에 대해 빨리 익힌 다음, Besty에게 잘 전달해주었다. 당신과 Dr. Collins는 Besty가 보살핌을 잘 받지 못한(부재했던 아버지에게 그리고 자신의 고통을 이해해주지 못하는 어머니에게) 것에 대해 화가 나 있고, 가족들의 기대에 부응하지 못하게 될 것을 두려워한다는 작업 가설을 함께 만든다. 그러므로 그녀는 독립적으로 되는 것을 두려워하고, 자신이 발전하는 것을 스스로 방해하고 있는 것이다(예로, 수업에 출석하지 않고 대학을 그만두는). 스스로의 자신감을 향상시키기 위해 노력하기 보다는, 자신을 가치있게 느끼게 해줄 남편을 찾기를 바라고 있다. 이것이 그녀가 자기보다 훨씬 나이가 많고 경제적으로 안정된 수의사에게 매력을 느끼는 주요한 이유이다.

지도감독자는 훈련생들의 치료 세션을 녹화하여 주기적으로 검토하게끔 되어있다. Dr. Collins의 첫번째 녹음 세션에서, 당신은 Besty가 자신의 남자친구인 Dan에 대해서 Dr. Collins가 안심시켜주는 말을 해주기를 요구하고 있는 것을 보았다. Besty는 그가 자신을 정말로 사랑하는지 혼란스러워하고, 그가 다른 사람을 만나고 있는 것이 아닐지 걱정한다. 그녀는 그를 행복하게 해주고 싶다며, 항상 그의 옆에 있어주려고 한다. 심지어 매우 늦은 밤까지나 자신의 근무일까지도 빠지면서 말이다. 최근에 그녀는 그가 좋아할 귀여운 옷을 사는데 많은 돈을 썼다. 그러나 Dan은 점점 그녀에게 관심이 줄어드는 듯하다. 그녀는 그가 자기를 지겨워하는 건 아닐까 걱정이 되었다. Dr. Collins는 처음에는 Besty의 이야기를 듣고만 있다가, 명료화 하기 위한 질문을 한다. Dan을 선택하는 것이 좋은 선택일지에 대해 조심스럽게 묻자, Besty는 화를 내며, "Dan이 나에게 얼마나 중요한지 전혀 이해를 못하시네요"라고 말했다. Dr. Collins의 지도감독자로서, 당신은 Besty가 어쩌면 어머니에게 말하는 것과 비슷한 방식으로 Dr. Collins에게 이야기하는 것 같다는 의견을 말한다.

당신은 Dr. Collins에게 Besty가 Dan이 그녀를 좋아하게 만들기 위해서 지나친 에너지를 쓰고 있음을 지적하는 것을 주저하는 것 같다고 피드백을 준다. Dr. Collins는 이에 대해 생각해보고 나서 자신이 Besty에게 말하는 것을 머뭇거리게 된다고 한다. 그녀는 Besty를 화나게 만들까 봐 두렵고, Dan과 관계에 대한 자신의 부정적인 의견이 환자에게 큰 영향을 주는 건 아닐지 걱정이 된다. **[결정시점 2]**

당신은 Dr. Collins에게 Besty가 건강하지 못한 선택을(예를 들어, Dan을 선택하는 것과 같은) 할 때 그것을 지적할 책임이 있다는 것을 인식해야 한다고 설명한다–당뇨환자에게 단 것을 피하라고 조언하는 내과의사처럼 말이다. 당신은 Dr. Collins가 Besty의 직장 내 연애에 대해 왜 걱정하는지 설명할 때 자신감을 가지고 이야기하라고 격려한다. 다음 지도감독 시간까지 이 문제에 대해 그녀의 생각을 정리해보라고 한다. Dr. Collins는 왜 이 연애가 좋은 생각이 아니라고 생각하는지 몇가지 이유를 요약한다: 이 연애는 직장에서 지켜야할 선을 넘었고, Besty가 그 관계에 집착해서 일이 뒷전이며, 그녀의 과소비하는 습관을 부추기고 있다. 그리고 그녀는 독립적으로 되는 것을 회피하고 있어서, 결국 자존감이 저하되고 자신을 증오하게 될 것이다. 이에 더해, Besty의 남자친구는 그녀를 존중하지 않는 것으로 보인다. **[결정시점 3]**

당신은 Dr. Collins에게 Besty가 자신이 말한 목표를(결혼과 자녀) 향해 나아가는데 초점을 맞출 수 있게 도우라고 제안한다. Besty는 불안정한 느낌이 덜 해지기를 원해서 치료를 시작했는데, 지금 자신의 자존감을 떨어뜨리는 관계에 빠져서, 거절에 대한 두려움을 부채질하고 있다. Besty는 결혼해서 가족을 이루고 싶다고 하지만, 자신을 돌보는 것을 포기한다면, 평생의 동반자로서 스스로를 매력적이지 못하게 만드는 것이다.

지도감독 시간에 Besty의 목표와 그녀의 행동사이의 모순에 대해 논의한 다음, Dr. Collins는 자신의 우려에 대해 이야기하는 것에 자신감을 가진다. 그녀는 Besty가 Dan에게 너무 맞추고 있고, 스스로의 자존감을 헤치고 있다고 지적한다. 그리고 Besty에게 여자친구들과의 관계를 만들어 보기를 권한다. 그들은 함께 Besty가 북클럽에 참석하는 계획을 세운다. 당신은 녹화된 다음 치료 세션을 보고,

Dr. Collins가 세션을 보다 적극적으로 이끌어 나가는 것에 주목한다. Besty는 Dan에 대해 계속 이야기하려고 하지만, Dr. Collins는 이것을 끊고 Besty가 Dan에게 몰두하는 것이 스스로의 성장을 저해한다고 지적한다. Dr. Collins는 북클럽에 대하여 물은 후에, Besty가 그들이 세운 계획을 실천에 옮기는 것조차도 하지 않았다는 것을 알게 된다. Besty는 짜증난 것 같으나, 동시에 부끄러워한다.

다음 수개월이 지난 후, Dr. Collins는 당신에게 그녀가 점점 Besty와 연결되어 있고 Besty에게 애정을 느끼게 되었다고 말한다. Besty가 얼마나 고통스럽게 느끼는지를 더 이해하게 되면서, Besty의 유머도 점점 더 잘 이해하게 되었다. 그녀는 Besty가 자신이 화나고 질투하게 되는 것을(특별히 가족들에 대해서) 매우 거북하게 생각한다는 사실을 포함하여, 증례 가설을 보강한다. 그녀는 다른 사람에게(예를 들어 Dan에게) 자신을 주장하면, 스스로가 보기 싫은 화난 모습이라고 여기는 면이 드러나 버림받게 될까봐 두려워서 그렇게 하지 못한다.

Dr. Collins는 Besty가 스스로 "나쁘다"는 느낌이 남자친구에게 자신을 주장하지 못하게 한다고 해석하고, 이해관계give-and-take와, 거부하고 비판하는 것도 건강한 관계의 일부분이라고 얘기한다. 다음 수개월에 걸쳐, Dr. Collins는 Besty가 어머니에게 전화를 덜하고, 사회활동이 늘어나고, 남자친구와의 경계를 잘 지키도록 치료에서 작업한다. 또한 Besty가 과소비를 줄이고, 온라인을 통해 여분의 옷을 팔도록 한다.

그녀의 지도감독자로서, 당신은 Dr. Collins에게 잘 하고 있다고 말하고, Dr. Collins 역시 Besty에게 그녀가 이룬 진전이 자랑스럽다고 말한다. Dr. Collins는 Besty가 언니가 임신한 것을 알게 되었을 때, 이것이 그녀의 질투심을 자극해서, 과소비나 자해로 이어지지는 않을까 걱정이 된다고 말한다. 그러나 Besty는 이것에 대해서는 관심을 보이지 않고, 언니의 임신이 기쁘기만 하다고 주장한다. Dr. Collins는 더 이상 이 부분에 대해서 더 이야기하기를 강요하지 않는다.

얼마 후, Dr. Collins는 Besty의 건강보험 갱신을 위한 서류를 작성하는 것에 대해 당신의 도움을 요청한다. 당신은 어떤 상황인지 물었고, Dr. Collins는 최근 Besty가 치료 외에 연락하는 일이 잦아지고 있는데, 대개가 신용카드 회사, 휴대폰 통신사, 지금은 보험회사와 같은 업체들과 접촉하는 것을 도와 달라는 것이라고 답한다. Dr. Collins는 보통은 환자의 일상에 이런 식으로 개입하지 않지만, GPM에서 배운 바에 의하면 이러한 사례관리 역할이 가치 있는 측면이라고 생각해서 그렇게 했다고 말한다. 당신은 Dr. Collins에게 자기를 도와달라는 Besty의 요구에 대해 어떻게 느끼냐고 묻는다. 그녀는 점점 부담스럽고 시간을 뺏긴다고 털어놓는다. Dr. Collins가 세션에서 이러한 요구에 대해 Besty에게 정말 그런 도움이 필요한지 이야기해보려고 하면, Besty는 그 질문에 화를 냈다. Besty는 "그러잖아도 내가 이런 일을 잘 해내지 못하는 것이 너무 짜증난단 말이에요. 선생님은 참견만 하지 말고, 그냥 날 도와주면 좋겠어요"라고 말한다. Dr. Collins가 당신에게 소심하게 말하길, 처음에는 Besty에게 미안했지만, 이제는 약간 "화가 나기" 시작했다고 한다. Besty가 안정된 것 같았고, 치료과정 중에서 지금이 생활에서 가장 호전된 터라, Dr. Collins는 혼란스럽다. 최근 Besty는 회수를 늘려서 주 2회로 만날 수 있는지 물었고, Dr. Collins는 그것이 좋은 생각인지, 세션 안에서 이런 문제들을 다룰 수 있을지 의문을 가진다. **[결정시점 4]**

당신은 Dr. Collins로서는 Besty가 그 정도는 스스로 할 수 있다고 생각했기 때문에 Besty의 요구가 특히 짜증스러웠을 것이라고 그녀의 기분을 인정한다. 그녀는 당신의 인정에 위로를 받고, 자신이 좋아하고 보호하려고 하는 환자에게 화가 난다는 것이 얼마나 마음이 불편한지 설명한다. 당신은 Dr. Collins에게 그녀의 타고난 성실성이 오히려 치료작업을 방해하는 것 같다고도 말한다–그녀는 Besty에게 왜 지금 이러한 요구들을 하게 되었고, 이 요구들이 관계의 측면에서 무엇을 의미하는지 묻지 못했다. GPM 치료자로서, 그녀는 환자를 돕는데 헌신해야 하지만, 그것이 그 의미를 심사숙고하지 않고 도움만 주는 것을 뜻하는 것은 아니다. 당신은 Dr. Collins에게 그 증례에 대해 더 심사숙고하고, Besty에게 무슨 일이 일어나고 있는지 대인관계적 가설을 세워보도록 요구한다.

다음 세션에서, Dr. Collins는 평소와 다르게 불안해 보이고, 당신과 이야기하는 동안 가만히 앉아있지 못한다. 당신이 불편한 것이 있는지 묻자, 그녀는 당신의 지도를 받고 혼란스럽다고 고백한다. 당신은 Besty가 치료 밖의 일상에서 더 나아지도록 돕는데 적극적으로 관여하라고 말했고 그녀는 그에 따랐는데, 지금은 경계를 엄격하게 지키지 않았다고 추궁을 당한 기분이 든다고 말한다. **[결정시점 5]**

당신은 Dr. Collins에게 혼란스럽다고 솔직히 말해주어 기쁘다고 이야기하고, 당신이 어떤 역할을 했는지를 알게 된다. 그리고 당신은 건강보험 갱신이나 신용카드 청구서 관리를 돕기 위해 Besty와 작업하는 것은, 어떤 상황에서는 필수적인 사례관리 작업이 될 수도 있다고 명확하게 알려준다. 그런데 여기서 문제는 Besty가 스스로 할 수 있는 일이라고 Dr. Collins가 생각하면서 그 일을 도와주었다는 것이다. 더구나 그녀는 그것이 어떤 의미인지 탐색하지 않았고, 이 중요한 일에 대해 지도감독 시간에 논의하지 않았다. 당신은 Dr. Collins에게 BPD환자는 대인관계 과민감성으로 인해 지지받던 것이 거두어들여지는 것을 견딜 수 없다는 것을 상기시킨다. 그들은 공포에 휩싸이고 그 지지를 다른 것으로 메꾸려 하고, 종종 자기 패배적이거나 자기 파괴적인 방법에 의지한다. 그러므로 Besty는 버림받을까 봐 두려운 나머지 도움을 요청하고 있는 것이다. Besty가 보살핌을 더 요구하는 것이 언니의 임신으로 자신이 밀려났다고 느껴서일까? 그녀는 Dr. Collins과의 관계가 불확실해서 진심으로 그녀에게 관심이 있는지 확인할 필요가 있는 것일까? 아니면 Dan과 어머니와 연락을 줄어든 것을 견디기 위해서 Dr. Collins의 관심이 더 필요해진 것일까?

Dr. Collins는 Besty가 언니의 임신에 대해 평범한 반응을 보였던 것이 실제 마음은 그렇지 않았을 것 같다고 말한다. 당신과 그 상황에 대해 논의한 후, Dr. Collins는 Besty가 언니를 도와주겠다는 이야기에, 너무 성급하게 그녀의 "성장"에 대해 칭찬을 해버린 게 아니었나 걱정한다. 당신은 그것이 Besty가 분노나 질투심을 바로 표현하기 어렵게 만들었을 수 있고, 만약 그런 표현을 했을 때, Dr. Collins로부터 거절당할까 봐 두려웠을 수 있겠다고 말한다. 당신은 지도감독자로서, Besty가 언니의 임신을 기꺼이 받아들이는 것이 표면적일 뿐이라는 것을 빨리 지적해서 Dr. Collins가 시의적절하게 그것을 탐색할 수 있게 하지 못했던 것을 후회한다. 당신은 주당 한 회를 더 추가하는 것보다, 무엇이 Besty로 하여금 세션 사이에 도움을 요청하도록 하는지에 대해서 먼저 이야기해보라고 제안한다.

다음 몇 주 동안, Dr. Collins는 세션 사이에 계속 연락하는 문제에 대해 Besty와 다루었다. 처음 Besty의 반응은 자기 행동에 대해서 부끄러워하고, 이제 그러지 않겠노라고 약속한다. 최근 지도감독 세션을 염두에 두면서, Dr. Collins는 Besty에게 왜 그녀가 더 많은 지지를 필요로 했는지 분명히 이유가 있다고 생각한다고 말하고, 어쩌면 그녀가 감당할 수 없을 만큼 언니에게 질투가 느껴졌던 것일지 모르겠다고 가설을 제시한다. 점차, Besty는 대화에 진지하게 참여한다. 그녀는 단순히 언니에게 질투가 난 것이 아니라, 어머니가 장차 태어날 손자에만 몰두했기 때문에, 가족의 막내로서 자신의 자리를 뺏기게 될 것 같아서 불안했다고 말한다. Besty는 어머니가 언니의 임신에 너무 흥분하는 모습을 보고, 그녀는 잊히게 될 것 같았다고 말이다. Besty는 Dr. Collins도 자기가 옛 습관을 반복하고 어른답지 못한 행동을 해서 실망하는 건 아닐까 두려웠다고 말한다.

Dr. Collins는 Besty의 요구를 들어줘야 하는지 확신이 없었음에도 불구하고, 환자에게 화를 내는 것을 꺼려하는 자신의 성격때문에, Besty의 요구에 대해 질문을 하기 힘들었던 것 같다고 말한다. Besty가 수치심을 표현하는데 계속 질문을 하는 것이 그녀에게는 힘들었다–그녀는 환자에게 잔인해지는 것 같은 느낌, Besty를 난처하게 만든다는 느낌과 싸워야 했다. 결국 Besty가 자신의 질투심과 두려움에 대해서 솔직하게 털어놓았을 때, Dr. Collins는 힘들었지만 질문을 하기를 잘했다는 생각이 들었다.

당신의 지도감독이 진행되면서, Dr. Collins는 무엇이 Besty를 더 행복하게 만들고, 무엇이 Besty를 힘들게 만드는지 더 쉽게 예상할 수 있게 된다. Besty가 자신의 의존적 행동에 대해 보지 않으려고 하는 것을 Dr. Collins가 직면시킬 필요도 점점 줄어든다. 그녀는 Besty가 어머니와 남자친구에게 덜 의지하고, 풍성한 사회적 교제를 하도록 도움으로써 진정한 진전을 이뤄낼 수 있게 된다. 그녀의 지도감독자로서 당신도 역시, Dr. Collins의 내성적 성격이 도움이 될 때와 그녀가 보다 도전적이어야 한다고 조언해야 할 때를 예측하는 것을 배운다. 그녀는 혼란스러울 때 보다 편하게 표현하고, 만약 당신이 말한 것이 불분명해서 명확한 설명이 필요할 때는 바로 요구할 수 있게 되었다. 지도감독 6개월쯤이 되었을 때, 당신과 Dr. Collins 모두, 그녀가 Besty와 이후의 다른 BPD환자에게 도움이 되는 치료자가 될 수 있다는 자신감을 느낀다.

결정시점: 대안적 반응들

각각의 반응들을 도움되는 정도에 따라 1(확실히 도움이 된다), 2(도움이 될 수도 있지만, 잘 모르겠다), 3(도움이 되지 않거나 오히려 해롭다)으로 점수를 매긴다.

1. Dr. Collins가 Besty의 치료를 위해 GPM의 틀을 확립하도록 돕기 위해서, 당신은
   - A. 그녀가 BPD 진단기준과 Besty의 대인관계 과민감성의 구조를 검토하도록 지도한다.
   - B. Dr. Collins에게 치료를 진행시키기 전에 Besty의 발달력을 더 알아보도록 지시한다.
   - C. Dr. Collins에게 자해를 하지 않거나, 폭식과 구토를 하지 않는다는 동의를 포함하여 치료계약을 설정하도록 지도한다.
   - D. Dr. Collins가 Besty의 상황적 스트레스 요인에 집중적으로 초점을 맞추도록 격려한다.
   - E. Dr. Collins에게 Besty를 집단치료에 참여시킬 것을 권유한다.

2. Besty와 Dan의 연애에 대한 우려를 표현하는 것에 대해 Dr. Collins가 주저할 때, 이에 대한 반응으로 당신은
   A. 직접적인 충고는 하고 싶은 않은 Dr. Collins의 생각을 존중하지만, Besty의 대인관계 문제를 조명하는 보다 직접적인 질문을 하도록 격려한다.
   B. Dr. Collins가 Besty와의 갈등을 피하는 쪽으로 선택하는 것이 문제가 된다는 것을 설명한다.
   C. Dr. Collins가 Besty에게 좀더 적극적으로 조언하지 않는 것이 실망스럽다고 말한다.

3. Besty의 연애에 대해 Dr. Collins가 부정적으로 보는 이유를 정리해온 것을 들은 후에 당신의 반응은
   A. Besty의 남자친구는 그녀가 거절에 대한 두려움 때문에 집착하는 것을 이용하고 있다고 당신의 의견을 이야기한다.
   B. Dr. Collins에게 Dan이 안정적인 결혼과 자녀를 가질 수 있는 합리적인 방향을 제시해주는지 Besty에게 물어보도록 조언한다.

4. 이 지점에서, 당신은 ___________ 을 함으로써 Dr. Collins를 가장 효과적으로 지지할 수 있다.
   A. 치료는 힘든 작업이며, 환자에게 화가 날 때도 있는데 그럴 때 지지가 필요하다고 위로한다.
   B. Besty가 보낸 서류를 Dr. Collins가 작성하도록 돕는다.
   C. 한 발 뒤로 물러서서 왜 Besty가 세션 사이에 도움을 요청하는 일이 늘어났는지 이해해보도록 조언한다.
   D. Dr. Collins에게 주 2회로 세션을 늘리는 장단점에 대해 자세히 생각해보도록 한다.

5. Dr. Collins의 혼란에 대한 반응으로 당신은
   A. Dr. Collins에게 적절한 치료경계를 유지하는 것이 BPD환자의 치료에 중요하며 Besty를 돕기 위해서도 중요한 부분임을 상기시킨다.
   B. Dr. Collins에게 사과하고, 당신의 조언이 모순되어 보이는 이유를 이해할 수 있다고 말한다.

결정시점: 논의

괄호 안의 숫자는 도움이 되는 수준을 나타낸다.

1. Dr. Collins가 Besty의 치료를 위해 GPM의 틀을 확립하도록 돕기 위해서, 당신은
   A. 그녀가 BPD 진단기준과 Besty의 대인관계 과민감성의 구조를 검토하도록 지도한다. [1] (GPM의 기본방향은 환자와 치료자가 BPD 진단에 대해 함께 이해하고, 환자의 행동을 대인관계의 과민감성으로 설명하고 예측하는 것이다.)
   B. Dr. Collins에게 치료를 진행시키기 전에 Besty의 발달력을 더 알아보도록 지시한다. [2] (과거 병력보다는 현재 삶의 스트레스 요인, 특히 중요한 인간관계에 대해 다루는 것이 우선이다. Besty가 치료를 원한다는 것은 아마도 현재 대인관계에서 스트레스가 있다는 의미일 것이다.)
   C. Dr. Collins에게 자해를 하지 않거나, 폭식과 구토를 하지 않는다는 동의를 포함하여 치료계약을 설정하도록 지도한다. [3] (GPM은 자해행동 문제에 대해 치료계약으로 사전협의하기 보다는, 이 문제를 치료의 한 부분으로 다룬다.)
   D. Dr. Collins가 Besty의 상황적 스트레스 요인에 집중적으로 초점을 맞추도록 격려한다. [1] (정신역동적 정신치료의 수련

을 받아온 4년차 전공의는 직접적이고 지시적인, 사례관리case management에 집중하는 자세를 취하는 것을 삼가도록 지도를 받는데, 반대로 GPM에서는 그런 자세를 필요로 한다.)

E. Dr. Collins에게 Besty를 집단치료에 참여시킬 것을 권유한다. [3] (집단치료는 GPM 치료에서 분명히 바람직한 부분이지만, 지금은 Besty에게 어떤 사회적 장애가 있어 집단치료를 권할 필요가 있는지 아직은 충분히 알지 못한다. 집단치료는 특히 그녀가 친구관계에서 어떤 문제가 왜 생기는지 깨닫는데 도움이 될 수 있다.)

2. Besty와 Dan의 연애에 대한 우려를 표현하는 것에 대해 Dr. Collins가 주저할 때, 이에 대한 반응으로 당신은

A. 직접적인 충고는 하고 싶은 않은 Dr. Collins의 생각을 존중하지만, Besty의 대인관계 문제를 조명하는 보다 직접적인 질문을 하도록 격려한다. [2] (Besty가 Dan과의 관계에서 문제를 깨닫게 하는데 도움이 될 질문을 하는 것은 좋은 전략이다. 그러나 전통적인 정신역동적 치료와는 달리, GPM은 치료자가 자신의 경험과 지혜를 사용하여 충고하는 것을 격려한다. 이것은 다른 과 의사들이 하는 것과 매우 유사하다. 만약 Besty가 화를 낸다면, 화를 내는 것에 대해 이야기해볼 가치가 있다. 그렇게 한다면, 의존적이면서도 적대적인 어머니와의 관계에 대해 돌아볼 기회가 되어, 그녀를 통찰로 이끌 수도 있다.)

B. Dr. Collins가 Besty와의 갈등을 피하는 쪽으로 선택하는 것이 문제가 된다는 것을 설명한다. [1] (Dr. Collins가 Besty에게 Dan과의 관계와 이후 반복될 비슷한 관계에 대해 우려를 표현하지 않는다면 진실성을 잃게 될 수도 있다. Besty가 Dan을 만족시키고 싶은 소망은 그녀가 스스로의 자존심과 자존감을 희생하면서까지 얼마나 다른 사람으로부터의 보살핌을 갈망하는지를 보여준다. Dr. Collins가 자신의 우려를 표현하고 Besty가 어떻게 자신의 분노

를 다룰 수 있는지를 보여준다면 Dr. Collins와 Besty의 관계는 보다 건강해질 것이다.)

C. Dr. Collins가 Besty에게 좀더 적극적으로 조언하지 않는 것이 실망스럽다고 말한다. [3] (이 말은 Dr. Collins가 수치심을 느끼게 하여 도움이 되지 않을 것이다. 수련 중인 Dr. Collins의 입장에서 자신의 판단을 환자에게 직접적으로 이야기하는 것이 망설여지는 것이 당연한 면도 있다. 또 어떤 문제에 대한 치료자의 의견을 드러내는 것은 잘못된 것으로 배웠을 수도 있다. 당신은 Dr. Collins가 환자에게 조언하는 것에 대해 보다 자신감을 느끼도록 도우려고 하는 것이다.)

3. Besty의 연애에 대해 Dr. Collins가 부정적으로 보는 이유를 정리해 온 것을 듣고 난 당신의 반응은

A. Besty의 남자친구는 그녀가 거절에 대한 두려움 때문에 집착하는 것을 이용하고 있다고 당신의 의견을 나눈다. [2] (이 해석이 맞을 수도 있고, Besty가 이해하면 도움이 될 수도 있지만, 잘못하면 더 좋지 않은 결과를 낳을 수도 있다. Besty가 Dan을 비난하거나, 이용당했다고 느끼게 하는 것보다는, Besty가 향후 누군가를 보살필 수 있는 사람이 되기 위해, 자신의 자존감을 지키지 못한 책임을 스스로 질 수 있도록 하는 것이 도움이 될 것이다.)

B. Dr. Collins에게 Dan이 안정적인 결혼과 자녀를 가질 수 있는 합리적인 방향을 제시해주는지 Besty에게 물어보도록 조언한다. [1] (이러한 접근은 Besty가 자신의 목표를 상기하도록 할 것이다. 또한 Dan과의 관계에서 위험하고 잠재적으로 자기 파괴적인 측면에-Dr. Collins는 명확히 인식하고 있는-주목하도록 할 것이다).

4. 이 지점에서, 당신은 __________ 을 함으로써 Dr. Collins를 가장 효과적으로 지지할 수 있다.

A. 치료는 힘든 작업이며, 환자에게 화가 날 때도 있는데 그럴 때 지지가 필요하다고 위로한다. [3] (Dr. Collins의 속상한 마음을 인정해주어야 하겠지만, Dr. Collins가 Besty의 요구에 좀더 잘 대처하도록 돕는 것이 더 중요하다. 비판적으로 이야기하자면, Dr. Collins는 Besty의 문제행동의 원인이 되는 스트레스 요인을 [아마도 대인관계에서의] 탐색하지 않았다. 당신은 Dr. Collins가 이에 대해 다루도록 도와야 한다.)

B. Besty가 보낸 서류를 Dr. Collins가 작성하도록 돕는다. [3] (이렇게 하는 것은 Dr. Collins가 자신의 좌절감을 깨닫지 못한 채 당신에게 도움을 요청하고 있는 것을 다룰 수 있는 중요한 기회를 잃는 것이다—Besty의 요구에 Dr. Collins가 반응한 것과 같은 방식일 것이다. Dr. Collins가 Besty를 도왔던 방식이 환자가 더 부적응적인 행동을 하도록 부추기는 것과 마찬가지로 당신이 이와 같이 반응한다면, Dr. Collins가 스스로 더 무능하게 느끼게 할 뿐이다.)

C. 한 발 뒤로 물러서서 왜 Besty가 세션 사이에 도움을 요청하는 일이 늘어났는지 이해해보도록 조언한다. [1] (GPM은 Besty가 자신의 분노를 다루지 못하거나 [예로 언니를 향한 질투심], 관계에서의 지지를 잃는 것과 같은 대인관계의 어려움으로 인해 증상이 촉발된다고 가정한다. 흔히 훈련생들은 특정 문제가 일어났을 때, 증례 가설을 이용하는 것을 잊은 채 즉각적으로 반응하는데, 한 발 물러서서 문제 상황을 촉발시킨 원인을 이해하기 위해 증례가설을 이용하는 것이 중요하다.)

D. Dr. Collins에게 주 2회로 세션을 늘리는 장단점에 대해 자세히 생각해보도록 한다. [2] (장단점의 리스트를 작성하는 것은 결정하기 어려운 사안에 대해서 도움이 되는 접근법이지만, 당신과 Dr. Collins는 우선 Besty가 왜 그런 요구를 하게 되는 것인지 그 동기를 이해하는 것이 필요하다. GPM의 일반적인 원칙은 환

자가 치료에 특별히 잘 참여하지 않는 이상, 주 2회 세션을 권하지 않는다.)

5. Dr. Collins의 혼란에 대한 반응으로 당신은
   A. Dr. Collins에게 적절한 치료경계를 유지하는 것이 BPD환자의 치료에 중요하며 Besty를 돕기 위해서도 중요한 부분임을 상기시킨다. [3] (이것은 사실이지만, 이렇게 말하는 것은 Dr. Collins가 이해받지 못한다고 느끼게 만들 뿐이다. Dr. Collins가 느낄 혼란에 대해서, 또 당신의 조언들이 서로 불일치했다는 것에 대해 이야기하는 것이 더 중요하다.)
   B. Dr. Collins에게 사과하고, 당신의 조언이 모순되어 보이는 이유를 이해할 수 있다고 말한다. [1] (이와 같은 반응은 Dr. Collins의 혼란에 당신이 기여한 부분도 있다는 것을 인정하고 그녀의 불평을 수용해주는 것이다. 또한 이것은 GPM 치료자가 환자의 불만에 "귀를 기울여야" 하고, 자신이 기여한 바를 인정하는 태도의 모범이 될 것이다.)

결론

이 장에서 우리는 정신역동적 지도감독자가 훈련생을 지도할 때, 정신역동적 치료자가 적응해야 하는 GPM의 차별화되는 특징들을 알아보았다. GPM 지도감독자는 특히 훈련생들이 낙관적 태도를 가지고 BPD환자를 치료하는데 편안하게 느끼게끔 도와야 한다. 지도감독자가 GPM의 원칙을 가르치는 것뿐만 아니라, 적극적이고, 사려 깊고, 유연하며, 실용적이고, 자신의 실수를 기꺼이 인정하는, GPM의 접근방향을 몸소 보여주어야 한다. GPM 지도감독자가 되는 것은, BPD에 관한 해박한 지식과 상식을 갖춘 "충분히 좋은" GPM 치료자가 되는 것과 같다. 증례는 지도감독자가 훈련생이 BPD에서 유전적 영향과 호

전 경과에 대해 잘 알고 난 후, BPD환자에게 이것에 대해 이야기하도록 지도해야 한다는 것을 보여준다. 훈련생들은 증상이 언제 재발하는지, 어떤 대인관계적 사건들이 증상을 촉발시키는지, 어떤 경우에 대인관계에서 스트레스 요인들을 적극적으로 찾는 것이 필요한지 인식하기 위한 지도를 받는다. 증례는 또한 GPM 치료자가 환자에게 숙제를 주듯이, 훈련생에게 숙제를 주는 예도 포함하고 있다.

우리는 현대 정신치료 지도감독자들이 GPM을 교육하는 것을 배우는 것이 중요하다고 생각한다. 변증법적 행동치료, 마음헤아리기치료, 전이초점치료와 같은 특수한 전문치료법을 가르치는 것은 표준적인 훈련 프로그램이 없이는 실현 불가능하다(Bernanke와 McCommon 2018, Choi-Kain 등 2016). 그런 치료법들은 너무 오랜 시간을 필요로 한다. 반대로 훈련생들에게 GPM을 지도하는 것은 실현 가능하지만, 그렇게 하기 위해서는 표준적인 정신치료 지도감독을 수정할 필요가 있다(Bernanke와 McCommon 2018). 이러한 수정은 상당하지만, 응급의학, 병원, 진단적 평가, 자문조정 서비스에서 배워야할 좋은 정신과적 관리와 거의 일치한다.

정신과 전공의들로서는 GPM에 약물관리를 포함시키는 것이 수월할 것이다. 대부분의 정신과 의사들이 일차적으로 약물관리에 관여하고 있다는 것은 중요한 사실이다(Mojtabai와 Olfson 2010). 약물치료에 대한 지도감독자 역시, 정신과 지도감독자들을 위해 개괄한 것과 비슷한 수정을 거쳐서 GPM을 가르칠 수 있다.

Bernanke와 McCommon(2018)은 최근의 논문에서 GPM을 가르는 것은 의학교육 졸업 인증 위원회 Accreditation Council for Graduate Medical Education의 요구사항을 충족시킬 것이라는 의견을 냈다. 특별히, GPM은 정신역동적 치료와 사례관리를 근간으로 하면서도, 지지 정신치료의 수련을 위한 요구사항을 충족한다.

서문에서 지적한 것과 같이, GPM이 가르칠 가치가 있다고 생각하지만, 자신감을 가지고 가르치기에는 훈련이 부족하다고 느끼는 임상가들은 GPM에 대한 지식을 갖추고 GPM에 친숙해질 필요가 있다. 우선 이미 BPD환자를 관리해본 경험이 풍부한 임상가라면, GPM 핸드북(Gunderson과 Links 2014)를 읽고 나면, 스스로 깨닫지 못하고 있었지만 자신의 치료방식이 자신만의 GPM 버전이고 이것을 가르치는데 이미 자신감을 갖추고 있다는 것을 알게 될 것이다. 무엇보다 GPM은 임상 경험의 집약이므로, 경험 많은 임상가들은 자신이 실제로 하는 치료방식이 옳았다는 것을 확인하는 느낌이 들 것이다(Keuroghlian 등 2016). 어쩌면 경험 많은 임상가들도 GPM에 익숙해진 후에는 자신의 치료방식을 수정하게 될 수도 있다. 두번째로 정신역동적 치료에 뿌리를 깊이 내렸거나 BPD환자의 사례관리 경험이 그렇게 많지 않은 지도감독자의 경우에는 GPM 워크샵에 참석한다면 그들의 자세와 지도감독의 테크닉을 전환하는 데 도움이 될 것이다(예로 만약 환자가 호전되지 않는다면, 이것을 언급하고 탐색할 필요가 있고, 훈련생들에게 환자에게 지식을 전달하고 실용적인 조언을 하도록 가르친다). GPM 워크샵은 온라인에서 곧 무료로 제공될 예정이므로(부록 A "추가적인 자원들; http://hms.harvard.edu.BPD"를 보라) GPM을 가르칠 의향이 있는 지도감독자나 배우고 싶은 학생들은 이 자료를 이용하기를 권한다.

참고 문헌

Bernanke J, McCommon B: Training in good psychiatric management for borderline personality disorder in residency: an aide to learning supportive psychotherapy for challenging-to-treat patients. Psychodyn Psychiatry 46(2): 181-200, 2018 29809114

Choi-Kain LW, Albert EB, Gunderson JG: Evidence-based treatments for borderline personality disorder: implementation, integration, and stepped care. Harv Rev Psychiatry 24(5): 342-356, 2016 27603742

Cowdry RW, Gardner DL: Pharmacotherapy of borderline personality disorder. Alprazolam, carbamazepine, trifluoperazine, and tranylcypromine. Arch Gen Psychiatry 45(2): 111-119, 1988 3276280

Gunderson JG, Choi-Kain LW: Medication management for patients with borderline personality disorder. Am J Psychiatry 175(8): 709-711, 2018 30064243

Gunderson JG, Links PS: Handbook of Good Psychiatric Management for Borderline

Personality Disorder. Washington, DC, American Psychiatric Publishing, 2014

Keuroghlian AS, Palmer BA, Choi-Kain LW, et al: The effect of attending good psychiatric management(GPM) workshops on attitudes toward patients with borderline personality disorder. J Pers Disord 30(4): 567-576, 2016 26111249

Mojtabai R, Olfson M: National trends in psychotropic medication polypharmacy in office-based psychiatry. Arch Gen Psychiatry 67(1): 26-36, 2010 20048220

제3부

응용과 통합

제11장

10세션의 좋은 정신과적 관리의 응용

Patrick Charbon, M.D.
Ueli Kramer, Ph.D.
Jessica Droz, M.D.
Stephane Kolly, M.D.

수년간, 경계선 성격장애(BPD)는 치료를 해도 거의 호전되지 않고 장기적으로 악화되는 질환으로 여겨졌다. 그런데 1990년대에 변증법적 행동치료 Dialectical behavior therapy(DBT)가 1년간의 치료 후에 BPD가 호전되었다는 근거를 보여주었다(Linehan 등 1993). 이후 다른 치료 방법들도(전이초점치료, 마음헤아리기치료) 효과가 있다는 근거가 입증되기 시작했다(예로 Bateman과 Fonay 2001, Clarkin 등 2001). 효과가 증명된 이들 연구들의 대부분이 1년 이상, 주당 수 세션의 집중적인 치료를 이용하기 때문에 환자와 치료자 모두에게 상당히 엄격하고 부담이 되었다. 연구를 위한 지원금을 받거나 연구실행 가능성의 면에서 1년이라는 시간은 실용적이다. 사실, 이 비교적 짧은 시간안에 어떤 형태의 향상은 기대할 수 있지만, 다른 형태의 향상은 더 긴 치료가 필요할 수도 있다(Choi–Kain 등 2010, Tracie Shea 등 2009, Zanarini 등 2010). 예를 들어, 충동성은 정서적인 기질적 증상에 비해 단기간의 치료에 관해된다(Zanarini 등 2016).

이러한 근거기반치료들은 고도로 숙련된 치료자가 수행해야 한다는 점, 환자와 치료자 모두 동기가 강해야 하는 점에서 한계가 있고, 소수의 환자와 치료자들만 접근 가능하여 폭넓은 적용이 힘들다. 좋은 정신과적 관리(GPM)는 그 접근 용이성과 일반화 가능성으로 볼 때, 우선적 치료로 사용될 수 있다(Gunderson 2016).

다양한 치료 모델을 근간으로 한 BPD를 위한 단기간의 치료가 여러 상황에서 이용되어져 왔다. 특별히 청소년에서 단기간의 치료에 대한 연구가 잘 이루어졌다(Chanen과 McCutcheon 2013, Chanen 등 2007b, 2008). 청소년들은 Axis I의 질환이 있는 환자들 보다 낮은 정신사회 기능을 가진 고위험군이다(Chanen 등 2007b, 2008). 20세기에 이르기 이전부터 많은 BPD환자들에게 정신과적 자원이나(주당 2-3회의 세션) 약물을 과도하게 사용하는 것이 이미 시작되었다(Zanarini 등 2001). 진단기준에 미치지 않는 BPD 혹은 완전한 BPD환자를 위한 초기 혹은 시한 제한적time-limited개입으로 의사자살parasuicide 행위를 포함한 정신병리의 감소와 24개월 추적조사에서의 호전을 증명하였다(Chanen과 McCutcheon 2013).

성인 BPD를 위한 1-3개월의 단기간 치료는 다양한 영역에 걸친 증상이(즉, 기분, 감정조절장애, 주관적인 스트레스, 의사자살행동, 부적응적 행동) 부분적으로 감소함을 보여주지만, 기능적 장애와 낮은 삶의 질은 지속되었다(Graiz 등 2006). DBT의 단기 버전인 20주 집단 기술훈련은 분노의 감소와 스트레스 내성과 감정조절의 향상이 지속되는(>32주) 것을 보여주었다(McMain 등 2017). 자살성향에 초점을 둔 3주간의 집중 DBT를 통해 무력감이 유의하게 감소하는 효과가 있었다(McQuillan 등 2005). 이들 연구의 결과는 단기간의 집중적인 개입으로도 충동성과 연관된 증상을 감소시키는데 도움이 될 뿐 아니라, 관계 측면도 어느 정도 호전된다는 것을 의미한다. 진단에 대해 환자에게 자세하게 설명하고 심리교육을 했을 때, 환자의 충동성과 관계 문제가 감소하는 것으로 미루어보면, 이런 결과는 놀라운 것은 아니다(Zanarini와 Frankenburg 2008).

10세션의 단기 GPM 개입: 진단에서 정신치료까지

이 장에서 우리는 BPD를 위한 GPM 단기 개입에 대해 설명할 것이다. 이 치료법은 정신의학과 정신치료의 통합의 역사가 깊은 스위스의 로젠에 있는 한 대학병원 정신과 외래에서 시행되었다. 1950년대로부터, 정신과 의사의 타이틀은 "정신과 의사와 정신치료자" 모두를 의미했고 양쪽의 훈련을 모두 받아야했다. 이런 통합적인 전통은 다양한 이론, 접근법들을 통합하는 데에도 적용되었다. 대부분의 기관 진료센터는 매우 다양한 정신치료들을 제공한다: 이는 정신역동적, 인지적, 행동적, 가족치료적, 인문학적 접근법들을 포함한다. 이 프로젝트는 일반 시민을 진료하는 공공의 외래진료 센터에서 시행되었으며, 우리 팀은 여러 분야의 지식을 배경으로 한 간호사, 사회복지사, 의학 전공의, 임상심리사들로 구성되었고, 임상심리사와 의사들은 우리 과에서 정신치료와 정신의학을 배웠다. GPM 근간의 단기치료는 BPD에 특화되지 않은 일반 세팅에서 그 기관의 다른 전문가와 협업해야 했기에 우리 프로젝트는 다른 전문가들도 이해하기 쉬운 것이어야 했다.

GPM은 전공의, 간호사, 사회복시사들에게 선날이 쉽고 접근이 쉬우므로, 다양한 학문적 배경의 팀에게 일관성을 제공하는데 유용한 도구이다(Kramer 등 2017a). 이것은 스위스의 통합된 정신치료적 정신과 치료integrated psychotherapeutic psychiatric treatment(IPPT)의 개념과 일치한다. IPPT는 일반적으로 사용되는 치료로, 보험회사와 보건부에서도 인정하고 있다. IPPT는 정신치료 이론과 정신과 가이드라인에서 영감을 받은 실용적인 개입이며, 공식적인 정신치료와는 분명한 차이가 있다. GPM은 진단을 바탕으로 이루어졌기 때문에, 정신사회적, 관계적 이해 모두를 촉진하는 유용한 도구라는 것이 일반적인 정신과 맥락에서도 쉽게 수용된다.

로젠에는 많은 정신치료자들이 개인 클리닉을 열고 있어서, 전문적인 특수치료나 위기개입이 필요한 환자들이 의뢰된다. 환자들의 대부분은 일차진료에서 정신치료 클리닉으로 의뢰되는데(예로 응급실, 정신과 일차진료, 병원, 다른 특수 서비스), 이런 상황에서 의뢰되는 환자들은 정신과적 문제와 사회적 장애가 혼합되어 있기 일수다. 우리가 치료한 환자의 범위는 18세에서 65세이고, 그 중에는 성격장애 진단에 대해 이미 알고 있는 환자도 있었지만, 대개는 BPD 진단이나 그 질환이 삶에 미치는 영향에 대해서는 모르는 상태로 우리 클리닉에 왔다.

지난 수년간, 지역사회에서 적정 치료에 대한 요구가 증가했고, 이에 부응하기 위한 노력의 일환으로 우리는 모든 외래환자를 위한 단계적 관리의 한 부분으로서 단기 개입을 제공하기 시작했다. 일반적으로 말하자면, 단기 개입은 적용하기 쉬운 시한 제한적 치료를 제공함으로써 유용한 공공 보건을 확대하는 것을 의미하는 것일 수 있다. 더 많은 환자들이 "충분히 좋은" 치료를 조기에 받을 수 있는 기회가 늘어나는 것이다. 이것은 BPD환자에게 분명히 이득이 될 것이다.

더 구체적으로, BPD환자를 위한 시한제한적 치료는 뚜렷한 시간적 틀 없이 치료가 지속되는 것을 피하면서, 치료 목표에 초점을 맞춘다는 이점이 있다. 시한 제한이 없는 경우, 치료 노력이 분산되고 치료자가 항상 함께 할 것이라는 비현실적인 기대로 인해 잘 변화하지 않는 상태가 지속될 수도 있다. 이와 달리, 시한 제한적 개입은 예상된 이별을 뚜렷이 암시하고 있기 때문에, 10세션 동안에 버림받음에 대한 두려움과 거절에 대한 민감성이 활성화되고, 그런 다음에는 대인관계의 과민감성이라는 틀 안에서 그것에 대해 다루고 논의할 수 있다(Gunderson과 Lyons-Ruth 2008).

우리의 구조화된 10세션의 개입은 BPD환자가 혼돈의 고통 상태를(자주 보호자로부터 거절을 경험한 것에서 비롯된) 벗어나 그들의 문제를 보다 잘 이해할 수 있는 상태로 나아가도록 돕는다. 이를 통해 BPD환자들은 보다 일관된 치료계획을 세울 수 있게 되는데, 이렇게 되면 변화에 대한 더 큰 동기를 가질 수 있게 된다. 우리의 10세션의 개입은 또한 BPD 진단을 확립하는데 도움이 된다. 많은 임상가들이 관계 위기 상황에서 환자에게 BPD 진단을 공개하는 것이 시기상조라고 믿거나, 다른 진단을 주요 진단으로 오진하여(치료에 대한 저항으로 다른 병상태를 보이는 환자를 포함한다; Zimmerman과 Mattia 1999) BPD 진단을 환자와 함께 공유하는 것을 회피한다. 그러나 BPD 진단을 공개하지 않는다면, 환자가 알아야 할 정보를 얻지 못하거나, 오히려 낙인에 대한 두려움을 가지게 할 수 있다(Sisti 등 2016).

10세션의 개입이란 무엇인가?

10세션의 개입은 GPM에서 영감을 받아 성격장애의 전문적인 평가나 단기 치료로 사용할 수 있도록 설계된 시한 제한적 개입이다. 이 개입의 목표는 환자가 진단과정에 적극적으로 참여하는 것, 집중적인 심리교육을 시행하는 것, 마음헤아리기mentalization를 향상시키는 것이다. 그러므로 이 개입을 통틀어, "의학 전문가"가 진단 과정의 전적인 책임을 지는 것이 아니라, 환자가 이 과정에 적극적으로 협업하여, 자신의 실제 문제와 필요에 대해서 함께 고민하는 과정이 되도록 제안한다.

구조화된 도구들[예, DSM-5 성격장애를 위한 구조화된 임상적 면담Structured Clinical Interview for DSM-5 Personality Disorders(SCID-5-PD; First 등 2016)]은 환자의 인식과 적극적인 협조를 촉진시키기 위해 이용된다. 공존질환에 대해서도 논의하는데, 우선 공존질환들을 위한 특수한 치료가 필요할 수도 있다는 것, 둘째는 공존질환들이 향후 치료에 위협이 될 수도 있다는 것이다. 환자가 심리교육을 통해 증상과 삶의 문제들이 연관이 있다는 것을 이해하면, 향후 치료에 대한 동기를 높이고 치료를 구조화하는데 도움이 된다. 대인관계의 동맹을 발달시키고 버림받음에 대한 불안을 포용하고 문제를 탐색하고 심리교육을 하기 위해, 아주 지지적일 필요는 없다. 그러나 환자가 자신의 문제에 대해 인식하지 못한다면 협업의 과정과 치료동맹의 확립은 촉진될 수가 없을 것이다.

대인관계 과민감성에 관해서는(Gunderson과 Lyons-Ruth 2008), 단기 개입이 환자에게 버림받음에 대한 불안이나 거절에 대한 불안을 자극해서 결과적으로 과도한 연락, 자살 위협과 같은 병적 애착 과정을 활성화시킬 것이라고 예상할 수도 있다. 하지만 우리는 치료자가 그것에 대해서 건설적으로 다룬다면, 이러한 행동들이 출현하고 활성화되는 것이 오히려 그것을 변화시키기 위한 접근이 쉬워진 것으로 생각한다. 이 개입은 단기 특수치료를 목표로 하고 있고, 그 방향으로 발전되어져야 한다.

광범위한 스펙트럼의 BPD환자들에 맞추어 우리의 10세션의 개입을 환자의 필요에 따라 섬세하게 조율하려고 애써왔다. 어떤 개입을 선택할지는 첫 세션에서 결정한다(표 11-1).

우리는 두가지 형태의 10세션의 개입(10세션의 평가와 10세션의 치료)

표 11-1. 두 가지 10세션의 좋은 정신과적 관리: 평가와 치료

	10세션의 평가	10세션의 치료
적응증	급성, 혹은 만성적 증상, 공존질환이나 부적응적인 행동으로 인해 사회적 기능장애를 가진 환자들	급성 증상이나 위기 상황에 있으면서, 충분한 심리적 동기가 있으나 장기적인 정신과적 치료를 원하지 않는 환자들
목표	필요에 따른 적절한 치료를 제안하는 것.	만성적인 정신과 질환으로 진행되지 않도록 하는 것.
버림받음에 대한 불안과 거절에 대한 민감성	대개 환자의 병력과 실제 삶의 관계들을 탐색하는 동안에 발견됨.	대개 치료의 틀이나 치료자를 향해서 이러한 불안을 표현한다.
대인관계에 대한 작업	평가에서 관계를 탐색하면 중도탈락을 예방하는데 도움이 된다. 실제 삶, 직업, 관계, 이전 치료에 대해 탐색하면 대인관계 과민감성에 대한 심리교육에 사용할 예시로 삼을 수 있다.	치료 관계에 대해 탐색하면 대인관계 과민감성에 대한 심리교육의 예시를 얻을 수 있다.
심리교육의 활용	향후 치료와 치료동맹에 참여하도록 촉진한다.	향후 자립이나 외부에서 받는 관리를 잘 활용하기 위한 밑바탕을 제공한다.

으로 나누었고, 그 임상적 결과도 서로 다르다(표 11-1). 두 개입은 모두 주 1회 세션으로, 10세션의 평가는 자세한 치료계획을 세우는 데 유용하고, 10세션의 치료는 급성 증상의 관리와 문제해결 지향적 치료를 위한 구조화된 단기 개입으로 활용될 수 있다.

10세션의 평가

10세션의 평가는 사회적 기능에 장애가 있거나 만성화된 증상이 있는 BPD환자를 위한 시한 제한적인 전반적 평가이다. 이 개입의 목적은 치료 중심의 체계에 진단을 통합하고, 공존질환과 대인관계, 기존의 치료 네트워크를 고려하여 치료의 틀을 세움으로써, 환자가 이해하기 쉬운 자세한 치료계획을 설정하는 것이다(표 11-2).

이것은 BPD 병리가 동반병리의 치료와 치료 진행을 방해하는 요소로 작용한다는 것을 더 폭넓게 이해할 수 있도록 촉진한다.

이 평가는 공존질환을(흔히 오진의 가능성이 있는) 가진 심한, 복잡한 BPD 병리의 환자에게 적응증이 된다. 그러한 오진은 동반병리의 호전과 치료의 긍정적 효과를 방해한다. 10세션의 평가의 목적은 고도로 특수화된 치료를

표 11-2. 10세션의 평가의 목표

1.	진단	현실에 초점을 둔 다양한 평가를 통해 성격장애와 동반병리를 진단한다.
2.	정신병리적 작업 가설	향후 치료를 위한 명확한 뼈대를 만들고 일차, 이차 문제와 동반 문제(예로 우울증, PTSD)로 문제들의 순위를 정한다.
3.	개인에 맞춘 치료 적응증(단계적 관리)	진단과 동기, 잠재적인 치료의 장애물을 모두 함께 고려하여 일관된 치료를 제공한다.
4.	치료동맹	변화를 향한 환자의 동기와 치료의 가치를 고취시킨다.

부적절하거나, 과도하게 사용하는 것을 막고, 장기 치료를 선택적으로만 이용하도록 장려하는 것이다. 또 공존질환을 진단하는데도 도움이 되는데, 이는 정신치료적 치료가 성공하기 위해서 중요한 부분이다. 이것은 또한 치료의 필요와 목표를 정확하게 제시하는 목적도 가지고 있다.

10세션의 평가는 단계적 관리 모델과 같은 치료의 응용을 촉진하고(부록 B를 보라; Choi-Kain 등 2016), 제한된 치료적 자원을 적절하게 사용하는 것을 장려한다. 10세션의 평가는 의료기관의 정신과에서 실행하기에 용이하며, 장기적 치료가 필요한 경우에 환자를 준비시키는 전치료pretreatment로도 이해할 수 있다.

증례 1: 10세션의 평가

Colleen은 30세의 여자 환자로, 첫 입원치료에서 퇴원한지 1주후 외래치료자와 상담을 받게 되었다. 정신과 질환으로 진단받은 것은 처음이지만, 과거 수년간 마리화나를 사용했다고 했다. 그녀는 치료 시작 6개월전에 남자친구와 헤어졌고, 이후 힘든 시간을 보냈다. 전남자친구와 심한 다툼 끝에 자살 위협으로 인해 입원하게 되었다. 그녀는 마리화나를 피울 때 기분이 좋아지고 내적 긴장이 완화되는 기분을 느꼈다고 치료자에게 말했는데, 그럴 때면 수면이 줄고 정신적, 신체적 활동량이 늘어나고, 대인관계에서(거의 남자친구와의 관계에서) 충동성과 과민함이 증가했다. 이런 임상적 증상들을 토대로, 입원 당시 치료자는 Colleen을 양극성장애로 진단했는데, 환자는 처음에는 거부했지만 그 후에는 받아들이게 되었고 심지어 그 진단을 고집스럽게 믿고 있었다.

Colleen은 외래치료자와의 첫 면담에, 자신은 "조울증"이고 Lamotrigine 치료를 모니터하기 위해서 정신과 의사에게 진료를 봐야한다고 들었다고 했다. 그녀는 "내 인생에 대한 이야기에 너무 많은 시간을 쓰고" 싶지 않다고 했다. 이에 치료자는 조금 당황해서, Colleen에게 조금이라도 자신의 삶에 대해 이야기해줄 수 있는지 묻자, 바로 Colleen은 울기 시작했다. 자기는 벼랑 끝에 서있는 기분이며 특히 정신질환을 앓고 있다는 것이 가장 고통스럽다고 했다. 그녀는 모든 것을 다 잃어버린 듯했다. 대인관계 문제로 인해 남자친구도 잃고, 직업마저 잃었고, 급기야 입원치료까지 해야 했다. 그녀는, "나는 이제 서른인데, 나에게 미래라는 건 없다고 느껴져요. 누가 조울증에 걸려서 평생 약을 먹어야 하는 사람과 사귀려고 하겠어요? 내

친구들은 모두 안정적인 관계를 맺고 있는데…. 왜 나는 그게 안되죠? 솔직히 자살하고 싶다는 생각만 계속 하고 있어요"라고 말했다.

첫 면담을 마치기 전에 치료자는 Colleen에게 10세션의 평가를 제안하면서 다음과 같이 설명했다.

> 당신이 너무 큰 고통을 겪고 있다는 게 느껴집니다. 그런데 아직 우리가 완전히 이해하지 못하는 부분이 있는 것 같습니다. 당신은 수년간 상당히 안정된 관계를 꽤 잘 유지했고, 그 관계가 깨진 다음에 당신은 무너졌고 "조울증" 진단을 받았는데, 그게 어떻게 그렇게 되었을까요? 나는 당신의 정신적 어려움을 가장 잘 설명할 수 있는 원인을 찾기 위해 우리가 계속 살펴보았으면 합니다. 그리고 제 생각에는, 당신이 조울증 진단이 맞는지 확실하지 않는 것 같습니다. 앞으로 10세션 동안, 이것을 명확히 하기 위해서 함께 작업하는 것을 권합니다. 괜찮을까요?

평가 과정은 양극성장애와 BPD의 감별진단에 특별히 초점을 맞추어 GPM의 원칙에 따라 진행되었다. 10세션 중 두 세션 동안, 소위 조증 상태가 마리화나 남용에(전남자친구에게 거절감을 느낄 때 더 많이 사용했다) 의한 것은 아닌지 확인하기 위해, 증상과 병력을 자세히 살피는데 전념했다. 이후 몇 세션을 통해서 Colleen이 실생활에서 BPD의 임상적 특징, 버림받음에 대한 강력한 두려움, 정체성 문제, 심한 충동성, 자살 위협, 여러 정서적 증상들을 보였다는 것이 드러났다. 단기 개입의 마지막 세션에서는 치료자와 환자는 입원 진료진이 환자 상태를 잘못 진단한 것으로 보이는 조울증 진단에 대해서 논의했다. 오진을 설명한다는 것은 임상적 딜레마이며 매우 힘든 도전이다.

> 의　사: 아시겠지만, 당신이 이야기하는 모든 문제들을 종합적으로 이해하기 위해서 진단을 내리는 것입니다. 당신의 이야기를 토대로, 우리는 당신의 생각과 행동이 불안정해진 것이 마리화나를 사용한 것 때문이라고 말할 수 있습니다. 당신이 더 이상 살아있지 않은 것 같고, 미래가 없고, 남자친구는 당신을 두고 떠나고, 친구들과 부모님을 포함해 모든 사람들이 당신을 떠났다고 느꼈던 기분 때문에, 지난 수개월간 마리화나를 훨씬 많이 피웠지요, 그렇죠?
>
> Colleen: 네, 정말 그랬어요.
>
> 의　사: 그래서 조울증이라는 진단이 정확하지 않을 수도 있을 것 같습니다.

Colleen: 선생님 말은 제가 조울증이 아니라는 말인가요? 믿을 수 없네요. 모든 사람들이 내가 조울증이고 평생동안 이 약을 먹어야 한다고 말했어요.

의 사: 네, 병원의 제 동료가 당신이 조울증이라고 생각한 것이 이해가 됩니다만, 아시겠지만 우리가 몇 세션동안 당신의 핵심 문제가 무엇인지 살펴보았을 때, 조울증과는 좀 다르다는 것을 알게 되지 않았나요?

Colleen: 난 정말…. [울음] 정말 혼란스럽네요.

의 사: 네, 정말 혼란스러울 것 같아요. 저는 당신이 자신이 겪은 고통의 정확한 원인을 알고 싶어한다고 생각해요. [치료자는 Colleen의 모든 경계선 증상들을 다시 상세하게 요약한다.] 그래서 이 모든 것을 고려할 때, 경계선 성격장애가 이런 문제들을 더 잘 설명해주는 것 같습니다. 이 진단에 대해서 알고 계시는지요?

Colleen: 아니요, 잘 몰라요.

의 사: 음... 이것은 당신이 경험한 문제들을, 특히 당신이 인간관계에서 왜 그렇게 거절에 민감한지를 잘 설명해주는 진단입니다. 또한 당신의 정확한 진단을 아는 것이 왜 그렇게 중요한지는, 있는 그대로의 자신에 대해서 보다 당당하게 느끼게 하기 때문이지요.

Colleen: 네.

의 사: 그리고 이 진단은 치료할 수 있는 질환입니다. 저는 이제부터 당신이 치료를 위해서 어떻게 할 것인지 생각해보기를 원합니다. BPD의 문제들을 극복하기 위한 주된 치료는 약물치료가 아니라, 정신치료입니다. 저는 당신이 괜찮다면, BPD에 특수한 치료에 전문가인 제 동료에게 당신을 의뢰할 생각입니다. 그는 당신이 낫기 위해서 어떤 것에 대해 작업을 해야 할지, Lamotrigine이 적절한 약물인지, 당신과 함께 결정할 것입니다. 그를 만나기 전까지는 그 약을 계속 복용하는 것이 좋을 것 같습니다.

Colleen: 그거 아세요? 이 모든 걸 병원의 정신과 의사들, 간호사들에게 다 이야기했었고, 모두가 내가 조울증이라는 걸 믿으라고 했지만, 마음속으로 나는 그 타이틀이 나를 설명하지 못한다고 생각했어요. 그런 후에 나는 선생님에게 왔고, 선생님은 저를 진심으로 이해하고 희망을 주었어요. 저는 선생님은 믿을 수 있어요. 나중에 궁금한 것이 생기면 꼭 다시 선생님에게 올 거예요.

의 사: 언제든지 오시면 됩니다.

Colleen은 안심하고 그 세션을 마치고 돌아갔고, 두 달 후에 구조화된 정신치료를 시작했다. 그녀의 새 치료자에 의하면, Colleen은 정신치료에 매우 열심히 참여하여 변화하려고 노력했고, 의학적 결정으로 Lamotrigine은 3주 후에 중단했다. 그녀는 새 직장을 찾고, 버림받음에 관한 문제를 철저 작업work through하여 자신의 삶을 되찾을 수 있었다. 이후 입원치료는 더 이상 필요하지 않았다.

10세션의 치료

10세션의 치료는 중등도나 경한, 혹은 진단기준에 미치지 않는 BPD 증상을 보이고, 비교적 사회적 기능이 괜찮은 환자들을 위한 시한 제한적 개입이다. 이것은 단기 개입이 증상 악화를 예방해줄 것으로 예상되는 위기 상황에서 시행하는 구조화된 단기개입으로 활용될 수 있다.

치료가 10세션 후에 종결된다는 것에 대해 환자와 치료자 사이의 명확한 동의가 있어야 한다. 10세션 치료의 목표는 그들이 사회적으로 고립되는 것을 막아, 고립의 결과를 예방하고, 대인관계 과민감성에 초점을 맞춘 심리교육의 도움을 통해 더 나은 대인관계를 촉진하여 환자가 사람들과 관계를 보다 잘 관리하도록 돕는 것이다(표 11-3). 초기의 적절한 단기 치료를 통해, 이후의 관계에서 촉발되는 문제들이 덜 발생하고, 해가 되는 개입을(불필요한 약물투여와 같은) 막는데 도움이 될 수 있다. 단기치료에 잘 반응하는 가장 민감한 증상들은 종종 BPD환자에서 자해와 자살성향과 같은 "나쁜 평판"과 연관된다는 것에 주목해야한다.

대인관계 과민감성 이론에 따르면, 10세션 치료의 세팅은 치료의 끝, 즉 이별을 처음부터 암시하기 때문에 버림받음과 거절의 느낌을 활성화시키고, 환자는 공허함과 외로움을 표현하고 애착을 되찾으려는 부적응적 행동들이 나타날 수 있다. 이런 상황에서는 치료적 성장을 위해 그 행동들에 대해서 직접적으로 언급할지 결정하기 위한 지속적인 평가가 요구된다. 그렇지 않으면 부적응적 행동들로 인해 치료 작업이 조기에 중단될 수도 있어서 치료의 실제적 위협

표 11-3. 10세션의 치료의 목표

1. 의학적 진단의 명료화	의학적 관점에서 증상을 이해하고 또한 BPD와 실제 삶을 연결한다.
2. 의미 있는 정신과적 진단	의학적인 BPD 진단과 환자의 실제 삶의 문제의 연관성을 인식한다.
3. 진단에 대한 인지적, 정서적 통합	치료 안팎의 환자 일상의 인간관계에서 대인관계 과민감성에 대해 정서적, 인지적으로 통합하는 것이 중요함을 인식한다.
4. 치료 밖 일상의 적절한 목표의 중요성을 강조(예, 일과 사랑)	실제 삶에서 좋은 정신과적 관리의 원칙을 이해하고 통합한다.

BPD=경계선 성격장애 borderline personality disorder

이 되기 때문이다. 이러한 잠재적인 관계의 위기를 철저작업work through하여, BPD환자가 자신의 증상과 대인관계 스트레스 요인의 연관성을 깨닫게 돕는다면, 심리교육에서 대인관계 과민감성에 대해 배운 것에 확신을 가지게 된다. 이러한 치료 경험은 더 나은 정서적 인지적 통합을 촉진하는데 도움이 될 수 있다.

공존질환을 살피는 것은 환자가 보다 건강한 삶을 살고, 또 필요한 경우에는 특수화된 치료를 찾는데 도움이 된다. 환자가 스스로 자신의 삶을 통합할 수 있도록 심리교육을 시행하고, 나중에 그것을 활용할 수 있도록 해야 한다. 공존질환에 대한 탐색과 정신치료는 10세션의 GPM 치료의 지지적인 측면이라고 할 수 있다.

증례 2: 10세션의 치료

22세의 공대 학생인 Paul은 2년전에 부모님을 떠나 대학에 들어갔다. 학업은 잘 진행중이었고, 졸업 후 목표는 기술 컨설팅 회사에서 아버지와 함께 일하는 것이었다. 그는 파티에서 만난 여학생과 일년간 연애했는데, 그가 동거에 대한 말을 꺼낸 다음, 여자친구가 자신에게서 급격히 멀어졌다고 느꼈다. 그 후 화가 난 그는 자살사고를 드러냈고, 여자친구의 친구들 앞에서 그녀를 모욕했다. 그가 이틀 후 사과했지만, 여자친구는 그를 다시 보고 싶지 않다고 말했다.

그후, Paul은 며칠간 술을 많이 마셨다. 어느 날 아침 깨어나 생각해보니, 전날 파티에서 만취한 상태에서 운전해서 집에 왔다는 것을 깨달았다. 이전에는 가끔씩 술과 대마초를 하는 정도였고, 한번 엑스터시를 구했던 적이 있었지만, 단 한 번뿐이었다. 자신의 행동이 걱정이 되어, 그는 학생 건강 클리닉의 정신과 진료를 예약했다.

Paul은 자신이 동거를 제안했을 때 여자친구가 전혀 기뻐하지 않았다고 말했다. 여자친구가 그와 함께 있는 동안, 걸려온 전화를 받으면 거절당한 기분이 들었다. 여자친구가 자신에게 애정을 보여주었으면 하는데, 자기보다도 친구를 더 중요하게 여긴다고 느꼈고, 전화한 그 친구에게도 화가 났다. Paul은 우울감을 느꼈지만 약을 먹고 싶지는 않았다. 부모님에게 가서 1주일간 머무르는 동안 빠르게 호전이 되었다. 그후 학교로 돌아왔을 때, 심리치료사와의 상담을 그만두기로 결정했다. 시험준비를 해야 하는데, 상담때문에 에너지가 분산되어서 공부에 방해가 된다는 이유 때문이었다. 그 후, 그는 시험을 통과했고, 다른 여자친구를 사귀게 되었는데, 이번에는 이전 관계에 쏟은 만큼 마음을 쓰지는 않았다.

그는 한 친구와 콘서트에 갔다가 전여자친구가 다른 학생과 키스를 하는 것을 보게 되었다. 다음날 밤, 그는 전여자친구에게 증오에 찬 문자메시지를 보냈는데, 내용은 그녀에게 사악한 인간이라고 비난하는 글이었다. 그 후 그는 10개월만에 다시 상담을 받았고, 우리가 운영하는 특수병동에 입원했다. Paul은 도움이 필요하다는 것을 알지만, 약을 먹는 것이 두렵고, 정신과 환자가 되고 싶지 않았다고 했다. 그렇지만 누군가에게 이야기할 수 있기를 바랐는데, 지금까지 자신의 문제에 대해, 특히 슬픈 기분과 자살사고에 대해 친구들에게 이야기하면 모두가 거리를 둔다고 느꼈다고 했다.

Paul: 내가 BPD일수도 있다는 게 무서워요…. 그게 만성적인 질병이고, 게다가 영화에서 나쁜 남자들은 다 그 병이더라구요.

의사: BPD에 대해서 제가 몇 가지 알려드린다면 도움이 될 것 같군요. 먼저, 일반적으로 BPD는 10년안에 완치가 됩니다. 또 BPD 증상에 대인관계 문제가 큰 영향을 준다는 것을 이해하면, BPD가 호전되는데 도움이 될 것입니다. 어떤 사람들은 인간관계를 피하게끔 자신의 삶을 조정해서 스트레스를 피하려고 하는데, 그렇게 하는 것이 궁극적으로 좋

은 결과를 낳게 할 수는 없을 겁니다.

Paul: 아시겠지만, 친구들을 만나도 저는 거의 일찍 돌아와요. 만약 내가 친구들과 오래 같이 있으면, 점점 나는 기분이 안 좋아지고 화가 나고… 친구들에게 보여주고 싶지 않은 모든 종류의 기분들이 내게 일어나고…. 그것이 인간관계를 위험하게 만들어요. 나는 더 편해지고 싶고, 친구들과 더 좋은 시간을 보내고 즐길 수 있으면 좋겠어요.

의사: 전에 정신과 환자가 되고 싶지 않다고 말했지요. 그런 마음이 드는 게 당연합니다. 어떤 면에서는 도움을 안 받는다면, 당신의 삶이 더 편할 수도 있겠지요. 문제에 대해 도움을 받는 것이 반드시 장기 치료를 받아야 된다는 것을 의미하지는 않아요.

의사는 그후에 10세션의 치료를 제안했다. 두번째 세션에서 치료자는 간단하게 개인병력을 들었다.

의사: 당신의 개인사에 대해서 쭉 훑어봤는데, 감정적인 부분에 대해서는 잘 모르겠다는 생각이 드네요.

Paul: 저는 제 기분이나 연애에 대해서 이야기하는 것이 불편해요…. 그 두 가지 모두다 행복하지 않았어요. 제가 어떤 여자를 좋아하게 되면, 그 감정이 너무 강해서, 아무한테도 말을 할 수가 없고, 대부분 혼자만 간직하고 있다가 끝내곤 했어요. 그 감정을 고백할 때마다 같은 일이 벌어져요. 내 고백을 듣자 마자 여자애는 나를 밀어내고 나를 다시 보려고 하지 않아요. 이런 상황들이 계속 반복되니까, 내가 매력이 없고 나를 좋아할 여자는 아무도 없다는 생각이 들어요.

의사: 당신이 고백하고 거절당했다고 느끼는 상황이 어떻게 해서 그렇게 되는지 좀더 잘 살펴보면 좋겠네요. [Paul은 불편해 하면서 땀을 흘리고 긴장한다]

Paul: 그럴 때 난 너무 화가 나요. [멈춤] 선생님은 제가 미쳤다고 생각하겠죠. 아니면 나쁜 놈이라고 생각할 거예요. "아니 여자한테 어떻게 그러지? 나쁜 놈 아니야?" 제가 어떻다고 생각하세요?

의사: 제가 이해하는 게 맞다면, 당신은 매우 강렬한 감정을 느끼곤 하는데, 어떤 때는 너무 강렬해서 당신이 무엇을 하는지도 깨닫지 못할 정도인 것 같아요. 그런 감정을 고백하고 나면, 거절당하는 느낌이 들고, 거절하는 그 사람에게 굉장히 화가 나는 것 같아요. 그런 상황이 지

금 저와 이야기하고 있는 중에도 일어날 수 있을 것 같아요. 제가 당신이 나쁜 사람이라고 생각할 것 같아서, 저에게 거절당하는 느낌이 드는 것 같아요.

Paul: 지금 그렇게 느꼈어요. 선생님이 저를 나쁜 사람으로 보는 것 같아요.

의사: 지금 당신이 느끼는 것이 BPD를 가진 사람들이 경험하는 고통스러운 관계를 잘 설명해준다고 생각합니다. 그것을 대인관계 과민감성이라고 하지요. 그것에 대해서 잘 알게 되면 당신의 삶에서 그런 감정들이 어떻게 생기는지 이해하는데 도움이 될 거예요. 지금 바로 당신과 저 사이에 일어난 것처럼 말이지요.

GPM의 10세션 모델에서 제안하는 개입들

우리는 몇 가지 구체적인 개입들을 설명할 것이다. 이 공식들을 똑같이 따를 필요는 없지만, 이 정보들을 가이드라인으로 삼으면 도움이 될 것이다.

10세션의 개입을 다른 전문가들에게 설명하기

"10세션의 개입은 환자에게 성격장애와 성격장애의 결과에 대해서 설명하고, 잠재적 공존질환을 평가할 목적으로 특수화된 평가와 치료입니다. 또한 환자가 성격장애의 진단과 그것이 삶에 미치는 영향에 대해 이해하는데, 충분한 시간을 가질 수 있도록 하기 위한 것입니다. 10세션의 개입은 시한 제한적이며, 이것은 개입으로만 이용할 수도 있고, 특수화된 치료로 활용할 수도 있습니다."

10세션의 개입을 환자에게 설명하기

"10세션의 개입은 의사가 전적으로 평가하여 진단하고 환자는 수동적으로 진단을 받아들이는 일반적인 의학적 절차와 다릅니다. 이 개입에서는 (환자인) 당신이 스스로 탐구자가 될 것이고, 치료자는 구조화된 몇 가지 과정과 덜 구조화된 몇 가지 과정의 작업을 통해 당신을 도울 것입니다. 10세션의 개입의 목적은 당신의 성격기능을 살펴보고 그것이 당신의 삶, 사고 방식, 당신의 행동과 관계에 미치는 영향에 대해서 알아보는 것입니다."

세션 별 10세션의 개입의 내용

10세션의 개입은 일차치료자가(의사나 심리치료자) 시행하는 주 1회의 다각적 접근법이다. 몇 가지 구조화된 요소[예, Mini-International Neuropsychiatric Interview (MINI; Lecrubier 등 1997), SCID-5-PD (First 등 2016)]와 몇 가지 부분적으로 구조화된 요소(심리교육)와 또 몇 가지는 덜 구조화된 요소(첫 세션, 관계에서 갈등을 탐색)로 구성된다.

첫번째 세션. 첫번째 세션의 목표는 환자를 만나서 그의 어려움을 탐색하는 것이다. 이 세션은 지지적인 개방형 질문open-ended question들로 이루어진다. 치료자는 관계 문제의 패턴에 초점을 맞추어 적극적으로 문제를(개인적 일상, 직업, 이전 치료에서) 찾는다. 첫 세션부터 환자와 치료자의 치료동맹이 자꾸 깨지는 것은 이후 세션을 지속하는데 큰 위협을 의미하므로 꼭 다루어야 한다. 이 세션의 끝에는 환자가 가진 문제에 대해 치료자가 만든 첫 가설을 이야기하고, 10세션 개입의 틀과 그 내용을 설명한다. 10세션의 치료라면, 앞으로 남은 세션은 정확히 9회라는 것을 명시한다.

이후의 세션. 이후의 세션들은 GPM의 가이드라인을 따라서, 실생활, 관계의 위기, 치료 붕괴 그리고 관심과 목표의 변화에 집중한다. 우리는 대인관계 과민감성을 탐색의 틀로서, 그 이후에는 회복과 정신치료를 위한 틀로 이용한다. 공존질환과 의학적 문제들을 철저히 조사하기 위해 구조화된 정신과적 면담을(예, MINI, SCID-5-PD) 활용할 수 있다. 어떤 환자는 중독, 대인관계 문제나 경제적 문제들을 옆으로 밀어 놓으려고 하는데, 그 주제들을 살펴보는 것이 매우 중요하므로 환자가 이런 측면에 대해 부정할 때 그것에 타협하지 말아야 한다. 필요하다면 다른 전문가도 이 개입에 참여할 수 있는데, 우리 기관 밖의 자원을(예, 중독, ADHD, 외상, 이주migration를 다루는) 포함하여 전문적인 자원을(예, 사회복지사, 정신간호사) 폭넓게 활용한다. 흔히 가족과 친척들도 이 과정에 부분적으로 참여하도록 한다. 그들에게 진단을 공개하고 그에 대해 상의하는 것이 필요하며, 환자의 성격장애와 공존질환, 그것이 환자 삶에 미치는 영향이 어떻게 연관되어 있는지 함께 논의해야한다. 우리는 진단에 대해 환자와 논의하고, 때로는 그 가족들과도(예, 환자가 어려서 부모님과 함께 살거나, 부모님에게 의지하는 경우) 논의한다. 목표는 단지 의학적 진단을 전달하는 것이 아니라, BPD 진단, 공존질환, 일상의 문제를 의미 있는 방향으로 통합하여 개개인에 맞춘 작업 가설을 세우는 것이다. 이 가설은 무엇보다도 환자가 이해할 수 있어야 한다.

실생활에 초점을 두기. 우리는 치료 밖의 환자 일상에 관심을 가진다. 왜냐면 그것은 사회 기능(직업, 장애, 스키마schema의 사용, 자율성)과 대인관계 문제(갈등, 관계의 스트레스, 자원)에 관한 많은 정보를 제공하기 때문이다. 사회복지사와 함께 환자의 경제적 어려움을 검토하는 것은 실생활의 문제를 이해하는데 도움이 되고, 궁극적으로 구체적인 도움을 줄 수 있다.

심리교육. 심리교육은 생산적 방식으로 환자를 이해하고 증상을 감소시키기 위해 이용한다. 환자가 실생활에 유용한 것을 단시간에 배울 수 있도록 지지적인 방식으로 진행된다. 심리교육은 대인관계와 애착 갈등을 조명함으로써 환자가 자신의 임상적 증상을 이해할 수 있게 돕는다. 증상이 회복 가능하고, 심지어 회복 가능성이 크다는 희망을 심어주는데 도움이 된다(표 11-4).

심리교육은 또한 실생활에서 부정적인 감정이 어떤 영향을 미치는지 보여주는 탐색을 포함한다. 즉 "증상"이 수동적인 삶을 정당화하는데 사용될 수 있고, 혹은 문제나 자신의 책임을 외부로 돌리는 것이 스스로 망치는self-defeating 것임을 보여준다. 심리교육은 "수동적인" 약물치료에 대한 과도한 기대를 막는데 도움이 되고, 환자가 치료에 적극참여 하도록 돕는다.

표 11-4. 심리교육: 내용

1. 경계선 성격장애의 유전적 소인과 환경적 소인 nature and nurture
2. 대인관계 과민감성과 실생활에 미치는 영향
3. 실생활에서 변화의 중요성
4. 일상을 확립하고, 연애관계 이전에 일을 우선에 두도록 한다.
5. 무엇이 도움이 되는 것이고 무엇이 도움이 되지 않는 것인지
   (예, 치료에 대한 정보, 비전문적인 도움, 위기를 예방하는 유용한 행동들)
6. 치료와 약물에 대한 기대

변화에 대한 기대. 어떤 호전은 개입한지 얼마 안된 초기에도 일어난다. 환자가 심리교육을 변화를 위해 이용하는지 아닌지 관찰해보면, 반드시 다루어져야 할 동기나 저항이 드러난다. 변화를 위한 동기를 몇 세션안에 평가하는 것은 힘든 일이다. 10세션 개입은 환자가 심리교육을 이용하고 향후 치료에서 적극 참여할 잠재력이 있는지 평가하는데 충분한 시간일 수 있다.

"경험적 근거"로 인정받는 연구를 통해 관찰된, 우리가 예상할 수 있는 변화는 자해행동의 완화, 증상에서 대인관계 요소의 영향을 인식하는 것이 향상되고, 주관적 스트레스의 감소, 치료 개입에 대한 태도가 향상되는 것이다.

진단과 작업 가설을 통합한 공식. 10세션의 평가에서, 가설을 세우는 목적은 추후 치료에 계속 참여할 것인지, 치료를 끝낼 것인지를 환자가 결정하는데 필요한 정보를 주는 것이다. 우리는 어떤 환자는 우리 기관에서든 밖에서든 치료를 지속하지만, 또 어떤 환자는 더 지속하지 않는다는 것을 관찰했다.

10세션 개입의 목표는 환자에게 그들의 문제에 대한, 특별히 관계의 문제에 대해 의미 있는 이해를 제공하는 것이다. 그 이해를 통해, 그들이 더 나은 삶을 위한 목표를 세울 수 있고, 또 나중에 그 이해를 활용할 수 있도록 하는 것이다. 진단 자체보다 더 유용한 것이 작업 가설이다. 우리는BPD에 특이적인 내용(예, 대인관계 과민감성의 요소), BPD와 공존질환의 관계, BPD와 현재 문제와의 관계, 현재 위기와 갈등에서 촉발인자의 인식을 총망라하여 작업 가설을 세운다. 작업 가설은 인지적인(심리교육을 통한) 동시에 감정적으로도(개인 병력이나 개입 중의 관계 문제를 적극적으로 탐색하여서) 이해되어야 한다.

마지막 세션. 마지막 세션은 종종 가족과 함께 만나서, 치료자의 평가와 환자가 스스로에 대해서 알게 된 것들을 요약하고 검토한다. 치료자와 환자는 개입을 지속할지 끝낼지 함께 결정한다. 이 시점에서 추가적 치료의 목표와 방법을 자세하게 논의한다.

경험적 근거

경험적인 일련의 연구들을 통해, GPM의 단기 버전이 BPD의 초기 증상을 완화하는지 조사했는데, 치료 첫 4개월동안 변화율이 가장 높았다(예, McMain 등 2009). 자가보고한 일반 증상(즉, 스트레스 영역, 대인관계 영역, 사회기능 영역), BPD 증상, 대인관계 문제가 치료 전후에 얼마나 변화하는지를 보기 위해 다른 두 모집단에서 단기 10세션 GPM의 중간 효과를 측정하였다(total N=99; Kramer 등 2011, 2014). 임의 대조군 실험에서, 우리는 개별적인 증례 가설의 추가 요소가 계획분석 방법으로 만들어낸 추가적인 전/후 증상의 감소와 일치하는지 연구하였다. 주요 분석 결과는 일반 증상에서만 감소했고, BPD 특이 증상에서는(그리고 대인관계 문제에서는 단지 미약하게) 그렇지 않는다는 것을 보여주었다. 이 결과는 단기 GPM이 초기 BPD 증상을 감소시키는데 "충분히 좋은" 치료이지만, 환자의 고통의 변화에서는 일반적인 수준의 개선만이 있을 것임을 의미한다. 흥미로운 것은 두 집단간의 이러한 차이가 6개월 추적조사에서는 없어지고, 일반적 증상이 평균적으로 호전되어 두 집단이 비슷해진다는 것이다(Kramer 등 2017c). 또 다른 연구(즉, McMain 등 2009)에서 나타난 변화의 패턴에서도 초기 증상이 크게 호전된 후, 시간이 흐르면서 정체선을 그린다. 6개월 추적조사에서 치료 빈도와 증상의 감소가 비례하지 않는다는 결과는 주목할 만한데, 오히려 세션 빈도수가 작을 때 더 나은 결과를 보였다. 이 놀라운 결과는 BPD환자의 치료 초기의 결석에 대해 유연한 접근이 필요하다는 것을 역설한다. 강화된 개입의 결과 예측을 심층 과정 분석하였을 때, 몇몇 구체적 이점과 함께 감성 프로세싱(Berthoud 등 2017), 대응 효율성(Kramer 등 2017b), 편향된 사고(Keller 등 2018)의 수준이 전/후 과정 완화를 나타났다. 마지막으로 우리는 GPM Adherence Scale을 이용하여 GPM 원칙에 대한 치료자의 순응을 분석하였는데, 높은 순응도를 보였다; 순응도는 단기 GPM이 끝난 직후 증상 변화와 연관성이 있었다(Kolly 등 2016). 이로써 GPM적 태도의 전체적 사용이 효과적인 개입의 후보로 가능성이 있다는 것을 제안할 수 있다.

결론

10세션 GPM 근간의 개입은 정신과 외래진료에 편리하게 통합될 수 있다. 정신과적 절차를 따라 정신치료를 소개하는데 도움이 되고, 다양한 이론적 배경의 다양한 전문가들 사이의 협업을 제공함으로써 환자를 위한 관리를 조직하는데 도움이 된다. 단기 개입의 목적은 대부분의 환자들에게 충분히 좋은 치료를 제공하고 고도로 특수화된 치료를 남용하는 것을 막음으로써 비용 효율성을 (또 치료가 필요한 환자에게 접근성을) 높이는 것이다. 10세션 GPM 근간의 개입은 강력한 교육적 가치가 있으며, 고도로 숙련된 임상가가 제한된 시간안에 자신의 경험을 환자와 훈련생들에게 전달하고 함께 작업할 수 있도록 돕는다.

참고 문헌

American Psychiatric Association: Diagnostic and Statistical Manual of Mental Disorders, 4th Edition, Text Revision. Washington, DC, American Psychiatric Association, 2000

American Psychiatric Association: Diagnostic and Statistical Manual of Mental Disorders, 5th Edition. Arlington, VA, American Psychiatric Association, 2013

Bateman A, Fonagy P: Treatment of borderline personality disorder with psychoanalytically oriented partial hospitalization: an 18-month follow-up. Am Psychiatry 158(1): 36-42, 2001 11136631

Berthoud L, Pascual-Leone A, Caspar F, et al: Leaving distress behind: a randomized controlled study on change in emotional processing in borderline personality disorder. Psychiatry 80(2): 139-154, 2017 28767333

Chanen AM, McCutcheon L: Prevention and early intervention for borderline personality disorder: current status and recent evidence. Br J Psychiatry Suppl 54: 524-s29, 2013 23288497

Chanen AM, Jovev M, Jackson HJ: Adaptive functioning and psychiatric symptoms in adolescents with borderline personality disorder. J Clin Psychiatry 68(2): 297-306, 2007a 17335330

Chanen AM, McCutcheon LK, Jovev M, et al: Prevention and early intervention for borderline personality disorder. Med J Aust 187(7 suppl): S18-S21, 2007b 1790

8019

Chanen AM, Jackson HJ, McCutcheon LK, et al: Early intervention for adolescents with borderline personality disorder using cognitive analytic therapy: randomised controlled trial. Br J Psychiatry 193(6): 477–484, 2008 19043151

Choi–Kain LW, Zanarini MC, Frankenburg FR, et al: A longitudinal study of the 10–year course of interpersonal features in borderline personality disorder. J Pers Disord 24(3): 365–376, 2010 20545500

Choi–Kain LW, Albert EB, Gunderson JG: Evidence–based treatments for borderline personality disorder: implementation, integration, and stepped care. Harv Rev Psychiatry 24(5): 342–356, 2016 27603742

Clarkin JF, Foelsch PA, Levy KN, et al: The development of a psychodynamic treatment for patients with borderline personality disorder: a preliminary study of behavioral change. J Pers Disord 15(6): 487–495, 2001 11778390

First MB, Williams JWB, Benjamin LS, Spitzer RL, et al: Structured Clinical Interview for DSM–5 Personality Disorders(SCID–5–PD). Arlington, VA, American Psychiatric Press, 2016

Gratz KL, Lacroce DM, Gunderson JG: Measuring changes in symptoms relevant to borderline personality disorder following short–term treatment across partial hospital and intensive outpatient levels of care. J Psychiatr Pract 12(3): 153–159, 2006 16732134

Gunderson JG: The emergence of a generalist model to meet public health needs for patients with borderline personality disorder. Am J Psychiatry 173(5): 452–458, 2016 27133405

Gunderson JG, Lyons–Ruth K: BPD's interpersonal hypersensitivity phenotype: a gene–environment–developmental model. J Pers Disord 22(1): 22–41, 2008 18312121

Keller S, Stelmaszczyk K, Kolly S, et al: Change in biased thinking in a treatment based on the motive–oriented therapeutic relationship for borderline personality disorder. J Pers Disord 32(suppl): 75–92, 2018 29388899

Kolly S, Despland JN, de Roten Y, et al: Therapist adherence to good psychiatric practice in a short–term treatment for borderline personality disorder. J Nerv Ment Dis 204(7): 489–493, 2016 27187770

Kramer U, Berger T, Kolly S, et al: Effects of motive–oriented therapeutic relationship in early–phase treatment of borderline personality disorder: a pilot study of a randomized trial. J Nerv Ment Dis 199(4): 244–250, 2011 21451348

Kramer U, Kolly S, Berthoud L, et al: Effects of motive–oriented therapeutic relation–

ship in a ten-session general psychiatric treatment of borderline personality disorder: a randomized controlled trial. Psychother Psychosom 83(3): 176-186, 2014 24752034

Kramer U, Charbon P, Despland JN, et al: "Good enough" training in clinical practice for BPD? Swiss Archives of Neurology, psychiatry and Psychotherapy 168(8): 241, 2017a

Kramer U, Keller S, Caspar F, et al: Early change in coping strategies in responsive treatments for borderline personality disorder: a mediation analysis. J Consult Clin Psychol 85(5): 530-535, 2017b 28425747

Kramer U, Stulz N, Berthoud L, et al: The shorter the better? A follow-up analysis of 10-session psychiatric treatment including the motive-oriented therapeutic relationship for borderline personality disorder. Psychother Res 27(3): 362-370, 20170 26684670

Lecrubier Y, Sheehan DV, Weiller E, et al: The Mini International Neuropsychiatric Interview(MINI). A short diagnostic structured interview: reliability and validity according to the CIDI, Eur Psychiatry 12(5): 224-231, 1997

Linehan MM, Heard HL, Armstrong HE: Naturalistic follow-up of a behavioral treatment for chronically parasuicidal borderline patients. Arch Gen Psychiatry 50(12): 971-974, 1993 8250683

McMain SF, Links PS, Gnam WH, et al: A randomized trial of dialectical behavior therapy versus general psychiatric management for borderline personality disorder. Am J Psychiatry 166(12): 1365-1374, 2009 19755574

McMain SF, Guimond T, Barnhart R, et al: A randomized trial of brief dialectical behaviour therapy skills training in suicidal patients suffering from borderline disorder. Acta Psychiatr Scand 135(2): 138-148, 2017 27858962

McQuillan A, Nicastro R, Guenot F, et al: Intensive dialectical behavior therapy for outpatients with borderline personality disorder who are in crisis. Psychiatr Serv 56(2): 193-197, 2005 15703347

Sisti D, Segal AG, Siegel AM, et al: Diagnosing, disclosing, and documenting borderline personality disorder: a survey of psychiatrists' practices. J Pers Disord 30(6): 848-856, 2016 26623537

Tracie Shea M, Edelen MO, Pinto A, et al: Improvement in borderline personality disorder in relationship to age. Acta Psychiatr Scand 119(2): 143-148, 2009 18851719

Zanarini MC, Frankenburg FR: A preliminary, randomized trial of psychoeducation for women with borderline personality disorder. J Pers Disord 22(3): 284–290, 2008 18540800

Zanarini MC, Frankenburg FR, Khera GS, et al: Treatment histories of borderline inpatients. Compr Psychiatry 42(2): 144–150, 2001 11244151

Zanarini MC, Frankenburg FR, Reich DB, et al: The 10-year course of psychosocial functioning among patients with borderline personality disorder and Axis II comparison subjects. Acta Psychiatr Scand 122(2): 103–109, 2010 20199493

Zanarini MC, Frankenburg FR, Reich DB, et al: Fluidity of the subsyndromal phenomenology of borderline personality disorder over 16 years of prospective follow-up. Am J Psychiatry 173(7): 688–694, 2016 26869248

Zimmerman M, Mattia JI: Differences between clinical and research practices in diagnosing borderline personality disorder. Am J Psychiatry 156(10): 1570–1574, 1999 10518168

제12장

자기애적 성격장애를 위한 좋은 정신과적 관리의 응용

충분히 좋은 혹은 충분히 좋지 않은?

Igor Weinberg, Ph.D.
Ellen F. Finch, B.A.
Lois W. Choi-Kain, M.D., M.Ed.

성격장애는 드물지 않으며, 많은 주요 정신과 질환의 경과를 복잡하게 만드는 질환이다(Tyrer 등 2016). 일반인구의 10%가 최소 하나의 성격장애 진단기준을 충족하고, 정신과 세팅에서는 최소 하나 이상의 성격장애를 동반한 환자는 50%에 달한다(Torgersen 2012, Zimmerman 등 2008). 성격장애는 상당한 유병률(예, Zanarini 등 2004), 사망률(예, Oldham 2006), 장애(Gunderson 등 2011, Zanarini 등 2010) 그리고 개인, 가족, 사회적 비용(Bateman과 Fonagy 2003, van Asselt 등 2007)을 발생시킨다. 성격장애는 지속적인 우울증(Newton-Howes 등 2006), 불안장애(Skodol 등 2014), 물질사용장애(Skodol 등 1999)에도 영향을 준다.

성격장애의 높은 유병율과 임상적 중요성에도 불구하고, 경계선 성격장애 외의 다른 성격장애의 치료에 대해서는 연구가 부족하고 실용화되지도 못했다. 연구의 초기에는 성격장애를 병리적 방어기제, 원초적 대상관계, 혹은 취약한 자기감의 관점에서 장기 치료가 필요한 질환으로 여겼다. 그런 치료들은 많은 비용이 들고, 수년이상 지속되며, 고도로 훈련된 전문가들이–보통 정신역동적 훈련을 받은–필요했다. 아이러니한 것은 그러한 치료에서 전문가들이 성격장애 환자들을 치료하는데 자신감을 갖게 될 때까지 과한 훈련이 요구되는데 비해, 사실 임상적 현실은 성격장애 환자들이 그런 특수한 치료를 거의 찾지 않고, 대부분은 공존질환이나 성격장애의 정신사회적 결과로 인해 의학적, 정신과적, 혹은 법적 기관을 찾는다는 것이다(DSM–5; 미국정신의학회 2013). 그들은 일차의료인이나 사회복지사, 혹은 지역사회에서 쉽게 만날 수 있는 임상가를 찾는 경우가 많다. 만약 운이 좋다면, 성격장애를 위한 치료의 훈련을 받은 전문가에게 의뢰될지도 모른다. 그러나 흔히 그들은 치료를 중도에 그만두고, 오진으로 인해 효과 없는 치료를 받거나, 때로는 심지어 해로운 치료도 받는다. 혹은 "불치병" 환자라는 꼬리표를 단다. 결과적으로 그들은 이후에 전문가의 도움을 오히려 더 찾지 않게 된다.

BPD에대한 중요한 연구 논문과 다양한 근거기반치료들이 개발됨으로써, 이전에 불치병으로 낙인 찍힌 환자들에 대한 관심이 증가하고 그들을 위한 치료가 개발되는 혁신적인 변화가 일어났다. 변증법적 행동치료(DBT; Linehan 1993)는 BPD를 위한 첫 근거기반치료이다. 이후에 뒤따른 BPD를 위한 근거기반치료들이 좀 더 단기간에 적은 비용으로 가능하게끔 변화되었지만, 여전히 전문치료자를 양성하기 위해서는 과한 훈련이 요구되므로, 이런 치료들이 쉽게 이용되지 못하는 제약이 있었다. 좋은 정신과적 관리(GPM; Gunderson과 Links 2014)는 원래 Gunderson과 Links가 "일반general" 정신과적 관리로(2008) 개발한 경험적 근거를 바탕으로 한 치료법으로서, 비교적 최소한의 훈련이 요구된다. 그러므로 GPM은 특수화된 치료 세팅 이외의 보다 실현가능한 희망적인 대안을 제공한다(McMain 등 2009, 2012). 결론적으로 말하자면, GPM은 모든 성격장애 환자가 당연히 치료를 찾을 수 있는 환경이 되었을 때, 일차적으로 제공할 수 있는 치료로서 잠재적인 후보이다.

BPD를 위한 근거기반의 치료가 어느 정도까지 다른 성격장애의 치료에 적용될 수 있을지에 대해서는 거의 알려진 것이 없다. DBT는 가장 광범위하게 알려져 있고, 가장 접근 용이한 BPD의 치료이지만, 그것을 다른 성격장애에 사용하는 것에 대해서는, 방법론적으로 엄격한 연구가 아직 이루어지지 않았다. 성격장애는 공통된 요소를 공유하고 있는데(Sharp 등 2015), 이것은 일원화된 한가지 치료 프로토콜로 여러 성격장애를 치료하는 것이 가능할 수도 있다는 의미이다. 마음헤아리기치료(MBT; Bateman과 Fonagy 1999), 스키마 중심 치료(SFT; Giesen-Bloo 등 2006), 전이초점치료(TFP; Clarkin 등 2007)는 성격장애들의 보편적 치료를 위해서 보다 폭넓게 설계되었는데, 대인관계에서의 장애와 자기관리 능력의 결함에 초점을 맞추고 있다. 그러나 BPD 이외의 성격장애에 이런 치료법을 승인하기 위한 경험적 근거는 여전히 개발 중이다. SFT가 성격장애 C군과(회피적, 의존적, 강박적), 편집증적, 연극성, 자기애성 성격장애의 치료로 이용될 수 있을지를 연구한 다기관 실험에서 SFT가 성격장애의 증상들, 사회 적응, 삶의 질에서 일반적인 호전을 보인다는 연구결과가 있었다(Bamelis 등 2014, Bateman 등 2016). 하지만 SFT 훈련은 미국에서 이용 가능한 곳이 많지 않아서, 일반의들이 배우기에는 제약이 있다.

GPM의 뼈대는 각 성격장애들의 특징과 다양한 측면들에 적용될 수 있는 기초적 개입 위에 세워졌다. GPM의 근본적인 특징은 DSM-5에 기술된 증상들을 기반으로 진단하고, 유전가능성, 병의 경과, 핵심 취약성 모델에 대해 교육하고, 목표를 설정하고, 변화에 대한 책임("삶을 찾자, getting a life"라는 매우 중요한 목표에 대한), 공존질환의 관리에 대한 동의, 입원과 약물요법을 보수적으로 이용하는 것을 포함한다. 많은 독립된 진단의 질환을 치료할 때 이러한 근본 원칙들이 좋은 치료를 구성하며, 좋은 정신과적 관리를 위한 입문 단계이기도 하다.

BPD 이외의 성격장애들의 치료법으로서 GPM을 검증하는 데에는 큰 규모의 연구가 필요하지만, 이 장에서는 자기애성 성격장애narcissistic personality disorder(NPD)를 치료하는데 GPM의 원칙들을 어떻게 확장시킬 수 있는지 개략하는 것으로 시작한다. NPD는 또 하나의 흔하면서도 때로 치명적이고, 다른 정신과적, 의학적 상태의 치료를 복잡하게 만드는 공존질환이다. 우리에게는 두가지 목적이 있는데, 첫째는 GPM을 통해 평이하고 오랜 "좋은" 정신과적 관리를 위한 지도map를 제공하는 방식을 보여주는 것이다. 이것은 폭넓은 좋은 의학적 관리, 특별히 정신과적 관리를 위한 레시피이다. 두번째 목적은 NPD환자를 치료하는 전문가들에게 그들의 임상 환경에서 실현가능한 기초 접근법을 제공하는 것이다. 우리는 이것이 "NPD를 새로운 BPD로 만들자"는 운동과, 임상, 연구 분야에서 NPD의 오명을 지우는 것으로 이어지기를 희망한다(L.W.Choi-Kain, "NPD를 위한 TFP의 소개" 3일간의 훈련, Borderline Personality Disorder Training Institute, 2017년 4월).

자기애성 성격장애를 위한 GPM: 충분히 좋은가 아니면 충분하지 않은가?

Good enough or Not good enough?

NPD는 과대한 자기인식, 무한한 성공에 대한 판타지, 특별하다는 느낌, 타인에 대한 착취적이고 비공감적인 관계를 지속하는 양상이 특징이다(미정신의학회 2013). 과거 십년간 이 질환에 대한 관심이 증가하고 있지만, BPD와 비교할 때 NPD의 경험적 연구는 훨씬 덜 되어 있다. PubMed를 검색하면 BPD에 대한 논문의 수는 NPD의 20배가 넘는다. 환자 전체나 한 환자안에서도 NPD의 임상적 발현이 유동적이고 다양하기 때문에 유병율을 측정하기가 애매하다. NPD의 진단을 오직 증상의 목록을 평가하는 것으로만 한정하면, 일반 인구에서 NPD의 유병율은 6%에 달한다(Stinson 등 2008). 주관적 고통과 기능적 장애까지 포함하여 재평가했을 때는 1%로 줄어든다(Trull 등 2013). 이 결과들은 *병적 자기애*를 자존감 조절의 부적응적인 패턴으로(Reich 1960) 보는 광의의 개념과, DSM-5에 정의된 성격특성의 특이 증상군을 기술하는 NPD의 좁은 개념 사이의 차이와 평행한다. NPD환자들은 전형적으로 많은 공존질환을 가지는데, 가장 많은 것은 기분장애, 불안장애, 물질사용장애이다(Stinson 등 2008). 이런 공존질환들로 인해 임상적 발현이나 NPD의 경과가 복잡해질 뿐 아니라, NPD 역시 공존질환의 회복에 지장을 준다(Jansson 등 2008). NPD는 전형적으로 자살의 위험, 결혼생활장애, 직업적 어려움을 증가시킨다(리뷰를 원한다면 Ronningstam과 Weinberg 2015를 보라). 이러한 어려움들로 인해 NPD환자를 위한 효과적인 개입에 대한 요구가 생기게 되었다. 실증적 실험과 훈련은 아니지만(이런 치료들을 전수하기 위해서는 장기적 과정이 요구된다), NPD를 위한 많은 특수치료들이 문헌에 보고되고 있다(Diamond와 Meehan 2013, Young 등 1993).

이 장에서 우리는 GPM을 NPD환자에게 적용한 치료에 대해 설명할 것이다. 우리는 병적인 자기애의 폭넓은 증상 중에서 DSM-5 진단기준에 기술된(DSM-5 Section III에서 제안된 대안적 모델이 아니라) NPD의 증상에 보다 구체적으로 초점을 맞춘다. DSM의 진단기준은 병리적 자기애의 발현증상 중 가장 전형적이고 눈에 띄는 발현 증상인데, 이는 주관적 스트레스와 기능장애와 연관이 있다. 우리는 GPM이 NPD환자의 몇몇 부적응적 행동들을 교정하고, 자존감 유지와 타인과의 관계에서 더 효과적인 방법을 발달시키고, 기능을 향상시키기 위한 치료법으로 사용될 수 있다고 믿는다. 또 우리는 대부분의 임상가들이 이런 환자들을 쉽게 발견할 것이며, 예측 가능한 구조를 통해 치료를 안정화시키기 위해서 GPM을 이용할 수 있을 것으로 생각한다. 진단, 심리교육, 사례관리로 시작하는 GPM은 모든 정신질환을 위한 좋은 정신과적 관리의 기본적인 프로토콜을 제공한다. 이것은 실용적이고 목표 지향적이며 배우기 쉽고, 입원병동과 같은 응급상황을 포함하는 대부분의 임상 환경에 적용할 수 있다. 더 특수화된 치료가 필요하고 이용 가능하다면 특수치료를 찾을 수 있겠지만, GPM은 그 유연함과 비집중적인 성격 덕분에 치료의 관문으로서 더 쉽게 시행될 수 있을 것이다. NPD에 GPM을 적용하는 것보다 더 간단하고 일관된 NPD의 치료는 없을 것이며 확실히 충분히 좋은 치료를 제공할 것이다. GPM은 왜 환자의 삶과 치료관계에서 문제들이 일어나는지 환자와 함께 이해하고 동맹을 강화하는 한편, 꼭 필요한 변화라는 목표에 도달하는데 책임을 다하도록 환자를 붙잡아준다.

진단과 심리교육

성격장애에 대한 진단을 "II 축 진단유예 Axis II deferred"로 남겨놓고 공개하기를 꺼린다면, 다른 공존질환이나 오진한 문제들로 수년간 치료를 받으면서도 치료에 반응하지 않는 BPD나 NPD환자에게 손해가 되고, 결국 BPD나 NPD의 회복이 지연될 것이다. NPD의 현상학phenomenology, 생리학, 경과, 치료를 둘러싼 경험적 근거가 여전히 부족하고 명확하지 않지만, DSM 기반의 진단과 축적된 연구들은 NPD는 신뢰할 만한 진단이며 이 질환은 때로 호전되고 치료에 반응한다는 사실을 제시한다. NPD는 흔히 진단에서 간과되거나 매뉴얼화된 정신치료의 초점이 되는 경우가 매우 드물기 때문에, 이 질환을 완화시키기 위해 얼마나 좋은 치료가 필요한지에 대해서는 아직 알려진 것이 별로 없다.

진단에 대한 GPM의 접근법은 단순히 DSM의 NPD 진단기준을 검토하는 것이다. NPD의 진단기준을 환자와 검토할 때, GPM에 익숙한 임상가라면 자존감 조절장애에 연관된 틀을 이용하여 증상을 이해한다. 그런 관점으로 증상들이 설명되면, 환자와 협업하여 적용되는 진단기준을 파악하고 공감대를 형성하는 것이 가능해진다. 목표는 환자가 자신의 어려움을 관리하는 능력을 향상시키는 것이다. 환자를 치료해야 할 대상으로 받아들이면, 환자의 문제를 임상가와 환자의 상호작용을 위한 주요 모티브로서 보다 객관적으로 보게 되고, 증상의 원인이 되는 일련의 취약성들을 관리하는 목표를 가지게 된다. NPD환자에게는 개인적 혹은 특징적 결함을 찾는 것이 너무 주관적이고 비판적으로 느껴질 수 있다. GPM은 심리교육적인 사례관리에 초점을 둠으로써 치료의 장애물을 분산시킨다. "Narcissistic Personality Disorder Basics"(Ronningstam 2016)이라는 팜플렛은 임상가, 환자, 가족들을 위한 주요 자료이며, 환자 중심의 낙관적 관점으로 만들어졌다. 임상가들은 이 팜플렛을 환자에게 주고 세션에서 그것을 함께 검토해볼 수 있다.

정신내적 일관성 모델 Intrapsychic Coherence Model

BPD환자가 타인의 가용성availability에 취약한 반면(Gunderson 1984), NPD환자의 아킬레스건은 그들의 불안정한 자존감을 지지해주는 무언가가 가용available한지 여부이다. 그림 12-1과 표 12-1은 이 취약성을 보다 자세히 보여준다.

그림 12-1에서 맨 위의 원은 *보정된compensated* 자기애이다. 이 상태에서는 환자는 전형적으로 자기-충족에 대한 확신을 붙들고 있다(Modell 1975). 이때 환자는 증상이 없을 수 있지만, 타인과 또 자신과도 연결된 느낌을 가지지 못한다. 자기애성 환자는 이 상태에서 스트레스가 없는 동안은 모호한 존재론적 스트레스를 호소한다. 환자는 부러움을 받지만, 역으로 다른 사람들을 부러워한다. 자기자신과의 연결이 잘 발달되지 못했고, 또 공감능력의 결여로 인해, NPD환자의 대인관계는 제한적이고 불안정하다. 그러나 만약 환자가 자존감의 중대한 위협에 맞닥뜨리면 이 불완전한 보정은 붕괴되고, 다음 단계-*위협받는* 자존감-로 퇴행한다(Baumeister 등 1993). 그런 상태에서 환자는 보정된 상태로 돌아가기 위해, 자기 과대회와, 타인을 비하하기나, 타인에게 공격적으로 심지어 가학적으로 행동하는 것과 같은 비효율적인 전략을 가지고 미친듯이 노력할 것이다. 이것이 전형적인 "과대한 자기애grandiose narcissism"의 모습이다(Kernberg 1984). 어떤 환자들은 자기-혐오의 태도를 취하여, 그렇게 할 때 다른 사람들이 자기비하를 하지 말라고 안심시키게끔 만든다. 그런 NPD환자는 자신뿐 아니라 타인들도 자신의 기준에 맞춰 살도록 요구한다. 또한 자기-수치심은 최악의 시나리오를 예상하여 자존감이 위협받을 상황을 통제할 수 있다는 환상을 만들어내는데, 적어도 자기가 "가장 억울한 피해자"의 자리에 있도록 만든다. 이것은 "숨은 자기애자closet narcissist"의 전형적인 형태이다.

짧은 기간 동안은 이런 자기충족 상태로 회복하기 위한 광적인 전략으로 자기-존중과 자기-충족의 환상을 만들어낼 수 있다. 이런 위의 두 상태(그림 12-1)는 팽창된 자존심과 연관되어 있는데, 이것은 깨지기 쉽고 현실을 마

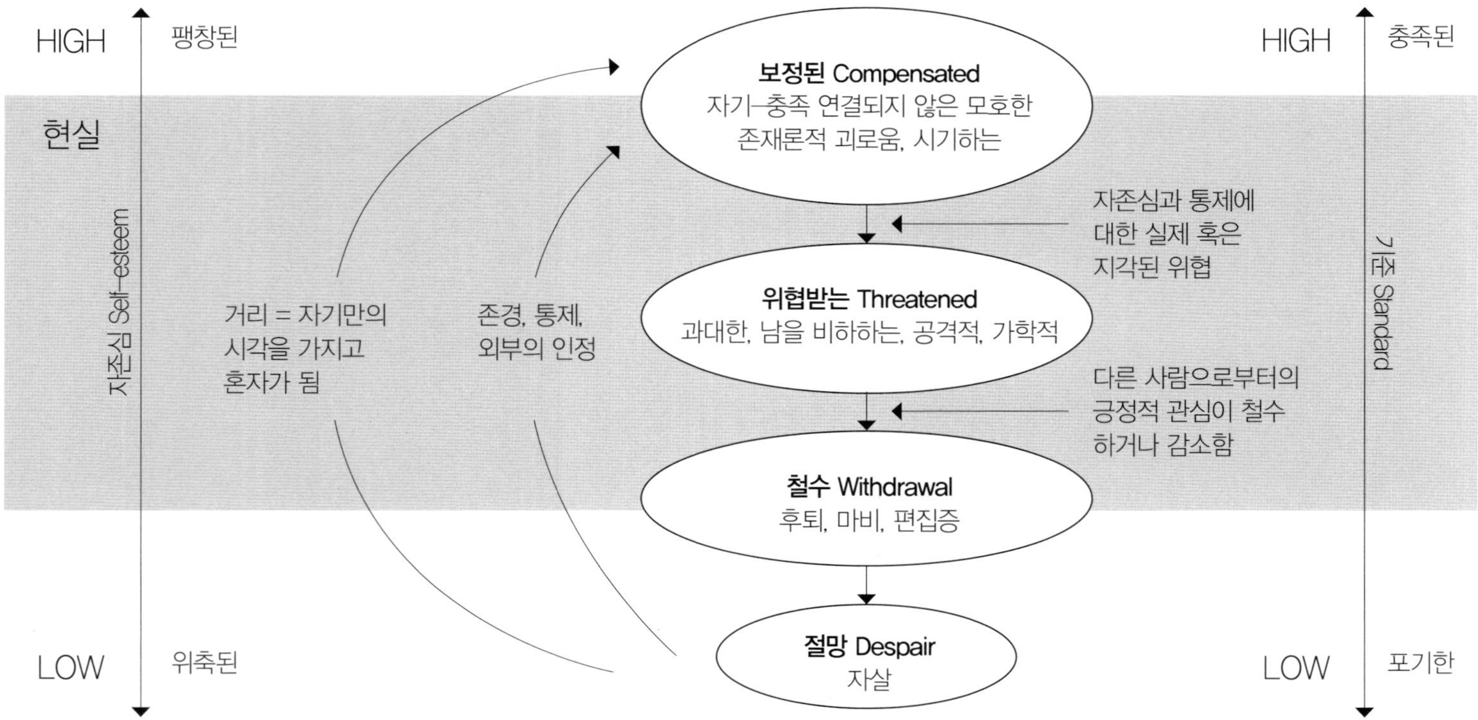

그림 12-1. 좋은 정신과적 관리의 자기애성 성격장애에 대한 정신내적 일관성 모델 Intrapsychic Coherence Model

출처. L.W. Choi-Kain, I. Weinberg, E. F. Finch, B. McCommon, R. H. Hersh에의해 개발됨. McLean's Borderline Personality Disorders Training Institute의 Narcissistic Personality Disorder Conference에서 발표됨, 2018년 3월.

표 12-1. 자기애성 성격장애(NPD) 현상학의 변동

상태	설명
보정된compensated	자존감에 대한 위협과 상처가 없을 때, NPD환자는 자기-충족감을 느끼고 보정되어 있다. 그러나 자신, 타인과 연결이 안되고, 모호한 존재론적 스트레스를 경험하곤 한다.
위협받는threatened	자존감에 대한 실제의 혹은 지각된 위협, 통제를 마주하게 되면, 위협받는 상태가 나타난다. NPD의 원형적인 과대성은 우월감을 지키기 위한 시도로서 자기-확대, 타인을 비하, 공격적이고 가학적인 행동과 연관된다. 자신의 기준을 자신과 타인 모두에게 요구하고, 그럴 권리가 있는 듯이 행동한다.
철수된withdrawal	만약 위협받는 상태에서 타인으로부터 긍정적 관심이 철수되는 상태가 되면, 환자는 사회에서 후퇴하여 마비되거나 편집증적인 상태로 반응한다. 스스로를 관계와 일상의 추구로부터 고립시킨다.
절망despair	보상작용이 더 작동되지 않게 되어서, 자기-충족이 회복되거나 자신의 높은 기대치에 맞출 희망을 잃게 되면 환자는 자살을 생각한다. 이쪽으로의 퇴행이 매우 빠를 수 있는데, 기준에 맞추는 것이 불가능하다고 느껴지면 기준을 "포기"하면서 일어난다.

보정 현상	설명
존경과 외부의 인정	환자의 자기애적 자기관점과 일치하는 존경과 외부의 인정을 받으면 팽창된 자존심이 회복된다. 이것은 좌절한 상태나 절박할 때조차도 가능하다. 심각한 자살시도 후에 다른 사람들이 쇼크를 받고 환자의 고통과 절망의 깊이에 놀랄 때, 이 존경이나 인정을 받는다고 느낄 수도 있다.
거리감	철수할 때, 환자는 자신만의 자기애적 관점을 가진 채 혼자가 된다. 실패와 타인의 의견은 더 이상 환자의 자기감에 영향을 주지 못하고, 환자의 끝없는 나르시시즘은 자존심을 회복할 수 있다.

주할 때 쉽게 부서진다. 좀더 장기적으로 가면 환자의 행동이 상호작용하는 이들의 현실적 반응을 틀어지게 만들기 때문에, NPD환자들은 중요한 타인을 밀어내고 다른 사람들의 관심을 필사적으로 추구하던 상태에서 철수한다. 이렇게 되면 더 심한 퇴행으로 이끌려 NPD환자는 더 *고갈되고 보정이 안된 나르시시즘 depleted and decompensated narcissism*을 보이게 된다(Svrakic 1987). 이때가 환자의 자존심은 위축되고 자신과 타인에 대한 높은 기준을 포기하기 시작할 때이고, 그 다음에는 *철수withdrawal*의 단계로 더 퇴행하게 된다. 철수의 상태에서는 환자는 편집증과 마비paralysis, 관계와 실생활로부터 후퇴한다(Steiner 1993). 또 환자는 오직 자기만의 관점을 고수한 채, 완전히 혼자인 상태에 빠지게 될 것이다. 이것을 대안적 관점에 대한 불내성 intolerance of the alternative perspectives이라고 기술한다(Britton 2004). 이런 시도들이 계속 실패하게 되면, 환자는 *보정*된, 자기-충족 상태로 회복될 것이라는 희망을 잃고 *절망*의 상태로 빠지게 되고(그림 12-1), 자살의 위험이 임박해진다(Maltsberger 2004). 이런 퇴행은 상당히 빠를 수 있고, 사소한 일상적인 사건에서 시작되기도 해서, 치료자가 환자의 주관적 경험에 근접해서 이해하지 못하면 환자를 제대로 평가하기가 힘들다. 보정된 상태와 그렇지 못한 상태의 갑작스러운 전환이 NPD환자의 전형적인 "뜻밖의 자살surprise suicide"을 설명해준다.

NPD환자에서 보정상태로의 회복은 두가지 방식으로 가능하다. 첫번째는 타인으로부터 *존경과 인정admiration, external validation*을 받거나 보정안된 상태로 이끌었던 이전 스트레스 사건을 환자가 통제할 수 있다는 느낌을 가지는 것이다. 치료에서는 공감적인 인정과 성공의 경험이나 통제감을 통해, 혹은 통제감을 향상시킬 수 있는 행동을 계획하는 과정을 통해, 취약한 NPD환자가 심각하게 보정 안된 상태에서 "돌아오도록" 도울 수 있다. 스트레스 요인을 제거하는 환경적 개입도 도움이 된다. 두번째 방법은 방해받지 않는 자기감 sense of self 혹은 *나만의 관점uninterrupted point of view*으로 후퇴하는 것이다. 그리스 신화의 나르시수스narcissus와 같이 환자는 자신만의 세상에 혼자 있으면서 현실이나 타인의 침범으로부터 방해받지 않을 수 있다. 환자는 자신만의 극장에서 영사 기사인 동시에, 단 한 명의 관람객인 것이다(Akhtar와 Thomson 1982, Johnson 1977). 이런 경우에도 임상가는 환자에게 여전히 실용성 있는available 공간을 제공할 수 있다.

자기애성 성격장애 환자를 위한 치료에 GPM 원칙의 적용

우리의 경험을 종합했을 때 GPM은 NPD의 치료를 위한 유용한 뼈대를 제공한다. 그러나 여러 NPD의 특징들로 인해 GPM이 NPD환자에게 "충분히 좋은" 치료가 되도록 하기 위해서는 표준 GPM 치료를 수정할 필요가 있었다. 표 12-2에 이런 특징들이 요약되어 있고, 표 12-3은 NPD환자의 치료에서 GPM 요소들을 설명하고 있다.

진단의 공개

진단을 공개하는 것은 GPM의 초석이 되는 원칙들 중의 하나이다. BPD환자와의 작업에서도 보통 환자와 함께 진단기준을 검토하고, 진단기준과 대인관계 일관성 모델(부록C를 보라)에 대해 설명하고, 발달과정의 관점에서 환자의 어려움을 인정함으로써 진단을 확실히 한다. NPD환자에게는 이 모델을 적용하는데 두 가지 중요한 수정이 필요하다. 우선 임상가는 BPD환자에게 사용하는 대인관계 일관성 모델이 아닌, 정신내적 일관성 모델intrapsychic coherence

표 12-2. 좋은 정신과적 관리의 수정을 요하는 자기애성 성격장애의 특징들
관계를 통해서가 아니라 다른 사람들을 피하는 것으로 자기-조절을 하려한다 (Diamond와 Meehan 2013).
자율성과 통제력을 필요로 하기 때문에 치료에 의지하지 못한다(Ronningstam 2017).
일차적 취약성-성공/실패, 힘/무기력(Twenge와 Campbell 2010)
치료에 대한 내적 동기의 결여(Kernberg 2007)
조기에 치료를 중단하는 경향(Ellison 등 2013)

표 12-3. 자기애성 성격장애를 위한 좋은 정신과적 관리의 요소들

1. 진단의 공개—핵심적인 첫 단계
2. 심리교육—유전성, 경과, 취약성
3. 사례관리—치료 밖의 일상에 초점을 맞춘다.
4. 진전progress—치료의 기간과 강도를 결정한다.
5. 치료—정신역동적 치료(동기, 감정), 행동치료(우발사고, 책임)
6. 다각적 접근—도움이 되는 여러 접근법을 접목한다. "it takes a village."
7. 안전성 관리(자살)—같이 협력하지만 환자가 자기자신의 안전에 대한 책임을 가진다.

model(그림 12-1과 표 12-1을 보라)을 사용한다. 두번째, 임상가가 질환의 외적 증상에만 초점을 맞추지 않고, 환자의 어려움에 대해 "안으로의 시각"을 가지도록 조언을 받는다. 앞서 언급한 바와 같이, Ronningstam(2016)의 "Narcissistic Personality Disorder Basics"는 포괄적이고 독자 친화적인 자료로서, 진단 내리기 작업을 위한 GPM의 협력적인 접근법의 기초가 될 수 있을 것이다.

심리교육

치료동맹과 수치심을 줄이는데 즉각적인 도움이 된다는 면에서 심리교육의 중요성은 아무리 강조해도 모자람이 있다(Rubovszky 등 2006, Zanarini와 Frankenburg 2008). BPD의 연구와 비교하면 NPD의 심리교육에 대해 다룬 실용성 있는 연구가 드물어서 NPD에 관한 종합적인 결론은 잠정적이라고 할 수 있다. 여러 연구에서 보고된 NPD의 유전성은 71%로(Torgerson 등 2012), 이 높은 수치는 상당한 유전적 요소가(환경적 요소에 반대인) 있음을 암시하는 것이다. NPD의 유병율을 1%로 추정하는데(Trull 등 2013), 이 수치는 BPD와 비슷하다. 성공과 실패에 대한 민감성의 경험적 연구에서(Baumeister 등 1993) 관찰된 결과들은 그런 취약성을 관리하는 전략을 발달시키도록 환자를 돕는 것이 효과가 있음을 암시한다. 예비적인 영상연구는 NPD환자에게 우뇌

반구의 이상과 같은 생리학적 이상이 있음 보여주었고(Schulze 등 2013), 이런 이상들이 NPD환자의 현상학적 특징들과 유의미한 연결이 있을 수 있음을 제안했다(Schore 1999, Weinberg 2000). NPD환자의 호전이 점차 보고되고 있는데(Ronningstam 등 1995), 이는 높은 유전성에도 불구하고 NPD는 변화 가능하다는 것을 의미한다. BPD와 달리 NPD의 치료는 경험적으로 증명된 것은 없지만, 대부분의 NPD을 위한 특수치료들이 NPD 증상들을 완화시키는데

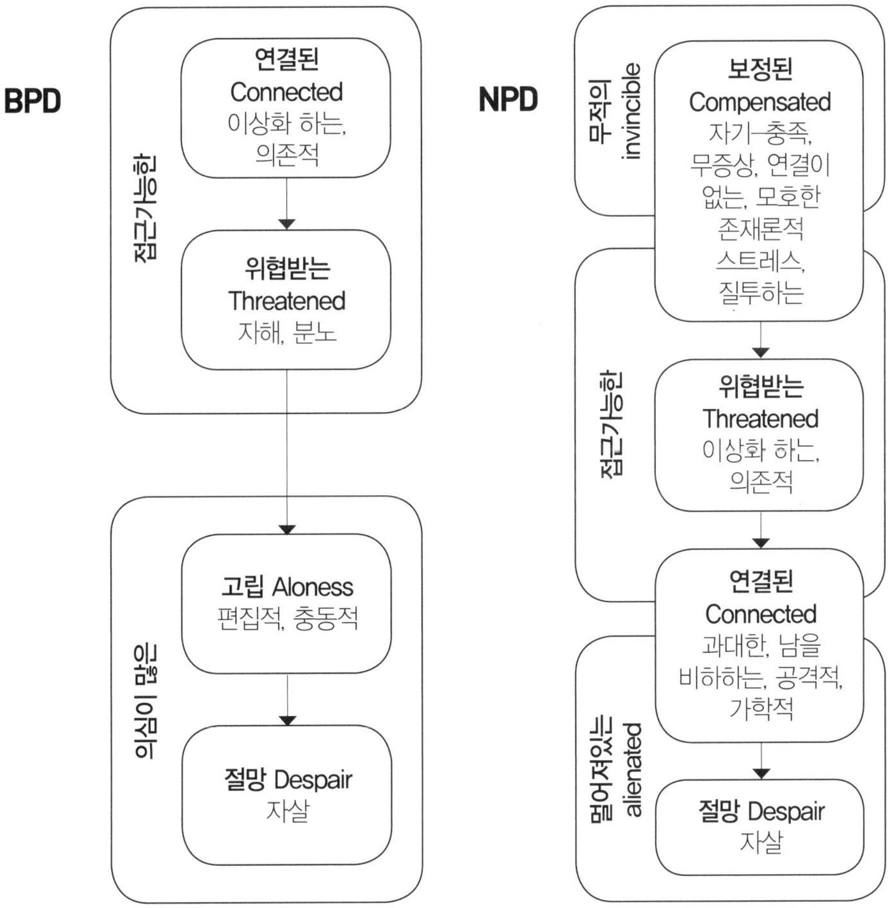

그림 12-2. 경계선 성격장애와 자기애성 성격장애의 증상 변동에 따른 개입의 접근가능성

출처. L. W. Choi-Kain과 E. F. Finch, B. McCommon, R. H. Hersh에 의해 개발됨. McLean's Borderline Personality Disorders Training Institute의 Narcissistic Personality Disorder Conference에서 발표됨, 2018년 3월.

성공적이었다고 보고하고 있다(검토를 원한다면, Ronningstam과 Weinberg 2015를 보라). 이것은 환자의 시각에서 그 질환의 스티그마를 없애는데 도움이 되고, 수치심을 줄이고, 동맹을 확립하는데 있어 희망적인 메시지임이 틀림없다. NPD를 위한 치료로서 GPM에 중요하게 추가되어야 할 것은 치료의 조기 중단의 위험과 그만두고 싶더라도 치료를 지속하는 것이 중요하다는 것에 대한 심리교육이다.

심리교육은 진단을 공개한 다음 바로 이어서 할 수 있다. 임상가와 환자는 정신내적 일관성 모델의 심도 깊은 논의를 통해, 이 모델 안의 네 가지 다른 상태들과 상호적인 촉발요인이 어떻게 환자의 경험에 적용되는지 검토할 수 있다. BPD의 경우에 환자가 타인의 충고를 가장 잘 받아들일 때 임상가들이 그것에 기대는 것처럼, 임상가는 이 모델을 그들이 “기댈 수” 있는 곳을 예측하기 위해서 이 모델을 사용할 수 있다(그림 12-2). 임상가들은 환자가 보정된 상태에서, 통제감과 자신감에 대한 위협을 받는 상태로, 또 마지막으로 철수된 상태로 바뀌는 과정 중 어떤 시기라도 그들이 함께 작업할 수 있다고 믿는다고 환자에게 말해줄 수 있다. 환자가 보다 관심을 가질 가능성이 있는, 통달mastery과 통제control를 강조하는 것이 도움이 될 수 있다. 또한 자신의 단점이나 취약성을 인식하는 것이 어려운 NPD환자에게는 자존감의 안정화라는 목표에 초점을 맞추면 환자의 관심을 얻기가 보다 쉬울 것이다.

NPD환자가 보정된 상태로 회복되도록 돕는 또 다른 강력한 방법은 과장된 신념의 비현실적이고 비기능적인 면에 대해서 현실적인 직면을 시키는 것이다. 특히 그들이 다른 사람들의 지지를 받고 있을 때는 그런 직면을 통해 그들의 과장된 신념을 수정하고 바로잡게 도울 가능성이 있다(Ronningstam 1995).

심리교육의 한 부분으로, 임상가들은 중요한 치료 메시지를 환자에게 전달할 수 있다. 표 12-4는 BPD를 위한 GPM의 심리교육 항목에 NPD환자의 관심에 맞춘 메시지를 연관지어 보여준다.

표 12-4. 자기애성 성격장애에 맞춘 좋은 정신과적 관리에서 사용되는 심리교육과 치료적 메시지

심리교육의 항목	메시지
유전성	"그것은 당신의 잘못이 아닙니다."
유병율	"당신은 혼자가 아닙니다."
취약성	"적극성을 가지십시오; 힘들 것을 예상하십시오."
생리학적 기반	"당신의 고통은 실제이고, 꾸며낸 것이 아닙니다."
자연 경과	"시간이 지나면서 호전이 됩니다."
실용성 있는 치료들	"치료가 도움이 됩니다."

사례관리

사례관리는 표준 GPM의 또 하나의 주춧돌이며, 환자가 삶의 목표를 정하고 그것에 초점을 유지하도록 돕는다. 치료는 직업 영역의 향상을 목표로 하도록 강조하고, 연애 관계는 덜 중시한다. 즉, 책임을 강조하고, 환자의 자립도를 증진하는 것을 목표로 삼는다. BPD환자와 작업할 때, 환자가 다른 사람들에게 지나치게 의지하거나 의존 욕구를 가지는 것에 대해서 회의적인 자세를 취하도록 치료자에게 조언한다. 환자가 원하는 만큼 치료자의 케어를 받지 못할 때(치료자의 가용성availability이 줄어들 때) 그에 대한 반응으로 위기가 일어나는 경향이 있는데, 치료의 실용주의적 방식을 염두에 두고 이와 같은 어려움이 있을 것을 예상하고 있어야 한다.

NPD환자의 사례관리에서 BPD를 위한 GPM의 원칙을 그대로 적용할 수 있는데 몇 가지 수정은 필요하다. 먼저 치료자는 환자가 과대한 자기상에 기초하지 않은 현실적인 목표를 정하도록 도와야 한다. 두번째, 직업 재활에 초점을 맞추는 것에 더해서, 고립, 남을 비하하거나 타인에게 무관심함과 같은 대인관계 문제를 목표로 할 수 있다. 세번째, NPD환자의 치료자는 (환자가) *지나치게 자신을 믿는 것overreliance on self*에 대해 회의적일 필요가 있다. 네번째, 치료자는 NPD환자가 치료비 면제나 원격치료로 밤이든 낮이든 언제든지 치료할 수 있기를 바라는 것과 같은, 치료에서 불가능한 조건을 제안하는 것에 적절히 대처하도록 조언을 받는다. 마지막으로 NPD환자의 치료자는 환자가 초기 위기가 지나거나 치료에서 자신의 취약한 부분이 표면화되면 치료를 중단하려는 것과 같은 전형적인 어려움이 생길 것을 예상해야 한다.

치료의 진전: 진전이 있으면 치료를 계속하라

GPM의 핵심 요소는 환자의 진전과 치료에 적당한 노력이 있으면 치료를 지속한다는 것이다. 만약 그런 진전이 보이지 않는다면 치료는 중단한다. 변화에 대한 기대와 촉구는 GPM의 틀을 구성하는 것이다.

이 원칙은 특별히 NPD환자와 작업할 때도 "비치료적 치료"의 위험에(환자가 가짜 자기-이해pseudo self-understanding로 후퇴하면서 변화가 없는) 대한 안전장치로 작용한다(Steiner 1993). NPD에서도 진정한 진전이 가능하지만, BPD환자보다는 느릴 것이다. NPD환자와의 작업에서는 환자가 얼마나 치료 목표를 추구하는 것을 회피하는지 파악하는 것이 도움이 된다.

치료-정신역동적 치료와 행동치료

GPM은 환자의 동기나 감정의 정신역동적 이해와 긴급상황의 관리를 포함한 행동적인 개입의 중요성 모두를 유연하게 통합한다. NPD환자와의 작업을 위해서는 몇 가지 수정이 필요하다. 우선 치료자가 지나치게 공감적 태도를 보여서 회피를 부추기지 말아야한다. 두번째, 치료자는 환자가 보이는 병적 확신에 대해 의문을 제기하고 질문해야 한다(Britton과 Steiner 1994). 세번째, 실생활에 미치는 행동의 결과를 강조하고 임시방편contingency[4]을 이용하는 것은 환자가 현실적인 주체의식sense of agency과 자존감을 발달시키도록 돕

4. 환자가 치료과정에서 불가능한 조건을 제시할 때 임시방편으로 그에 타협안을 제시하는 것과 같은 실용주의적 접근법을 의미한다고 생각한다(역주).

표 12-5. 자기애성 성격장애 환자에서 자살성향의 독특한 특성들

주요 정신병리가 없다.
충동성이 낮다.
의사소통의 결여
해리상태의 원인이 되는 뚜렷한 스트레스 요인의 결여
무의미하다는 느낌
어떤 자살사고는 역설적으로 자기-보호의 역할을 한다.
과대한(grandiose) 환상이 자살행동을 부추긴다.

는다. 이는 전능한 통제와 무적 상태의 환상에 기초한 과대감을 대신하는 적응적 대안이 될 수 있다. 마지막으로 NPD환자가 뚜렷한 반사회적인 요소를 나타낼 때는 외부의 임시방편을 이용하는 것이 효과적인 치료의 필수조건이다(Salekin 2002).

다각적 접근 Multimodality

GPM은 다른 치료들에 유연하게 접목될 수 있다. NPD환자를 위해 접목될 수 있는 치료에는 집단치료(Alonso 1992), 커플 치료(Links와 Stockwell 2001), 가족치료(Harman과 Waldo 2004), 행동치료(Turkat 1990)가 있다. NPD에 특수화된 약물치료는 아직 실험된 바가 없지만 일반적으로 공존질환의 치료를 위해 약물치료가 통합될 수 있다.

자살성향의 관리

몇몇 NPD환자의 가장 끔찍한 결과는 자살로 생을 마감하는 것이다. 정확한 유병율은 아직 연구되지 않았지만, NPD가 자살시도와 자살 성공률 모두를 높인다는 것은 여러 연구에서 확인되었다(검토를 원한다면, Ronningstam과 Weinberg 2015를 보라). NPD환자에서 자살의 몇 가지 특징은 BPD환자와 중첩되지만(예, 견딜 수 없는 감정적 고통에 대한 반응으로 자살), NPD환자의 자살에서 독특한 특징도 있다. Alan Apter(Apter 등 1993)의 글을 빌리자면, NPD환자의 자살에서 많은 경우가, "경고 없는 죽음"이라고 할 수 있는데, 치료자가 놀라고 충격을 받는 부분일 것이다. 표 12-5는 NPD환자에서 자살의 독특한 특징을 요약하였다(검토를 원한다면, Ronningstam과 Weinberg 2015를 보라).

일반적으로 NPD환자의 자살 위험은 위험요소와(즉, 물질사용, 기분장애, 해리, 수치심, 굴욕감, 분노, 실패, 실업, 법적 혹은 의학적 문제, 노화) 보호요인(즉, 성공, 승진, 인정의 신호, 좋은 위기관리 기술, 소량의 항정신병약물, 단기간의 입원) 간의 균형이라는 관점으로 이해할 수 있다(검토를 원한다면, Ronningstam과 Weinberg 2015를 보라). 표 12-6은 NPD환자에서 안전을 관리하는 GPM 원칙을 요약하였다.

다음 증례는 NPD의 치료에 GPM 원칙들을 적용하는 예를 보여준다.

표 12-6. 자기애성 성격장애 환자의 안전관리를 위한 좋은 정신과적 관리의 원칙들

1. 염려를 표현하라–무시하거나 폄하하지 말 것.
2. 위험도를 평가하라–자기-유지self-sustaining를 위한 것과 임박한 자살의도를 구분할 것.
3. 무엇이 도움이 될 것 같은 지 환자에게 물어보라.
4. 강제입원을 고려하라.
5. 촉발요인을 명료화 하라–자존심과 연관된 사건이나 실패를 추정할 것.
6. 당신의 한계를 분명히 하라–전지omniscient하려 하지 말고 병적 모호함을 견디지 말 것(예로 환자에게 "당신이 자살충동이 일어날 때 저에게 전화를 하지 않는다면, 제가 도와드릴 방법이 없습니다"라고 말하라).
7. 치료 목표에 관하여 자살행동의 의미를 탐색하라. 환자가 치료 목표를 성취하기위해 치료에서 충분히 노력하고 있는지 살펴보라.
8. 안전계획을 수립할 것(Stanley 등 2018).
9. 컨설트를 받을 것.

증례

다음 증례는 결정시점을 포함하고 있는데, 증례 끝에 몇 가지 대안적 반응들이 나열되어 있다. 독자들은 각각의 대안적 반응이 얼마나 도움이 될지 순위를 매겨보면 좋을 것이다. 그 다음에 각 반응에 대한 논의를 덧붙였다.

Justin는 24세의 백인으로 미혼이고 대학생이며, 여러 번 병 휴학을 한 이후에 당신에게 치료를 받으러 찾아왔다. 그는 악순환에 갇혔다고 느꼈는데, 대학에 돌아가면 계속 과제를 미루고 수업을 빼먹게 되고, 실패에 대한 두려움에 사로잡혀 마리화나를 피우고, 결국 F 학점을 받는다. 그러면 그는 치료를 위해 휴학을 하고, 그러고 나면 이 악순환에 대해 또 한 번 "통찰"을 얻지만, 다시 학교로 돌아가면 시지포스의 곤경처럼 이 모든 것을 반복한다. 그가 미래에 자신이 세계적으로 유명한 건축가가 될 것이라는 꿈에 대해 이야기할 때는 과대감과 거만한 태도가 살짝 보였으나, 대체로는 우울감과 자기-의심의 느낌에 대해서 이야기하였다. 그의 말에 의하면, 이전 치료는 유명한 분석가와 저명한 약물치료자와 함께 치료했지만 "아무 것도" 얻지 못했고, 자신의 우울증에 "치료 저항"이라는 진단만 덧붙여졌다. **[결정시점 1과 2]**

치료초기에 Justin은 도움을 청하는 것을 피하는 패턴을 보였다. 대신에 자기 문제에 대한 해결책을 얼마나 스스로 얻었는지를 매우 자세하게 공들여 설명했다. **[결정시점 3과 4]** Justin은 치료 세션에서 그가 대학 수업에 보고서를 제출해야 하는데, 그 기한을 맞추는 것이 어렵다고 이야기했다. **[결정시점 5]**

Justin은 치료에서 진전을 보였고, 만약 인생에서 성공하지 못하면 자살할 수도 있다는 생각을 항상 하고 있다는 이야기를 하기 시작했다. 그는 이런 생각을 하면 좀더 희망적이 되고 통제력을 갖게 되는 것 같다고 했다. 하지만 한 번도 이 생각을 실제로 옮긴 적은 없었고, 자살 계획에 대해서는 부정했다. **[결정시점 6]**

Justin은 치료를 계속 했다. 그는 당신의 도움으로 자기 인생에서 현실적인 통제력을 가질 수 있는 다른 방법에 초점을 맞출 수 있었다(예를 들어, 보다 일관되게 시험준비를 하고 과제에 집중하는). 치료에서 그는 자기가 받은 점수가 만족스럽지 못하다는 이야기를 하면서, 한편 시험을 통해 실패에 대한 두려움을 인정하는 것을 연습한다고 했다. Justin은 다소 사회적으로 고립된 상태로 있기는 했지만, 더 이상 병 휴학을 하지 않았고, 지역 체스 대회에 정기적으로 출전했다.

결정시점: 대안적 반응들

각각의 반응들을 도움되는 정도에 따라 1(확실히 도움이 된다), 2(도움이 될 수도 있지만, 잘 모르겠다), 3(도움이 되지 않거나 오히려 해롭다)으로 점수를 매긴다.

1. Justin의 진단에 관하여 당신은 다음의 개입을 해야 한다
   A. Justin의 우울증과 마리화나 사용이 치료되기 까지는 다른 질환을 진단하는 것을 피한다. 왜냐면 이런 질환들은 진단적 분류를 애매하게 만들기 때문이다.
   B. NPD의 평가는 하겠지만, 이미 여러 번 무너졌던 그의 취약한 자존감을 보호하기 위해 새로운 진단에 대해 Justin과 논의하는 것은 피한다.
   C. NPD를 평가하고 Justin에게도 NPD의 진단기준에 맞다고 이야기한다. 그런 다음 Justin에게 궁금증이 있으면 인터넷에서 검색해보라고 한다.
   D. Justin과 함께 NPD를 평가하고 그것에 대한 정보를 제공하는데 시간을 할애한다. 인터넷 검색하는 것은 신뢰할 수 없는 정보가 많기 때문에 피하게 한다.

2. Justin에게 심리교육을 제공하는 동안, 다음과 같이 이야기하는 것이 도움이 될 것이다.
   A. "NPD에대해 많은 연구가 이루어졌고, 현재는 이 질환을 어떻게 치료하는지 매우 확실한 방법을 가지고 있습니다."
   B. "NPD는 시간이 지나면서 호전될 수도 있지만, 치료를 하면 도움이 될 수 있습니다. 그러나 치료는 많은 노력이 필요하고, 어려움에도 치료를 계속 해야 합니다."
   C. "제대로 치료한다면, NPD는 완전히 좋아질 수 있습니다."

D. "NPD에대한 연구는 거의 이루어진 것이 없어서, NPD를 목표로 하기 전에 우울증의 치료를 위해 우리가 알고 있는 치료법을 사용할 것입니다."

3. 당신은 사례관리의 원칙들을 효과적으로 적용하기 위해 다음과 같이 개입한다.
   A. Justin의 노력에 대해 감탄하고 칭찬을 함으로써 깨지기 쉬운 자존감을 강화할 수 있다.
   B. Justin이 당신을 무시하고 폄하한다고 해석한다.
   C. Justin이 자신의 문제들을 스스로 해결한다 해도, 그가 풀 수 없는 문제들에 대해서 당신에게 도움을 요청할지 의문이라고 지적한다.
   D. Justin이 자기 스스로 강하다고 표현하거나 주제를 바꾸는 것에 대해 인정하지 않는다.

4. 치료세션의 빈도에 대해서는 다음과 같이 제안하는 것이 Justin의 치료를 효과적으로 도울 것이다.
   A. Justin이 실패를 극복하도록 도울 수 있게끔 가능한 자주 세션을 잡는다.
   B. 만약 Justin이 치료에서 진전을 보이지 않는다면, 세션 빈도를 늘려서 치료 교착의 원인일 수 있는 부정적인 감정을 해결하도록 한다.
   C. 만약 Justin이 치료에서 진전을 보이지 않는다면, 당신의 노력을 무력화시키려는 Justin의 시도에 대해 해석한다.
   D. Justin이 대학 수업에서 과제를 완수하는데 진전을 보인다면 치료 빈도를 늘린다.

5. GPM의 역동-행동적 뼈대안에서 당신은 다음과 같이 이야기하는 개입을 할 수 있다.
   A. "이 보고서에 대한 작업을 하기 위해 매일 세션을 잡을 수 있습니다."

B. “나는 당신이 보고서를 제대로 쓰지 못할까 봐, 실패에 대해 두려워하고 있다고 생각합니다.”

C. “보고서를 마칠 때까지는 치료를 쉽시다.”

D. “보고서를 시작하지 못하는 것이 당신이 실패할까 봐 두려워서라는 것을 이해합니다. 보고서에 대해 작업하기 위한 치료시간을 잡고 그 시간동안 보고서를 쓰면, 대학에서 어려움의 원인이었던 실패에 대한 두려움을 극복하고 자신감을 얻게 될 수 있을 것입니다.”

6. 당신은 다음과 같이 할 수 있다.

A. Justin이 이런 생각의(예, 통제감을 유지하는) 기능을 파악하여, 언제 이런 생각들이 통제감을 느끼게 하고 또 어떨 때는 자살충동으로 이끄는지를 깨달을 수 있도록 한다.

B. Justin에게 그가 자살사고를 극복하기 위해 최선을 다 할 때까지 치료는 중단한다고 말한다.

C. 자살사고에 대해서 스스로 매일 모니터하도록 한다.

D. Justin의 자살사고가 없어질 때까지 입원시킨다.

결정시점: 논의

괄호 안의 숫자는 도움이 되는 수준을 나타낸다.

1. Justin의 진단에 관하여 당신은 다음의 개입을 해야 한다

A. Justin의 우울증과 마리화나 사용이 치료되기 까지는 다른 질환을 진단하는 것을 피한다. 왜냐면 이런 질환들은 진단적 분류를 애매하게 만들기 때문이다. [3] (이 반응은 분명히 보수적이다. NPD가 다른 공존질환들을 치료에 반응하지 않게 만드는 원인중의 하나임에도 불구하고 NPD를 간과하게 만든다.)

B. NPD의 평가는 하겠지만, 이미 여러 번 무너졌던 그의 취약한 자존감을 보호하기 위해 새로운 진단에 대해 Justin과 논의하는 것은 피한다. [2] (이 반응은 Justin이 자신의 어려움과 이전 치료의 실패를 이해하도록 돕지 못한다. 그리고 그가 이런 문제들과 관련한 치료 목표를 세울 수 없게 한다.)

C. NPD를 평가하고 Justin에게도 NPD의 진단기준에 맞다고 이야기한다. 그런 다음 Justin에게 궁금증이 있으면 인터넷에서 검색해보라고 한다. [2] (이 반응은 Justin이 NPD에 관해 지나치게 부정적이고 신뢰할 수 없는 정보를 접할 위험에 놓이게 만든다. 환자가 스스로 정보를 찾는 것보다는 공식적 심리교육을 제공하는 것이 치료의 한 부분이며 증상호전도 가져온다.)

D. Justin과 함께 NPD를 평가하고 그것에 대한 정보를 제공하는데 시간을 할애한다. 인터넷 검색하는 것은 신뢰할 수 없는 정보가 많기 때문에 피하게 한다. [1] (이 반응은 GPM과 일치하는 것이고 Justin에게 중요한 심리교육을 제공한다. 이 협업과정은 임상가와 환자가 환자의 어려움에 대한 이해를 공유하고 치료의 목표와 기대의 틀을 세우도록 한다.)

2. Justin에게 심리교육을 제공하는 동안, 다음과 같이 이야기하는 것이 도움이 될 것이다.

A. "NPD에대해 많은 연구가 이루어졌고, 현재는 이 질환을 어떻게 치료하는지 매우 확실한 방법을 가지고 있습니다" [2] (NPD에관한 몇몇 중요한 연구가 있지만, 명확한 치료법은 아직 만들어지지 않았다. 이 반응은 비현실적인 낙관주의를 드러내는 것일 수 있고 치료의 과학적 근간이나 실제 예후에 대해 Justin에게 잘못된 정보를 주는 것이다. 이런 낙관주의는 BPD에는 정당할 수 있으나, NPD에는 아직 적용할 수 없다.)

B. "NPD는 시간이 지나면서 호전될 수도 있지만, 치료를 하면 도움

이 될 수 있습니다. 그러나 치료는 많은 노력이 필요하고, 어려움에도 치료를 계속 해야 합니다." [1] (이 반응은 현실적, 실용적인 위로라는 GPM의 접근법과 일치하며 균형을 이룬 시각이다. 또 Justin이 주도적인 역할을 하도록 이끈다.)

C. "제대로 치료한다면, NPD는 완전히 좋아질 수 있습니다." [2] (A의 반응과 비슷하며, 지나치게 낙관적이어서, Justin이 자신의 예후에 대해 잘못된 정보를 가질 수 있다.)

D. "NPD에대한 연구는 거의 이루어진 것이 없어서, NPD를 목표로 하기 전에 우울증의 치료를 위해 우리가 알고 있는 치료법을 사용할 것입니다." [3] (이 반응은 지나치게 염세적인 자세를 취하는 것이다. Justin이 NPD의 치료를 받을 기회마저 뺏게 될 수 있다.)

3. 당신은 사례관리의 원칙들을 효과적으로 적용하기 위해 다음과 같이 개입한다.

A. Justin의 노력에 대해 감탄하고 칭찬을 함으로써 깨지기 쉬운 자존감을 강화할 수 있다. [2] (이 접근은 Justin의 자존감을 강화할 목적이겠지만, 현실에 바탕을 둔 공감이 아니므로 Justin이 자신의 문제를 인식하지 못하게 할 수 있다.)

B. Justin이 당신을 무시하고 폄하한다고 해석한다. [3] (이 반응은 논리적으로는 맞는 말일 수 있으나 너무 비판적인 직면이며, 치료의 목표보다는 치료자-환자 관계에 치료의 중심을 두는 반응이다.)

C. Justin이 자신의 문제들을 스스로 해결한다 해도, 그가 풀 수 없는 문제들에 대해서 당신에게 도움을 요청할지 의문이라고 지적한다. [1] (이 반응은 상황을 단순하게 설명하는 것이며 GPM과 한 선상에 있다. 지지적인 태도로 솔직한 피드백을 제공하고, Justin이 자신의 문제와 한계를 살펴보도록 한다.)

D. Justin이 자기 스스로 강하다고 표현하거나 주제를 바꾸는 것에

대해 인정하지 않는다. [3] (이 반응은 자기애적 역동에서 비롯된 Justin의 모든 경험들을 인정하지 않으려고 하는 것으로, 임상가와 NPD환자 사이에 종종 벌어지는 전형적인 역전이 상연 enactment을 보여준다.)

4. 치료세션의 빈도에 대해서는 다음과 같이 제안하는 것이 Justin의 치료를 효과적으로 도울 것이다.
   A. Justin이 실패를 극복하도록 도울 수 있게끔 가능한 자주 세션을 잡는다. [3] (치료자들이 보통 치료의 진전이 없을 때 치료세션을 늘리곤 한다. 이것은 은연중에 교착상태를 강화하기 때문에 GPM은 이 전술에 반대한다.)
   B. 만약 Justin이 치료에서 진전을 보이지 않는다면, 세션 빈도를 늘려서 치료 교착의 원인일 수 있는 부정적인 감정을 해결하도록 한다. [3] (이 반응은 A의 반응과 비슷한 이유로 GPM에서 반대한다.)
   C. 만약 Justin이 치료에서 진전을 보이지 않는다면, 당신의 노력을 무력화시키려는 Justin의 시도에 대해 해석한다. [3] (이 반응은 Justin을 보다 생산적인 상태로 전환시킬 목적으로 하는 심층적인 전이 해석이다. 어떤 환자에게는 고위험, 고이득의 개입일 수 있지만, 치료 목표를 추구하는 대신 치료관계에 대해 초점을 맞추는 것이다. 이 개입이 다른 치료법에서는 효과적일 수도 있지만, GPM에서는 장려하지 않는다.)
   D. Justin이 대학 수업에서 과제를 완수하는데 진전을 보인다면 치료 빈도를 늘린다. [1] (이 반응은 만약 환자가 얻는 게 있다면 치료 빈도를 늘린다는 GPM의 원칙을 따르는 것이다. 치료가 효과적일수록, 환자의 치료 밖의 삶을 확립하는데 치료가 실효성이 있을 것이다.)

5. GPM의 역동–행동적 뼈대안에서 당신은 다음과 같이 이야기하는 개입을 할 수 있다.
   A. “이 보고서에 대한 작업을 하기 위해 매일 세션을 잡을 수 있습니다.” [2] (이 반응은 임상가와 환자가 어떤 어려움이 있는지, 또 NPD의 증상에 대해 무엇을 해야 하는지를 정리한 다음에 적용해야 하는 행동 개입이다.)
   B. “나는 당신이 보고서를 제대로 쓰지 못할까 봐, 실패에 대해 두려워하고 있다고 생각합니다.” [3] (기저의 문제나 장애가 무엇인지 치료자와 환자가 협업하여 찾아보지 않고, 이렇게 해석하는 것은 GPM 치료자로서는 지나치게 권위적인 자세이다.)
   C. “보고서를 마칠 때까지는 치료를 쉽시다.” [2] (이 반응은 임시방편이지만, 실제로 너무 처벌적일 수 있고, Justin에게 필요한 것을 제공하지 못하고, 그가 그 문제를 구체적으로 이야기할 기회를 없앨 것이다. 그의 NPD진단을 고려하면, 이 반응은 그에게 위협적일 수 있고, 더 불안정하게 만들 수 있다.)
   D. “보고서를 시작하지 못하는 것이 당신이 실패할까 봐 두려워서 라는 것을 이해합니다. 보고서에 대해 작업하기 위한 치료시간을 잡고 그 시간동안 보고서를 쓰면, 대학에서 어려움의 원인이었던 실패에 대한 두려움을 극복하고 자신감을 얻게 될 수 있을 것입니다.” [1] (이 메시지는 공감적 이해를 표현하고 행동치료적 개입을 제안한다. 중요한 것은 자존감의 핵심 이슈에 연결된 개입이며, 치료의 궁극적 목표인 자신감을 발달시킨다.)

6. 당신은 다음과 같이 할 수 있다.
   A. Justin이 이런 생각의(예, 통제감을 유지하는) 기능을 파악하여, 언제 이런 생각들이 통제감을 느끼게 하고 또 어떨 때는 자살충동으로 이끄는지를 깨달을 수 있도록 한다. [1] (내면적으로 무엇이 자살충동을 일으키는지 살펴보는 것은 GPM과 완전히 일치하며,

Justin의 상태를 임상적으로 잘 설명해준다.)

B. Justin에게 그가 자살사고를 극복하기 위해 최선을 다 할 때까지 치료는 중단한다고 말한다. [3] (안전에 대한 계약은 효과적인 개입이 아니며 안전에 대한 평가를 대신할 수 없다. 임상가는 이런 자살사고가 실제 자살충동이나 삶을 끝내고 싶은 소망을 의미하는지를 평가해야 한다. 그러나 Justin의 경우, 자살사고를 삶을 유지하는 목적, 또 그의 고통이 심각하다는 자기-인정을 위한 목적으로 이용하는 것으로 보인다.)

C. 자살사고에 대해서 스스로 매일 모니터하도록 한다. [2] (Justin이 자신의 자살충동의 심각도를 평가하고 관리하는 책임을 가지게 하는 것은, 임상가와 환자가 왜 Justin이 자살하려는 생각을 하는지 이해하기 위한 연쇄 분석chain analysis을 완료한 이후에만 도움이 될 것이다.)

D. Justin의 자살사고가 없어질 때까지 입원시킨다. [3] (이 반응은 위험의 정도를 고려했을 때 부적절하다. 왜냐면 Justin은 자살의도나 자살계획은 없기 때문이다.)

결론

이 장에서 우리는 BPD를 위한 GPM의 틀을 구성하는 원칙, 구조, 과제들을 NPD에 적용했다. NPD는 흔하고 때로는 치명적이고, 복잡한 성격장애이다. BPD에 비해서 NPD의 장기적 경과, 유전, 신경생리, 치료에 대해서는 아직 제대로 연구되지 않았다. 어쨌든 NPD에대한 연구는 필요한 상태이다. 우리 연구자들과 임상 동료들과 함께, 우리는 "NPD를 새로운 BPD"로 만들 수 있다-즉, NPD를 보다 객관적이고 명확하게 이해하여 오명을 벗길 수 있을 것이다. GPM은 DSM의 진단기준에 기반한 NPD의 최신 지견을 조직하기 위한 기초적인 입문서로 활용할 수 있다. BPD에서 그랬던 것처럼 아마도 NPD에대한 태도에도 엄청난 변화가 일어날 것이고, 그리하여 환자, 임상가, 가족들이 증상관리와 치유를 위해 더 잘 노력할 수 있게 촉진할 수 있을 것이다.

참고 문헌

Akhtar S, Thomson JA Jr: Overview: narcissistic personality disorder. Am J Psychiatry 139(1): 12–20, 1982 7034551

Alonso A: The shattered mirror: treatment of a group of narcissistic patients. Group 16(4): 210–219, 1992

American Psychiatric Association: Diagnostic and Statistical Manual of Mental Disorders, 5th Edition. Arlington, VA, American Psychiatric Association, 2013

Apter A, Bleich A, King RA, et al: Death without warning? A clinical postmortem study of suicide in 43 Israeli adolescent males. Arch Gen Psychiatry 50(2): 138–142, 1993 8427554

Bamelis LL, Evers SM, Spinhoven P, et al: Results of a multicenter randomized controlled trial of the clinical effectiveness of schema therapy for personality disorders. Am J Psychiatry 171(3): 305–322, 2014 24322378

Bateman A, Fonagy P: Effectiveness of partial hospitalization in the treatment of borderline personality disorder: a randomized controlled trial. Am J Psychiatry 156 (10): 1563–1569, 1999 10518167

Bateman A, Fonagy P: Health service utilization costs for borderline personality disorder patients treated with psychoanalytically oriented partial hospitalization versus general psychiatric care. Am J Psychiatry 160(1): 169–171, 2003 12505818

Bateman A, O'Connell J, Lorenzini N, et al: A randomised controlled trial of mentalization-based treatment versus structured clinical management for patients with comorbid borderline personality disorder and antisocial personality disorder. BMC Psychiatry 16: 304, 2016 27577562

Baumeister RF, Heatherton TF, Tice DM: When ego threats lead to self-regulation failure: negative consequences of high self-esteem. J Pers Soc Psychol 64(1): 141–156, 1993 8421250

Britton R: Subjectivity, objectivity, and triangular space. Psychoanal Q73(1): 47–61, 2004 14750465

Britton R, Steiner J: Interpretation: selected factor overvalued idea? Int J Psychoanal 75(Pt 5–6): 1069–1078, 1994 7713646

Clarkin JF, Levy KN, Lenzenweger MF, et al: Evaluating three treatments for borderline personality disorder: a multiwave study. Am J Psychiatry 164(6): 922–928, 2007 17541052

Diamond D, Meehan KB: Attachment and object relations in patients with narcissistic personality disorder: implications for therapeutic process and outcome. J Clin Psychol 69(11): 1148–1159, 2013 23996275

Ellison WD, Levy KN, Cain NM, et al: The impact of pathological narcissism on psychotherapy utilization, initial symptom severity, and early treatment symptom change: a naturalistic investigation. J Pers Assess 95(3): 291–300, 2013 23186259

Gabbard GO, Horwitz L, Allen JG, et al: Transference interpretation in the psychotherapy of borderline patients: a high–risk, high–gain phenomenon. Harv Rev Psychiatry 2(2): 59–69, 1994 9384884

Giesen–Bloo J, van Dyck R, Spinhoven P, et al: Outpatient psychotherapy for borderline personality disorder: randomized trial of schema–focused therapy vs transfer–ence–focused psychotherapy. Arch Gen Psychiatry 63(6): 649–658, 2006 16754838

Gunderson JG: Borderline Personality Disorder. Washington, DC, American Psychiatric Press, 1984

Gunderson JG, Links PS: Borderline Personality Disorder: A Clinical Guide, and Edition. Washington, DC, American Psychiatric Publishing, 2008

Gunderson JG, Links PS: Handbook of Good Psychiatric Management for Borderline Personality Disorder. Washington, DC, American Psychiatric Publishing, 2014

Gunderson JG, Stout RL, McGlashan TH, et al: Ten–year course of borderline personality disorder: psychopathology and function from the Collaborative Longitudinal Personality Disorders Study. Arch Gen Psychiatry 68(8): 827–837, 2011 21464343

Harman MJ, Waldo M: Relationship enhancement family therapy with NPD, in Family Treatment of Personality Disorders. Edited by MacFarlane MM. New York, Haworth, 2004, PP 335–360

Jansson I, Hesse M, Fridell M: Personality disorder features as predictors of symptoms five years post–treatment. Am J Addict 17(3): 172–175, 2008 18463992

Johnson FA: Psychotherapy of the alienated individuals, in The Narcissistic Condition. Edited by Nelson MC. New York, Human Sciences, 1977

Kernberg OF: Severe Personality Disorders. New Haven, CT, Yale University, 1984

Kernberg OF: The almost untreatable narcissistic patient. J Am Psychoanal Assoc 55(2): 503–539, 2007 17601104

Linehan M: Cognitive–Behavioral Treatment of Borderline Personality Disorder. New York, Guilford, 1993

Links PS, Stockwell M: Is couple therapy indicated for borderline personality disorder? Am J Psychother 55(4): 491–506, 2001 11824216

Maltsberger JT: The descent into suicide. Int J Psychoanal 85(Pt 3): 653–667, 2004 15228702

Masterson J: The Emerging Self. New York, Brunner/Mazel, 1993

McMain SF, Links PS, Gnam WH, et al: A randomized trial of dialectical behavior therapy versus general psychiatric management for borderline personality disorder. Am J Psychiatry 166(12): 1365–1374, 2009 19755574

McMain SF, Guimond T, Streiner DL, et al: Dialectical behavior therapy compared with general psychiatric management for borderline personality disorder: clinical outcomes and functioning over a 2–year follow–up. Am J Psychiatry 169(6): 650–661, 2012 22581157

Modell AH: A narcissistic defence against affects and the illusion of self–sufficiency. Int J Psychoanal 56(3): 275–282, 1975 1236838

Newton–Howes G, Tyrer P, Johnson T: Personality disorder and the outcome of depression: meta–analysis of published studies. Br J Psychiatry 188: 13–20, 2006 16388064

Oldham JM: Borderline personality disorder and suicidality. Am J Psychiatry 163(1): 20–26, 2006 16390884

Reich A: Pathologic forms of self–esteem regulation. Psychoanal Study Child 15: 215–232, 1960 13740410

Ronningstam E: Narcissistic Personality Disorder Basics. New York, National Education Alliance for Borderline Personality Disorder, 2016

Ronningstam E: Intersect between self–esteem and emotion regulation in narcissistic personality disorder–implications for alliance building and treatment. Borderline Personal Disorder Emotion Dysregul 4: 3, 2017 28191317

Ronningstam E, Weinberg I: Narcissism in DSM–5 Section III Model for Diagnosis of Personality Disorder. Lessons in Psychiatry, Hobart, NY, Hatherleigh Medical Education, 2015

Ronningstam E, Gunderson J, Lyons M: Changes in pathological narcissism. Am J

Psychiatry 152(2): 253–257, 1995 7840360

Rubovszky GG, Gunderson JG, Weinberg I: Patients' acceptance and emotional reactions to disclosure of borderline personality disorder diagnosis. Paper presented at American Psychiatric Association Conference, Toronto, ON, Canada, 2006

Salekin RT: Psychopathy and therapeutic pessimism. Clinical lore or clinical reality? Clin Psychol Rev 22(1): 79–12, 2002 11793579

Schore AN: Affect Regulation and the Origin of the Self: The Neurobiology of Emotional Development. Hillsdale, NJ, L Erlbaum, 1999

Schulze L, Dziobek I, Vater A, et al: Gray matter abnormalities in patients with narcissistic personality disorder. J Psychiatr Res 47(10): 1363–1369, 2013 23777939

Sharp C, Wright AG, Fowler JC, et al: The structure of personality pathology: both general(8') and specific('s') factors? J Abnorm Psychol 124(2): 387–398, 2015 25730515

Skodol AE, Oldham JM, Gallaher PE: Axis II comorbidity of substance use disorders among patients referred for treatment of personality disorders. Am J Psychiatry 156(5): 733–738, 1999 10327906

Skodol AE, Geier T, Grant BF, et al: Personality disorders and the persistence of anxiety disorders in a nationally representative sample. Depress Anxiety 31(9): 721–728, 2014 24995387

Stanley B, Brown GK, Brenner LA, et al: Comparison of the safety planning intervention with follow–up vs usual care of suicidal patients treated in the emergency department. JAMA Psychiatry 75(9): 894–900, 2018 29998307

Steiner J: Psychic Retreats. London, Routledge, 1993

Stinson FS, Dawson DA, Goldstein RB, et al: Prevalence, correlates, disability, and comorbidity of DSM–IV narcissistic personality disorder: results from the Wave 2 National Epidemiologic Survey on Alcohol and Related Conditions. J Clin Psychiatry 69(7): 1033–1045, 2008 18557663

Svrakic DM: Pessimistic mood in narcissistic decompensation. Am J Psychoanal 47(1): 58–71, 1987 3578598

Torgersen S: Epidemiology, in The Oxford Handbook of Personality Disorders. Edited by Widiger TA. New York, Oxford University Press, 2012, pp 186–205

Torgersen S, Myers J, Reichborn–Kjennerud T, et al: The heritability of cluster B personality disorders assessed both by personal interview and questionnaire. J Pers Disord 26(6): 848–866, 2012 23281671

Trull TJ, Vergés A Wood PK, et al: The structure of DSM–IV–TR personality disorder diagnoses in NESARC: a reanalysis. J Pers Disord 27(6): 727–734, 2013 23718818

Turkat LD: The Personality Disorders. New York, Pergamon Press, 1990

Twenge JM, Campbell WK: The Narcissistic Epidemic. New York, Atria Books, 2010

Tyrer P, Tyrer H, Yang M, et al: Long–term impact of temporary and persistent personality disorder on anxiety and depressive disorders. Pers Ment Health 10(2): 76–83, 2016 26754031

Van Asselt AD, Dirksen CD, Arntz A, et al: The cost of borderline personality disorder: societal cost of illness in BPD–patients. Eur Psychiatry 22(6): 354–361, 2007 17544636

Weinberg I: The prisoners of despair: right hemisphere deficiency and suicide. Neurosci Biobehav Rev 24(8): 799–815, 2000 11118607

Young JE, Klosko JS, Weishaar ME: Schema Therapy. A Practitioner's Guide. New York, Guilford, 1993

Zanarini MC, Frankenburg FR: A preliminary, randomized trial of psychoeducation for women with borderline personality disorder. J Pers Disord 22(3): 284–290, 2008 18540800

Zanarini MC, Frankenburg FR, Hennen J, et al: Axis I comorbidity in patients with borderline personality disorder: 6–year follow–up and prediction of time to remission. Am J Psychiatry 161(11): 2108–2114, 2004 15514413

Zanarini MC, Frankenburg FR, Reich DB, et al: Time to attainment of recovery from borderline personality disorder and stability of recovery: a 10–year prospective follow–up study. Am J Psychiatry 167(6): 663–667, 2010 20395399

Zimmerman M, Chelminski I, Young D: The frequency of personality disorders in psychiatric patients. Psychiatr Clin North Am 31(3): 405–420, vi, 2008 18638643

제13장

변증법적 행동치료와의 통합

Deanna Mercer, M.D., FRCPC
Paul S. Links, M.D., M.Sc., FRCPC
Anne K.I. Sonley, M.D., J.D.
Gabrielle Ilagan, B.A.
Lois W. Choi-Kain, M.D., M.Ed.

현재 경계신 성격장애(BPD)의 치료에 기쁜 뉴스가 있다면, 환자 케이에 적용할 수많은 근거기반의 매뉴얼화된 치료법이 정신건강 전문가들을 위해 나와있다는 것이다. 그중 변증법적 행동치료가(DBT; Linehan 1993) 가장 잘 확립되어 있고, 넓게 확산되어 있다고 할 수 있다. 이 치료법은 탄탄한 경험적 근거와 효율적인 훈련 시스템, 임상가와 환자에게 편리한 자료들을 갖추고 있다. 동시에 이 치료는, 제대로 시행하기 위해서는 환자와 치료자 모두의 상당한 헌신이 요구되는 집중적인 치료이다. 본래의 DBT의 형태와 질을 수호하기 위해, DBT 훈련 시스템의 인증 과정이 운영되어져왔다. 이 집중적이고 포괄적인 관리는 이상적이긴 하지만, 보훈보건처 Veterans Health Admimistration와 같은(이것은 심리학과 인턴들이 훈련을 받는 최대 조직이다. Association of Psychology Postdoctoral and Internship Centers 2017) 대규모 시스템에 적용하기에는 힘든 것이 사실이다(Landes 등 2017). 그러나 엄격한 훈련 요건에도 불구하고, DBT는 절충된 형태로 광범위하게 적용되어 왔고, BPD 진단과 연관해서 누구나 다 아는 이름이 되었다.

좋은 정신과적 관리(GPM)는 BPD의 치료로는 비교적 신출내기이다. 이 책을 통틀어 이야기하는 바와 같이, GPM은 BPD에 관한 정신역동적 개념과 최신 과학적 이해를 사례관리 접근법으로 통합한 것이다. GPM은 응급의학과의 단시간의 응급 상호작용으로부터 주 1회 정신치료와 같은 장기간의 치료까지 포괄하는 임상 전체에 모두 적합하다. GPM 개발자인 Gunderson과 Links는(2014) GPM이 정확한 전달을 위한 설명서 이상의 실용주의와 상식이 담긴 접근법이라고 강조한다.

DBT와 GPM은 BPD 치료의 선택지 중의 하나이다. DBT는 이미 확산되어 있지만 단기 치료로나, 자원이 부족할 때나, 임상가들의 훈련 기회가 제한적일 경우라면, 완전히 실현 가능하지는 않다(Choi-Kain 등 2016). 어떤 환자에게는 DBT가 최적의 치료이겠지만, 때로는 환자와 치료자가 보다 쉽게 응용하고 접근용이한 형태로 DBT의 요소들을 결합시킨 다른 치료가 필요하다. GPM은 폭넓은 보건관리와 정신과적 세팅에 응용할 수 있는 덜 집중적인, 단기적 개입에 꼭 들어맞는 접근법이다.

이 두 치료는 많은 유사점이 있다. BPD의 치료로 경험적 근거가 증명된 모든 치료와 마찬가지로, DBT와 GPM은 다음과 같은 특징이 있다. 1) 치료를 구성하는 구조화된 매뉴얼이 있으며 그것은 일반 임상적 문제에 대한 권고사항을 제공한다, 2) 환자의 활동성, 주도성, 자율성을 높이도록 장려한다, 3) 행동과 기분 간의 단단한 연결고리와 감정 처리과정에 초점을 맞춘다, 4) 정신병리 모델에 대해 환자에게 세심하게 설명한다, 5) 치료자가 적극적인 자세로 환자를 인정하는 분명한 의도를 가지고 공감을 보여주고 강한 애착관계를 형성한다(Bateman 2012). 더구나 DBT와 GPM은 대규모 임의 대조군 실험에서, 자살행동과 자해행동, 보건의료 이용, BPD 증상, 우울, 분노의 감소와 대인관계 기능의 향상에서 동등한 효과를 보여주었다(McMain 등 2009). 두 치료는 비슷한 목표를 가지고, 심리교육을 제공하고, 개인 세션, 치료자의 지도감독과 세션 사이의 연락을 포함하는 특이적 치료요소로 구성된다.

많은 BPD의 치료법들이 출현하고 있다는 기쁜 소식에도 불구하고, 많은 임상가들이 DBT와 같은 특수치료의 훈련과정을 감당하기에는 시간과 자금의 부족이 걸림돌이 될 뿐 아니라 접근성도 낮다. 그러므로 이 장에서는 임상 전문가들이 DBT와 GPM 사이의 유사점과 차이점을 이해하여 각 치료법의 여러 요소들을 결합하거나 배열하는 방식을 활용할 수 있도록 돕는다. 이 방식이 임의 대조군 실험으로 "경험적으로 증명"되지는 않았지만, DBT와 GPM의 가장 일반적인 응용일 것이다. 증례들은 어떤 환자에게 표준 DBT 치료, 혹은 GPM 단독치료가 가능한지, 아니면 불충분한지에 대한 결정을 어떻게 내리는지를 보여준다.

유사점과 차이점

가설공식 Formulation

DBT와 GPM은 모두 생물학적, 환경적 요소들의 상호작용을 강조한다(Gunderson과 Links 2014). 그러나 GPM은 유전과 신경생리학과 같은 질환의 의학적 측면을 더 강조한다. GPM에 따르면, 지극히 차분하고 관심이 많은 부모라면, 이별에 대한 민감성, 대인관계 과민감성의 유전적 소인을 가진 젊은이의 분노표현을 잘 포용할 것이다. 그러나 GPM은 환자에게 부모가 완벽하게 반응하리라는 기대는 비현실적이라고 경고한다. 그러므로 환자는 그들의 대인관계 과민감성을 어떻게 관리하여 상호작용에 대해 보다 잘 예측하는 방법을 터득할지 배워야한다. DBT는 BPD환자의 정서적으로 강렬한 기질에 초점을 맞춘다. 즉, 아이와 부모의 상호작용이 아이의 정서적 각성을 증폭시키는 방식으로 이루어진다는 것을 강조한다(Linehan 1993). DBT에 의하면, 감정적으로 민감한 사람에게 지속적으로 인정하지 않는 반응을(아이가 정서적으로 강렬한 반응을 보일 때, 그것이 옳지 못하다는 피드백을) 하면 비슷한 반응들이 영구히 지속된다. 이 공식의 결과를 토대로 DBT는 환자에게 감정조절장애를 관리하는 기술과 무력하게 만드는 환경 속에서 보다 효과적으로 소통하는 기술을 가르치는데 집중한다.

GPM은 BPD의 핵심적인 결함이 *대인관계 과민감성*이라고 이해한다(부록 C, "대인관계 일관성 모델"을 보라). DBT에서는 BPD를 가진 사람이 안정적이고 긍정적 관계에 있을 때는 잘 지내는 것처럼 보이나, 건강하지 않은 관계에 있을 때 그렇지 못하다고 생각한다. 그러나 DBT는 대인관계 과민감성을 BPD의 일차적 결함으로 보지 않는다. GPM은 BPD의 증상들이 중요한 타인이 실제로 얼마나 가용available한지 혹은 얼마나 가용하다고 느끼는지 정도와 연관이 있다고 본다. GPM에 따르면 BPD환자가 "붙잡아hold"주거나 애착되어 있다고 느낄 때, 우울하고 이상화하고 거절에 민감할 수는 있지만 치료에 협력할 수 있을 것이다. 적개심이나 거절을 느낄 때, 그들은 위협을 느끼고 스스로나 타인에게 분노를 터뜨릴 위험이 있다. 흔히 이런 시점에 치료를 찾을 것이고, 이때 만약 지지를 받는다면, 그들은 "붙잡아"준다고 느끼고 지지와 포용을 얻는다고 느끼게 될 것이다. 그러나 만약 지지해 주리라고 기대했던 사람이 더 이상 지지해주지 않는다면, 그들은 혼자라고 느끼고 해리, 편집증적 사고, 충동적 행동의 위험이 생길 것이다. 결국, 다른 사람의 포용이 주는 효과를 계속 얻지 못한다면, 그들은 절망에 빠져 좌절하거나 자살하려 하게 될 것이다.

DBT는 BPD의 핵심 결함을 *정서조절장애*라고 본다. 즉, 일상 경험에 대한 감정반응의 조절장애로 설명한다. 충동적 행동, 안정적인 자기감 발달의 결함, 안정적인 관계의 결핍과 같은 BPD의 증상은 모두 정서조절장애의 결과로 본다. BPD를 정의하는 행동 패턴은 변증법적 딜레마의 관점에서 이해한다. 핵심적인 변증법은 한쪽 끝에는 감정의 취약성(즉, 정서적 민감성과 강도), 다른 한쪽 끝에는 자기-무효화self-invalidation를 둔다. BPD환자들은 이 두 극단을 통합하지 못하고 결과적으로 양쪽을 왔다갔다한다. 때로는 자신의 취약성을 이해하지 못한다며 타인을 비난하고, 또 다른 때에는 모든 문제의 원인이 스스로가 나쁜 인간으로 타고났기(자기-무효화) 때문이라고 생각한다. 이런 두 극단적인 태도는 서로를 증폭시키게 된다. 정서적으로 취약한 사람은 스스로를 인정하지 않는 방식으로 자신의 감정을 조절하려고 하므로, 점점 더 정서적으로 취약해져서 결국 더욱 자기-무효화에 빠진다. DBT 치료자의 목표는 환자가 이 두 극단을 통합하도록 하기 위해서 환자의 정서적 취약성을 인정해주고,

그것의 모범을 보여서 궁극적으로 환자가 스스로를 인정할 수 있도록 하는 것이다. 이 인정과 변화를 위한 점진적인 시도, 자기-관리, 자기-위안은 정서적 취약성과 자기-무효화를 줄여주는 처방이다.

목표와 변화의 기전

DBT, GPM 모두에서 어디에 초점을 둘지 결정하기 위해 목표설정이 가장 중요하다. DBT와 GPM의 모든 임상가들은 치료의 주요 목표를 BPD환자의 일상의 향상에 둔다. 두 접근법은 또한 "살 가치가 있는 삶을 만들기"를 표방하고, 이것은 궁극적으로 죽고 싶은 바람의 반대이다. 둘 다 자살행동을 다루는 구체적 기법을 가지고 있다. 각각은 환자가 의미 있는 직업을 확립하고 관계를 향상시키는 과정에서 치료에서 배운 것을 일반화하도록 돕는다는 목표를 가지고, 세션의 안과 밖에서 치료작업을 촉진한다.

BPD환자들의 높은 장애율과 실업률에 관한 두 치료의 치료결과에 대한 종적 연구는 두 치료가 환자의 살 가치가 있는 삶을 만드는데 초점을 맞춘다는 것을 말해준다. McLean Study of Adult Development는 BPD의 최장 추적조사 연구로, BPD환자의 93%가 10년 안에 *관해remission*에(BPD의 진단기준을 더 이상 충족하지 않는) 이르렀다고 보고했다. 그러나 전체 기능의 관점에서는 같은 정도로 호전되지 않았는데, 10년째에 50%만이 기능적 회복(최소 한 명 이상의 지지적 우정관계나 연애 관계를 유지하면서 동시에 완전 고용상태인)을 이루었다(Zanarini 등 2010). 지금까지의 BPD의 근거기반의 정신치료들은 직업, 학업이나 다른 생산적 활동을 향상시키는데 성공하지 못했다. McMain 등(2009, 2012)은 DBT와 GPM의 임의 대조군 비교실험을 통해, 학업과 직업 활동이 둘 다 없었던 참여자는 치료시작 시점에 60.3%에서, 추적조사 기간의 끝에는 51.8%라고 비교하였다. 비슷하게, 참여자의 39.7%가 치료전에 정신과 장애 혜택을 받았는데, 추적조사 끝에는 38.8%가 받고 있었다고 비교하였다.

GPM과 DBT를 통합할 때, 양쪽 치료자는 치료 밖 환자의 삶에 초점을 유지해야한다. GPM은 환자가 자원봉사던지 직업이던지 "일상"을 만들기 위한 생산적인 활동이라는 목표를 가지도록 방향을 잡는다. 환자들은 종종 관계 향상의 목표를 가지고 치료를 찾지만, GPM은 관계보다는 직업에 우선적 목표를 두도록 격려한다. 치료 시작시점에 목표를 세운다는 것은 환자에게는 힘이 들 수 있는데, 성취가능한 정도의 작은 목표를 세우는 방법을 배우는 것을 첫번째 목표로 할 수도 있다. GPM이 일상을 세우는데 초점을 두는 것은 DBT 치료자에게는 낯선 것이 아닐 것이다. DBT는 환자가 직업을 찾고 유지하는데 자신의 능력을 사용하도록 장려한다. 이것은 환자가 행동하기 전에 생각을 함으로써 적극적인 반응을 가능하게 하고, 자신의 삶의 문제를 관리하는 법을 가르치고, 일할 수 있는 능력이 있다고 환자 스스로 믿는 시각을 강화함으로써 촉진된다.

실행과 접근가능성 Implementation and Accessibility

많은 보건관리 세팅에서는 DBT를 제공할 수 있는 치료자의 공급에 비해 수요가 훨씬 더 많기 때문에 DBT의 시행은 제한적일 수밖에 없다(Carmel 등 2014, Herschell 등 2009). DBT는 특수화된 치료로서 GPM에 비해 치료자의 훈련에 보다 많은 것이 요구된다. 현재 GPM은 하루 과정의 워크샵을 통해 임상가들을 교육하고, GPM 핸드북을 읽도록 권장한다(Gunderson과 Links 2014). 이에 비해 Linehan Institute에서 권고하는 DBT 훈련은 10일간의 훈련과정과 6~9개월간의 홈스터디(Behavioral Tech 2017)이다. 또한 치료자 컨설트나 지도감독도 권장한다. 스태프의 회전율이 높고 환자 부담이 많은 세팅에서는 스태프에게 GPM을 훈련시키는 것이, 보다 실용적이고 효과적일 수 있다. DBT은 전문적인 특수치료로서, GPM은 기본적, 표준적인 혹은 일반적 접근법으로서 훈련 요건에서 차이가 있다.

GPM과 DBT를 비교했을 때, 개인 치료자가 볼 수 있는 환자의 수도 다르다. 표준 DBT 치료를 하는 치료자는 환자의 응급도에 따라 보통 15~25명 사이의 환자를 진료한다. 대략 최대 32명까지 동시에 치료하는 것이 가능했다.[5] 표준 DBT는 일반적으로 일년간 시행되므로, 한 치료자가 연간 32명의 환자를 진료할 수 있을 것이다. 캐나다의 수도 오타와의 인구가 대략 100만명인데, 이를 적용해보자. BPD의 유병율을 보수적으로 평가했을 때 1.6%로 본다(Lenzenweger 등 2007). 이것은 오타와에서 BPD를 가진 사람이 약 16,000명이라는 의미이다. 한 치료자가 표준 DBT로 치료한다면 500년 이상이 걸리고, 치료자가 12명이라면 42년간 치료해야 하는 숫자이다.[6]

BPD를 가진 사람 중 많은 경우가 치료를 받지 않는데, 치료 없이도 시간이 흐르면 증상은 완화된다(Zanarini 등 2010). 영국의 BPD에 대한 전국가구 인구 조사에서 BPD환자의 56%만이 보건관리를 받고, 일생 중 정신과 입원을 하는 경우는 오직 13%뿐이었다. 12명의 치료자가 표준 DBT 치료를 하는 한 클리닉에서 보건관리를 찾는 BPD환자를 전부 치료한다면 23년이 걸리고, 정신과에 입원하는 BPD환자를 치료하는 것만 5년이 걸린다.[7]

GPM은 그 유연함 때문에 DBT와 같은 특수치료를 필요로 하지 않는 BPD환자가 치료에 접근할 기회를 높여준다. GPM은 집중적인 훈련이 필요하지 않기 때문에 일반 외래 프로그램에 쉽게 통합될 수 있다. 일차의료인이 다른 질환의 환자의 치료를 계속하면서, BPD환자와 효과적으로 작업하는 방법을 합리적으로 빠른 시간안에 배울 수 있다. 또한 GPM은 필요에 따라 빈도를 맞추도록 제안한다. 새로운 환자들은 매주 볼 수도 있고, 환자가 안정되면 2주에 한 번 혹은 한 달에 한 번 볼 수도 있다. 더구나 GPM은 절대적인 시간동안 전념하기를 요구하지 않으며 간헐적인 치료도 허용하므로, 치료의 강도가 훨씬 줄어든다.

GPM을 제공하는 많은 치료자들이 광범위한 스펙트럼의 환자를 보게 될 것이지만, 만약 오직 BPD환자만 보고, 환자의 50%가 주 1회 보는 환자, 25%가 2주에 한 번 보는 환자, 25%가 한달에 한 번 보는 환자라고 가정하면, 치료자는 연간 55명의 환자를 치료할 수 있게 된다.[8] 앞서 언급한 오타와에서라면,

5. 컨설트 그룹(2시간) + 환자10–11명의 집단치료 그룹 3개(6시간) + 32 개인 세션(32시간) = 40시간(이것은 하루 8시간 근무를 가정하고, 점심시간이나 응급콜을 고려하지 않았을 때의 계산이다)

6. 16,000명의 BPD환자/32 = 500년, 16,000명의 BPD환자/(12명의 치료자 X 환자32명) = 42년

7. (16,000명의 BPD환자 X 0.56)/(12명의 치료자 X 환자32명) = 23.3년, (16,000명의 BPD환자 X 0.13)/(12명의 치료자 X 환자32명) = 5.42년

8. 4시간 지도감독/월 + 27명의 주 1회 보는 환자/월 + 14명의 2주에 한 번 보는 환자/월 + 14명의 한달에 한 번 보는 환자/월 = 55명의 환자/월(이것은 하루 8시간 근무를 가정하고, 점심시간이나 응급콜을 고려하지 않았을 때의 계산이다)

12명의 GPM 치료자가 진료하는 한 클리닉에서, 보건관리를 찾는 BPD환자를 치료하는 데는 14년이 걸리고, 정신과에 입원한 BPD환자를 치료하는 데는 3년이 약간 넘게 걸린다.[9] 이것은 표준 DBT로 치료했을 때 수용능력의 두배에 가까운 수치이다. 그러므로 공중보건관리 세팅에서는 단계적 관리 모델에 따라, BPD환자가 일반적으로는 GPM의 치료를 받고, 필요한 경우에만 DBT 치료를 받는 것이 유익할 것이다(부록 B, "단계적 관리 모델"을 보라). 어떤 환자들에게는 GPM을 기본으로 하고 병의 심각도가 증가할수록 DBT의 요소를 추가하는 방식으로 적용할 수 있다. 또 다른 선택지는 완전한 DBT 치료를 시작하는 환자의 경우, GPM 정신약물치료자만 유지하는 것이다. 어떤 GPM과 DBT 요소를 선택하느냐는 환자와 임상적 시나리오에 따라 다를 것이다.

치료자의 스티그마stigma를 다루기

GPM은 치료자의 부정적 역전이를 부추키는 BPD에 대한 오해, 특히 분노와 절망감에 대한 잘못된 인식을 다룬다(표 13-1). DBT에서도 역시 스티그마를 줄이는 가정들과 역전이를 이해하는데 유용한 틀을 가지고 치료한다(표 13-1).

환자와 계약 맺기

자해를 멈추게 하기

아마도 DBT와 GPM의 가장 큰 차이점 중에 하나는 자해에 대한 각각의 접근법에 있을 것이다. GPM에서 치료자는 자해를 문제로 보고, 자해에 이르게 하는 촉발요인에 대처하는 다른 방식을 환자가 찾을 수 있도록 작업하기를 바란다. 그러나 혹시 환자가 자해를 멈추는데 동의하지 않아도 GPM 치료자는 그 환자와 계속 작업하기로 결정할 수 있다. 만약 자해가 일어나면, GPM 치료자는 자

9. (16,000명의 BPD환자 X 0.56)/(12명의 치료자 X 55명의 환자) = 13.6년; (16,000명의 BPD환자 X 0.13)/(12명의 치료자 X 55명의 환자) = 3.15년

표 13-1. 좋은 정신과적 관리(GPM)와 변증법적 행동치료(DBT)에서 오해와 가정들

GPM

오 해: BPD를 가진 사람들은 치료에 저항한다.
명료화: 대부분은 자신의 고통으로부터 벗어나기를 바라며, 치료는 심리교육이 필요하다.

오 해: BPD를 가진 사람들은 자기 치료자에게 분노에 차서 공격한다.
명료화: 치료자에 대한 과도한 분노와 두려움은 그 질환의 증상이다.

오 해: BPD를 가진 사람들은 호전되기 어렵다.
명료화: 6개월안에 10%, 일년에 25%, 2년에 50%가 관해된다. 재발은 드물다.

오 해: BPD를 가진 사람들은 특수치료의 전문가가 시행하는 집중적인 치료를 통해서만 호전될 수 있다.
명료화: 그러한 치료는 환자들 중 일부에서만 필요하다.

오 해: 반복되는 자살 위험으로 치료자가 법적 책임을 질 위험의 부담이 있다.
명료화: 과도한 부담이나 소송에 대한 두려움은 경험의 부족과 구조화되지 않는 치료로 인한 것이다.

오 해: 반복되는 위기로 인해 치료자는 24시간 일주일 내내 대기해야 한다.
명료화: 그런 요건이 필요한 경우는 드물다. 만약 그래야 한다면, 다른 수준의 관리가 필요함을 의미할 것이다.

오 해: BPD 특성은 "성격 결함" 혹은 양심결핍이다.
명료화: BPD를 가진 사람이 종종 스스로 "나쁜 인간" 혹은 "악마"라고 표현하지만, BPD 특성은 유전적 소인이며, 학습된 행동들이다.

DBT

가정들

BPD를 가진 사람은 그들이 할 수 있는 것 이상으로 최선을 다하고 있다.
BPD를 가진 사람은 호전되기를 원한다.
BPD를 가진 사람은 더 잘 하기를 원하고, 더 열심히 노력하고 변화하기 위해 더욱 의지를 가지려고 한다.
BPD를 가진 사람의 문제가 다 그들의 탓으로 인한 것이 아니지만, 어쨌든 그들이 그 문제들을 해결해야한다.
BPD를 가진 사람은 모든 상황에서 새로운 행동을 배워야한다.
환자들은 치료에서 실패하지 않는다.
BPD환자를 치료하는 임상가는 지지를 필요로 한다.

출처. GPM myth and clarification adapted from Gunderson and Links 2014, p. viii.
DBT assumptions adapted from Linehan, MM: "Overview of Treatment: Targets, Strategies, and Assumptions in a Nutshell", in Cognitive-Behavioral Treatment for Borderline Personality Disorder, New York, Guilford, 1993, pp. 106-108. Republished with permission of The Guilford Press, permission conveyed through Copyright Clearance Center, Inc.

해의 원인에 대해(특별히 대인관계적 원인) 환자의 이해를 넓힐 수 있도록, 그 이유를 탐색하고, 자해가 그 환자와 다른 사람과의 관계에 어떤 영향을 미치는지를 살펴보고, 그 어려움을 다루는 다른 방식을 찾아볼 것이다. 매우 위험하고 치명적인 자해의 경우, GPM 치료자는 더 적극적으로 그 행동을 언급할 것이다. 이런 경우에도, 치료자가 1) 환자와 환자에게 중요한 타인이 자살이 일어날 수 있다는 것을 이해하고 수용하는 한, 2) 다른 정신과 의사에게 상의했을 때, GPM 이외의 가능한 다른 치료가 없다는 결론을 얻는 한, GPM 치료자는 치료를 계속하기로 결정할 수 있다.

반대로, DBT에서는 환자가 자살과 자해를 멈추기로 한 목표에 전념할 때까지 치료를 진행시키지 않는다. DBT는 환자가 자살에 대해 종종 양가적일 것이라는 것과, 자살과 자해를 줄이기 위해 노력할 마음이 치료자가 원하는 만큼 강하지 않을 수 있다는 것을 인정한다. 실제 임상에서 치료자는 보통 환자가 자살을 멈추기 위해 "할 수 있는 모든 것을 하고 있다"는 것을 인정한다. DBT는 또한 세션 결석과 같이 치료를 방해하는 행동을 줄이는데 환자가 헌신적으로 노력하기를 요구한다. 그러므로 DBT는 환자가 치료를 시작하기 전에 치료가 가능하기 위해서 많은 것을 요구한다. 환자가 DBT를 시작하기 위한 적절한 노력을 하지 않는다면 치료자는 시험적 GPM을 대안으로 고려해볼 수 있다.

세션 사이의 연락

일차치료자와 규칙적으로 정해진 치료시간 외 약속은(전화 코칭) 표준 DBT의 요건이고, 일반적으로 환자는 24시간 연락할 수 있어서, 환자가 치료시간에 배운 기술을 치료 밖의 일상에 일반화하는데 전화 코칭을 이용할 수 있다. 전화 코칭은 위기상황에서 이용할 수도 있고, 위기상황이 아닐 때는 기술 코칭을 위해서, 치료 붕괴를 다룰 때도 이용할 수 있다. 환자는 자해하기 전에만 전화를 요청할 수 있고, 자해 후 24시간동안은 전화를 요구할 수 없다.

GPM에서는 세션 이외에 치료자와의 접촉은 위기관리를 위해서는 장려되지만, 위기상황이 아닐 때의 전화는 제한하도록 권고한다. GPM 치료자에게는 24시간 대기를 요구하지 않지만, 그들이 언제 얼마나 연락가능한지에 availability 대해 환자와 논의하는 것이 필요하다. 그러므로 GPM은 어떤 임상적 환경에서는 근무시간 이후 임상 스태프가 대기할 수 없다는 현실에 맞춰져 있다. 치료계약을 맺을 때, GPM 치료자는 그들 수용능력에 맞는 치료조건 parameters에 대해 논의해야한다. BPD환자의 경우 위기상황이 있을 수 있기 때문에, 환자들은 이런 서비스에 접근하는 방법과 응급서비스에 대한 충분한 정보를 가지고 있어야 한다. GPM 치료자는 환자가 자신의 안전에 대해 책임을 질 수 있다고 생각하고, "안전하게 지내기" 위해 오로지 다른 사람에게 의지하는 것만이 방법이라면, 그것은 위험하고 적절하지 않은 해결책이라는 것을 분명하게 말한다.

치료자가 언제 얼마나 연락가능한지에 대해 논의한 후에도 어떤 환자는 설정된 한계를 넘어 세션 사이에 연락을 시도하기도 한다. 하지만 반복적인 전화나 치료 경계 침범으로 인해서 어려움이 일어나는 경우는 소수의 환자에서만 그렇다. 환자가 설정된 한계를 시험한다면, 이 문제는 다음 세션에서 우선적으로 다루고 개방하여 논의해야한다. 환자는 한계를 지키려고 분투하는 것일 수도 있지만, 치료자는 치료의 경계를 유지해야 하고 환자의 행동을 사적으로 받아들여서는 안된다. 세션 사이에 연락을 하고 한계를 시험하려는 이 분투는 기저의 대인관계 과민감성과 외로움을 견디지 못하는 환자의 문제를 드러내는 것으로 이해할 수 있다.

여러 명의 치료자들

DBT와 GPM 모두 최적의 관리를 제공하기 위해서 한 치료자가 치료에 관여하는 것보다는 많은 치료자가 관여하는 것이 더 낫고, 치료자 간에 서로 소통할 필요가 있다고 생각한다. 표준 DBT에서는 DBT 팀안에서만 치료자들 간에 막힘없는 의사소통이 허용된다. DBT "컨설트에 대한 환자동의"는 치료자가 외부의 제공자에게 환자를 대신해 이야기해주는 것보다는, 환자가 스스로 외부의 제공자와 소통하게끔 돕는 것을 우선시한다는 의미이다. 만약 DBT 치료자가 기술그룹skill group에서 환자의 진전에 대해 GPM 치료자와[10] 상의하기를 원한다면, 환자가 동석한 상태에서 상의를 하거나, 환자와 기술그룹 리더가 함께 진행상황을 요약하고, 그 자료를 환자가 GPM 치료자에게 직접 가지고 가도록 한다. 만약 일어난 문제가 중요하거나 위험하고 환자가 스스로를 효과적으로 대변하지 못한다 느낄 때는 예외가 될 수 있다. GPM은 보다 유연한 자세로, 임상가들은 환자가 스스로의 필요를 치료자와 가족들에게 주장하도록 격려하고, GPM 치료자들이 다른 관리제공자와 직접 이야기할 경우에는 환자의 허락을 구한다.

치료 개요

구조

GPM과 DBT 모두 치료초기에 BPD의 병인에 대한 심리교육을 하고, 진단에 대해 환자와 논의할 것을 강조한다. GPM이 DBT와 좀 다른 것은 BPD의 자연경과에 대한 정보, 특히 규칙적인 치료를 하지 않고도 시간이 지나면서 자연 호전될 수 있다는 것을 강조하는 것이다.

DBT는 GPM에 비해 각 세션에서 무엇이 일어나는지, 어떤 요소가 표준치료에 부합하는지가 보다 명확하다. 표준 DBT는 주 1회 개인치료 세션, 매주 2시간의 집단 기술훈련, 치료자와 전화상담으로(24시간 일주일 내내 가능한 것이 이상적이다) 이루어져 있다. 치료자들은 또한 같은 팀에서 일하는 DBT 치료자들과 매주 미팅을 가지고, 증례를 검토하고 동료 간 컨설트를 받는데 2시간의 세션을 가져야한다. GPM 치료는 일반적으로 많아도 주 1회의 세션을 가지나 세션 수는 유동적으로 할 수 있다. 치료 빈도는 환자가 합의한 치료 목표를 성취하는데 치료가 효과적인지에 따라 좌우된다. GPM 지도자는 보험회사, 보건관리체계, 치료자의 부담을 고려하여 GPM 치료세션의 빈도를 결정해야 한다고 생각한다. GPM에서는 환자가 어떤 형태의 그룹이든 참석하는 것을 권장

10. 원문에는 없으나 문맥상 GPM 치료자로 이해된다(역주).

하는데 비해, DBT에서 그룹치료는 DBT 기술훈련에 국한한다. GPM 임상가들은 동료 간이든, 보다 전문적인 임상가에게든 컨설트를 받는 것을 강력하게 권하지만, 꼭 매주 미팅을 권고하지는 않는다.

DBT 개인치료 세션은 환자의 지난 주의 일기장을 검토하는 것으로 시작한다. 일기장은 일상의 문제행동이나 충동, 감정의 강도, 거짓말, 대처기술 사용을 측정하는 표준적인 방법이다. 세션의 안건은 환자와 함께 정하는데, 치료자는 다루어야 할 목표의 우선순위에 따라서, 즉 가장 우선 1) 현재 자살사고, 그 다음 2) 지난 주의 자살시도 혹은 자살성향, 3) 치료에서 배운 기술을 사용하는데 방해되는 행동들 그리고 4) 환자의 삶의 질을 떨어뜨리는 행동들의 순서로 시작한다. 자살행동이나 자해행동이 있을 경우, 연쇄 분석chain analysis을 통해 무엇이 일어났는지와 자극이 된 사건과 취약성에 대해 충분히 살펴본다. 자극이 된 사건, 문제행동, 환자와 중요한 다른 사람에게 미친 긍정적/부정적 결과 사이의 연결을 상세하게 분석하고 나면, 해결책에 대한 분석으로 치료자와 환자는 향후 보다 기술적으로 문제행동을 다룰 수 있는 방법을 찾는다. 그런 다음 세션을 요약하고, 숙제를 내주고, 숙제를 완수하는데 예상되는 장애물을 점검하고 마친다.

GPM 세션은 역시 대응 기술에 초점을 맞추지만, 각 세션의 구조는 훨씬 유연하다. GPM은 정서문제와 행동 문제의 근원으로서 대인관계 사건들의 연결에 초점을 둔다. GPM에서 대인관계 사건들, 특히 거절과 혼자가 되는 두려움이 자살행동과 자해행동에서 주요 역할을 한다고 가정한다. 환자가 "아무 일도 없었어요"라고 말한다면, GPM 치료자는 대인관계 사건을 계속 살펴보고 환자가 외로움을 표현하는 것은 아닌지 진지하게 생각해볼 것이다. 임상가는 의미 있는 호전을 위해서 환자에게 자해행동과 자살행동을 조절하는 방법을 찾도록 돕지만, 그 원인을 줄이기 위해 환자가 더 나은 사회적 지지를 찾는 것도 필요하다고 환자에게 말한다. 핵심적으로 GPM의 과정은 BPD에 내재한 정체성 혼란의 해결책으로서 자기 삶에 대한 일관된 서사narrative를 발달시키는 과정이다. 이러한 맥락에서 GPM 임상가는 환자에게 자신과 자기 삶을 이해하게 돕기 위한 목적으로 자서전을 써볼 것을 권장한다(Gunderson과 Links 2014).

DBT는 세션 내 구조가 보다 분명하고, GPM은 시간에 따라 예상되는 치료의 경과가 분명하다(표 13-2). BPD 치료자들이 표 13-2의 치료 경과에 따른 변화를 기준으로 삼으면, 치료의 진행, 혹은 예상대로 치료가 진행되지 않을 때를 알 수 있는 유용한 기준이 될 것이다.

치료 분리 Split Treatments

BPD환자의 치료는 여러 방법들을 절충하여 적용할 필요가 있기 때문에, 환자가 다른 측면의 관리를 제공하는 임상가를 찾는 것이 도움이 될 경우가 종종 있다. 예를 들어, 한 임상가가 특정 개입을(예로, 약물치료) 하고, 다른 임상가는 다른 개입을(예로, 기술훈련) 할 수 있다. 특정 환자에게 도움이 될 모든 형태

표 13-2. 좋은 정신과적 관리에서 치료의 과정

목표 영역	변화	시간	연관된 개입
주관적 고통 혹은 기분부전	↓불안과 우울	1–3주	지지, 상황의 변화 계약적 동맹 목표와 역할에 관한 동의
행동	↓자해, 분노, 성적문란	2–6개월	↑자신과 대인관계 촉발인자에 대한 인식 ↑문제해결 전략 관계적 동맹(좋아함, 믿음)
대인관계	↓평가절하 ↑자기주장 + 의존성[a]	6–12개월	↑정신화mentalization ↑애착의 안정성 치료 밖에서 안정적인 지지를 개발
사회기능	학업/직업/가족 안에서의 책임감의 향상	6–18개월	↓실패/버림받음에 대한 두려움의 감소, 사회기능에 대한 코칭
회복	"좋은 자기"에 대한 내적 느낌	24+개월	전체 경과에서 모든 개입의 혼합

출처. Gunderson과 Links 2014, p. 29에서 발췌
[a]치료자에게 긍정적이고 의존적인 관계를 형성한다.

의 개입을, 한 명의 임상가가 완전하게 제공한다는 것은 대부분의 경우 불가능하다는 것은 명백하다. 특히 아주 힘든 BPD환자의 경우, 환자의 전반적인 필요에 맞추기 위해 여러 자원들을 사용하는 것이 매우 중요하다. 우리는 치료 분리를 권장하며 심지어 GPM의 핵심이라고 생각하는데, 왜냐면 어떤 한 사람이 전지전능하고 항상 존재하기를 바라는 환자의 이상적idealizing 기대를 줄여줄 것이기 때문이다(Maltsberger와 Buie 1974). 한 치료자 혹은 한 치료법 이상을 이용할 때의 장점은 1) 환자가 한 군데 이상의 지지체계에 의지할 수 있어서 한 치료자에게 전이 반응이 집중되는 것을 막고 2) 치료자가 녹초가 될 위험을 줄이며 3) 환자가 자신의 커뮤니티에 더 잘 연결될 수 있고, 자신의 건강한 측면을 더 사용할 수 있게 한다는 것이다. 치료자들 사이에 분열이 일어날 수 있으므로, GPM에서는 치료자들 사이에 개방된 의사소통이 필요하다. 이에 대해서는 치료계약의 한 부분으로 환자에게 확실히 알려야 한다(Links 등 2016).

한 치료자 이상이 치료에 관여하는 것이 바람직하지만, GPM과 DBT 모두 일차치료자 한명만으로도 가능하다. DBT 기술훈련 그룹에 참여하고 있는 환자의 개인치료를 GPM 치료자가 하고 있다면, 그 치료자가 일차치료자의 역할을 해야 한다. DBT 기술을 일상에서 사용하는 것에 대한 코칭은 일차치료자가 맡는 것이 가장 적절한데, 환자가 그룹에서 무엇을 배웠는지 관심을 보이고, 또 배운 것을 치료 밖에서 매일 적용하도록 격려함으로써 가능하다. GPM과 DBT에서 일차치료자는 치료 전체를 계획하고, 자살위기를 포함한 위기를 관리하고, 세션 사이의 전화연락을 담당하고, 상위 치료로 전환하는 것과 같은 치료 수정에 관한 결정을 내리는데 책임을 가진다.

약물치료

GPM과 DBT 간의 또 다른 구조적 차이점은 약물치료자의 역할에 있다. 표준 DBT의 경우, 일차치료자가 의사인 경우에도 일차치료자는 일반적으로 약을 처방하지 않고, 따로 약물치료자가 약을 처방하는 것이 권장된다. 약처방을 할 수 있다는 것은 치료자가 힘을 가진 위치에 서게 하여 환자와의 협업에 방해가 된다. 그렇게 된다면 특히 약처방의 남용과 같은 문제가 생길 수 있다. DBT에서는 환자가 자신의 증상을 약으로 관리하는 것보다 대처 기술을 사용하도록 장려한다.

반대로 GPM에서는 약물관리가 중요한 부분으로 간주되고, 일차치료자가 의사일 경우에는 약물처방도 함께 하는 것이 적절하다고 생각한다. GPM 모델을 따르는 임상가는 약물이 목표증상을 줄이고 기능을 향상시키기 위한 보조적 치료라는 의견을 지지한다. 추가적으로 GPM 임상가는 약물이 BPD의 확실한 치료법이 아니고, 아직 미국의 FDA에서 BPD 증상에 대한 효과를 승인받지 못했다는 것도 강조한다.

가족의 참여

DBT와 GPM 모두 환자의 자살의 위험이 높을 때는 가족이 관여할 것을 권장한다. 그러나 가족이 참여하는 방식에서 두 접근법은 다소 차이가 있다. GPM에서는 만약 환자가 위험한 행동을 할 경우 치료자가 환자 가족이나 중요한 인물과 연락한다는 계약을 맺는데, 환자가 이에 동의하지 않을 때 치료자가 물러선다면 큰 실수를 하는 것으로 생각한다. 행동의 위험성이 그다지 높지 않다고 해도, 환자의 자살성향이 같이 사는 가족이나 경제적으로 의지하는 사람과의 상호작용안에서 일어나고 있을 경우, 치료자는 환자 가족이 관여하는 것이 자살관리의 중요한 부분이라는 계약을 맺을 수도 있다. 치료자가 가족을 관여시키지 않을 것에 동의한다면, 환자는 치료자를 이상화하게 되거나, 반대로 치료자를 나약하게 보고 무시할 수도 있다. 가족이 관여하는 것이 항상 성공적이지는 않지만, 임상가는 완벽하지 않은 부모를 환자가 받아들일 수 있도록 도울 수 있고 또한 많은 경우 가족들은 자신들이 치료의 한 부분으로 포함된다는 것에 안심하고 또 그들의 참여가 도움이 되는 경우가 많다.

일반적으로 DBT에서는 오직 환자가 허락한 경우에만 가족이 관여할 수 있고, 보통 환자가 동석한 상태에서 치료자와 가족이 만난다. DBT는 GPM처럼 치료에 가족들이 관여하는 것을 그다지 중요하게 여기지 않지만, 가족들을 위해 개발된 국립 교육 연맹을 통한 BPD 가족 연대 Family Connections through the National Education Alliance for Borderline Personality Disorder와 같은 지지 프로그램이 있다. 이 프로그램은 그들 가족일원들을 보다 더 잘 지지하기 위해 DBT 기술을 배우는 가족들을 지원하고 심리교육을 제공하는데 초점을 둔다.

언제 변증법적 행동치료와 GPM을 고려하는가?

BPD의 자연경과를 고려하면 대부분의 환자들은 특수한 관리없이 증상 관해에 이르고, DBT와 같은 집중적인 치료가 필요한 환자는 소수이다. 단계적 관리 모델에서는(부록 B를 보라) GPM에 반응하지 않는 중등도부터 중증까지의 증상이 지속되는 환자는 DBT와 같은 특수화된 정신치료에 의뢰해야 한다고 제안한다(Choi-Kain 등 2016). GPM 모델에서는 환자에게 변화가 있고 진전을 보이는 한 환자의 치료는 계속된다. 환자의 자살성향이 감소하지 않을 때, 즉 자살행동이 3개월에 한 번 이상의 빈도로 지속되거나, 자살성향이 6개월이 지나도 호전되지 않는다면, GPM 치료자는 치료가 도움이 되는지에 대해서 솔직하게 스스로 질문해봐야 할 것이다. 그들이 의도치 않게 자살행동을 강화하고 있을 수도 있는데, 예를 들어 위기 동안에 환자에게 더 관심을 보이거나, 너무 지지적이거나 혹은 너무 거리를 두어서 자살행동을 자극하고 있을 수도 있다. 또한 환자에게 "자살에 대해 생각하지 말라"고 요구하고 있는 것은 아닌지 돌아봐야 한다. 이 후에도 호전이 없다면, 치료자는 보다 집중적이고 다각적인 치료를 받도록 권하거나 BPD의 특수치료에 환자를 의뢰해야 한다.

GPM 모델은 또한 자해와 자살행동이 호전되는 것 이상의 호전을 위해 명확한 기준을 가지고 있다(표 13-2). 만약 이들 기준에 맞게 호전되지 않는다면 특수화된 치료를 고려할 수 있다. 기준에 맞게 호전되지 않는다면, 환자와 치료자는 호전이 없는 것을 솔직하게 이야기하고 그 이유를 탐색해야 한다. 만약 지속적으로 진전이 없다면 다음 중 한가지로 대처하는 것이 도움이 될 수 있다. 1) 치료에서 문제를 더 이해하기 위해 동료나 전문가에게 비공식적인 자문을 받는다(즉 환자없이) 2) 치료 진전이 없는 것에 대해 특히 치료를 계속 해야 할지 의문이 있다면, 정식 자문을 받는다(즉 환자와 함께 컨설턴트를 만난다) 3) DBT와 같은 보다 집중적인 특수치료를 고려하고, 그것을 단독치료나 GPM와 결합하여 시행할 수 있다.

DBT에서 GPM으로 전환할 것을 고려할 수 있는 몇 가지 상황이 있다. 예를 들어, 만약 DBT의 평가기간 동안 환자가 자해를 멈추는 것을 목표로 노력할 마음이 없다는 것이 명백해진다면, GPM은 일차적 목표로서 자해에 대해 유연하므로 이런 경우 GPM이 더 적합할 수 있다. 또 다른 예는 만약 환자가 BPD 기술그룹에서 파괴적 행동, 지적 결함, 또 다른 이유로 인해 그룹 세션을 지속할 수 없다면, 그런 경우도 환자에게 GPM이 더 맞을 것이다.

이 장에서는 GPM와 DBT를 통합하거나 순서를 배열하는 것이 꽤 가능한 작업이라고 해도, 두 모델을 함께 작업할 때 일어날 수 있는 어려움에 대해 조명하고 있다. 일반적으로 두 치료는 많은 유사점을 가지고 일치하는 점이 꽤 많다. 구조와 접근법에서 작은 차이가 있지만, GPM의 "일상을 세우기"에 초점을 두는 것과 같은 진전의 기준과, 대인관계 갈등의 역할과 DBT의 다양한 기술과, 인정과 변화의 변증법에 초점을 두는 것을 통합한다면 많은 요소가 상대 치료를 향상시킬 수 있다. 다음 임상 증례는 DBT와 GMP를 통합하고 순서를 배열하는 가능한 접근법을 강조하여 보여준다.

증례

다음의 두 증례는 결정시점을 포함하고 있는데, 증례 끝에 몇 가지 대안적 반응들이 나열되어 있다. 독자들은 각각의 대안적 반응이 얼마나 도움이 될지 순위를 매겨보면 좋을 것이다. 그 다음에 각 반응에 대한 논의를 덧붙였다.

개별화된 관리

당신은 2년차 정신과 전공의이며 토요일 밤 응급실 당직을 서고 있다. 새벽 세 시경, 응급실 의사로부터 자살사고를 보이는 두 증례가 의뢰된다.

첫번째 차트에서, 당신은 Marc가 32세 남자로 응급실에서 유명인사라는 것을 알게 된다. Marc는 일반적인 자살사고도 보였지만, 다른 사람들과 다툼 끝에 상해를 입어 경찰이 데리고 오는 경우가 종종 있었다. 한달 전 마지막 응급실 방문 시, 그는 노숙 생활을 하며 복지지원금으로 살고 있었다. 그는 20대부터 대마초를 피우고 매일 술을 마셨다. 응급실 의사가 말한바로는 경찰이 Marc를 데리고 왔고, 그가 약에 취해 커피숍 주차장에서 행인들에게 자살할 거라고 말하고 있었다고 한다. 응급실 의사는 Marc가 지금은 술에서 깼으니 당신이 그를 평가해주었으면 한다.

Marc와 이야기하면서, 당신은 그가 마지막 응급실 방문 이후 노숙생활을 간헐적으로 해왔다는 것을 알게 된다. 지난 2년간 그는 한 여성과 만나기 시작했고 그녀의 아파트에서 동거하고 있었다. 어제 오후 그녀가 헤어지자고 했고, 그 후 그는 지하철에 뛰어들어 자살하려는 생각을 하기 시작했다. 그는 상당한 양의 술을 마시고 나서 말이 많아지고 공격적으로 변했다. Marc는 10대 시절부터 다른 사람들과 몸싸움과 분노폭발 때문에(나중에는 후회했지만) 직업을 유지할 수가 없었다. 또 그는 불안정한 대인관계, 만성적인 공허감, 만성적인 자살사고는 있었지만, 현재 자살에 대한 생각이나 계획에 대해서는 없다고 부정했다 이전에 자살시도의 병력은 없으나, 청소년기에 담배로 자기 몸에 화상을 입히는 자해의 병력이 있다.

[결정시점 1]

Marc를 본 후, 당신은 바로 다음 환자 Desiree를 보러 간다. Desiree는 21세의 여성이고 전날 새벽 타이레놀과 코프시럽 과다복용으로 응급실을 방문하여 봤던 환자이다. 한밤중에 응급실에 실려왔으나, 내과의사는 그녀를 입원시키지 않고 퇴원시켰다. 현재 매일 손목을 긋고 타이레놀을 상습적으로 과다복용한 탓에 간 손상이 일어난 상태이다. 약간의 지능저하가 있으나, 약물 과다복용 때문인지 선천적인 것인지 확실하지 않다. 추가적으로 그녀는 폭음의 병력이 있다. 수년 전 이전 동거인에게 성폭행을 당했는데, 그 후로 술에 취해 있을 때 성폭행을 당할 위험한 상황에 놓인 적이 여러 번 있었다고 한다. Desiree는 자기가 실내에서 담배를 피운 것 때문에 그룹 홈에서 쫓겨날까 봐 걱정이 되어서 코프시럽을 마신다고 말한다. 코프시럽을 마시면 마음이 편해져서 쉽게 잠들 수 있어서 그런거지, 절대 자살의도는 없다고 부정한다. 그녀는 응급실에서 퇴원해서 그룹 홈에 가야 거기에서 쫓겨나지 않는다고 말한다. 지금은 사례관리자 한 명이 그녀와 함께 왔는데, Desiree가 반복적

으로 위기상황을 만들어서 그녀를 케어하는 것이 소용이 없게 느껴진다고 말한다. **[결정시점 2]**

환자에게 치료를 맞추기

당신과 당직의는 GPM에대해서 들어본 적이 없으며, Marc와 Desiree는 모두 특수치료에 의뢰된다. BPD 클리닉에서 그들을 평가하기까지 6개월을 기다려야한다. 그 클리닉에서는 대기자를 줄이기 위해 새로운 모델을 만들었는데, 모든 환자들은 BPD에 관한 심리교육 그룹에 참여하고, 그후 각자에게 어떤 치료가 최선인지 평가하여 GPM이나 DBT에 배정된다. Marc는 GPM을 받게 되고, Desiree는 DBT를 받게 될 것이다.

Marc의 분노와 정서불안정

당신은 이제 3년차 전공의이다. 전공의 수련 프로그램에 GPM을 배우고, BPD 클리닉에서 최소 하나의 GPM 증례를 지도감독 받아야 하는 수련요건이 새롭게 추가되었다. Marc가 당신의 환자로 배정되어 그를 진료하기 시작한다. 그후 6개월간, 당신은 좋은 치료동맹을 형성한다. 그는 대마초와 술을 중단하고 안정적인 주거지를 찾기 위해 당신과 작업하여 삼촌 집으로 옮기기로 한다. 하지만 그의 정서불안과 분노는 다시 악화되고, 담배로 화상을 입히는 자해도 다시 시작된다. 삼촌과 논쟁을 벌인 다음 자살사고로 응급실을 찾은 것도 두어 번 된다. 그의 행동문제는 좋아지기보다 오히려 나빠지는 것 같다. 병력을 자세히 살펴봤을 때, 그의 분노와 정서불안이 양극성장애로 인한 것으로 보이지는 않는다. **[결정시점 3]**

Marc는 약물치료에는 매우 저항하지만, 감정을 조절하고 자해를 줄이는 데 DBT 전략을 배우는 것이 도움이 될 수 있다는 것에는 동의한다. 그후 6개월 동안, 그는 집단 DBT와 당신과 매주 하는 개인치료 세션에 참석한다. 화를 폭발하거나 자해행동이 줄면서 그의 감정조절력이 향상된다. 그는 트럭 운전면허를 취득하여, 장거리 트럭 운전수로 일을 시작하고 안정을 찾는다. 일년이 되었을 때 그는 당신과 상호 협의하여 치료를 종결하기로 한다. 그는 3개월 후에 유지와 검토를 위해 다시 방문하기로 동의한다.

Desiree의 파괴적인 행동

또 다른 전공의는 BPD 클리닉에서 DBT를 선택하여 수련 중인데, Desiree를 보고 있다며 당신이 그녀의 개인치료를 해주었으면 하고 의뢰한다. 당신은 Desiree가 치료에 어떻게 참여하고 있는지 묻고, 그 전공의는 Desiree가 자해행동을 멈추는데 상당히 노력하는 모습을 보이고 있고, 실제로 지난 달에는 자해가 없었다고 알려준다. 또한 개인 세션도 잘 이용하고 있는 것으로 보인다. 하지만 Desiree가 그룹 미팅에서 상당한 어려움을 겪고 있다고 했다. 그녀는 큰 사회불안을 겪고 있고 그룹 세션에 결석하거나 때때로 취했다는 게 명백한 상태로 오기도 했다. 그녀가 다른 환자들을 자극하는 경우가 있어서 나가 달라는 요청을 받기도 했다. 그녀는 사회불안을 조절하기 위한 SSRI(Selective Serotonin Reuptake Inhibitor)를 복용하는 것을 거부했다. 또한 숙제도 해오지 않았는데, 그것이 그녀의 지적장애 때문에 숙제를 해올 수가 없는 것인지도 모르겠다. 변화를 위해 여러 번 노력했지만 그녀는 그룹에서 상당한 문제를 일으키고 있다. 그녀는 지금 그룹 세션에 세 번을 연이어 결석했고, 그 그룹에서 나가야할 수도 있다. **[결정시점 4]**

결국 Desiree는 DBT 그룹 세션에 네 번 연속해서 결석했고, DBT를 더 이상 지속할 수 없다는 통보를 받는다. 당신은 추가적인 GPM 환자를 받는데 관심이 있어서 그녀를 보기로 한다. 그녀는 처음에는 몇 번의 실수를 했는데, 세션에 술에 취해 오고 때때로 그룹 홈에서 부정적인 대인관계가 생기면 코프시럽을 과다복용했다. 당신이 한계를 설정하자 한달 안에 술에 취해 세션에 오는 일은 없어지고 당신과도 더 편해진다. 그녀는 결국 사회불안을 줄이기 위해 SSRI를 복용하기로 하고, 그룹 홈에서 친구 만들기라는 목표로 당신과 작업한다. 몇 명의 친구를 만들고 옷가게에서 파트타임으로 일하게 된다. 그후 2년 간 주 1회에서 2주에 한 번, 한달에 한 번의 세션으로 바꾸었고 그 후 치료를 종결한다.

결정시점: 대안적 반응들

각각의 반응들을 도움되는 정도에 따라 1(확실히 도움이 된다), 2(도움이 될 수도 있지만, 잘 모르겠다), 3(도움이 되지 않거나 오히려 해롭다)으로 점수를 매긴다.

1. 당신은 당직의에게 전화하여 Marc의 케이스를 검토한다. 당신은 어떤 형태의 외래 추적 진료를 제안하겠는가?
   A. Marc를 DBT 치료에 의뢰한다.
   B. 당신이 직접 외래에서 GPM 모델을 이용하여 Marc를 본다.
   C. 추적 진료 없이 퇴원시킨다.
   D. Marc를 중독 전문 상담사에게 의뢰한다.

2. Desiree에게는 어떤 형태의 외래 추적 진료를 제안하겠는가?
   A. Desiree를 DBT 치료에 의뢰한다.
   B. 당신이 직접 외래에서 GPM 모델을 이용하여 Desiree를 본다.
   C. 추적 진료 없이 퇴원시킨다.
   D. 물질남용을 위한 거주기관 치료residential treatment에 Desiree를 의뢰한다.

3. 치료 6개월이 지난 후 Marc의 자해행동과 대인관계 기능이 호전되기보다 더 나빠지는 듯하다. 당신이 다음에 취할 선택은?
   A. GPM을 계속한다.
   B. DBT 프로그램으로 전환한다.
   C. Marc가 DBT 그룹 세션에 참석하도록 제안한다.
   D. 약물치료를 시작한다.

4. Desiree가 그룹에서 일으키는 문제들에 대해, 어떤 선택이 최선이겠는가?
   A. 그녀의 행동에 대해 다루면서 DBT를 계속한다.
   B. GPM으로 전환한다.
   C. DBT 프로그램에서 나오도록 한다.
   D. Desiree를 알코올 사용장애 치료에 의뢰한다.

결정시점: 논의

괄호 안의 숫자는 도움이 되는 수준을 나타낸다.

1. 당신은 당직의에게 전화하여 Marc의 케이스를 검토한다. 당신은 어떤 형태의 외래 추적 진료를 제안하겠는가?
   A. Marc를 DBT 치료에 의뢰한다. [2] (Marc에게 DBT가 도움이 될 수도 있다. 그러나 만약 GPM이 가능하다면, 공중보건 관점에서 GPM이 더 나은 선택일 수 있다. 왜냐면 특수치료가 그에게 꼭 필요하지 않을 수도 있기 때문이다. 수년간 자해가 없었고, 자살시도는 전혀 없었으며, 어떤 DBT 프로그램은 그에게 맞지 않는다. 그가 452페이지의 자살행동과 같은 높은 수준의 목표 1을 가지고 있지 않고, 부족한 자원인 DBT의 사용이 최적이 아닐 수 있기 때문이다.)
   B. 당신이 직접 외래에서 GPM 모델을 이용하여 Marc를 본다. [1] (이 선택이 전공의와 환자 모두에게 도움이 될 것 같다. 만약 전공의가 GPM 훈련을 받고 지도감독을 받는다면 아주 좋은 선택이 될 수 있다.)
   C. 추적 진료 없이 퇴원시킨다. [3] (환자가 술에서 깨어났고, 자살위험이 없어서 퇴원시키는 것이 괜찮아 보일 수도 있지만, 만성적인 자살사고를 가지고 있기 때문에 여전히 위험하다. 또 그는 분명히 다시 응급실에 오게 될 것이다. BPD 외래치료를 통해 그의 여러 문제들을 한 번에 바로잡을 수도 있다. 왜냐면 그가 직업을 유지하면 해결될 증상들이 대부분이고 물질사용도 마찬가지이기 때문이다.)
   D. Marc를 중독 전문 상담사에게 의뢰한다. [2] (이 선택은 Marc의 음주문제와 대마초 사용에 도움이 될 수는 있지만, Marc는 그 외의 다른 문제들도 많이 가지고 있다. DBT나 GPM이 보다 적절한

선택일 것이다. DBT와 GPM 모두 음주와 대마초 사용으로 인해 환자가 치료에 참여하는 능력이 저해된다면, 물질사용장애 치료를 권장한다. GPM은 알코올의존 환자일 경우 BPD 치료가 가능하기 위해서는 최소 3개월의 단주를 요구한다. DBT는 물질사용에 관해서는 다소 유연하며, 물질사용장애의 치료로도 연구되었다[Linehan 등 1999,2002].)

2. Desiree에게는 어떤 형태의 외래 추적 진료를 제안하겠는가?
   A. Desiree를 DBT 치료에 의뢰한다. [1] (Desiree는 간기능 손상, 잦은 자해, 폭음, 추후 성폭력의 위험이 심각하므로 가능하다면 특수치료를 받도록 하는 것이 좋겠다. 그녀의 인지장애가 경하기는 하지만, 표준 DBT는 어느 정도의 어학능력과 인지기능이 요구되므로 그것을 고려하는 것도 중요하다. 그러나 사회상황에서 불안과 어떤 일을 끝까지 완수하는데 어려움이 있어서 Desiree가 DBT에 전념하는 것이 어려울 수도 있겠다.)
   B. 당신이 직접 외래에서 GPM 모델을 이용하여 Desiree를 본다. [1] (Desiree는 GPM 모델을 통해 도움을 받을 수 있을 것이다. 숙련된 임상가에게 지도감독을 받는다면 전공의가 Desiree의 많은 복잡한 문제들을 관리하는데 도움이 될 것이다.)
   C. 추적 진료 없이 퇴원시킨다. [3] (현재 Desiree는 자살사고가 없다고 하지만, 그녀의 반복되는 행동으로 보아 추후 간손상과 성폭행의 위험이 여전하다. BPD의 특수치료를 통해 그녀의 문제를 조직화하고 반복되는 위기로 이끌었던 문제들을 감소시킴으로써 대응기술과 관계를 호전시킬 수 있을 것이다.)
   D. 물질남용을 위한 거주기관 치료residential treatment에 Desiree를 의뢰한다. [2] (이 의뢰는 Desiree의 폭음문제에 도움이 될 수는 있겠지만, 그녀는 그 외의 다른 많은 문제들을 가지고 있는 것으로 보인다. DBT나 GPM이 더 적절한 선택일 것 같다. DBT와

GPM 모두 물질사용 문제로 인해 환자가 치료에 참여하는 능력이 저해된다면, 물질사용의 치료를 우선적으로 할 것을 권장한다. Desiree의 폭음의 정도로 봐서는 물질사용의 치료를 우선하지 않고도 GPM이나 DBT가 가능할 것 같다.)

3. 치료 6개월이 지난 후 Marc의 자해행동과 대인관계 기능이 호전되기보다 더 나빠지는 듯하다. 당신이 다음에 취할 선택은?
   A. GPM을 계속한다. [2] (이것이 도움이 될 수도 있지만, 치료 6개월이 지났는데, 환자의 자해와 분노가 호전되지 않고 있다. GPM은 Marc와 치료가 진전이 없는 것에 관해서 솔직하게 논의하여 가능한 원인을 찾도록 제안한다. 치료자는 Marc의 치료가 진전이 없는 것에 대해 비공식적인 동료간 혹은 전문가의 자문을 받거나, 정식 자문을 받을 수 있다. 또한 DBT와 같은 보다 집중적인 특수 치료를 고려해보는 것도 또 다른 선택지이다.)
   B. DBT 프로그램으로 전환한다. [2] (다른 치료로 전환하는 것이 Marc의 치료가 진전이 없는 것에 도움이 될 수도 있을 것이다. 그러나 이 증례에서 GPM 치료자와 환자는 이미 치료동맹을 확립하고 있으므로 이것이 최선은 아닐 것 같다.)
   C. Marc가 DBT 그룹 세션에 참석하도록 제안한다. [1] (만약 구조화와 책임을 요하는 보다 집중적인 치료가 필요하다면, DBT 그룹치료를 추가하는 것이 적합할 수 있다. Marc는 DBT 그룹에 참여하면서, GPM 치료자와 치료도 계속 할 수 있다.)
   D. 약물치료를 시작한다. [2] (GPM은 비정형 항정신병약물인 Quetiapine ER, Olanzapine 소량이 분노와 충동적인 공격성에 단기적으로 도움이 될 수 있다고 제안한다. Marc의 분노는 알코올과 대마초를 중단하면 악화되는 것으로 보이므로, 환자가 동의한다면 단기간의(8–12주) Quetiapine ER 혹은 Olanzapine이 도움이 될 수 있다.)

4. Desiree가 그룹에서 일으키는 문제들에 대해, 어떤 선택이 최선이겠는가?
   A. 그녀의 행동에 대해 다루면서 DBT를 계속한다. [2] (Desiree의 문제행동이 호전될 수 있지만, 그 행동에 대해 이미 여러 번 지적을 받았음에도 그룹에서 그녀의 문제행동은 지속되었다.)
   B. GPM으로 전환한다. [1] (DBT에서 GPM으로 전환하는 것이 Desiree에게도 도움이 될 수 있고, 와해된 그룹을 회복하기 위해서도 그것이 좋을 것이다. Desiree의 파괴적 행동을 견디고 작업하는데 개별치료자가 더 나을 수 있다. 표준 DBT에서는 개인치료만 참여하는 것은 가능하지 않다. 그녀의 인지장애와 숙제를 하지 않는 점을 고려한다면, GPM은 문자 자료가 적고 어느 정도 가족주의적이므로 Desiree에게 GPM은 가능할 것이다.)
   C. DBT 프로그램에서 나오도록 한다. [3] (Desiree가 지난 몇 달간 조금 호전되어 자해를 하지 않았지만, 만약 치료를 중단한다면 이런 행동들이 다시 생길 위험이 있다.)
   D. Desiree를 알코올 사용장애 치료에 의뢰한다. [2] (폭음이 Desiree의 문제를 지속시키므로 알코올 사용장애의 치료가 도움이 될 것이다. 그녀는 알코올 사용장애 하나보다는 복잡한 증상을 가지고 있으므로, BPD의 치료는 여전히 중요하다.)

결론

DBT와 GPM은 BPD의 치료로 중요한 근거기반치료이다. DBT는 명백하게 집중적 외래치료의 표준이다. DBT 치료자와 환자들은 치료에 대한 높은 수준의 전념과 DBT 기술에 대한 많은 지식을 보여준다. 그러나 지적한 바와 같이 DBT를 시행하는 데에는 여러 장애물들이 있다(Choi-Kain 등 2016, Landes 등 2017). 대부분의 연구에서 사례관리와 결합된 DBT 기술훈련이 완전한fullpackage 표준 DBT 만큼이나 효과적이라는 결과를 보여주었다(Linehan 등 2015, McMain 등 2017). 비록 제한적이긴 하지만, 우리는 이것이 BPD환자 치료를 위한 기본 선택으로 DBT 기술훈련이 포함된 단계적 관리 모델을 이용하는데 근거가 된다고 생각한다. 또 단계적 관리 모델은 GPM의 기본원칙에 바탕을 둔 잘 알려진 어떤 접근법과도 쉽게 결합할 수 있다. 많은 임상가들과 환자들은 BPD를 위한 다양한 근거기반 정신치료를 모방하여 협업할 수 있다. 우리는 이 장에서 환자에게 이런 선택들이 가장 잘 제공되도록 어떻게 안내하고, 이런 치료들의 접근성을 어떻게 높일 것인지에 대해 더 명확한 개요가 제공되었기를 바란다.

참고 문헌

Association of Psychology Postdoctoral and Internship Center: 2017 APPIC Match: Survey of Internship Applicants, Part1: Summary of Survey Results. Houston, TX,Association of Psychology Postdoctoral and Internship Center, February 22, 2017. Available at: https://www.appic.org/Internships/Match/Match-Statistics/Applicant-Survey-2017-Part-1. Accessed July 23, 2018.

Bateman AW: Treating borderline personality disorder in clinical practice. Am J Psychiatry 169(6): 560-563, 2012 22684591

Behavioral Tech: Level 3-Comprehensive Training in Standard DBT. Seattle, WA, Behavioral Tech: A Linehan Institute Training Program, 2017. Available at: https://behavioraltech.org/training/training-catalog/level-3. Accessed July 16, 2018.

Carmel A, Rose ML, Fruzzetti AE: Barriers and solutions to implementing dialectical behavior therapy in a public behavioral health system. Adm Policy Ment Health 41(5): 608-614, 2014 23754686

Choi-Kain LW, Albert EB, Gunderson JG: Evidence-based treatments for borderline personality disorder: implementation, integration, and stepped care. Harv Rev Psychiatry 24(5): 342-356, 2016 27603742

Coid J, Yang M, Bebbington P, et al: Borderline personality disorder: health service use and social functioning among a national household population. Psychol Med 39(10): 721-1731, 2009 19250579

Gunderson JG, Links PS: Handbook of Good Psychiatric Management for Borderline

Personality Disorder. Washington, DC, American Psychiatric Publishing, 2014

Herschell AD, Kogan JN, Celedonia KL, et al: Understanding community mental health administrators' perspectives on dialectical behavior therapy implementation. Psychiatr Serv 60(7): 989–992, 2009 19564234

Landes SJ, Rodriguez AL, Smith BN, et al: Barriers, facilitators, and benefits of implementation of dialectical behavior therapy in routine care: results from a national program evaluation survey in the Veterans Health Administration. Transl Behav Med 7(4): 832–844, 2017 28168608

Lenzenweger MF, Lane MC, Loranger AW, et al: DSM-IV personality disorders in the National Comorbidity Survey Replication. Biol Psychiatry 62(6): 553–564, 200717217923

Linehan MM: Cognitive-Behavioral Treatment of Borderline Personality Disorder. New York, Guilford, 1993

Linehan MM, Schmidt H 3rd, Dimeff LA, et al: Dialectical behavior therapy for patients with borderline personality disorder and drug-dependence. Am J Addict 8(4): 279–292, 1999 1059821

Linehan MM, Dimeff LA, Reynolds SK, et al: Dialectical behavior therapy versus comprehensive validation therapy plus 12-step for the treatment of opioid dependent women meeting criteria for borderline personality disorder. Drug Alcohol Depend 67(1): 23–26, 2002 12062776

Linehan MM, Korslund KE, Harned MS, et al: Dialectical behavior therapy for high suicide risk in individuals with borderline personality disorder: a randomized clinical trial and component analysis. JAMA Psychiatry 72(5): 475–482, 2015258 06661

Links PS, Mercer D, NovickJ: Establishing a treatment framework and therapeutical liance, in Integrated Treatment for Personality Disorder: A Modular Approach. Edited by Livesley WJ, Dimaggio G, Clarkin JF. New York, Guilford, 2016, pp 101–122

Maltsberger JT, Buie DH: Countertransference hate in the treatment of suicidal patients. Arch Gen Psychiatry 30(5): 625–633, 1974 4824197

McMain SF, Links PS, Gnam WH, et al: A randomized trial of dialectical behavior therapy versus general psychiatric management for borderline personality disorder. Am J Psychiatry 166(12): 1365–1374, 2009 19755574

McMain SF, Guimond T, Streiner DL, et al: Dialectical behavior therapy compared with general psychiatric management for borderline personality disorder: clinical outcomes and functioning over a 2-year follow-up. Am J Psychiatry 169(6): 650-661, 2012 22581157

McMain SF, Guimond T, Barnhart R, et al: A randomized trial of brief dialectical behaviour therapy skills training in suicidal patients suffering from borderline disorder. Acta Psychiatr Scand 135(2)238-148, 2017 27858962

Statistics Canada: Census Profile, 2016 Census. Statistics Canada Catalogue no. 98316-X2016001. Ottawa, Ontario, Canada, Statistic Canada, November 29, 2017 Available at: https://www12.statcan.gc.ca/census-recensement/2016/dp-pd/prof/index.cfm?Lang=E. Accessed July 16, 2018.

Zanarini MC, Frankenburg FR, Reich DB, et al: Time to attainment of recovery from borderline personality disorder and stability of recovery: a 10-year prospective follow-up study. Am J Psychiatry 167(6): 663-667, 2010 20395399

제14장

마음헤아리기치료와의 통합

Brandon T. Unruh, M.D.
Anne K.I. Sonley, M.D., J.D.
Lois W. Choi-Kain, M.D., M.Ed.

마음헤아리기치료(Mentalization-based treatment, MBT; Bateman과 Fonagy 1999, 2004)와 좋은 정신과적 관리(GPM; Gunderson과 Links 2014, McMain 등 2009)는 경계선 성격장애(BPD)의 치료로 효과가 입증된 매뉴얼화된 치료이다. 이 책에서 우리는 GPM은 제 일선의 "일차의료인generalist"의 접근법이고, MBT는 훨씬 집중적이고 정밀한 "특수치료자specialist"의 접근법이라는 개념을 발전시키고 있다. 이 장은 이론들을 요약하고 GPM과 MBT의 일치점과 차이점을 설명한다. 임상 증례는 확장된 치료 과정 전체를 통틀어 GPM과 MBT를 통합하고 순서를 배열하는 방법을 보여준다. 증례는 GPM으로 제한적인 호전을 얻은 이후에 MBT에 의뢰할지를 치료자가 고려하는 특별한 종류의 환자에 대해 조명한다.

GPM과 MBT는 치료의 접근성을 중요시하고, BPD 진단에 대한 개방적 논의와 심리교육을 강조하며, 유연한 태도로 시행하는 면에서 매우 비슷하다. 두 치료의 개발자들은 실제로 서로 좋은 동료이며, 실용주의와 경험주의의 가치에 대해 공통된 시각을 가지고 있다. 그들은 모두 좋은 정신치료의 핵심 구성요소에 대해 회의를 느꼈으며 그후 단순한 처방으로 관심을 옮겼다. 그런 근본적 토대 위에 세워진 그들의 접근법은 BPD뿐만이 아닌 다른 질환에도 적용가능한 잠재력이 있다.

GPM과 MBT의 차이점은 크게 많지 않다. 차이가 있다면 이론적 배경, BPD의 핵심 증상에 대한 시각, 제대로 된 효과적인 시행을 위해 요구되는 훈련의 정도, 기법을 자세히 설명하는 정도에서의 차이이다. 주된 차이점을 꼽는다면 MBT는 정신치료적 접근이고 그것의 기법은 치료과정에 초점을 두는 것이며, GPM은 기능의 호전을 위해 설계된 사례관리적 접근이며 정신역동적 과정에는 초점을 둘 수도 있고 두지 않을 수도 있다.

유사점과 차이점 그리고 상세설명

이론

GPM의 이론적 방향은 BPD에 관한 일반 의학적 자료와 과학적 자료에 기반을 두고 있다. 이러한 시각으로 말미암아 BPD를 신경생리학적 병인을 토대로 하는, 공통된 정신과적, 의학적 공존질환을 가지고, 대인관계 과민감성이라는 핵심 표현형에 대해 유전적 취약성이 있는 상태로 이해한다(Gunderson 2011). GPM은 BPD의 핵심 표현형을 "대인관계 일관성" 모델로 설명한다(부록 C, "대인관계 일관성 모델"을 보라). 이 모델은 환자의 대인관계에서 연결됨의 정도가 변함에 따라서 얼마나 BPD의 증상이 왔다갔다하는지를 설명한다. 이 기복은 그 자체로 실제의 혹은 지각된 대인관계 스트레스(즉 거절, 이별, 후퇴와 같은)가 된다.

MBT는 정신분석과 애착 연구에 그 이론적 근간을 둔다. *마음헤아리기 mentalization(정신화)*는 자신과 타인의 마음 상태를 이해하는 일상의 상상 활동을 말한다. 이것은 무엇을 느끼고 생각하는지를 분류하고, 어떻게 해서 지금의 경험을 하게 되었으며, 그 경험이 자신과 타인에게 어떤 영향을 주는지 모니터하고, 타인의 관점을 흥미롭게 또는 공감적으로(거부적이기보다는) 고려하는 것을 포함한다. 마음헤아리기 능력은 초기 애착관계를 통해 촉진될 수도 있고 그 반대가 될 수도 있다. BPD의 발달 모델에는 세가지 요소가 포함되는데, 1) 마음헤아리기의 취약성으로 인해, 타고난 또는 환경적으로 매개된 대인관계 스트레스에 마음헤아리기가 쉽게 붕괴되는 점, 2) 자신과 타인을 경험하는 비정신화nonmentalizing 방식의 재출현, 3) 결과적으로 고통스러울 정도로 모순되고 극단적인 자신과 타인에 대한 표상 그리고 이에 대한 대처로 자신과 타인에 대해 경직된 시각을 채택하거나 파괴적 행동을 취한다는 점이다(Bateman과 Fonagy 2004). GPM과 마찬가지로 MBT 역시 병의 원인을 생물학적 영역과 관계적 영역에서 찾고 이해한다.

MBT의 유용한 점은 GPM의 이론과 실제의 두가지 주요 요소를 더 구체화한다는 것이다. 먼저 MBT는 대인관계 과민감성의 증상이 어떻게 특정 비정신화 *마음상태 nonmentalizing state of mind*에 의해 매개되는지를 자세히 밝힘으로써 GPM의 BPD 현상학을 확장시킨다. 여기서 비정신화 마음상태는 스트레스를 주는 사회 상호작용에 뒤따르는 부정적인 평가appraisal를 수정하고 완화시키는 능력의 결함으로 인해 일어난다(Fonagy 등 2017). MBT 프로토콜에 따르면 이러한 비정신화 상태가 임상 개입의 목표가 된다. 두번째로, MBT는 생산적인 치료 관계가 가능한 조건을 상세히 설명한다. GPM은 치료관계를 통한 "교정적 경험corrective experiences"을 말하는데 비해, MBT는 이것을 확장한다. 사회인지와 사회 학습에 관한 연구에서 알려지기로, MBT는 환자가 치료자에 대한 신뢰를 확립하고 유지할 것과, 치료관계에서 소통하는 것이 개인적인 것과 관련이 있음을 믿을 것을 요구한다. 이것은 환자가 치료자를 교과서나 프로토콜 대로만 말하는 사람이라고 느끼는 게 아니라, 치료자가 한 사람으로서 그들의 특정 경험을 공감적으로 이해한다고 느껴야 한다는 것을 의미한다. 이 "인식론적 신뢰"는 새로운 것을 배우기 위한 전제조건으로 여겨진다. MBT는 의미 있는 대인관계의 소통을 가능하게 하고 특별한 장애물이 생길 때 잘 대처하기 위한, 보다 명확한 설명을 제공한다. 성격장애 환자가 배울 수 있게 되기 이전에, 먼저 정보의 출처를 얼마나 신뢰할 수 있는지를 고려해야한다.

목표와 변화의 기전

GPM의 목표는 역학적 조사를 통해 알려진 특수치료를 하지 않은 BPD의 표준 경과를 참고하면 명확해진다. BPD환자들은 일반적으로 기능의 회복이 없이 증상만 관해remission된다고 알려져 있다. 그러므로 GPM의 일차 목표는 "심층적인" 성격변화가 아니라, 의미 있는 직업 역할과 유익한 파트너십을 이룸으로써 "살 가치가 있는 삶을 만들기"이다. 이 "일상 세우기"는 "행동적" 목표이자(어떤 구체적 목표의 달성은 삶의 질을 향상시키는 것으로 간주한다) "정신내적intrapsychic" 목표이기도 하다(이 목표들에 도달하는 것은 보통 의미 있는 성격변화를 필요로 한다). GPM은 안정적이고 유익한 일상 그 자체가 최고의 치료라고 확고하게 주장한다.

MBT는 정신치료 프로토콜을 통해 보다 직접적으로 증상과 기능의 근원이 되는 특정 정신내적 취약성, 불안정한 마음헤아리기 능력을 겨냥한다. MBT에서는 환자의 관계, 행동, 정서적 삶, 정체성과 기능은 마음헤아리기가 안정화되면 이차적으로 향상될 것으로 기대한다. 그러므로 GPM과 MBT는 증상의 관해와 기능의 회복이라는 궁극적인 목표를 공유하지만, MBT는 애착관계 안에서(마음헤아리기 능력이 도전받기도 하겠지만) 마음상태에 대한 성찰을 안정화함으로써 가장 목표를 잘 이룰 수 있다고 제안한다.

MBT는 보다 "깊은(심층의)" 변화를 낳으려는 포부를 가지고 있어서, GPM보다는 더 "야심적"이다. 마음헤아리기의 향상은 근본적인 단위체이며 지속적인 성격 변화만이 아니라 증상의 안정과 기능의 성장을 의미하기 때문이다.

접근용이성과 시행

GPM 체계화의 추진력은 공중보건의 필요에서 비롯된다. 즉, 공중보건의 측면에서 대다수 BPD환자에게 "충분히 좋은" 치료를 제공하기 위해 필요한 수단을 일차의료인이 갖추도록 하는 것이다. 왜냐면 대다수 환자들은 특수화된 관리 없이도 관해에 이를 수 있고, 더 나은 삶을 성취할 수 있기 때문이다(부록 B, "단계적 관리 모델", Choi-Kain 등 2016, 2017). 그러므로 GPM은 광범위한 치료법들에 대해서 치료자와 환자들의 유연성과 융통성을 강조한다. MBT는 보다 특수화되고 구조화된 치료법이지만, 공중보건 환경에서 개발되었기 때문에 접근도를 높이는 것에도 관심을 두고 있다. 또한 개인의원이나 보험기반의 공중보건 환경을 위해서도 개발될 수 있다.

MBT의 훈련은 3일간의 워크숍에 참여하는 것으로 시작하여, 그룹 혹은 개인 지도감독을 지속적으로 받는 것을 권장한다. MBT 훈련은 임상가의 자세와 능력에 즉각적인 긍정효과를 내는 것으로 보인다. GPM과 MBT 훈련 모두 임상가에게 BPD환자와의 작업에 대한 자신감을 불어넣어주고, BPD에대한 기존의 부정적인 편견을 바로잡으며, 다양한 임상상황에 적용할 수 있다는 느낌을 갖도록 한다(Keuroghlian 등 2016, Warrender 2015). 단기 MBT 훈련은 초보 치료자의 마음헤아리기 능력까지도 향상시킬 수 있다(Ensink 등 2013).

장기 순응도에 대해서는 GPM보다는 MBT에서 보다 폭넓게 연구되었다(Bales 등 2017). 몇몇 순응도 척도가 임상가가 사용할 수 있도록 개발되어 있는데(Bateman 2018, Karterud 등 2013), MBT 복제 연구에서 순응도를 모니터하는데 이 척도들의 다양한 버전을 이용하였다(Bales 등 2012). GPM에서는 순응도 자체에는 그다지 관심을 두지 않는다. GPM은 어떤 임상가라 할지라도 곧 숙련될 것이고, 진단 공개와 심리교육과 같은 일련의 절차를 따를 것이라는 생각 위에 세워진 접근이기 때문에, GPM은 순응체계를 요구하기 보다는 단순 체크 리스트나 지식 퀴즈를 이용한다(Finch와 Gunderson 2017).

경험적 인정과 적응증의 확대

MBT는 두가지 주요 형태에서 BPD에 효과적인 치료로 경험적으로 인정받았는데, 낮병동 프로그램과 주 1회 개인, 혹은 그룹 외래치료이다(Bateman과 Fonagy 1999, 2001, 2008, 2009, 2013). 두 형태의 치료 모두가 자살과 자해행동, 입원, 우울증상, 정신보건 서비스의 이용, 약물처방에서의 감소와 사회와 대인관계 기능, 고용에서의 향상에 기여한다는 결과가 있었다.

GPM과 같이, MBT도 BPD만이 아니라 다양한 다른 질환에 효율적일 수 있는데, 식이장애, 물질사용장애에 효과가 있었다(Morken 등 2017, Robinson 등 2016). 아직 경험적으로 확립되지 않았지만, 기분장애, 신체화장애, PTSD 등의 치료를 위한 수정된 형태의 MBT가 제안되었다(Allen 2013, Bateman과 Fonagy 2012, 2015, Luyten 등 2012).

MBT는 BPD외의 다른 성격장애의 치료에도 효과를 보였다. 아마도 MBT를 반사회성 성격장애의 치료에 적용한 것이 가장 특별한 예일 것이다(Bateman 등 2016). 또한 공존질환을 가진 BPD환자를 치료하는데도 이용되었다. 18개월간의 외래 MBT 시험에서는 보다 심한 성격장애 공존질환을 가진 경우에 일차적 치료보다는 MBT에서 더 빠른 호전을 보였다(Bateman과 Fonagy 2013). 이러한 자료들을 종합했을 때, 일차의료인이 반사회성 성격장애를 가진 "접근성이 낮은" 환자나 일차치료에 적절한 호전을 보이지 않는 하나 이상의 성격장애를 동반한 환자의 경우 MBT에 의뢰할 것을 고려하는 것이 합리적일 수 있다.

치료의 구조

표준 MBT는 심리교육, 개인/집단치료 그리고 팀원 간의 동료-수퍼비젼으로 구성되는 구조화된 패키지로서 치료자들이 팀을 이루어 시행한다. 다른 BPD 특수치료와 같이, MBT는 보다 확장된 "전치료pretreatment" 과정, 평가 그리고 가설 세우기로 이루어지는데, 이것은 GPM과는 대조적이다. GPM은 바로 치료를 시작하고 진전을 보이는 한 치료를 계속 한다. MBT는 환자의 마음헤아리기의 취약성과 강점에 대한 평가, 성격장애 진단에 대한 논의, 마음헤아리기의 경험을 촉진하기 위한 과정지향적인 개입과 함께, 마음헤아리기와 애착에 대한 강습으로 구성된 8-10주간의 심리교육 그룹을 진행한다.

본격적인 치료가 시작되면, 환자가 스스로 이야기하는 문제와 목표를 치료자가 환자의 애착 유형과 마음헤아리기 취약성을 평가한 것과 통합하여 환자

개개인의 MBT 가설을 세운다. 환자의 일상 용어를 사용하여 이 가설을 환자에게 설명하고, 함께 협업하여 수정한다. 치료전반을 통틀어 지속적으로 핵심적인 관계패턴을 살피는데 초점을 맞추고 점차 초점을 확장해 나간다. 환자가 입문 심리교육 그룹에서 장기적인 마음헤아리기 그룹으로 옮겨갈 때, 자신의 가설을 그룹멤버들과 서로 공유하게 한다. 그리하여 핵심 문제가 나타날 때마다 그것들을 테이블 위에 올리고 전체 그룹멤버들과 마음헤아리기 작업을 한다.

종결에 관한 지침은 MBT가 GPM보다는 비교적 구체적이다. MBT에서 가장 확립된 임상 프로그램의 기간은 1-1.5년인데, 어떤 프로그램은 일차치료가 끝날 때 환자 각자에게 "중간 점검" 세션을 갖게 하거나, 환자가 치료에서 얻은 것을 일반화하고 직업기능 향상의 어려움을 관리하는데 초점을 맞추는 치료기간으로, "유지" MBT 그룹을 추가적으로 계속한다. 이에 비해 GPM은 끝이 정해져 있지 않는 치료로, 치료의 진전에 따라서 종결을 결정한다.

GPM과는 달리, MBT는 환자가 직업을 가질 것을 체계적으로 요구하지는 않는다. 그러나 몇몇 MBT 프로그램에서는 사실상 MBT의 더 큰 목표에 맞추어 직업에 대한 요건을 채택하고 있다. 치료가 진행됨에 따라 직업 기능의 향상을 위해 노력할 것을 점점 더 강조한다.

MBT의 약물치료에 관한 구체적인 가이드라인은 따로 없고, 영국 국립보건복지연구원(NICE)의 BPD 치료를 위한 지침을 따른다. NICE의 지침은 공존질환의 치료에 약물처방을 하지 않도록 권고하는데(NICE 2009), 이는 GPM의 경험 기반의 약물관리 권고보다 더 보수적이다. 두 접근법 모두 정신적으로 또는 기능적으로 환자가 스스로 달성해야 할 변화에 초점을 맞추고, 약물처방에 대해서는 보수적 태도를 견지한다.

기법 Technique

GPM의 기법은 심리교육과 비특이적 BPD 치료의 구성요소(예, 적극적인 경청, 관심을 보여줌), 객관적인 문제해결과 조언(지지치료, 사례관리와 일치), 방어를 직면하는 것(정신역동 치료의 관점과 일치), 변화에 대한 기대와 책임감을 강조하는 것(행동치료와 일치)들을 절충하여 결합한 것이다. GPM 임상가는 환자가 BPD로부터 호전되고 증상이 관해되는데 무엇이 가장 이로울지에 대해 명확한 시각을 가지고 있으면서, 비교적 권위있고 덜 중립적인, "현명한 이웃 아저씨"의 역할을 한다고 생각할 수 있다. GPM 임상가는 보다 직접적으로 충고하고 실용적인 인생수업의 지혜를 나눠준다. MBT는 비교적 덜 직접적인 자세로, 지금-여기의 치료 상호작용이 환자에게 어떻게 경험되고 해석되는지에 대해 보다 진지하게 바라본다. 즉 MBT 개발자가 기대하는 목표는 마음헤아리기 과정이지, 환자가 어떤 구체적인 생각, 혹은 어떤 구체적인 방식으로 생각하게 만드는 것이 아니라는 의미이다. MBT는 오직 환자가 자신의 생각이나 결정을 내릴 때, 보다 성찰할 수 있도록 돕는 것이 목적이다.

MBT의 주요 목표는 성찰기능의 회복과 안정화이며, 이를 위해 체계적인 방식으로 접근한다. MBT 치료자는 시작부터 마음헤아리기 기능이 취약해지는 응급상황을 계속 평가한다. 이 과정 동안, MBT 치료자는 세가지 과제를 수행하는데(Bateman과 Fonagy 2016), 첫째는 환자에게 타인에 대한 관심, 자기-성찰, 인지적 유연성, 호기심, 통찰력과 같은 "양호한" 마음헤아리기의 일반적 신호가 있는지 평가한다. 또한 비현실적 확신, 비추상적 사고concreteness, 모호함, 외면화, 비난하기와 같은 "불량한" 마음헤아리기가 있는지도 평가한다. 둘째는 환자가 마음헤아리기 영역 전반에 걸쳐 적절하고 유연하게 관점을 전환하는 능력과 마음헤아리기 능력이 경직되고 제한되는 방식을 조사한다. 셋째, 임상가는 세가지 원형적 비정신화 모드가 출현하는지 자세히 살펴본다. 즉 *목적론적 모드teleological mode*(오직 구체적 현실만이 정신상태를 이해하거나 표현하는 도구가 되는: "일단 손목을 긋고, 이해는 그 다음에 하자…."), *정신적 평형psychic equivalence*(사고와 감정이 현실과 모순될 때: "내가 생각하는 것, 내가 느끼는 것은 무조건 진실이야"), *위장 모드pretend mode*(자기 자신의 경험들이 서로 불일치하거나 임상가와 환자 간에 불일치가 현저한)가 그것이다.

MBT는 *마음헤아리기(정신화) 태도*에 뿌리를 두고 있다. 마음헤아리기의 핵심 특징은 정신상태를 설명할 때 단지 행동과 상황을 설명하는 것 이상으로 지금-여기에 초점을 두고, 환자가 자신의 마음속과 타인의 마음속에서 일어나는 것을 어떻게 이해할지에 대해 적극적인 호기심과 관심을 가지고 그리고 어떤 사람의 마음에 무엇이 일어나는지 혹은 치료관계에서 무엇이 일어나는지를 아는데 있어서 치료자가 더 유리하다고 생각하지 않는, "평범한" 비전문가로서 "모른다"는 태도로 접근하는 것을 포함한다. 그 대신, MBT 임상가는 자신과 타인에 대한 환자 자신의 성찰을 자극하고, 성급한 확신에 대해 도전하고, 대인관계 상호작용의 함축적 측면을 상세하게 이해하려고 한다. 마음헤아리기의 목표는 환자가 경험과 행동을 정신화mentalizing하지 못하여 해로운 방식으로 붕괴되는 일 없이, 폭넓은 관점에서 균형 잡힌 방식으로 살펴보고 질문하고 반응하도록 하는 것이다. MBT 치료자는 "주목할" 만한 방식으로 자신의 관점을 환자와 공유하여, 어떤 관점이 상이하고 어떤 관점은 같은지를 조명하고, 그런 차이점과 공통점의 기원을 찾는데 궁금증과 호기심을 자극한다. 또 MBT 치료자는 자신의 마음헤아리기 과정도 틀릴 수 있다는 것을 기꺼이 인정한다(예, "내가 왜 그렇게 말했는지를 생각해 봐야겠네요", 혹은 "왜 제가 당신에게는 분명해 보이는 것을 놓쳤는지 생각해봤습니다"). 이렇게 함으로써 자신의 관점들 사이에, 또 자신과 다른 사람의 관점 사이에 차이가 있을 수 있다는 것을 시범으로 보여주고 환자에게도 그러한 사고방식을 촉진한다.

치료가 진행되면서 MBT의 개입의 강도와 복잡함이 환자의 마음헤아리기 능력을 넘어서지 않도록 조절한다(즉, 주어진 순간에 환자가 받아들일 수 있는 정도가 어느 정도인지 고려한다). 환자의 마음헤아리기가 아주 취약할 때는 지지적인 틀안에서 개입의 형태를 전환할 필요가 있다. 비정신화가 나타날 경우에는 환자의 마음헤아리기 능력을 다시 안정화시키기 위한 개입이 필요하다. 또 치료관계 안에 내재한 관계 역동을 탐색하는 개입이 필요한 때도 있다. 어떤 순간에 어떤 형태의 개입을 할 것인지는 애착과 각성의 활성화 정도를 관리하고 모니터링하면서 정한다. *애착 과활성화attachment hyperactivation* 상태는 지각된 대인관계 위협이나 감정 각성의 정도가 너무 강할 때 일어나며 마음헤아리기를 저해하는 반면, *애착 저활성화attachment hypoactivation* 상태는 흥미, 호기심 등 마음헤아리기의 동기가 되는 감정적 각성이 부족한 상태이다. 목표는 감정의 각성과 연결성의 정도를 마음헤아리기 능력이 유지될 만큼의 강도로 유지하면서, 너무 강력해서 압도되지 않도록 하는 것이다.

요약하면 BPD 증상을 줄이고 더 나은 대인관계와 직업에서 안정화를 성취하기 위해서는 심층적인 변화가 필요하고, 이 심층적 변화의 과정을 뒷받침하는 것이 성찰능력이다. MBT 기법은 이 성찰능력의 향상을 위해 설계되었다. MBT의 개발 초기에는 기초적 마음헤아리기 과정을 촉진함으로써 사회학습 채널을 다시 여는 것을 강조했는데, 이후에는 개인치료/집단치료 치료자와 동료 그룹멤버들의 대안적 관점을 통하여 환자가 가진 표상의 패턴에 도전하고 재조사하는데 초점을 두는 쪽으로 진화했다. 목표는 환자가 증상적, 성찰적, 관계적, 기능적으로 획득한 것을 사회적 세계로 일반화하는 것이다(Fonagy 등 2015). MBT가 점차 각광을 받는 이유 중에 정신역동적 치료와 행동치료의 요소 모두에 일치하는 점으로 인해 호환성이 높다는 것이 포함된다(Swenson과 Choi-Kain 2015). 마음헤아리기 기법들은 그 기능을 향상시키는 것을 목적으로 하는 대부분의 접근법에 통합시키기 쉽다. GPM처럼 MBT도 현실적인 임상적 자원들과 결합하려는 목적을 가진, 유연하며 다각적인 접근법이다.

언제 마음헤아리기치료MBT를 고려하나?

MBT는 북미보다는 유럽에 비교적 보다 폭넓게 확산되어 있다. MBT를 쉽게 이용할 수 있는 지역에 있는 임상가들은 일차의료인의 치료나 특수화된 치료가 환자의 안정화와 기능호전에 효과가 없을 때 MBT에 의뢰할 것을 고려해볼 수 있다. MBT를 고려할 수 있는 추가적인 경우는 다음과 같다.

1. 여러 성격장애를 동시에 가진 환자
2. 다른 BPD 치료로 어느 정도 증상이 완화되었으나, 대인관계 영역과 정체성 영역에서 지속되는 문제에 대해 심화치료를 원하는 경우
3. 특히 경직된 대인관계 기능, 공감능력의 전반적 장애, 심각한 감정부

전증과 같은 사회인지 장애가 매우 심한 환자
4. 다른 사람에 대해 매우 적대적이고 불신하는 환자, 특히 정신건강 전문가나 주거, 교육, 법에 관해 지원하는 공무원에 대한 불신이 심한 환자

증례

다음 증례는 결정시점을 포함하고 있는데, 증례 끝에 몇 가지 대안적 반응들이 나열되어 있다. 독자들은 각각의 대안적 반응이 얼마나 도움이 될지 점수를 매겨보면 좋을 것이다. 그 다음에 각 반응에 대한 논의를 덧붙였다.

이 증례는 치료가 진행되면서 어려움들이 생길 때 GPM과 MBT 간에 전환하는 예시를 보여준다.

당신은 정신과 전문의가 된 지 일년 되었고 종합병원의 정신과 외래에서 일하고 있다. 전공의 수련동안 GPM 훈련지도자로부터 BPD 강좌와 지도감독을 받았으며, GPM에 대한 경험을 다졌다. 그 덕분에 당신은 BPD환자와의 작업에 관심을 두고, 그들을 도울 수 있다는 확고한 자신감을 가지고 있다. 또한 전공의 4년차때, MBT의 3일간 워크숍에 참여했는데, 이때 GPM과 MBT의 차이에 큰 흥미를 느꼈다. 하지만 당신은 아직 MBT를 시행해 본적은 없다.

당신은 Evan이라는 24세의 남성으로부터 급하게 만나고 싶다는 음성메시지를 받는다. 그는 매우 다급하게 치료를 필요로 하는 듯했다. 그는 이전에 생물공학 회사에서 일했지만 그렇게 일을 잘 하지는 못했다고 말한다. 그는 당신이 도와준다면, “치료에 열심히 임하는 좋은” 환자가 되겠다고 약속한다. 당신은 그와 첫 면담 약속을 잡고, “제가 도움이 될 수 있을지 한번 봅시다”라고 말한다.

Evan은 눈을 크게 뜨고 당신 진료실에 들어온다. 그는 위축된 모습으로 앉아서 혹 있을 지 모를 위험에서 자기를 지키려는 듯이 끊임없이 방안을 살핀다. 그는 슬픈 눈으로 당신을 쳐다보면서 자신의 가장 큰 고통은 계속되는 연애의 실패라고 말한다. 그는 애처롭게 “왜 나를 사랑하는 여자를 만나지 못하는 걸까요?”라는 말을 내뱉는다. 그런 다음 실패한 연애들에 대해 자세하게 이야기하기 시작한다. 약

혼까지 간 적도 한 번 있었지만, 그가 전자음악 페스티벌에 계속 가면서 MDMA를 사용하고, 다른 여자와 바람 피우는 바람에 약혼자가 질려버렸고 그들은 결국 파혼했다. 약혼자가 그의 행동을 견디지 못할 거라는 생각을 못했냐는 당신의 질문에, 그는 눈을 내리깔고 절망스러운 어조로 조용히 "만약 그녀가 나를 진심으로 사랑했다면, 내가 절대 그러지 않았을 거예요"라고 말한다.

일반정신과 병력을 검토하기 위해 물어보니, Evan은 충동적인 물질남용의 "사소한 문제"가 한 번 있었다고 말한다. 또 당신은 그가 최근에 폭력으로 기소된 적이 있다는 사실을 알게 된다. 전여자친구가 다른 남자와 바람을 피우는 현장을 잡았을 때, 같이 있던 남자에게 폭력을 가했던 것이다. 그 당시 자신이 마약에 취해 있어서 그랬으며, 분노관리 훈련에 참여하는 조건으로 집행유예 선고를 받았다고 했다. 그는 만약 수감형을 선고받았다면, 차라리 자살을 택했을 것이라고 말한다. 그 말을 한 다음, 자기가 자살할 위험은 없고 자기는 자살 위협으로 다른 사람들을 조정하지 않는다며 당신을 안심시킨다.

Evan는 이전에 심리학 훈련생으로부터 정신역동적 정신치료를 주 1회 1년간 받았는데, 그 치료자가 최근에 자격을 취득하고 나서 인상된 치료비를 감당할 수가 없었다. 그는 지금은 당신이 어떤 치료를 권하든지 보험에서 지원을 받아 치료를 해야 한다. 그는 이전 정신치료자에 대해서 "괜찮은 사람이었고, 나를 신경쓰는 것 같았지만, 별로 도움이 되지 않았어요"라고 한다.

Evan이 BPD을 위한 치료를 받은 적은 없기 때문에, 당신은 GPM 틀안에서 주 1회 그를 만나기로 결정한다. 마음 깊이 자리한 버림받음에 대한 두려움, 극단적인 이상화와 평가절하 사이에서 흔들리는 관계, 충동적인 물질남용과 감정을 조절하기 위해 섹스를 충동적으로 추구하는 것, 반복되는 자살 위협과 자살행동 그리고 매우 불안정한 자기감 등의 증상들을 토대로 당신은 그에게 BPD 진단을 내린다.

당신은 Evan에게 자서전을 써보라고 한다. 그는 자신의 자서전을 쓰면서, 아주 오랫동안 지속된 이질감과 결핍된 느낌을 표현한다. 당신은 그와 함께 그가 직업을 다시 갖고, 마약사용을 삼가고, 자살행동을 줄이는 것을 포함한 목표를 정한다(그가 흔쾌히 그것들을 줄이는 데에 전념하려고 하지는 않지만). 당신은 위기상황 시의 계획을 세우고, 응급시에 당신이 할 수 있는 것을 설명하고, 그렇지만 당신이 완벽하게 도울 수는 없다고 설명한다. 당신은 그에게 자기자신의 안전과 마약 중단에 대해서 스스로 책임감을 가질 필요가 있다는 것을 강조한다.

당신은 또한 Evan이 이성과의 데이트에는 관심을 줄이고, 직업에 전념하고 동성친구를 만드는 데에 초점을 두는 것이 나을 거라는 제안을 한다. 그렇게 하면 그의 감정적 충동성이 감소하고 안정화될 것이라고 생각해서이다. 그는 다시 취업하는 것이 무엇보다 중요하다는 것에는 동의하지만, 연애에 대해 관심을 줄이라는 제안에 대해서는 입으로만 알았다고 하는 듯하다.

당신은 사례관리자의 역할안에서 때로는 행동치료와 정신역동적 치료접근 모두를 사용하여 그의 행동이 보다 적응적 방향으로 되도록 한다. 또 그의 감정과 대인관계 스트레스의 상관관계에 관심을 가지도록 한다. 그는 이 상관관계에 관심을 보이는 것 같다. 그러나 그의 광적인 연애는 줄어들 기미가 없다. 당신은 점차 그의 명확한 문제에 대해 객관적으로 지적하게 되고, 만약 나아지기를 원한다면 광적인 연애를 중단해야 한다고 직접적으로 이야기하게 된다.

치료 6개월째, Evan은 한 여성과 두번째 데이트에 실망한 다음, 광란의 파티에서 LSD를 사용하여 정신과병동에 입원하게 되었다. 그는 높은 곳에 있는 스피커 단상위로 올라가서 죽겠다며 뛰어내리려 했다. 이 행동 바로 직전에 그는 데이트한 여성에게 전화하여 자살하겠다고 위협하고 문자메시지를 보냈다. 입원병동에서 약에서 깬 이후에도, 지금까지 그는 아무도 그를 사랑하지 않을 것이라는 생각에서 벗어날 수가 없어서 늘 죽고 싶었다고 계속 얘기한다. 당신은 그가 잠시만 입원하면 될 것이라고 생각했지만, 외출 기간 동안 지하철 철로에서 뛰어내리려고 기웃거리는 것이 발견되어 입원이 연장되었다. 당신은 이 시점에서 지난 6개월간의 치료를 검토하면서 당신의 치료가 효과적이었는지 평가해본다.

지난 6개월간, Evan은 당신의 심리교육, 직면, 조언에 대한 반응으로 충동적인 마약 사용과 자살시도와 같은 몇몇 행동이 조절되는 등 효과가 있는 것 같았다. "재활"의 일환으로 휴대폰 소매점의 파트타임을 시작했는데, 데이트에서 실패한 다음날 "인간적으로 너무 힘들다"며 병결한 적이 몇 번 있기는 했지만, 비교적 직장을 유지하는 등 직업 능력에서도 호전이 있었다. 또 여러 생물공학 회사에 구직활동도 하면서 안정된 일상으로 돌아가려고 애썼다. 또 그는 친밀함의 역동이 자기감과 자신의 행동에 대한 감각에 지대한 영향을 준다는 당신의 말에 동의하면서, 자신의 감정적 문제를 대인관계의 관점을 통해 더 잘 이해하게 되었다.

더구나 지금까지 나타나지 않았던 중요한 대인관계 그리고 정체성의 문제가 치료관계 안에서 출현하였다. 그는 필사적으로 연애 파트너를 계속 찾았는데 매주 5명의 새로운 이성과 첫 데이트를 하면서, 왜 어떤 사람과도 관계가 잘 안되는지 모르겠다고 했다. 당신은 그의 대인관계 문제에 사회인지 능력에서의 심각한 장애가 뿌리 깊이 내려 있다는 것을 이해하게 되었다. 그는 다른 사람의 마음이 어떤 지에 대해서 이해하는 능력이 아주 경직되어 있는 것 같다. 당신을 포함하여, 상사, 보호관찰사, 다른 윗사람들과의 관계에서, 그는 모든 사람들을 아주 불신하면서, 관계가 나빠지면 그 이유가 자신이 "비호감"이기 때문이라고 쉽게 결론지었다. 그가 당신의 조언을 따르지 않는 것에 대해서, 당신의 관점과 그의 관점이 어떻게 다른 지에 대해서 당신이 솔직하게 설명하면 그는 비난받는 것으로 느낀다.

당신은 Evan에게 그의 치료에서 어느 정도의 호전이 있었지만, 더 이상의 호전없이 치료가 정체된 것이 걱정스럽다고 이야기한다. 만약 그가 보다 깊이 변화하지 않는다면, 만성적인 불안정과 자살의 위험은 여전히 높다는 것을 지적한다. 그러자 그는 거절에 민감한 취약성으로 인해 마약을 사용하거나 자살행동을 하게 된다는 것은 알지만, 데이트를 포기한다면 자신은 견딜 수 없을 것 같다고 대답한다. 그는 여전히 정말로 연인을 찾고 싶은데 이제는 외로움에 지쳐 절망스럽다며, 정말 혼란스럽고 좌절한 듯이 보인다. 결국 그는 울면서, 이제는 익숙해진 질문을 마치 처음인 듯이 던진다. "왜 나를 사랑하는 여자는 없을까요?"

GPM의 틀에 입각한 단도직입적인 설명과 조언이 Evan에게 효과가 없었는데, 그렇다면 이제는 어떻게 해야 할까? 당신은 더 특수화된 치료가 그에게 도움이 될 수도 있을 것이라는 생각을 한다. 당신은 이에 대해 그에게 어떻게 설명할지, 어떤 치료를 그에게 제안할지 고민한다. 당신이 그에게 여러 선택지를 보여주자, 그는 다른 치료자로 바꾸는 것은 상상할 수 없다며 당신에게 자기를 떠나지 말라고 애걸한다. **[결정시점 1]**

당신은 스스로 MBT를 공부해서, 그가 자기가 맺는 관계의 상호작용을 이해하고 관리하지 못하는 문제에 초점을 맞추기로 결정한다. 당신은 MBT 매뉴얼을 (Bateman과 Fonagy 2016) 읽어보고, GPM 접근을 어떻게 수정할지 고민한다. **[결정시점 2]**

당신은 치료 세션에 MBT 기초기법을 결합시키고, 동시에 Evan이 마음헤아리기 그룹에 참석하도록 한다. 그후 1년간, 그가 참여하는 그룹의 지도자와 당신은 그가 데이트 상대나 상사와 같은 윗사람에게 이해받지 못한다고 느끼는 것에 대해 자세히 이해하고 그 느낌을 줄이기 위해서, 계속해서 마음헤아리기 태도를 취한다. 당신은 그와 함께 그의 마음이 어떻게 작동하는지, 그의 관점이 사회 상호관계에서 얼마나 자주 다른 사람의 관점과 명확히 다른 지에 대해 보다 자세하게 이해한 것을 공유한다.

"이해하지 못하는 것을 이해하기understanding misunderstanding"라는 MBT의 초점은 Evan이 당신과의 관계를 포함하여 마음헤아리기 그룹의 멤버들, 치료 밖의 중요한 다른 사람들과 관계에서 마음헤아리기에 실패하는 경우에 주목하도록 돕는다. 그는 자살충동을 조절하고, 입원을 피하고, 마약을 끊은 상태를 장기간 유지하고, 더 이상 법적 문제에 휘말리지 않으면서 점점 자신감을 얻는다. 또한 그는 자기가 그의 분야에서 다시 일을 할 수 있다고 느끼게 된다. 이제 그는 고임금의 생물공학 회사에서 6개월째 일하고 있다. 그는 어떻게 자신과 다른 사람에 대해 왜곡된 관점이, 그로 하여금 "연인을 찾기" 어렵게 만드는 행동을 하게끔 이끌었는지를 돌아본다. 드디어 그는 데이트상대 계속 바꾸기를 그만두고, 더 오래 지속되는 관계로 초점을 돌려 지금은 6개월째 만나는 이성이 있다. 그러나 그가 사랑받지 못하고 이해 받지 못한다고 느끼게 되면, 쉽게 상처받고, 그러면 몰래 다른 여자를 찾는 행동을 하고 있어서, 그 관계도 안정적이라고는 할 수 없다.

지난 1년간, Evan의 BPD 증상들은 줄어들고, 연애 외의 관계들은 안정되고, 직업기능은 향상되었다. 하지만 여전히 주요 정체성 문제와 대인관계에서의 문제들이 광적인 연애와 지속적인 외로움으로 나타나고 있다. 만약 관계가 무너지거나 마약을 다시 사용한다면, 자살의 위험이 또 생기리라는 것을 상상하기란 어렵지 않다. 당신은 GPM에 MBT 기법을 통합하여 치료의 효율을 높이기로 결정한다. 그러나 다시 한번 당신은 Evan의 치료가 정체되었다고 느낀다. 당신은 다음 단계로 무엇을 제안할지 고민한다. **[결정시점 3]**

당신은 Evan과 작업을 계속하면서 MBT가 그에게 가장 도움이 될 것이라고 더 힘주어 설명한다. 그는 마음헤아리기 그룹에서 다른 사람의 마음이 자신의 방식과 다르게 작동한다는 것을 알고 충격을 받았고, 그래서 가장 힘들면서도 도움이 되었다고 말한다. 그는 마음헤아리기 그룹을 통해 자신이 즉각적으로 내린 결론을 믿기 전에 대인관계 상호작용에 관한 그의 인상을 검증하는 법을 배웠다. 자신이 도움을 받는 개념을 연결하고 일반화하기 위해 일년 더 마음헤아리기 그룹에 참석하기로 결정한다.

당신은 또한 MBT 기법에 대해 더 깊이 공부하고 MBT 전문가로부터 지도감독을 받으면서, 당신의 치료적 자세에 MBT의 요소들을 더욱 더 결합시킨다. 당신은 Evan이 여유를 가지도록 하고 그가 당신에게 동의하지 않을 때 자신의 마음이 어떻게 작동하는지 스스로 정확하게 살피게끔 하는데 점점 더 초점을 맞춘다. 그를 포용하는 것이 필요할 때는 GPM의 권위를 가진 부모의 자세로, 그에게 탐색적인 이득이 보다 필요로 할 때는 MBT의 "알지 못한다"는 자세로 전환하는 것에 점차 능숙해진다. 연애관계는 여전히 그에게 가장 고통스러운 요소이지만, 그는 수년간 당신의 도움을 통해 고임금의 직업을 유지하고 마약을 피하고 폭력으로 기소되는 일은 없게 되었다. 수년이 지난 후, 치료 빈도는 월 1회로 줄었다. 그는 자신의 마음헤아리기의 취약성과 그것으로 인해 위기상황으로 치달았다는 것을 깨닫게 되었는데, 이로써 여유를 가지고 자신의 문제들을 이해할 수 있는 채널이 형성된다.

결정시점: 대안적 반응들

각각의 반응들을 도움되는 정도에 따라 1(확실히 도움이 된다), 2(도움이 될 수도 있지만, 잘 모르겠다), 3(도움이 되지 않거나 오히려 해롭다)으로 점수를 매긴다.

1. 다음 단계로 보다 특수화된 치료접근법 중에 무엇이 적절할지에 대해 Evan과 상의할 때, 당신이 해야 할 것은
   A. Evan에게 변증법적 행동치료(DBT)와 MBT에 관해 알려주고, 어떤 치료가 그에게 최선일지는 그 자신이 가장 잘 알 수 있다고 격려하고 선택하도록 한다.
   B. Evan에게 치료가 정체된 것에 대해 염려를 표하면서, 왜 당신과 앞으로도 계속 작업하는 것이 도움이 된다고 생각하는지 질문한다. 그리고 계속 당신과 작업하려면 "좋은 환자가 되어야한다"고 말한다.
   C. Evan에게 표준 DBT 프로그램(개인 기술 코칭과 함께)으로 전환하는 것이 도움이 될지 평가하기 위해, DBT 기술그룹에 참여해볼 것을 권유한다.
   D. GPM의 틀안에서 MBT의 기초원칙과 기법들을 결합하여 계속 작업할 것을 Evan에게 제안한다.

2. MBT 훈련을 완전히 받지 않은 상황에서, 치료의 효율을 증가시키기 위해, GPM에 결합시키기 가장 용이한 MBT의 요소가 무엇이라고 생각하는가?
   A. 자신과 다른 사람의 관점 간의 차이점을 이해하고 대처하는 능력을 향상시키기 위해 Evan을 보조적 마음헤아리기 그룹에 의뢰한다.
   B. 애착유형에 관한 심리교육을 제공한다.
   C. 그가 마음헤아리기를 하지 않을 때 마음헤아리기를 회복하기 위한

MBT 방식을 이용하여 Evan이 마음헤아리기를 하는지 아닌지에 질문의 초점을 맞춘다.

D. "알지 못한다"는 마음헤아리기 자세를 채택한다.

3. GPM에 MBT를 추가 통합하여 호전이 있었지만, 그가 더 성취해야 할 것이 있다고 판단하는 관점에서는 결과가 제한적이라고 결론을 내린 다음, 당신이 해야 할 것은

A. Evan에게 완전한 패키지의 MBT를 받을 수 있는 센터 근처로 이사하도록 권유한다 .

B. Evan을 정신분석가에게 의뢰한다.

C. 당신이 스스로 공부하고 지도감독을 받으면서 MBT 기법에 점점 능숙해지는 동안, Evan에게 가장 유익했던 MBT의 요소를 GPM의 틀에 결합하는 방식으로 치료를 유지한다.

결정시점: 논의

괄호 안의 숫자는 도움이 되는 수준을 나타낸다.

1. 다음 단계로 보다 특수화된 치료접근법 중에 무엇이 적절할지에 대해 Evan과 상의할 때, 당신이 해야 할 것은

   A. Evan에게 변증법적 행동치료(DBT)와 MBT에 관해 알려주고, 어떤 치료가 그에게 최선일지는 그 자신이 가장 잘 알 수 있다고 격려하고 선택하도록 한다. [2] (GPM은 자신이 무엇을, 왜 해야 한다고 생각하는지에 대한 그들의 의견을 끌어내는 것을 포함하여 적극적으로 환자가 자신의 회복을 위해 노력하도록 요구한다. 이 접근은 Evan이 무엇이 가장 도움이 될 것이라고 생각하는지는 알 수 있도록 하겠지만, 그것으로 무엇이 가장 최선인지 결정할 수는 없다. GPM 치료자는 BPD의 경험기반의 자료를 토대로 전문

가로서 권유를 하는 것에 대해 주저하지 않지만, 권유할 때는 환자가 보다 폭넓은 시각을 가지고 선택할 수 있게끔 돕는데 초점을 맞춘다. 그러나 심각한 대인관계 문제와 자기 파괴적인 성향을 가지고 있는 환자에게 복잡한 치료법 중에 어느 하나를 선택하도록 하는 것은 무리가 있다.)

B. Evan에게 치료가 정체된 것에 대해 염려를 표하면서, 왜 당신과 앞으로도 계속 작업하는 것이 도움이 된다고 생각하는지 질문한다. 그리고 계속 당신과 작업하려면 "좋은 환자가 되어야한다"고 말한다. [1] (자신의 치료 목표를 되돌아보도록 환자를 자극하는 것은 GPM에서는 바람직하다. 이 반응은 또한 치료를 통해 환자가 진전을 보이는 때에만 치료를 지속한다는 점을 강조한다. 치료 목표에 관한한 치료 관계에서의 문제를 분명히 하는 것은 GPM이나 MBT 모두에서 중요한 부분이다.)

C. Evan에게 표준 DBT 프로그램(개인 기술 코칭과 함께)으로 전환하는 것이 도움이 될지 평가하기 위해, DBT 기술그룹에 참여해 볼 것을 권유한다. [2] (개인 DBT 세션없이 DBT 기술그룹과 사례관리만 결합했을 때도 BPD환자에게 도움이 될 수 있다[Linehan 등 2015]. 이 방식은 흔히 GPM에서 보조적 접근법으로 이용된다. 더구나 DBT의 행동적 관점은 Evan의 지속되는 고위험 행동 문제들, 마약사용과 자살행동을 겨냥하는 실행가능한 방식으로 보인다. Evan이 감정조절하는 기술과 관계에서 다르게 반응하는 기술을 배운다면 이득이 있을 것이다. 결국 보다 깊은 변화를 위해서는 관계에 초점을 맞춘, 관계에서 그에게 무엇이 일어나는지에 대한 그의 확신의 원천을 분명히 설명하는 접근이 필요할 것이다. 사회인지와 애착 안정성의 문제에 MBT와 DBT를 결합하는 것이 DBT 단독보다 효과적이라는 것을 암시하는 근거가 있다 [Edel 등 2017].)

D. GPM의 틀안에서 MBT의 기초원칙과 기법들을 결합하여 계속 작

업할 것을 Evan에게 제안한다. [1] (이 선택지는 좋은 임상 감각을 만들어주는데, 왜냐면 Evan의 대인관계 과민감성과 다른 사람의 의도를 해석하는데 장애, 즉 그가 다른 사람이 악의를 품고 있다고 지각하고 신뢰하지 못하고, 만나는 여성들을 경직되고 비현실적으로 지각하고, 자신의 마음이 어떻게 작동하는지에 대한 이해의 부족을 깨닫는 것을 포함하기 때문이다.)

2. MBT 훈련을 완전히 받지 않은 상황에서, 치료의 효율을 증가시키기 위해, GPM에 결합시키기 가장 용이한 MBT의 요소가 무엇이라고 생각하는가?
   A. 자신과 다른 사람의 관점 간의 차이점을 이해하고 대처하는 능력을 향상시키기 위해 Evan을 보조적 마음헤아리기 그룹에 의뢰한다. [1] (GPM은 그룹치료를 보조적으로 결합하는 데에 일반적 가이드라인을 가지고 있다. 그룹들은 비용-효과적이며, 개인 세션의 효율성을 높이는데 임상적으로 효과적인 도구이다. 자신과 타인의 차이를 인식하는 것을 촉진시키는 것이 목표일 때 특히 더 그렇다. MBT 그룹은 특별히 마음헤아리기를 향상시키는 것이 목표이므로 Evan의 경우에 적합하다.)
   B. 애착유형에 관한 심리교육을 제공한다. [3] (애착유형에 관한 정보를 더 제공하는 것이 도움이 될 것 같지 않다. 자신의 대인관계 과민감성이 어떻게 BPD 증상을 일으키는지에 대해 당신에게 설명을 들었지만, Evan이 연애를 추구하는 패턴에 그것을 어떻게 적용할 수 있는지는 알지 못하는 것 같다.)
   C. 그가 마음헤아리기를 하지 않을 때 마음헤아리기를 회복하기 위한 MBT 방식을 이용하여 Evan이 마음헤아리기를 하는지 아닌지에 질문의 초점을 맞춘다. [1] (특정 비정신화 모드를 인식하는 것이 임상가에게 도움이 될 것이다. 자신을 사랑하는 연인을 만나고 싶다는 것은 Evan에게는 포기하기 힘든 일 일 것이다. 지속적으로

마음헤아리기를 더 잘 할 수 있도록 돕는다면, 왜 그의 선택이 문제가 되는지를 이해하도록 도울 수 있을 것이다. 그가 마음헤아리기를 못한다면 전혀 앞으로 나갈 수 있는 방법은 없다.)

D. "알지 못한다"는 마음헤아리기 자세를 채택한다. [1] (MPT 요소들 중에 단 한가지만 선택하라면 마음헤아리기 태도를 채택하는 것이 쉽게 배울 수 있고 시행가능한 가장 도움이 되는 요소이다. 그 기법은 단지 경청하고 파악하는 것에 중심을 둔다. 환자가 명확하게 표현하지 않는 자신의 추론에 대한 확신이나 중요한 연결점이 있을 때 잘 듣고 파악한 후에, 환자의 마음 안에서, 치료자와 환자 사이에 함축된 정신 과정을 밝히려는 탐구적 자세를 사용한다.)

3. GPM에 MBT를 추가 통합하여 호전이 있었지만, 그가 더 성취해야 할 것이 있다고 판단하는 관점에서는 결과가 제한적이라고 결론을 내린 다음, 당신이 해야 할 것은

A. Evan에게 제대로 된 MBT를 완전하게 받을 수 있는 센터 근처로 이사하도록 권유한다 [3] (Evan의 기능과 증상이 상당히 호전된 이 시점에서 Evan에게 더 특수화된 치료를 받기 위해 그의 삶의 터전을 바꾸도록 하는 것은 "삶을 찾자"는 것을 우선순위에 두는 GPM의 원칙에 반하는 것이다. 그러나 GPM 임상가는 일차진료의 틀을 유지하면서 MBT 기초원칙과 기법을 통합하여 보다 심층적인 접근을 계속 할 수 있다.)

B. Evan을 정신분석가에게 의뢰한다. [3] (당신의 현재 평가는 GPM에 MBT의 원칙과 기법을 추가하여, 부분적으로는 Evan에게 효과적인 치료가 되었다는 것이다. 정신분석적 이론이 Evan의 어려움을 잘 설명해줄 수 있지만, 그의 마음헤아리기 능력은 이런 종류의 집중적이고 비구조화된 개입에는 적절하지 않을 것이다. 사회적응에 대한 GPM의 가치를 염두에 두었을 때, 당신 역시 추가 치료를 처방하는 것이 그가 이해받고 자신에 대해 더 깊이 작업하

기 위해서는 오직 희소한 치료법만으로 가능하다고 여기게 만드는 것은 아닐까 우려가 된다.)

D. 당신이 스스로 공부하고 지도감독을 받으면서 MBT 기법에 점점 능숙해지는 동안, Evan에게 가장 유익했던 MBT의 요소를 GPM의 틀에 결합하는 방식으로 치료를 유지한다. [1] (이 접근은 GPM과 MBT의 여러 요소들을 Evan에게 효과가 있게끔 절충하여 통합하고 농축시킨 접근이다. 이것이 가장 현실적이고 임상적으로 효과적인 선택일 것 같다. 또한 GPM의 정신을 충실하게 따르는 것이기도 하다. 다양한 접근법에서 얻을 수 있는 어떤 방식을 통해서라도 자기 환자에게 무엇을 할지를 배우는데 관심을 두는, 유연한 "충분히 좋은" 임상가야 말로 효과적인 BPD 치료의 핵심 구성요소이다.)

결론

MBT는 BPD의 특수치료로 GPM에 적절한 효과를 보이지 않는 환자에게 치료효과를 높이기 위한 접근법으로 고려할 수 있다(부록 B를 보라). MBT 이론은 대인관계의 상호작용을 돌아보는 능력을 높이는데 이점을 가지고 있다. MBT를 단독 치료법으로 시행하기 위해서는 임상수련과 정확한 시행이 필요하지만, GPM 임상가가 (다른 사람에 대한 환자의 관점을 탐색하여 잘못 이해하는 부분을 관리하기 위한) MBT의 상식적인 원칙을 채택하여 기존의 치료에 결합시킴으로써 쉽게 치료를 강화할 수 있다. GPM과 MBT를 통합하는 것보다 MBT에 의뢰하는 것이 더 나을 것으로 생각되는 경우는 다중의 동반 성격장애를 가졌거나 지속적인 대인관계적 정체성장애, 사회인식의 심각한 장애, 치료와 정신사회 서비스를 받기 위해 의지해야 하는 사람들을 신뢰하지 못하는 환자들이다.

참고 문헌

Allen JG: Restoring Mentalization in Attachment Relationships: Treating Trauma With Plain Old Therapy. Washington, DC, American Psychiatric Publishing, 2013

Bales D, van Beek N, Smits M, et al: Treatment outcome of 18-month, day hospital mentalization-based treatment(MBT) in patients with severe borderline personality disorder in the Netherlands. J Pers Disord 26(4): 568-582, 2012 22867507

Bales DL, Verheul R, Hutsebaut J: Barriers and facilitators to the implementation of mentalization-based treatment(MBT) for borderline personality disorder. Pers Ment Health 1(2): 118-131, 2017 28488379

Bateman A: Mentalization-Based Treatment Adherence and Competence Scale, 2018. Available at: https://www.annafreud.org/training/mentalization-based-treatment-training/mbt-adherence-scale. Accessed January 1, 2019.

Bateman A, Fonagy P: Effectiveness of partial hospitalization in the treatment of borderline personality disorder: a randomized controlled trial. Am J Psychiatry 156(10): 1563-1569, 1999 10518167

Bateman A, Fonagy P: Treatment of borderline personality disorder with psychoanalytically oriented partial hospitalization: an 18-month follow-up. Am J Psychiatry 158(1): 36-42, 2001 1136631

Bateman A, Fonagy P: Psychotherapy for Borderline Personality Disorder: Mentalization-Based Treatment. Oxford, UK, Oxford University Press, 2004

Bateman A, Fonagy P: 8-year follow-up of patients treated for borderline personality disorder: mentalization-based treatment versus treatment as usual. Am J Psychiatry 165(5): 631-638, 2008 18347003

Bateman A, Fonagy P: Randomized controlled trial of outpatient mentalization based treatment versus structured clinical management for borderline personality disorder. Am J Psychiatry 166(12): 1355-1364, 2009 19833787

Bateman AW, Fonagy P: Handbook of Mentalizing in Mental Health Practice. Washington, DC, American Psychiatric Publishing, 2012

Bateman A, Fonagy P: Impact of clinical severity on outcomes of mentalization based treatment for borderline personality disorder. Br J Psychiatry 203(3): 221-227, 2013 23887998

Bateman A, Fonagy P: Borderline personality disorder and mood disorders: mentalizing as a framework for integrated treatment. J Clin Psychol 71(8): 792-804, 2015 26190067

Bateman A, Fonagy P: Mentalization–Based Treatment for Personality Disorders: A Practical Guide. Oxford, UK, Oxford University Press, 2016

Bateman A, O'Connell J, Lorenzini N, et al: A randomised controlled trial of mentalization–based treatment versus structured clinical management for patients with comorbid borderline personality disorder and antisocial personality disorder. BMC Psychiatry 16: 304, 2016 27577562

Choi–Kain LW, Albert EB, Gunderson JG: Evidence–based treatments for borderline personality disorder: implementation, integration, and stepped care. Harv Rev Psychiatry 24(5): 342–356, 2016 27603742

Choi–Kain LW, Finch EF, Masland SR, et al: What works in the treatment of borderline personality disorder. Curr Behav Neurosci Rep 4(1): 21–30, 2017 28331780

Edel MA, Raaff V, Dimaggio G, et al: Exploring the effectiveness of combined mentalization–based group therapy and dialectical behaviour therapy for inpatients with borderline personality disorder: a pilot study. Br J Clin Psychol 56(1): 1–15, 2017 27897326

Ensink K, Maheux J, Normandin L, et al: The impact of mentalization training on the reflective function of novice therapists: a randomized controlled trial. Psychother Res 23(5): 526–538, 2013 23964813

Finch EF, Gunderson JG: General psychiatric management quiz: preliminary data and future directions. Poster presented at General Psychiatric Management Trainers Conference, Belmont, MA, July 2017

Fonagy P, Luyten P, Allison E: Epistemic petrification and the restoration of epistemic trust: a new conceptualization of borderline personality disorder and its psychosocial treatment. J Pers Disord 29(5): 575–609, 2015 26393477

Fonagy P, Luyten P, Allison E, et al: What we have changed our minds about, part 1: borderline personality disorder as a limitation of resilience. Borderline Personal Disorder Emotion Dysregul 4: 11, 2017 28413687

Gunderson JG: Clinical practice. Borderline personality disorder. N Engl J Med 364 (21): 2037–2042, 2011 21612472

Gunderson JG, Links PS: Handbook of Good Psychiatric Management for Borderline Personality Disorder. Washington, DC, American Psychiatric Publishing, 2014

Karterud S, Pedersen G, Engen M, et al: The MBT Adherence and Competence Scale (MBT–ACS): development, structure and reliability. Psychother Res 23(6): 705–717, 2013 22916991

Keuroghlian AS, Palmer BA, Choi–Kain LW, et al: The effect of attending good psy–

chiatric management(GPM) workshops on attitudes towards patients with borderline personality disorder. J Pers Disord 30(4): 567–576, 2016 26.11249

Linehan MM, Korslund KE, Harned MS, et al: Dialectical behavior therapy for high suicide risk in individuals with borderline personality disorder: a randomized clinical trial and component analysis. JAMA Psychiatry 72(5): 475–482, 2015 25806661

Luyten P, Van Houdenhove B, Lemma A, et al: A mentalization–based approach to the understanding and treatment of functional somatic disorders. Psychoanal Psychother 26(2): 121–140, 2012

McMain SF, Links PS, Gnam WH, et al: A randomized trial of dialectical behavior therapy versus general psychiatric management for borderline personality disorder. Am J Psychiatry 166(12): 1365–1374, 2009 19755574

Morken KTE, Binder PE, Arefjord N, et al: Juggling thoughts and feelings: how do female patients with borderline symptomology and substance use disorder experience change in mentalization–based treatment? Psychother Res 17: 1–16, 2017 28513339

National Institute for Health and Care Excellence: Borderline Personality Disorder: Recognition and Management. London, The British Psychological Society and the Royal College of Psychiatrists, 2009. Available at: https://www.nice.org.uk/guidance/cg78. Accessed June 23, 2018.

Robinson P, Hellier J, Barrett B, et al: The NOURISHED randomised controlled trial comparing mentalisation–based treatment for eating disorders(MBT–ED) with specialist supportive clinical management(SSCM–ED) for patients with eating disorders and symptoms of borderline personality disorder. Trials 17(1): 549, 2016 27855714

Swenson CR, Choi–Kain LW: Mentalization and dialectical behavior therapy. Am J Psychother 69(2): 199–217, 2015 26160623

Warrender D: Staff nurse perceptions of the impact of mentalization–based therapy skills training when working with borderline personality disorder in acute mental health: a qualitative study. J Psychiatr Ment Health Nurs 22(8): 623–633, 2015 26148873

제15장

전이초점치료와의 통합

Richard G. Hersh, M.D.

좋은 정신과적 관리(GPM)와 전이초점치료transference-focused psychotherapy(TFP) 모두 경험적으로 증명된 경계선 성격장애 환자의 치료이다(Clarkin 등 2007, McMain 등 2009). 이 둘은 분명히 다른 정신치료적 전통으로부터 발달했지만, 그럼에도 몇 가지 핵심적인 이론적 신조를 공유하고 있다. GPM은 공중보건의 임무를 핵심목표로 하는데, 바로 "임상가들이 BPD 치료의 일반적 모델을 익히게 하는 것"을 목표로 한다(Gunderson과 Links 2014). 이것은 미국정신의학회의 "Practice Guideline for the Treatment of Patients With Borderline Personality Disorder"(2001; 이 문서는 여러 이론과 훈련을 받은 다양한 임상가 그룹을 대상으로 한다)에 뿌리를 두고 그로부터 자연스럽게 이어졌다고 할 수 있다. 이와 대조적으로 TFP는 전통적 정신분석적 접근에 반응을 보이지 않는 심각한 장애를 가진 환자에게 정신분석적 정신치료를 적용하려고 시도했던 특수 전문가들에 의해 개발되었다(Yeomans 등 2015). TFP의 개발자는 정신분석 이론과 기법에 전념하는 동시에, BPD환자를 치료하기 위해서는 표준적인 개입을 상당히 수정할 필요가 있다는 것을 인식하게 되었다. GPM과 TFP가 몇 가지 핵심 요소들을 공유하지만(즉, 치료자의 적극적인 태도, BPD 진단에 대한 개방적 논의, 환자와 가족을 위한 심리교육, 직업과 학업과 같은 의미 있는 활동에 초점을 두는 것), 이 두 치료의 접근법은 확실히 다르다(Weinberg 등 2011). 이 장은 GPM과 TFP를 함께 이용하기 위한 실용적인 임상적 접근법에 초점을 둘 것이다.

GPM과 TFP 모두 미국, 캐나다와 유럽에서 엄격하게 시행된 연구들에서 얻은 결과를 축적하여 수십년에 걸쳐 개발되었음에도 불구하고, 많은 임상가와 대중들에게 잘 알려지지 않았다(Clarkin 등 2001, Doering 등 2010, McMain 등 2012). 두 치료 모두 DBT 만큼 알려지거나 확산되지는 않았지만, 임상가들에게 다양한 심각도의 BPD환자에대한 평가와 치료, 환자의 일생 전체를 아우를 수 있는 치료로서 가치 있는 기술들을 제공할 수 있다.

GPM과 TFP를 함께 사용하는 가장 좋은 방법은 치료를 순서대로 배열하여, 일차의료인의 GPM으로 시작해서, 필요하면 특수전문가의 TFP로 전환하는 것이다. 이 장의 증례에서는 이 방식을 예시로 보여준다. "증례 요약" 부분은 또한 TFP 치료자가 GPM으로 전환할 것을 권유하는 대안적인 방식도 다룬다. 추가적으로 *기술적 절충주의*라고 할 수 있는, TFP의 요소를 GPM에 통합하거나, 그 반대로 하는 것에 대해서도 살펴볼 것이다. 이 예비적 논의는 두 치료 접근법의 전문가들이 주도적으로 치료법을 교육하는데 큰 힘이 되었다(Choi-Kain 등 2016). 여러 이유로 인해(훈련받은 치료자 수의 부족, 경제적 제약 등) 적절한 치료를 받지 못하는 많은 BPD환자들이 있으며, 이들에게 BPD의 일차 진료나 특수치료를 순차적으로 배열하거나 통합하는 것을 통해 어떻게 최적의 치료를 제공할 것인가에 대해서는 이견이 많다. 이 분야의 어떤 이는 전문가의 "저장고"가 출현할 것에 대한 우려를 표했다(Clarkin 2012, Gabbard 2007, Livesley 2012, Paris 2015). GPM과 TFP 훈련 모두 임상가가 자신의 치료법에 내재한 어떤 한계를 받아들이고, 유연성을 유지하고, 원론적 사고를 피하고, 환자 개개인의 필요와 한계를 고려하도록 장려한다. 더구나 교육적, 임상적 필요가 확산되면서, GPM과 TFP의 지도자들은 전통적인 환자-치료자 관계에 대해서만 생각하는 것을 뛰어넘어 더 멀리 나아가고 있다. 각각의 치료법들을 지속적으로 개선하는 노력과 함께 GPM과 TFP 원칙의 응용법을(응급의학, 입원 세팅, 일차진료 환경 등) 소개하려는 새로운 노력도 상보적으로 이루어지고 있다(Bernstein 등 2015, Hersh 등 2017, Hong 2016, Zerbo 등 2013).

TFP와 GPM은 모두 처음부터 BPD환자의 치료로 고안된 것이었다. GPM 개발자들은 GPM을 BPD환자를 평가하고 치료하는 다양한 분야의 임상가를 위한 기본 개입으로서 널리 확산시키는 것을 핵심적인 소명으로 여겼다. BPD환자에 대한 TFP 연구는 제한적이지만, TFP를 성격장애 병리를 가진 보다 폭넓은 환자에게 적용하는 면에서 최근 수년간 상당한 진전이 있었다. 특별히, 1) 높은 기능의 성격장애 환자, 2) 자기애성 병리를 가진 환자에게 TFP의 핵심 요소를 적용하는데(이런 환자들의 TFP 치료에 대한 연구는 아직 없지만) 초점을 둔 책들이 출간되었다(Caligor 등 2007, Diamond 등, in press). 높은 기능의 성격병리는 분리 기반의 방어와는 상반되는 억압 기반의 방어 요소들이 현저한 증후군이다. 일반적으로 이러한 환자들은 중등도에서 중증의 성격장애 병리를 가진 환자들에 비해서 보다 확립된 정체성을 가지고 있을 것이며 보다 안정적일 것이다. 현재 DSM-5 진단분류에서는(미정신의학회 2013) 연극성, 의존성, 회피성 성격장애가 이 분류에 포함될 수 있다. 또한 GPM 임상가들은, 예비적이기는 하지만, BPD 이외의 성격장애 환자의 치료에 GPM의 중심 개념들과 기법들을 적용하는 것을 고려하고 있다(다른 성격장애에 GPM을 적용하는 것에 대한 논의는 제12장 "자기애적 성격장애를 위한 좋은 정신과적 관리의 응용"을 보라).

목표, 평가, 계약 맺기 그리고 기법들

목표

위에서 언급한 바와 같이, GPM과 TFP는 완전히 다른 경로로 발전되었다. GPM은 과도하고 비효율적인 치료가 의원성iatrogenic 문제들을 일으킬 위험에 대한 경각심과 함께, BPD를 가진 대부분의 환자들은 시간이 지나면서 호전된다는 예후를 바탕으로, BPD환자에게 "충분히 좋은 good enough" 치료를 제공하는 것이 목표이다. 이론적으로는 GPM은 정신역동적 학파와 인지행동적 학파의 개념을 빌리고 그것을 절충한 접근법이다. 또한 실용주의에 입각하여 환자가 자기 삶을 찾도록 돕는데 무엇이 효과적인가를 우선시한다. 이와는 대조적으로 TFP는 치료 밖의 영역에서 환자의 기능에 관심을 두기보다는 치료과정 안에서의 환자의 경험에 초점을 두는, 보다 순수하게 정신역동적인 치료이다.

GPM와 TFP의 결과를 비판적으로 측정한 평가에 의해 경험적인 신뢰성이 구축되었는데, 그렇게 측정된 결과를 보면 자살, 자해의 빈도와 심각도의 저하, 응급실 방문 빈도와 정신과 입원 일수의 감소, 전체 BPD 증상의 호전을 포함한다. BPD환자를 위해 설계된 치료라면 당연히 이러한 결과를 우선적 목표로 삼을 것이다. 더구나 TFP 연구에서는 TFP 치료를 받은 환자의 성찰능력이 특이적으로 향상된 것을 증명하였는데, 이것은 정신치료의 결과로 관계안에서 이루어지는 심리적 사고를 측정하는 일반적 표지자로서 특별한 관심을 얻고 있다.

두 치료법 모두 경험적으로 인정받았고 주요 치료 목표가 중첩되지만, 똑같지는 않다. 이들 치료법의 목표는 그 역사와 개발자들에 의해 차별화되는데, GPM의 초점은 환자에게 여러 비적응적인 행동의 원인으로 대인관계 과민감성이 어떤 역할을 하는지에 대한 이해와 설명, 지도, 지지를 제공하는데 비해, TFP는 보다 분명하게 정신역동적 가설을 고수한다. TFP의 중요한 이론은 BPD환자의 자기와 타인에 대한 파편화되고 상반된 경험들에 대한 모델을 바탕으로 한다. 이 모델에서는 환자의 자기와 타인에 대한 경험이 "완전히 좋은 all good" 것과 "완전히 나쁜 all bad" 상태 사이를 왔다갔다하여서, 기능장애와 혼돈, 정체성 혼란이 야기된다고 가정한다. 환자가 분열되고 파편화된 상태에서 정체성 통합으로 이행하는 것은, 이전까지 분열되어 있었던 생각, 감정, 행동에 대한 책임을 질 수 있는 환자의 능력에 달려있고, 이 능력은 타인과의 관계, 특히 치료자와의 관계를 통해 치료안에서 검증된다. TFP는 Kernberg(1975)

의 경계선 *구조* borderline *organization*에 관한 이론을 근간으로 한다는 것을 기억하는 것이 중요하다. 경계선 구조란 BPD를 포함하는 보다 넓고 포괄적인 정신병리의 범주를 말하는데, 비슷하지만 구별되는 증상군을 가진 다른 성격장애까지 확장하여 포함한다. TFP는 GPM과 마찬가지로 BPD환자를 치료대상으로 하지만, 자기애성 성격장애를 비롯한 중간 내지 낮은 수준의 성격구조를 가진 환자도 대상으로 한다.

또한 TFP와 GPM은 각각의 개념과 공격성의 관리에서 차이점이 있다. TFP 치료자는 환자가 스스로에 대한 경험과 타인과의 관계를 경험하는 방식이 종종 무의식적 공격성에 의해 영향을 받는다는 것을 강조한다. 이에 비해 GPM 치료자는 공격성은 관계에서 위협에 맞닥뜨릴 때 생긴다고 설명한다(예로 환자가 분리와 거절의 상황에서 점차 분노가 커지게 되면, 다른 사람들을 가장 필요로 할 때 오히려 다른 사람들과 멀어질 위험이 있다). 이 두 치료의 차이점은, GPM은 그 정의대로 보다 지지적인 개입이고, 반면에 TFP는 직면 중심의 개입이라고 볼 수 있다. TFP 치료자는 철저하게 정해진 틀에 의해서 보장되는 치료의 구조와 안정성을 바탕으로, 지지적인 방식으로 환자의 공격성을 탐색하는 것이 목표이다.

평가

TFP는 진단과 치료 틀의 확립에 대한 접근법에서 GPM과는 상당히 다르다. 문자적으로는 GPM 임상가는 첫 면담 이후에 세세한 임상상황에 따라 어떤 조건을 두고 치료를 시작하는 데에 동의할 수 있다. 대조적으로 TFP 평가과정은 최소 두 세번, 혹은 그 이상의 면담을 필요로 한다. TFP 평가과정은 Kernberg(1981,1984)에 의해 기술된 것처럼 구조적 면담의 이해를 바탕으로 한다. GPM 임상가가 BPD 증상군의 표준적인 결정 분지도를 이용하여 "의학적 모델" 평가를 하는 반면, 구조적 면담을 이용하는 임상가는 DSM-5 진단분류를 이용한 표준 평가법과 성격구조 수준에 기여하는 다양한 요소들을 탐색하는 것을 포함하는 확장된 과정 모두를 포함하려는 목적을 가진다(Clarkin 등

2018). 대략적으로 말한다면, 환자의 성격구조의 수준을 기술하는 것은 환자의 기능이 어느 정도이고, 장애가 어느 정도인지를 평가하려는 목적을 가진다. 구조적 면담은 진단에 있어서 범주적 요소와 영역적 요소를 모두 기술하는 목적을 가진다. 현재 DSM-5 섹션 III에 있는 “성격장애의 대안적 DSM-5 모델”이 이와 비슷하다. 구조적 면담은 환자의 병력에 초점을 두고, 면담자가 모호한 부분을 찾아서 탐색하고, 자신의 역전이를 적극적으로 모니터하는 순환적인 방식으로 진행한다. 이것은 평가를 위한 표준적인 의학적 결정분지 접근 모델과는 다르다. GPM 임상가도 핵심 영역의 환자의 기능수준을 당연히 평가하겠지만, TFP 임상가는 그것을 매우 중요하게 여겨서 구조적 면담은 이 목표 하에 여섯 가지 핵심영역을 조사한다. 현실검증reality testing, 분노aggression, 방어defense, 정체성 확립identity consolidation 대 혼란diffusion, 대상관계object relation, 초자아 기능superego functioning이 그것이다. 쉽게 기억하기 위해 RADIOS라고 한다.

구조적 면담을 이용한 TFP 평가 과정에서는 특별히 반사회성 요소들을 주의하여 조사하지만, GPM에서는 그렇게 하지 않는다. TFP 치료자는 치료시작부터 환자에게 도덕적 가치의 현저한 결함이 있는지를 조사한다. 예를 들어, 거짓말, 속이기, 훔치기, 심지어 훨씬 미묘한 기생적 착취도 포함된다. 구조적 면담에서는 DSM-5 진단분류에 국한하지 않고 경계선, 자기애성 그리고 반사회성 병리의 연속선을 폭넓게 조사한다. 환자의 초자아에서 중요한 결함이 발견된다면 TFP 치료자는 1) 치료의 틀을 충실히 지킬 필요와 2) 환자의 예후에 대한 예상을 할 것이다. 일반적으로 반사회적 특성이 현저할수록, 예후가 좋지 않고, 더 세세하고 철저한 치료가 필요하다. GPM은 반사회성 성격이 동반된 BPD환자가 치료를 잘못된 동기에 이용하게 되면 치료가 어렵다고 임상가들에게 지도한다(예로 환자가 단지 가족들을 달래고 학교나 법정 관계자들에게 보이기 위해서 치료에 동의했고, 자신의 행동을 바꾸는 데에는 관심이 거의 없는 경우). 그러나 GPM은 이런 공존질환을 관리하거나 반사회성 성격장애를 평가하는 것을 뚜렷하게 규정짓지는 않는다.

TFP 치료자는 GPM 치료자와는 달리 치료를 급하게 시작하지 않는다.

이 차이는 GPM은 일차의료인의 접근인데 비해 TFP는 특수치료라는 위치의 차이에서 비롯된다. GPM은 임상가가 응급실, 입원실, 외래의 어떤 BPD환자에게라도 치료를 제공할 수 있다고 생각한다. TFP 치료자는 치료체계, 가족, 환자가 당장 환자를 봐줄 것을 요구하더라도, 바로 그 환자에게 개인 정신치료를 수락하지 않는다. TFP 치료자는 그 환자를 어떤 종류의 중간단계 치료에 보내기도 하고, 혹은 급성기 관리를 할지, 보다 확장된 정신치료를 할지를 분별하는 동안만 환자를 받아들이기도 한다. TFP에 필요한 평가와 치료계약을 맺는 전치료 과정이 수주, 때로는 수개월이 걸릴 수 있다는 것을 교육한다.

지적한 바와 같이, TFP의 확장된 평가과정은 시간이 걸린다. GPM에서와 같이 임상가는 진단을 내리기 위해 충분한 자료들을 모은 후에, 자신의 진단적 인상을 환자와(또 종종 환자의 가족과) 공유하는데 시간을 할애한다. TFP는 GPM에서처럼 질병의 원인, 유전, 예후에 대해서는 충분히 논의하지 않지만, 그러한 심리교육은 분명히 TFP 이론에 부합하는 것이다. TFP의 평가과정은 경계선 성격구조에서 나타나는 것과 같이 BPD에 국한되지 않은 성격병리를 포함하기 때문에, TFP 임상가는 다른 일차 혹은 동반 성격장애를 가졌을 가능성이 있는 잠재적인 환자와도 함께 논의할 수 있다. 특히, 자기애성 병리를 가진 환자가 그들의 진단에 대해 이해하는 과정에서 이득을 얻을 것이라는(치료자가 DSM-5의 용어를 사용하지는 않더라도) 합의가 점차 힘을 얻고 있어서, 취약성과 과대성을 왔다 갔다 하는 문제의 핵심적인 부분을 환자에게 전달하도록 TFP 임상가에게 촉구하고 있다. GPM 임상가는 자기애성 병리가 미치는 영향에 대해 환자와 논의하는 것에 열려 있지만, 이 주제가 치료과정에서 발생했을 때 그렇게 한다면, TFP 임상가는 필요하다면 이 논의를 *먼저 시작한다.*

그러므로 이 논의는 여러 방식으로 GPM과 TFP 치료의 목표를 더 확장시켰다. 이것은 1) 경험적 연구와 치료 효과의 측정에 의해 정의된 목표, 2) 임상가들의 중요한 이론적 가설에 의해 알려진 목표를 포함한다. 두 치료의 접근법은 서로 다르지만, 환자가 *자신의* 치료 목표를 정하도록 작업하는 것은 GPM과 TFP 치료 모두의 중요한 측면이다. 심지어 GPM 치료자는 환자가 개인적 목표와 치료 목표를 *찾는 것* 자체를 초기치료 목표로 할 경우에도 치료를 진행하는데 동의한다. 반면에 TFP에서는 환자의 개인적 목표와 치료 목표를 밝히는 것은 착수과정으로 이해된다. 치료자가 환자의 개인적 목표와 치료 목표를 명확하게 이해해야 치료의 틀을 확립하고 유지하는 것이 가능하다. TFP 치료자는 환자가 목표를 분명히 이야기하는 것을 주저한다면 표준 TFP 치료를 시작할 수가 없을 것이다. 이런 경우에는 치료자는 평가과정을 더 연장하거나 지지 정신치료의 예비적 기간을 고려한다. 두 치료의 차이는 각 치료가 가진 포부의 관점을 반영하는 것일 수 있다. GPM은 환자들을 "있는 그대로" 인정하려고 한다면, TFP는 변화를 위한 환자의 소망과 동기의 증거를 요구한다.

계약 맺기

TFP의 신중한 평가과정과 진단에 대한 논의가 이루어진 다음에는 계약 맺기 과정으로 이어진다. 이 과정동안 치료자는 배우자, 부모, 혹은 환자가 의존하고 있는 중요한 다른 사람을 만나기도 한다(예로 다른 사람이 환자의 치료비를 지불하거나 가족과 함께 생활하고 있는 성인 환자의 경우를 들 수 있다). GPM은 가족이 관여하는 것에 열려 있으나, TFP는 위에서 설명한 경우에 한해 가족이 관여할 것을 강조한다. 계약 맺기 과정은 GPM에서는 없는 TFP의 또 다른 핵심 요소이다. 이것은 TFP 치료를 위한 "옷 입어보기dress rehearsal"라고 간주할 수 있다. 임상가는 치료 과정동안 나타날 전이 패턴의 중요한 요소들을 확인한다. TFP에서 맺는 계약은 치료자의 치료정책office policy에따라 다르게 맺을 수 있다. 계약 맺기 과정에서 환자가 치료자를 어떻게 경험하는지 탐색할 수 있다. 환자가 과도하게 순응적이거나 혹은 과도하게 대립하려 하는가? 환자가 치료자에게 동의하는 것에 의심을 드러내거나, 초기 이상화를 암시하는 면으로서 계약 조항에 비현실적으로 수용하는가? 환자의 반응을 탐색함으로써 치료자는 치료과정에서 나타날 환자의 지배적인 경험을 예상할 수 있다. GPM은 그 유연성과 융통성에서 주목할 만하다. TFP의 구조적 특징은 확장된 계약 맺기 과정과 상세한 치료계약에서 찾을 수 있다. 이런 면에서, 두 접근법의 상이한 목표는 각각의 치료 틀의 본질을 알려준다. GPM은 탄력적이고 융통성 있는 치료가 목표이고, TFP는 시간이 흐르면서 핵심 전이 요소들이 드러나도록 하는 틀을 확립하는 것이 목표이다.

TFP 계약 맺기 과정은 향후 치료의 다양한 측면에 대한 논의를 포함한다. 이 과정은 폭넓게 확장하여 논의하기 위해 설계되었기 때문에, 융통성과 유연성을 우선으로 하는 GPM과는 명백하게 대조적이다. TFP의 계약 맺기 과정은 두가지 중요한 목표를 가진다. 첫째, 환자와 치료자 모두 안전하게 느낄 수 있는 치료 상황을 확립하는 것이고, 두번째는 주요 전이 요소들이 나타나게끔 촉진하는 치료 틀을 확립하는 것이다. TFP 계약 맺기 과정에 대한 심층적인 논의는(Yeomans 등 1992를 보라) 이 장의 주제를 벗어나는 것이므로 이쯤에서 마치고, TFP 계약의 요소들에 대한 대표적인 예시들을 나열하였다. 표준 GPM 치료법과 비교되는 측면이다.

- TFP는 주 2회의 치료로 보통 1-3년 정도 지속한다. 정해진 빈도와 대략 예측되는 기간은 GPM이 빈도와 기간에 대해 유연한 것과는 상당히 대조적이다. 이 틀은 분열된 행동의 측면들을 점진적으로 통합하고 그리하여 BPD환지에서 보이는 혼돈과 정체성 혼란에 대한 책임을 가질 수 있도록 하는 중요한 목표를 고려했을 때 합당하다.
- TFP에서 계약은 권장사항이 아니라 필수요건이다. 치료자는 의뢰받은 환자의 이전 치료자나 환자가 의지하는 사람과 연락하도록 권장된다. GPM에서는 치료자가 그런 계약으로 얻는 이득을 강조하는데 비해, TFP에서는 치료의 요건으로 삼는다.
- TFP의 계약에서는 GPM에서와 달리 보통 세션 사이의 연락을 허용하지 않는다. TFP에서는 치료자가 어떤 상황이 "응급"에 속하는지 설명하고, 세션 사이에 자살위험이나 다른 위기가 생길 경우 어떤 알고리듬에 따라 대처할지를 검토하는데 시간을 할애한다. TFP 치료자는 지역에서 이용 가능한 응급서비스를(예, 병원 응급실) 알려주고, 약속된 세션 외에 치료자가 환자를 만나는 것이 어려움을 설명한다.
- TFP에서 치료 틀을 구축하고 유지하는 것은 피치못하게 부정적 전이

의 탐색으로 이어질 수밖에 없다. 예를 들면 이전에는 세션 사이의 자살 충동이나 불안이 있을 때 치료자에게 연락하여 해결해왔던 환자는 세션 사이의 연락을 제한하는 TFP 계약에 대해 치료자가 무관심하고 성의가 없다고 느낄 수 있을 것이다. 이 부정적 전이 요소는 중요하게 탐색되어져야 할 영역이 될 것이다. GPM 치료자는 대조적으로 세션 사이의 연락을 허용하기도 하지만, 치료자의 가용성의 한계라는 현실로 인해 어쩔 수 없이 환자가 실망하고 버림받았다고 느끼게 할 수 있다. 그런 경우는 환자가 자신의 안전을 위해 누군가에게 지나치게 의존하는 것이 현명하지 않다는 것을 배울 수 있는 기회가 될 수 있을 것이다. 이 교훈은 GPM에서는 환자-치료자 치료 쌍의 현실을 배우게 하고, TFP에서는 투사된 내용물을 탐색하도록 이끈다.

- TFP 치료자는 보조치료에(예, 약물치료, 12단계, 커플 상담, DBT 기술그룹) 열려 있지만, 계약 맺기 과정을 통해 치료관계의 중요성을 강조하는데, 이는 GPM에서는 하지 않는 것이다. 예를 들어, GPM 치료자는 일상적으로 환자가 DBT 기술그룹에 지속적으로 참여하는 것을 지지하지만, TFP 치료자는 환자가 정신치료들을 동시에 받기를 원할 경우, 반드시 관련 치료진들 사이의 분열의 위험을 탐색한 후, 명확한 이유가 있을 때만 지지한다. 다시 말해, GPM은 유연함이 특징이고 TFP의 과정은 비교적 고정되어 있는 것이 서로 다른 점이다.
- GPM은 환자가 의미 있는 활동에 참여할 필요를 강력하게 강조하지만, TFP는 그것을 치료의 요건으로 삼는다. TFP 계약 맺기 과정에서, 요구되는 직업, 자원봉사, 혹은 학업에 대해 시간을 할애하여 구체적으로 검토한다. GPM은 그런 노력을 치료의 단기 목표로 삼는 반면, TFP에서는 필수요건이다.

기법들 Techniques

GPM 핸드북에는(Gunderson과 Links 2014) 1) 환자와 효과적인 작업동맹을 형성하고, 2) 변화에 대한 기대를 전달하는데 치료자에게 유용한 구체적인 태도와 개입이 설명되어 있다. GPM 치료자는 환자가 이야기하는 치료 밖에서의 경험을 대인관계 과민감성 모델에 연결하는 방식으로 번역하는 것을 목표로 삼는다. GPM 치료자가 세션에서 항상 말을 먼저 시작하지는 않지만, 환자가 자발적으로 이야기를 하지 않으면 너무 오래 침묵을 기다리지 않는다. GPM은 정신역동적, 행동적, 사례관리적 개입을 결합시킨 것이다. 치료자가 말하고 행동하는 것은 세션마다, 한 세션안에서도 다를 수 있다. 반면에 TFP는 개입이 비교적 고정되어 있다. TFP의 핵심 개입은 다음과 같다.

1. 환자가 세션에서 자유롭게 이야기하는데 책임이 있다.
2. 의사소통의 세가지 통로: 환자가 하는 말, 환자의 행동, 치료자의 느낌(역전이)에 초점을 맞춘다.
3. 혼란을 견딘다. 이것은 중등도 혹은 심한 성격병리를 가진 환자의 초기 치료에 필수적인 부분이다.
4. 환자의 말과 행동에서 드러나는 지배적인 감정을 파악한다.
5. "역할의 이름 붙이기naming the actors", 혹은 순간순간 환자 자신에 대한 경험, 지배적인 감정, 타인에 대한 환자의 경험을 분명하게 밝힌다.
6. 순간순간 입증되는 지배적인 대상관계를 파악한다. 이는 "역할의 이름 붙이기"의 과정에서 종종 이루어진다.
7. 역할 역전role reversal, 혹은 환자가 자신의 행동을 인식하지 못하고 다른 사람을 탓하는 행동의 방식을 파악한다.
8. 특정 대상관계 쌍object relation dyad이 다른 대상관계 쌍들을 방어하는 방식을 이해한다(환자가 치료자에게 돌봄을 받지 못했다거나 이용당했다는 느낌에 초점을 맞추었다가, 환자 자신의 배려없고 착취적인 행동이 왔다갔다할 때 가장 현저하다. 이는 환자가 가까워지는 것과 의존에 대한 두려움으로부터 자신을 보호하는 기능이 있다.)
9. 체계적인 명료화(보다 자세한 정보에 대해 질문하기), 직면(다소 모호

> 하고 모순되는 자료에 환자의 관심을 모으기), 궁극적으로 해석(갈등적인 동기와 방어에 대한 가설을 제공하기)을 사용한다.

앞서 언급한 것처럼, GPM은 절충적인 접근법으로, 치료자의 기법 혹은 세션 중의 치료자가 말하는 방식에서 TFP와는 차이가 있다. GPM 치료자는 TFP에서와 같이, 드러난 전이적 요소를 탐색할 수도 있고, 해석을(동기와 연관된 방어에 대한 가설) 할 수도 있다. 반면에, GPM 치료자는 환자에게 신속한 도움을 주기 위해 자유롭게 조언하고 사례관리자로서 행동하거나, 표준 CBT 연쇄 분석과 같은 과제를 환자에게 줄 수 있다. 이런 기법들은 TFP가 초점을 두는 것과는 차이가 있다.

요약

GPM과 TFP의 차이점과 일치점에 대해 알아보았고, 이는 치료자가 언제 어떤 치료법을 적용할 것인지 결정하는데 도움이 될 것이다. 세가지 가능한 접근방식이 있는데, 1) 먼저 표준 권고를 따라서 일반적 모델로서 GPM 치료를 한 후, 필요하다면 환자를 특수치료인 TFP 치료에 의뢰하거나, 2) TFP에서 효과를 기대하기가 어렵거나, 이 치료에 반응없이 증상이 지속되는 환자에게 GPM을 권유할 수도 있고, 3) *기술적 절충주의*로서 GPM과 TFP를 통합하는 방식도 있는데, 이는 특정 환자에게 필요한 요소에 기반하여, 두 치료법을 절충하거나 치료자의 선호도와 지향을 반영하여 결합시킬 수 있다.

GPM 접근에서 특수치료인 TFP로 바꾸도록 권장되는 임상상황을 판단하는데 다음의 질문이 유용할 것이다. 환자에게 GPM이 도움이 되었는가? 아니라면 왜 도움이 안되었는가? GPM을 이용하여 진전을 보이지 않는 환자의 소분류가 있다고 가정해보자. 먼저 생각해봐야할 것은 진단이 정확한가 하는 것이다. GPM은 분명히 BPD환자를 위한 개입으로 설계되었다. BPD의 DSM-5 진단기준을 충족하지만 자기애성 혹은 반사회성 성격장애의 현저한 요소들을 보이는 환자는 어떨까? TFP는 그 평가과정과 구체적인 치료 틀을 유지함으로써 이러한 동반 병리적 요소들을 탐색할 수 있게 하는데, GPM은 그렇지 못하다(확장된 전이초점치료TFP-E의 개발은 BPD환자를 위한 TFP의 경험적 증거를 확립하고, 다른 성격장애나 동반성격장애를 가진 환자와도 작업하기 위한 목적을 가지고 있다; Caligor 등 2018).

두번째 고려해 할 사항은 통합되지 않은 공격성이 삶의 주요 영역에서 기능의 장애를 일으키는 BPD환자이다. 이런 환자는 GPM의 지지적이고 평이한 접근으로는 어려울 수 있어서, 공격성에 대한 탐색을 구체적인 목표로 하여 그에 따른 치료 틀을 가지는 치료법이 필요할 수 있다. TFP는 부정적 전이의 탐색을 촉진하기 위해 설계되어졌다. 치료의 틀과 치료자의 기술적 중립성을 통해 그러한 탐색이 가능해지는데, GPM의 보다 직접적이고 격려하는 접근으로는 그것이 가능하지 않다.

세번째는 GPM이 도움이 되었지만, 어떤 이유로 "더" 많은 도움을 원하는 환자의 경우이다. 예를 들어, GPM으로 안정화되었지만 자기조절능력과 자기 이해를 향상시키고 싶은 환자라면 긴 기간의 보다 집중적인 치료를 할 동기가 있을 수 있다. 예를 들어, GPM과 보조적 DBT기술로 효과가 있어서 반복되는 자해나 충동적 행동이 줄어들게 된 환자라면 더 이상 BPD의 DSM 5 진단기준을 충족하지는 않지만, 직업, 친구와 연인관계에서의 기능장애를 다루는 추가적인 치료를 원할 수 있다.

BPD의 특수치료에서 일반적 치료로 관심을 옮길 것을 권하는 것이 반직관적으로 보일 수 있지만, 이렇게 하는 것이 필요한 경우들이 분명히 있다. Choi-Kain 등(2016)은 환자의 증상이 만성적으로 변화가 없는 상황을 강조하면서 이 가능성을 피력했다. 자원이 제한적인 시스템에서 그런 환자들을 치료해야 할 때, 덜 집중적인 개입, 변화를 지향하는 정도가 덜한 개입이 최선일 수 있다. 이런 관점은 특별히 힘든 환자에 대해 쓴 Kernberg의 저작에서도 반복해서 서술되는데, 그는 어떤 임상가는 변화 지향적인 기대로부터 환자의 생활범위에서 그들을 보호하는 것을 우선하는 쪽으로 결정을 전환할 수도 있다고 하였다(Kernberg 2007). 환자의 경제적 이유나 거리상의 이유로 인해 주 2회의 치료가 불가능한 경우와 같이 현실적 한계로 인해 TFP에서 GPM으로 전환할 수밖에 없는 상황들도 많다. 전환을 생각하고 있는 TPF 치료자라면 우선 환자나 치료자, 아니면 양쪽 모두가 아주 중요한 그러나 힘든 무언가를 피하려고 GPM으로 전환하려는 것은 아닌지 충분히 고려한 후에 결정을 해야 할 것이다.

많은 임상가들에 의해 시행된 실제 작업이(연구 프로토콜을 그대로 따르기 보다 다양한 치료법에서 개념들을 빌려와서 쓰는) GPM과 TFP 요소를 통합하는 가능성을 정확하게 설명할 수 있을 것이다. 지속적인 주 2회의 개인 정신치료 외의 TFP 요소를 공중 정신보건, 입원과 자문조정 정신서비스, 일반적 약물치료에 이용하는 "응용 TFP" 운동이 지금은 걸음마 단계이지만 시작되었다(Hersh 2015, Hersh 등 2017, Lee와 Hersh 2018, Zero 등 2013). GPM 핸드북은 TFP 개념을 GPM에 통합하는 것을 강력하게 지지하는데, 도움이 될 수 있는 개념이라면 어떤 학파의 것이든지 빌려오는 것이 "허용"된다는, 기술적 절충주의 모델을 따르는 것이다(Gunderson과 Links 2014).

증례

다음 증례는 결정시점을 포함하고 있는데, 증례 끝에 몇 가지 대안적 반응들이 나열되어 있다. 독자들은 각각의 대안적 반응이 얼마나 도움이 될지 점수를 매겨보면 좋을 것이다. 그 다음에 각 반응에 대한 논의를 덧붙였다.

이 증례는 BPD환자를 치료할 때 맞닥뜨리게 되는 어려움과 시간이 흐르면서 이렇게 바뀌는 상황이 치료 선택에 관한 의사결정을 하는데 어떤 정보를 제공하는지에 대해 강조한다. 이 증례는 상당 기간의 지지적인 사례관리 중심의 치료를(GPM) 제대로 시행하였지만, 몇몇 특이 증상과 특정한 개인적 목표를 위해 확장된 탐색적 정신치료에(TFP) 의뢰되었다.

Sandra는 28세의 대학원생으로 집에서 2시간 떨어진 명문대에서 2년제 과정을 밟고 있는 중이다. Sandra는 대학원에 입학했을 때부터 이미 치료를 받고 있었고 고등학교때부터 치료를 하다가 중단했다가 했다. 그녀의 십대후반에 부모님이 이혼했고 그때부터 그녀의 어려움이 시작되었다. 그녀는 심한 감정기복이 있었고, 어머니와 자주 다투었다. Sandra는 자신의 허벅지에 가벼운 자해를 하기 시작했는데, 그렇게 하면 불안이 가라앉았다. 한 '무도회의 밤'에서 남자친구와 헤어진 다음, 타이레놀을 과다복용한 후 응급실을 방문했고 이어서 지역 치료 팀에 정신과적 치료가 의뢰되었다. Sandra와 어머니는 치료자와 정신과 의사가 내린 평가, 즉 그녀의 증상이 상담과 약물치료에 호전이 없었고, 사실 지속적인 자해와 자살 위협과 같은 그녀의 문제행동은 악화되고 있다는 치료진의 판단에 혼란스러워했다. Sandra의 어머니는 "왜 Sandra가 나아지지 않는 거죠? 내 친구 딸은 우울증으로 진단받고 프로작을 3개월 복용하고 나서는 정상으로 돌아왔어요. 그런데 Sandra는 일년이 넘었는데도 아직도 자살생각을 하잖아요"하고 토로했다. 치료자는 "치료에 반응하지 않는 우울증은 환자에게 딱 맞는 처방을 찾기까지 여러 약물치료를 시도해 봐야할 수 있습니다"라고 대답했다. Sandra는 지속적인 증상에도 불구하고, 지역 대학을 졸업한 후 멀리 떨어진 곳에 있는 대학원 전문프로그램을 수강하기 위해서 이곳으로 왔다. 이곳에서 온 이후의 치료에 대한 계획은 모호했다.

그녀는 대학원에 진학하면 바로 치료를 다시 시작하겠다는 자신의 계획과는 달리, 첫 학기의 중간고사 직전에야 대학 상담센터를 찾았다. 상담센터에서 캠퍼스 내 치료를 제공해주지 못했고, 단지 Sandra에게 인근 임상가에게 의뢰해 주는 것 외에 해줄 수 있는 것이 없었다. 그 당시 그녀는 학업과 해외 군대로 파견간 애인의 외도에 점점 더 집착하고 불안해했다. 약으로 인해 체중이 늘까 봐 정신과 의사가 처방한 약을 복용하지 않고 추적 진료도 받지 않았다. 코디네이터는 Sandra를 평가한 후에 그녀의 "집중과 안녕을 촉진"하는데 초점을 두고, 곧 지역기반의 "DBT 기술과 마음헤아리기 그룹"에 의뢰했다. Sandra의 어머니는 마음헤아리기에 대해 인터넷에서 검색하고는 DBT의 핵심 요소이며 경계선 성격병리를 가진 사람을 위해 개발된 치료라는 것을 알게 되었다. Sandra가 코디네이터에게 왜 자기를 마음헤아리기 그룹에 의뢰하는지 물었을 때, "우울감, 집중력 저하와 스트레스"에 도움을 받을 수 있을 것이라는 대답을 들었다. 또 그녀가 그 그룹이 BPD환자를 위한 것인지 묻자, 그 그룹의 리더는 "DBT는 우울감, 중독, 집중력 저하와 같은 여러 문제에 효과가 있다"고 말했다.

Sandra는 마음헤아리기 그룹에서 큰 도움을 받았다고 느끼지 못했고, DBT 기술이 보다 어린 사람에게나 맞을 "모욕적이고, 유치한" 훈련이라고 느껴져서 중단했다. 첫 학기의 기말 시험이 다가오자, 그녀는 점점 불안정해져서, 어머니에게 전화할 때마다 분노를 터뜨리고, 폭식 후에 구토를 하고, 남자친구와의 관계에서 받는 스트레스를 풀기 위해 폭음을 하게 되었다. Sandra는 시험은 통과했으나 좌절감과 자해위협으로 인해 곧바로 개인 정신건강 그룹치료에 의뢰되어, 다음 학기를 시작하면서 보다 일관적인 치료가 가능하도록 조치되었다.

크리스마스 휴일 다음, Sandra의 두번째 학기가 시작될 때 당신이 그녀의 치료자로 배정되었고, 당신은 그녀의 임상경과와 지금까지 치료과정을 검토한 후 많은 부분이 학회 연례모임의 GPM 일일 과정에서 강조되었던 몇몇 부분들과 너무 유사하여 놀랐다(당신은 이 과정을 당신이 만나는 BPD환자의 평가와 치료에 대한 기술을 향상시키기 위해 수강하였다. 당신은 그룹 실습에서 당신과 동료들이 BPD 진단에 대해 가지는 혼란스러운 감정을 이해하게 되었는데, 이 환자들을 잘 치료할 능력이 있는지에 대한 우려와, BPD 진단을 내린 후 환자에게 낙인없이 공정하게 전달하지 못할까 봐 걱정하는 두려움 때문이라는 것을 이해하게 되었다). 당신은 Sandra에게 GPM의 핵심 요소, 즉 BPD 진단을 공유하고 심리교육을 하는 것을 염두에 두고 치료적 접근을 한다. 일년간 그녀는 당신의 치료를 받았고, 일반적인 효과를 보였다. 당신은 때때로 사례관리자의 입장에서 Sandra가 신경성 과식증을 위한 지지 그룹을 찾고, 학업이나 운동과 같은 스케쥴을 짜고, 궁극적으로 직업을 찾을 수 있도록 도왔다.

당신은 Sandra를 지역의 정신과 의사에게 의뢰한다. 그 의사는 다른 치료자들과 함께 환자들의 치료에 대해 협업하고 있는데, Sandra의 치료 과정동안 분기마다 그녀를 만난다. 이 의사는 GPM의 약물치료접근에 익숙하여, 중복처방을 피하기 위해 특히 Sandra의 응급상황에서 당신과 논의했다. 그 정신과의는 Sandra가 스트레스가 심할 때 때때로 항불안제와 진정수면제를 처방했지만 그 효과는 제한적이었다고 말한다. 당신은 정신과의와 규칙적으로 Sandra의 경과에 대해서 검토하는데, 특별히 Sandra의 과식증을 위해 처방한 항우울제가 좋은 효과를 보였다고 평가하였다.

Sandra는 당신과 치료하면서 자살사고와 자살행동이 현저하게 줄었다. 그러나 연애에서는 여전히 어려움을 겪었고, 또 학생신분에서 직장인으로 나아갈 수 있을지에 대해 회의적이다. 5개월후로 다가온 대학원 졸업 이후의 계획에 대해 이야기하던 중에, 그녀는 자신의 정신과 병력 때문에 전공분야의 초보직의 부담을 견디지 못할 것 같다는 상상을 털어놓았다. Sandra의 졸업이 다가오면서, 당신은 향후 최선책에 대해 검토하기 시작한다. 당신은 GPM 치료를 계속할지, 추가적인 요소를 적용할지, 아니면 다른 최선의 치료법을 찾아볼지에 대해 고민한다. 당신의 1년간의 치료에 대해 Sandra와 함께 검토해보고 또한 그녀의 경과를 평가하기 위해 정신과의에게 진료를 받도록 한다. **[결정시점 1]**

당신은 Sandra와 함께 치료과정을 검토하고 졸업 후에 치료가 어느 정도 가능할 지 살펴보기 위한 면담 날짜를 정한다. 당신은 현저히 호전된 BPD 증상과

(과식 후 구토, 자해행동과 자살 위협, 심한 분노) 아직 지속되는 증상에(정체성 혼란, 특히 진로와 관련된 혼란, 불안정한 대인관계, 거절에 대한 현저한 민감성) 대해 논의한다. 일년간 그녀는 기능적인 측면에서 점진적인 호전이 있었지만, 짧지만 심한 스트레스를 받는 기간에는 치료를 모두 중단해버리는 것이 반복되고 있다는 점이 지적된다. Sandra의 이전 병력과 그녀가 원하는 방향, 지역에서 사용가능한 자원들을 바탕으로 향후 치료에 대해 그녀와 함께 상의한다. 당신은 이용 가능한 여러 치료법들을 검토한다. TFP를 시행하는 동료를 알고 있기에 Sandra에게 TFP를 여러 치료 선택지 중에 하나로 고려해볼 것을 권한다. **[결정시점 2]**

Sandra의 졸업이 5개월 정도 남았고, Sandra는 장애지원금을 신청할 생각을 간혹 했지만, 성공적으로 직업을 구하기 위해 마지막 학기 동안 노력했다. 당신은 Sandra의 치료 종결에 대해 계획하면서, 다음 세션에 그녀의 어머니와 함께 만나서 이야기해볼 것을 제안하자, 그녀는 그게 좋을 것 같다고 한다. 치료 초기에 그녀와 그녀의 어머니와 함께 만났었는데, 당신은 이번에는 Sandra의 향후 치료에 대해 함께 의논할 필요가 있다고 생각해서 그런 것이었다. 다음 세션에서 당신은 Sandra와 어머니에게 그녀의 병 경과와 GPM 치료에 호전이 있었던 점을 설명하고, 그들이 생각하는 Sandra의 지속되는 증상을 파악한다. Sandra의 어머니는, "Sandra가 많이 좋아졌어요. 하지만 걱정이 되는 건, Sandra가 직장에 다니게 되었을 때 얼마나 잘 할지 걱정이에요. Sandra가 장애지원금에 대해서 인터넷에서 찾아보았다고 얘기하지 않던가요? 무엇보다 Sandra의 남자친구가 곧 제대할 건데, 그가 돌아오면 Sandra가 바로 스트레스를 받을 거예요"라고 염려를 표현한다. 당신이 TFP에대해 설명하자 Sandra와 어머니 모두 그녀가 보다 심층적으로 치료하면 도움이 되리라고 생각하는 것 같다. Sandra의 어머니는 TFP 치료에 대한 기대로 상당히 고무되어, "기술그룹에 돈을 내고는 있었지만 사실 도움이 안됐는데, 이 치료가 Sandra에게 맞는 치료일 것 같군요!"라고 말한다. Sandra는 특히 직업을 힘들게 얻는다 해도 그것을 유지하는 것을 어렵게 만들 수 있는 자신의 문제 패턴과 그녀의 오래된 연애에 대한 양가적 감정을 탐색하는 것이 도움이 될 것이라고 의욕을 보인다. 그녀는 이러한 문제들을 대인관계 과민감성의 관점을 통해 탐색하는 것이 어느 정도 도움은 되었지만, 한계가 있었다고 느낀다. 당신은 Sandra에게 치료 전 평가를 해줄 수 있는 TFP 훈련을 받은 임상가를 소개한다. 또 당신은 그녀의 정신과의에게도 이 상황을 설명하여 대비할 수 있도록 한다. **[결정시점 3]**

Sandra는 졸업 후, Dr. Hines와 함께 TFP를 위한 평가를 하기 시작한다. Sandra는 자기 전공분야에서 초보적인 직업부터 시작하면서, 정신과의와는 계획한 대로 계속 치료한다. Dr. Hines이 당신에게 전하기를, Sandra의 평가과정을 마치고 그녀의 어머니와도 면담을 가졌는데, 치료계약 맺기 과정에서 심각한 갈등이 있었다고 한다. 또 당신은 Sandra로부터 Dr. Hines를 만나고 얼마 지나지 않아 반감이 생겼고, 동시에 과식증 지지그룹에서도 "다른 사람들의 얘기가 온통 안 좋은 것뿐인데, 그 얘기를 다 들어야하는 것"을 더 이상 견딜 수 없을 것 같아서 다니기 싫어졌다는 얘기를 듣는다. 당신은 Sandra에게 이 치료를 권한 것이 잘한 것인지 회의가 들기 시작하고, Dr. Hines가 Sandra에게 좀 맞추어 주어 치료 틀을 유연하게 해주기를 바라는 마음이 들면서 또한 치료를 위태롭게 만드는 Sandra에게 짜증이 나기 시작한다. **[결정시점 4]**

결정시점: 대안적 반응들

각각의 반응들을 도움되는 정도에 따라 1(확실히 도움이 된다), 2(도움이 될 수도 있지만, 잘 모르겠다), 3(도움이 되지 않거나 오히려 해롭다)으로 점수를 매긴다.

1. Sandra가 대학원의 마지막 학기를 시작할 때, 그녀의 치료를 책임진 일차치료자로서 당신은 다음을 해야 한다.
   A. Sandra에게 당신과 GPM 치료를 지속하는 것이 여전히 도움이 될지 숙고해보도록 한다.
   B. 향후 치료에 대해서 Sandra와 상의하면서, 지역에서 이용 가능한 제한된 자원에 대해서 설명해준다.
   C. Sandra가 수년간의 치료에도 지속되는 문제가 있으므로, 장애지원금에 대해 찾아보도록 격려하는 것에 대해 생각해본다.
   D. 학업을 마치는 대로 최대한 빨리 직업을 구하는 것이 필요하다는 것을 강조한다.
   E. Sandra를 정신약물치료의 권위자에게 의뢰하여 계속 치료받도록 권한다.

2. Sandra의 향후 치료에 대해 상의하는 면담에서 당신은 다음을 그녀

에게 이야기한다.

A. 일년간 GPM 치료를 한 경험으로 미루어 보건대, 다른 근거기반의 치료 개입이 그녀에게 효과적이지 않을 것 같다고 얘기한다.

B. 그녀가 위기상황에서 안정될 때까지 기다리면서, TFP와 같은 치료에 대해 생각해보도록 한다.

C. 당신은 Sandra가 TFP와 같이 지지가 우선적이지 않은 치료를 감당할 능력이 있는지 회의적이라고 얘기한다.

D. 그녀가 원한다면, TFP 치료자를 만나서 주 2회의 치료를 시작할 수 있을 것이라고 Sandra를 안심시킨다.

E. 치료법을 바꾸는 것을 고려하면서, 그녀의 개인적 목표와 치료 목표를 다시 상의하는 것이 필요하다는 것을 강조한다.

3. 당신은 Sandra와 그녀의 어머니와 만나서, 치료에 대한 선택을 포함하여 그녀가 스스로 자신의 계획에 대한 의사결정을 하도록 돕기 위해 다음을 강조한다.

A. Sandra가 DBT 기술그룹에 불만이 있으므로 TFP도 싫어할 수 있을 거라고 주의를 준다.

B. 당신은 TFP가 Sandra에게 맞을 거라고 확신하는 그녀의 어머니 말에 동의한다.

C. 당신은 Sandra와 어머니에게 Sandra가 그 치료를 시작하기 전에 평가 과정을 거쳐야 하고, TFP가 잘 맞을 거라고 보장할 수는 없고 설명해준다.

D. 만약 Sandra가 TFP를 하지 않기로 결정한다면, 당신이 계속 치료를 할 것이라고 확실하게 이야기한다.

E. 당신은 최근 Sandra의 정신과의와 연락했을 때, Sandra가 호전되었지만 그녀가 필요시 약을 복용하는 것을 제한해야 한다는 이야기를 했고, 이것에 당신과 정신과의 모두 동의했다는 이야기를 한다.

4. Sandra의 TFP를 위한 평가에 대해 Dr. Hines와 전화통화를 한 다음 당신은 다음을 고려해야한다.
   A. 당신은 Sandra에게 연락하여 지금은 그녀에게 TFP가 잘 맞는 치료가 아닌 것 같다고 이야기한다.
   B. 당신은 Dr. Hines에게 다시 연락하여, 당신이 그녀와 치료한 경험에서 세션 사이의 연락이 도움이 되었다고 생각하므로, Sandra가 세션 중에 연락을 하는 것을 허용하는 쪽으로 융통성 있게 계약을 설정해주도록 제안해야 한다.
   C. 당신은 Dr. Hines에게 다시 연락하여, 그와 Sandra 모두 치료계약에 동의할 수 없다면 당신이 계속 치료할 것이라고 말해야 한다.
   D. Sandra가 Dr. Hines에 대해 부정적인 반응을 보이므로 다른 TFP 치료자에게 의뢰하는 것에 대해 생각해봐야한다.
   E. 당신은 Sandra의 정신과의와 Dr. Hines에게 당신과 지속적인 연락을 유지할 것에 대해 강조해야 한다.

결정시점: 논의

괄호 안의 숫자는 도움이 되는 수준을 나타낸다.

1. Sandra가 대학원의 마지막 학기를 시작할 때, 그녀의 치료를 책임진 일차치료자로서 당신은 다음을 해야 한다.
   A. Sandra에게 당신과 GPM 치료를 지속하는 것이 여전히 도움이 될지 숙고해보도록 한다. [1] (GPM 치료자는 진행중인 치료에 대해 항상 환자와 함께 검토한다. 만약 치료가 특정 증상이나 문제를 다루는데 효과적이지 않은 것 같다면 치료자는 치료를 지속하자고 할지에 대해 자문해봐야 한다.)
   B. 향후 치료에 대해서 Sandra와 상의하면서, 지역에서 이용 가능한 제한된 자원에 대해서 설명해준다. [1] (이 과정은 GPM의 협

업적인 접근이 될 것이다. 그리고 Sandra에게는 DBT, TFP와 같은 근거기반치료를 포함하는 치료 자원에 대한 교육이 될 것이다.)

C. Sandra가 수년간의 치료에도 지속되는 문제가 있으므로, 장애지원금에 대해 찾아보도록 격려하는 것에 대해 생각해본다. [3] (이런 조언은 도움이 되지 않는다. 장애지원금을 신청하는데 동의하게 되면, "삶을 찾기"라는 GPM의 초점이 흐려지게 될 것이고, TFP의 의미 있는 활동을 하도록 하는 요건과도 불일치한다.)

D. 학업을 마치는 대로 최대한 빨리 직업을 구하는 것이 필요하다는 것을 강조한다. [1] (Sandra가 졸업 후 직업을 갖는 것이 GPM이나 TFP의 절대적 요건은 아니지만, 최적의 결과일 것이다.)

E. Sandra를 정신약물치료의 권위자에게 의뢰하여 계속 치료받도록 권한다. [3] (이것은 도움이 되는 개입이 아닐 것이다. GPM에서는 성격장애 증상의 치료에서 약물치료의 한계를 인정하는 것을 강조하며, 이는 TFP에서도 중요한 부분이다.)

2. Sandra의 향후 치료에 대해 상의하는 면담에서 당신은 다음을 그녀에게 이야기한다.

A. 일년간 GPM 치료를 한 경험으로 미루어 보건대, 다른 근거기반의 치료 개입이 그녀에게 효과적이지 않을 것 같다고 얘기한다. [3] (GPM이 많은 BPD환자에게 "충분히 좋은" 관문격의 개입이기는 하지만, TFP와 같은 보다 집중적인 치료를 원하는 환자들이 있을 수 있고, 또는 GPM에는 반응하지 않거나 제한적인 효과가 있지만 다른 형태의 치료에 보다 효과가 있을 수 있는 환자들이 있을 것이다.)

B. 그녀가 위기상황에서 안정될 때까지 기다리면서, TFP와 같은 치료에 대해 생각해보도록 한다. [2] (당신은 Sandra가 치료를 중단해도 스스로를 관리를 잘 할 수 있지 않을까 생각할 수도 있다. 하지만 이용 가능한 특수치료를 찾는 것이 쉬운 일이 아니고, 실

제로 찾기까지 오랜 시간이 걸릴 수 있다는 것을 그녀에게 알려줘야 한다.)

C. 당신은 Sandra가 TFP와 같이 지지가 우선적이지 않은 치료를 감당할 능력이 있는지 회의적이라고 얘기한다. [2] (당신은 Sandra가 TFP를 찾는 것을 말리고 싶지는 않다 하더라도, 그 치료의 세부사항에 대해서 그녀에게 솔직하게 알려주기를 원한다.)

D. 그녀가 원한다면, TFP 치료자를 만나서 주 2회의 치료를 시작할 수 있을 것이라고 Sandra를 안심시킨다. [3] (대도시에도 BPD를 위한 근거기반치료를 제공하는 임상가는 흔하지 않고, TFP 훈련을 받은 치료자를 찾는 것이 쉽지 않다는 것을 Sandra가 알아야한다.)

E. 치료법을 바꾸는 것을 고려하면서, 그녀의 개인적 목표와 치료 목표를 다시 상의하는 것이 필요하다는 것을 강조한다. [1] (Sandra가 자기의 개인목표와 치료 목표를 다시 세우는 것은 도움이 될 것이다. 그녀는 모든 치료가 변화를 기대한다는 전제하에 이루어진다는 것을 알아야한다.)

3. 당신은 Sandra와 그녀의 어머니와 만나서, 치료에 대한 선택을 포함하여 그녀가 스스로 자신의 계획에 대한 의사결정을 하도록 돕기 위해 다음을 강조한다.

A. Sandra가 DBT 기술그룹에 불만이 있으므로 TFP도 싫어할 수 있을 거라고 주의를 준다. [2] (이것은 사실이다. Sandra는 GPM만큼 유연하지 않은 어떤 치료상황도 불편해할 가능성이 있다. 그녀의 불만을 격려하는 것은 당신의 목표가 아니다. 하지만 새 치료를 시작하기 전에 그녀의 걱정에 대해 탐색하는 것은 도움이 될 수 있다.)

B. 당신은 TFP가 Sandra에게 맞을 거라고 확신하는 그녀의 어머니 말에 동의한다. [2] (새 치료에 대해 약간의 낙관적 시각을 보이는

것은 도움이 되겠지만, 새 치료나 새 치료자에 대한 비현실적인 이상화를 부추기지 않는 것이 중요할 것이다.)

C. 당신은 Sandra와 어머니에게 Sandra가 그 치료를 시작하기 전에 평가 과정을 거쳐야 하고, TFP가 잘 맞을 거라고 보장할 수는 없고 설명해준다. [1] (솔직하게 현실적인 기대에 대해 이야기하고 공유하는 것은 좋은 모범이 된다.)

D. 만약 Sandra가 TFP를 하지 않기로 결정한다면, 당신이 계속 치료를 할 것이라고 확실하게 이야기한다. [2] (당신은 GPM의 접근법과 일치하여 계속 유연하게 대하기를 원한다. 이와 동시에 당신은 Sandra가 새 치료를 평가해볼 기회를 주고 싶은 것이다. TFP 치료는 GPM에서 하는 것처럼 Sandra가 수긍할 수 있는 대안을 주지 않는다.)

F. 당신은 최근 Sandra의 정신과의와 연락했을 때, Sandra가 호전되었지만 그녀가 필요시 약을 복용하는 것을 제한해야 한다는 이야기를 했고, 이것에 당신과 정신과의 모두 동의했다는 이야기를 한다. [1] (Sandra는 치료 팀원들이 서로 연락하며 상의한다는 것에 대해 알고 있어야 한다. 가능한 적은 양의 약물치료를 하는 것은 Sandra가 어떤 치료법을 택하든 BPD의 치료 목표가 되어야 한다.)

4. Sandra의 TFP를 위한 평가에 대해 Dr. Hines와 전화통화를 한 다음 당신은 다음을 고려해야한다.

A. 당신은 Sandra에게 연락하여 지금은 그녀에게 TFP가 잘 맞는 치료가 아닌 것 같다고 이야기한다. [3] (이것은 사실일 것이다. 그러나 당신은 Sandra가 TFP를 위한 평가를 계속 받도록 해야 한다.)

B. 당신은 Dr. Hines에게 다시 연락하여, 당신이 그녀와 치료한 경험에서 세션 사이의 연락이 도움이 되었다고 생각하므로, Sandra가 세션 중에 연락을 하는 것을 허용하는 쪽으로 융통성 있게 계약

을 설정해주도록 제안해야 한다. [3] (Sandra에게 이러한 융통성 있는 계약이 좋을 수도 있다. 하지만 당신이 Dr. Hines에게 그의 의견을 굽히도록 압력을 넣는 것은 도움이 되지 않을 것이다. 그렇게 한다면, Sandra가 유연한 규칙을 허용하지 않는 치료는 하지 않겠다고 결정하게 만들 수 있다. 당신은 그녀가 평가과정에 참여하여 진행하도록 해야 한다.)

C. 당신은 Dr. Hines에게 다시 연락하여, 그와 Sandra 모두 치료계약에 동의할 수 없다면 당신이 계속 치료할 것이라고 말해야 한다. [2] (이런 이야기가 Dr. Hines를 안심시킬 수도 있지만, 자칫 TFP의 제약 하에서는 Sandra가 작업할 수 없을 것 같다고 당신이 생각한다는 인상을 줄 수 있을 것이다. 이렇게 결론 내리기에는 너무 이르며 이것은 Dr. Hines와 Sandra가 결정할 문제이다.)

D. Sandra가 Dr. Hines에 대해 부정적인 반응을 보이므로 다른 TFP 치료자에게 의뢰하는 것에 대해 생각해봐야한다. [3] (TFP의 평가과정과 계약 맺기는 일반적으로 환자의 부정적인 전이를 불러일으키며, 이것은 치료를 위한 탐색과정의 초점이 된다. Sandra가 적어도 치료 초기에는 분명히 Dr. Hines에대해 부정적인 반응을 보일 것은 예상할 수 있다.)

E. 당신은 Sandra의 정신과의와 Dr. Hines에게 당신과 지속적인 연락을 유지할 것에 대해 강조해야 한다. [1] (치료 팀원들이 서로 연락을 유지하는 것이 중요하다. 치료법 전환시기에 당신의 역할이 중요한데, 모든 치료팀이 효과적인 치료를 위해 함께 협업하도록 만들어야 한다.)

증례 요약

이 증례는 BPD 증상의 치료를 위해 GPM 치료를 받고 어느 정도 호전되었지만 지속되는 어려움이 있어서, 보다 집중적인 치료에 대한 동기를 표현하는 환자를 설명하고 있다. Sandra의 이야기는 치료접근법을 전환할 때, 특히 GPM에서 TFP로 전환하는 과정에서 복잡한 계산법을 보여주고 있다. GPM 치료는 환자가 치료자의 변경을 거절로 받아들여 불안이 일어날 수 있다는 것을 염두에 두면서, 치료법을 변경하였을 때 GPM에서 도움받은 것 외에 추가적인 이득을 얻을 수 있다는 것에 초점을 두어 환자에게 설명한다. 이 증례에서 보면 Sandra의 치료자는 잠재적인 함정, 즉 환자를 보다 특수화된 치료에 의뢰하는 것이 임상가의 좌절을 의미하거나, 혹은 이상적인 치료자나 치료법으로 "구원" 받기를 기대하는 환자의 환상과 영합하는 의미일 수도 있는 것을 염두에 두고, 이 과정을 신중하게 고민한다. 이 과정에서 Sandra의 치료자는 현실적이고 실용주의적이다. 치료자의 "행동하기 전에 생각하기"의 태도는 Sandra에게 사려 깊게 생각하기에 대한 모범적 모델이 된다.

앞서 언급한 바와 같이, GPM과 같은 일차적 개입으로부터 TFP와 같은 특수화된 치료로 의뢰하는 것이 전형적인 경과이지만, TFP 치료자가 GPM으로 전환하는 것을 제안하는 경우들도 있다. 그런 상황은 보통 두 가지 경우로 나뉘어진다. 1) 주 2회의 집중적인 치료가 불가능한 거리상의 문제를 가진 환자 그리고 2) 어떤 이유에서든 TFP의 계약 중심적인 전략을 이용할 수가 없는 환자가 그렇다. 첫번째 경우에 치료자는 외적인 장애 때문이지 환자가 치료를 피하려고 행동화하는 부정적 전이를 반영하는 것은 아니라고 믿고 싶을 것이다. 이에 대한 탐색을 피한다면 환자는 무의식적으로 치료자가 자신을 치료가 불가능하다고 생각하지 않을까 하는 염려를 증폭시킬 수 있는데, 이러한 상연enactment에 치료자가 공모할 위험에 빠질 수 있다. 두번째 경우도 많은 어려움을 안고 있다(예로, 환자가 작업이나 연구에 참여하기를 거부하거나 환자가 자유롭게 이야기하는 것이 너무 위험하다고 느끼는 경우). 보통 환자가 왜 치료계약을 따를 수 없는지 그 의미를 심층적으로 탐색한 후에, 치료자는 치료를 계속하는 것이 최선일지를 결정해야한다. 어떤 환자들은 GPM처럼 유연하고 지지적인 치료를 통해 동기가 향상될 수 있고, 그런 다음 분명한 목표를 가지고 TFP를 재개할 기회를 다시 얻을 수도 있으므로, TFP에서 GPM으로 전환하는 것이 도움이 될 수 있다.

결론

BPD를 위한 근거기반치료의 개발과 연구를 통하여 이 질환의 치료에 대한 낙관적 시각을 새롭게 가질 수 있게 되었다. BPD의 경과에 대해 비관하고 물러나던 시대는 지났다. 이제 임상가들은 새로운 문제들에 직면하고 있는데, 특수치료자들의 공급이 부족한 상태에서 제한된 자원으로 BPD환자를 어떻게 도울 것인가와 같은 고민들이다. 이런 이슈에 더해 어떤 환자에게 최선의 치료법을 어떻게 선택할지에 대한 딜레마가 있다. GPM은 TFP 이론에서 중요한 요소를 빌려왔지만, TFP는 상당히 다른 접근법으로 다른 철학을 가지고 있다. 여전히 치료의 순서를 정하는 것에 대한(예로 GPM에서 TFP로 전환하는) 증례 보고는 드물다. BPD에관한 인식이 높아지고, 대중 행동주의가 강조되고, 스티그마는 줄어들고, 충분한 연구를 통해 제대로 수행된 치료를 강조함으로써 무엇이 최선인지를 더 잘 이해할 수 있을 것이다.

참고 문헌

American Psychiatric Association: Practice guideline for the treatment of patients with borderline personality disorder. Am J Psychiatry 158(10 suppl): 1–52, 2001 11665545

American Psychiatric Association: Diagnostic and Statistical Manual of Mental Disorders, 5th Edition. Arlington, VA, American Psychiatric Association, 2013

Bernstein J, Zimmerman M, Auchincloss EL: Transference-focused psychotherapy training during residency: an aide to learning psychodynamic psychotherapy. Psychodyn Psychiatry 43(2): 201–221, 2015 26039228

Caligor E, Kernberg OF, Clarkin JF: Handbook of Dynamic Psychotherapy for Higher Level Personality Pathology. Washington, DC, American Psychiatric Publishing, 2007

Caligor E, Kernberg OF, Clarkin JF, Yeomans FE: Psychodynamic Therapy for Personality Pathology: Treating Self and Interpersonal Functioning. Washington, DC, American Psychiatric Association Publishing, 2018

Choi-Kain LW, Albert EB, Gunderson JG: Evidence-based treatments for borderline personality disorder: implementation, integration, and stepped care. Harv Rev

Psychiatry 24(5): 342–356, 2016 27603742

Clarkin JF: An integrated approach to psychotherapy techniques for patients with personality disorder. J Pers Disord 26(1): 43–62, 2012 22369166

Clarkin JF, Foelsch PA, Levy KN, et al: The development of a psychodynamic treatment for patients with borderline personality disorder: a preliminary study of behavioral change. J Pers Disord 15(6): 487–495, 2001 11778390

Clarkin JF, Levy KN, Lenzenweger MF, et al: Evaluating three treatments for borderline personality disorder: a multiwave study. Am J Psychiatry 164(6): 922–928, 2007 17541052

Clarkin JF, Livesly WJ, Meehan KB: Clinical assessment, in Handbook of Personality Disorders: Theory, Research, and Treatment, 2nd Edition. Edited by Livesly WJ, Larstone R. New York, Guilford, 2018, pp 367–393

Diamond D, Yeomans FE, Stern B, et al: A Clinical Guide for Treating Narcissistic Disorders: A Transference Focused Psychotherapy. New York, Guilford, in press

Doering S, Hörz S, Rentrop M, et al: Transference–focused psychotherapy v. treatment by community psychotherapists for borderline personality disorder: randomised controlled trial. Br J Psychiatry 196(5): 389–395, 2010 20435966

Gabbard GO: Do all roads lead to Rome? New findings on borderline personality disorder. Am J Psychiatry 164(6): 853–855, 2007 17541040

Gunderson IG, Links PS: Handbook of Good Psychiatric Management for Borderline Personality Disorder. Washington, DC, American Psychiatric Publishing, 2014

Hersh RG: Using transference–focused psychotherapy principles in the pharmacotherapy of patients with severe personality disorders. Psychodyn Psychiatry 43(2): 181–199, 2015 26039277

Hersh RG, Caligor E, Yeomans FE: Fundamentals of Transference–Focused Psychotherapy: Applications in Psychiatric and Medical Settings. Cham, Switzerland, Springer, 2017

Hong V: Borderline personality disorder in the emergency department: good psychiatric management. Harv Rev Psychiatry 24(5): 357–366, 2016 27603743

Kernberg OF: Borderline Conditions and Pathological Narcissism. New York, Jason Aronson, 1975

Kernberg OF: Structural interviewing. Psychiatr Clin North Am 4(1): 169–195, 1981 7232235

Kernberg OF: Severe Personality Disorders: Psychotherapeutic Strategies. New Ha–

ven, CT, Yale University Press, 1984

Kernberg OF: The almost untreatable narcissistic patient. J Am Psychoanal Assoc 55(2): 503–539, 2007 17601104

Lee T, Hersh RG: Managing the clinical encounter with patients with borderline personality disorder in a general psychiatry setting: key contributions from transference–focused psychotherapy. Br J Psychiatry 2018 doi.org/10.1192/bja.2018.63

Livesley WJ: Moving beyond specialized therapies for borderline personality disorder: the importance of integrated domain–focused treatment, Psychodyn Psychiatry 40(1): 47–74, 2012 23006029

McMain SF, Links PS, Gnam WH, et al: A randomized trial of dialectical behavior therapy versus general psychiatric management for borderline personality disorder. Am J Psychiatry 166(12) 1365–1374, 2009 19755574

McMain SF, Guimond T, Streiner DL, et al: Dialectical behavior therapy compared with general psychiatric management for borderline personality disorder: clinical outcomes and functioning over a 2–year follow–up. Am J Psychiatry 169(6): 650–661, 2012 22581157

Paris J: Stepped care and rehabilitation for patients recovering from borderline personality disorder. J Clin Psychol 71(8): 747–752, 2015 26189972

Weinberg I, Ronningstam E, Goldblatt MJ, et al: Common factors in empirically supported treatments of borderline personality disorder. Curr Psychiatry Rep 13(1): 60–68, 2011 21057901

Yeomans FE, Selzer MA, Clarkin JF: Treating the Borderline Patient: A Contract Based Approach. New York, Basic Books, 1992

Yeomans FE, Clarkin JF, Kernberg OF: Transference–Focused Psychotherapy for Borderline Personality Disorder: A Clinical Guide. Washington, DC, American Psychiatric Publishing, 2015.

Zerbo E, Cohen S, Bielska W, et al: Transference–focused psychotherapy in the general psychiatry residency: a useful and applicable model for residents in acute clinical settings. Psychodyn Psychiatry 41(1): 163–181, 2013 23480166

제4부

맺음말

제16장

맺음말

좋은 정신과적 관리의 미래

Lois W. Choi-Kain, M.D., M.Ed.

경계선 성격장애를 가지고 사는 사람이 미국에서만 500만 명 이상이다. 세계적으로는 1억 2천명 이상이 BPD를 가지고 있을 것으로 추산된다. 완전한 패키지의 DBT 치료를 예로 계산한다면, 한 치료자가 주 40시간을 일하고 그중 기술훈련 그룹 운영에 2시간, 팀 컨설트에 참여에 2시간을 할애한다면, 일년에 최대 32명의 환자를 볼 수 있다. 이 계산에는 치료 경과지 작성이나 보험회사와 연락하고 점심식사와 세션 사이의 환자 전화를 받는 것은 포함하지 않았다. 전이초점치료(TFP)와 마음헤아리기치료(MBT)와 같은 정신역동적 근거중심 치료의 임상가들이 같은 조건하에서 주40시간을 직접 대면치료를 한다고 할 때, 최대 20~35명의 환자를 볼 수 있다. DBT, TFP, MBT가 BPD를 위한 치료에서 대단한 진전을 보여주고 있지만, 너무 특수화되어 있어서 단지 소수의 정신건강 종사자들만 이런 훈련과 치료를 실행하는데 필요한 지원을 받을 수 있다. 환자 관리의 최전방에서 일하는 임상가들, 즉 보건 서비스를 이용할 수 있는 기본 수준의 환자들 대부분을 보는 일차치료자와 정신보건 종사자들에게는 훈련과 지원의 부족이 더 심각하다.

미국에는 대략 25,250명의 정신과 의사가 일하고 있다(미국 노동부 통계 2017). 이전 통계를 보면, 미국에는 오백만 명의 BPD환자가 있고, 모든 정신과 의사가 진료를 하고 모든 BPD환자가 치료를 찾는다고 가정한다면, 한 명의 정신과 의사가 연간 200명의 BPD환자를 진료해야 한다(Lenzenwerger 등 2007). 개발도상국에서는 이 비율이 더 극대화된다. 예를 들면, 인도에는 BPD 환자를 200만 명으로 추산하는데 정신과 의사는 4,000명뿐이다(Mohandas 2009). 인도의 BPD 유병율을 보수적으로 0.15%로 가정할 때, 인도의 정신과 의사는 한 해에 오백 명의 환자를 진료해야 한다는 의미이다(Gupta와 Mattoo 2012). BPD를 위한 특수치료가 고상하고 포괄적이지만, 확실히 공중보건에서의 해법은 아니다.

최고 중에 최고의 정신치료를 통해 배우고 훈련받은 많은 전문가들이, 정신치료를 제대로 특징지을 수 있는 정교함과 일관성을 수립하고 심각한 정신질환의 핵심을 치유하는 치료를 BPD 세계에 제공해 준 것에 대해 깊이 감사한다. 그러나 내가 설명하고자 하는 것은, 그것은 단계적 관리 모델의 치료요소 중의 단 한 부분이라는 것이다(부록 B, "단계적 관리 모델"을 보라, Choi-Kain 등 2016). BPD 초기의 경한 증상을 일차의료를 통해 효과적으로 관리하는 것을 좋은good, 또 일반적general 관리라고 말할 수 있다. 심리교육, 신속한 진단, 일상 기능의 지지에 더하여 질환과 함께 삶을 살 수 있는 실용적 보조가 짝을 이루어, 평범하나 좋은 의학적 관리 plain good medical care를 구성한다. 좋은 일반적 의학적 관리, 바로 이것이 GPM이 품은 이상이다. GPM은 BPD의 정신과적 관리에서 일차적 치료라고 할 수 있다.

결국, GPM 임상가는 행정적인 의료부가 출범하기 전, 환자에게 전인적인 인술을 펼치던 일차진료의와 비슷할 수 있다(Tingley 2018). 전통적인 일차치료 혹은 가족주치의와 같이 GPM 치료자는 환자의 삶 전체를 잘 알고, 환자의 가족 모두를 알고, 환자가 살아온 삶의 궤적을 파악하고 있는 위치에서 치료할 수 있다. 그는 일차치료자가 흔히 하듯이 특정한 치료나 자문을 받기 위해 전문가에게 의뢰할 수도 있지만, 그런 다음 환자가 강해져서 건강하게 삶을 제대로 살도록 돕는 치료를 재개할 것이다. 이 책의 여러 장에서 설명한 것과 같이 GPM, DBT(제13장), MBT(제14장), TFP(제15장) 간에는 시너지가 있다. 이상적인 것은 환자들이 일반적 관리에 실패했을 때 이런 치료들을 찾고, 삶을 위협하는 심각한 증상이 안정화되면 다시 외래치료를 시작할 수 있고, 실제 삶에서 일상을 재개할 수 있게 되면 다시 일반적 관리로 돌아오는 것이다. 이 책의 저자들인 우리는, 공중보건의 필요와 BPD를 가진 사람들이 스스로 환자임을 인식하고 치료를 찾지 않는다는 제약을 고려하여, 이런 BPD 특수치료를 단기간 이용하고, GPM을 장기간 유지하는 것이 적절하다고 주장한다.

BPD는 다른 의학적 진단과 다를 것이 없다. GPM(Good Psychiatric Management)에 *심리적psychological* 이 아니라 *정신과적psychiatric*이라는 용어를 사용한 것은 그 이유 때문이다. BPD의 급성 삽화가 발생하면 추가적인 지지를 통해 해소시키고, 만성적 취약성들은 치료실 밖에서 환자가 스스로 관리하도록 한다. GPM에서 중요한 것은 BPD를 심리적인 특성들이 결합된 것으로 보기 보다는 의학적 질환으로 본다는 것이다. 어떤 질환이 조기에 발견되면, 개입은 덜 집중적이어도 되고 치료시기가 적절하면 진행된 질병에서 남는 후유증도 예방할 수 있다. 이 책에서는, 아직 근거중심 치료가 확립되지 않은 자기애성 성격장애에도 GPM 모델을 응용하였다. 이 기초적 처방인 일반적 관리는 모든 정신과 진단에 적용할 수 있고, 만성적으로 재발되는 문제를 치료하는 모든 상황에서 이용할 수 있다. 성격장애의 특성들을, 환자의 나쁜 성격문제가 아니라 질환의 증상으로 보고, 그것을 치료하기 위해 치료를 찾는 것이라고 환자나 치료자가 여기도록 해야 한다.

우리의 동료 Glen Gabbard가 *American Journal of Psychiatry*(Gabbard 2007)에 발표한 것과 같이, "로마에 이르는 길은 많다"라는 말처럼 BPD의 치료에도 여러 접근법들이 있을 것이다. 더 나은 치료 만들기라는 "경주"는 잦아들고 있고, 이제는 우리가 아는 좋은 치료들이 보다 이용 가능하고, 현실적이고, 실용적이 되도록 하는데 초점을 두고 있다(Choi-Kain 등 2017). GPM의 경험적 프로파일이 또 다른 대규모 임상대조 실험을 촉진시킬 수 있지만, 우리가 알고 있는 어떤 것을 실험하기 위해 우리의 학술적 시간과 에너지를 전념할 것을 결심하는 이유는, 좀 무책임해 보이는 소위 치료라고 하는 것에 대항하기 위한 것이다. 이 분야는 어쨌든 무엇인가를 해야 이득이 나올 것이지만, 점점 줄어드는 연구 예산에서 보조금을 얻기 위해 경쟁해야 하는 이 시대에, BPD 환자를 위한 치료를 최선으로 향상시키는 길은, 우리가 배우기를 원하는 모든 곳에 우리가 아는 것을 심고 자라게 하는 것이라고 믿는다. 마지막으로 기초 관리에 대한 요구는 지속적으로 증가하고 있으며, 이 요구에 응답하는 것은 특별히 가치가 있기 때문에 이것이 *충분히 좋은 일반적 관리 good enough general care*라는 것이 받아들여지고 있다. 이제 우리는 케어를 필요로 하지만 치료를 찾을 수 없는 모든 환자들과, 더 나은 치료를 하기를 원하지만 특수전문가가 될 수는 없는 모든 임상가들에게 최대한 널리 퍼뜨리기에 충분히 좋다고 여기는 이 아이디어를 실행할 것이다.

참고 문헌

Bureau of Labor Statistics: Occupational Employment Statistics, May 2017. 29-1066 Psychiatrists. Washington, DC, U.S. Department of Labor, 2017. Available at: https://www.bls.gov/oes/current/oes291066.htm. Accessed July 17, 2018.

Choi Kain LW, Albert EB, Gunderson JG: Evidence-based treatments for borderline personality disorder; implementation, integration, and stepped care. Harv Rev Psychiatry 24(5): 342-356, 2016 27603742

Choi-Kain LW, Finch EF, Masland SR, et al: What works in the treatment of borderline personality disorder. Curr Behav Neurosci Rep 4(1): 21-30, 2017 28331780

Gabbard GO: Do all roads lead to Rome? New findings on borderline personality disorder. Am J Psychiatry 164(6): 853-855, 2007 17541040

Gupta S, Mattoo SK: Personality disorders: prevalence and demography at a psychiatric outpatient in North India. Int J Soc Psychiatry 58(2): 146-152, 2012 21177705

Lenzenweger MF, Lane MC, Loranger AW, et al: DSM-IV personality disorders in the National Comorbidity Survey Replication. Biol Psychiatry 62(6): 553-564,2007 17217923

Mohandas E: Roadmap to Indian psychiatry. Indian Psychiatry 51(3): 173-179,2009 19881044

Tingley K: Trying to put a Value on the doctor–patient relationship. The New York Times, May 16, 2018. Available at: ttps://www.nytimes.com/interactive /2018/05/16/magazine/health–issue–reinvention–of–primary–care–delivery.html. Accessed July 17, 2018.

부록 A

추가적 자원들

임상가를 위한 온라인 훈련 프로그램

McLean 경계선 성격장애 훈련 연구소의 좋은 정신과적 관리 과정

McLean Borderline Personality Disorder Training Institute's Course on Good Psychiatric Management

- 웹사이트: http://hms.harvard.edu/BPD

McLean 경계선 성격장애 훈련 연구소의 평생교육 온라인 과정은 하버드 의과대학의 Continuing Medical Education(HMS CME) Online을 통해 좋은 정신과적 관리의 훈련 프로그램을 제공하고 있다. 경험적으로 지지되는 치료접근법인 GPM은 경계선 성격장애 환자를 치료하는데 있어서 변증법적 행동치료의 효과에 비견할 만하다는 것이 입증되었다(McMain 등 2009). 이 과정은 2021년까지 무료로 제공될 것이며 정신보건 전문가들과 일차의료 임상가들에게 BPD환자들을 치료하면서 만족스러운 결과를 얻을 수 있도록 숙련된 치료자가 되는 데 알아야할 것들을 가르칠 것이다.

이 과정은 강의, 증례, 상호적인 결정시점을 통해 현실성과 상식 그리고 유연성을 염두에 둔 관리 전략을 다룬다. 환자가 적극적으로 협업하도록 그들의 신뢰와 의지를 촉진하는 기법들과 개입들을 설명하고 있다. 이 과정은 또한 일반적이고 가장 힘든 문제인 자해와 자살위협을 다루기 위한 가이드라인을 검토하여 보여준다(예, 세션 사이의 위기, 도움을 구하는 전화와 같은 위협, 과도하게 응급실을 방문하거나 입원하는 문제). 추가적으로 정신과의가 언제 어떻게 효과적으로 그룹, 가족, 다른 정신치료들을 통합할 수 있는지를 설명한다.

비용: 2021년까지 무료

의사, 임상심리사, 사회복지사, 정신보건 상담사, 정신보건 간호사에게는 Continuing Education 평점이 부여된다.

다른 자원들

국립 정신질환 연맹

National Alliance on Mental Illness(NAMI)

- 웹사이트: www.nami.org
- 정보: "Learn More"에 들어가면 BPD를 찾을 수 있다("Mental Health Conditions"를 클릭); 병인, 동반질환, 치료, 자해, 약물치료에 관한 정보를 제공한다.
- 링크: BPD를 위한 치료법들에 관한 정보, 물질사용장애, 자해, 정신질환 토론 그룹; 또한 경계선 성격장애를 위한 국립 교육 동맹과 국립 정신보건원 웹사이트
- 참조 출처: 지원, 교육, 정보, 의뢰, 변호를 지원하는 국영 및 지방 계열사

경계선 성격장애를 위한 국립 교육 연맹

National Education Alliance for Borderline Personality Disorder(NEABPD)

- 웹사이트: www.borderlinepersonalitydisorder.com
- 정보: 환자와 환자가족, 가족 연맹 지도자와 전문가들에게 BPD에 관한 정보를 제공; 또한 GAP(Global Alliance for Prevention and Early Intervention for BPD, BPD의 예방과 조기 개입을 위한 국제 동맹과 팟캐스트)에 관한 정보를 포함
- 링크: 국립 기구, 연구, 치료
- 참조 출처: 없음; 올바른 치료와 전문가 찾기를 제안하는 "Looking for Treatment" 페이지가 있음.
- 리스트: 출판, 서적, 기사의 라이브러리, NEABPD 저널; 컨퍼런스 발표와 워크샵/코스 영상을 포함하는 미디어 라이브러리

뉴욕-장로회 BPD 재원 센터

New York-Presbyterian BPD Resource Center

- 웹사이트: www.nyp.org/bpdresourcecenter
- 정보: BPD를 위한 진단과 치료, 다양한 치료방법을 소개하는 DVD, 정신보건 전문가들이 모니터하는 통신 센터와 핫라인
- 링크: 성격장애에 관한 국립 기구, 연구단체, 자원들
- 참조 출처: BPD와 동반질환에 관한 교육을 시행하는 전국의 임상가, 기관, 시설에 관한 자료
- 리스트: 일반인과 전문가를 위한 BPD 관련 서적을 추천

성격장애 인식 네트워크

Personality Disorder Awareness Network(PDAN)

- 웹사이트: www.pdan.org

- 정보: BPD를 포함한 성격장애에 관한 정보 제공, 블로그, 온라인 부모 프로그램, 인터넷 강좌가 있음
- 링크: 국립 및 국제 기구; 다양한 웹사이트들
- 참조 출처: Theravive, 미국과 캐나다의 정신보건 전문가의 네트워크에 링크
- 리스트: 서적(아동을 위한 서적을 포함)을 추천

경계선 성격장애를 위한 선진 치료와 연구

Treatment and Research Advancements for Borderline Personality Disorder(TARA4BPD)

- 웹사이트: www.tara4bpd.org
- 정보: 환자와 환자가족, 임상가를 위한 신경생리학, 동반질환, 다양한 치료를 포함한 BPD에 관한 정보와 다양한 자원을 제공
- 링크: 과학잡지, 강의, 온라인 강좌, 재원들과 같은 과학 관련 자원에 링크하며 BPD에 특화되지 않음
- 참조 출처: BPD 치료에 특수화된 임상가나 다양한 지지 그룹, 모임, 연구, 정보와 지지 운동을 안내하는 전화상담을 제공
- 리스트: 다양한 서적을 추천하나 기사 추천은 제한적임

참고 문헌

McMain SF, Links PS, Gnam WH, et al: A randomized trial of dialectical behavior therapy versus general psychiatric management for borderline personality disorder. Am J Psychiatry 166(12): 1365–1374, 2009 19755574

부록 B[12]

단계적 관리 모델

단계적 관리 모델은 환자의 임상적 단계에 따라 BPD를 관리하는 접근법을 개략한 것이다. 그림 B-1은 단계적 관리 모델을 보여준다.

전임상 단계

경계선 성격장애의 초기 증상이 발현되었을 때 최선의 개입은 조기발견이다(Chanen 등 2017). 또 BPD의 조기 징후와 증상은 청년기의 기분장애와 중첩된다(Chanen 등 2016). 이런 이른 시점에 환자와 환자가족을 위한 심리교육을 하는 것이 핵심이다. 청소년기와 초기성인기에 급속히 발병할 경우 명확한 진단을 하는 것이 힘들지만, BPD가 무엇인지 환자와 가족을 교육하는 것은 환자

12. 부록 B는 Choi-Kain 등 2016에서 발췌되었다.

	심각도	정의	잠재적 개입들
5 만성적 지속적	호전없는 장애, 개입에 반응하지 않음	심각도와 복잡성으로 인해, 혹은 치료 비순응으로 인해 이전 단계부터의 개입에 반응하지 않음	GPM(주 1회, 월 1회, 매 분기1회) 지지 치료 사례관리(정부/공공 서비스)
4 중증	완해와 재발	+ 심각한 자해 + 잠재적인 치명적 자살시도	GPM(+약물치료) + 집중적인 케어, 근거기반의 치료와 통합하거나 근거기반의 치료로 전환
3 지속적인 중등도	지속되는 역치 수준의 증상들	기본적 치료에 반응이 없음 + 자해 + 자살 제스처	GPM(+약물치료) + DBT기술, MBT, TFP or 이용 가능할 경우 STEPPS 그룹
2 초기 경증	경한 BPD의 첫 삽화	+ 자해 – 자살위험성	GPM 사례관리, DBT 기술, MBT, or 이용 가능할 경우 STEPPS 그룹; self–help
1 전임상기	역치 하 수준	대인관계 과민감성 거절에 민감함 감정조절장애	심리교육, 건강정보 이해능력 교육, 대인관계 과민감성과 거절에 민감함을 다루는 문제해결과 지지적 카운셀링에 초점

그림 B-1. 단계적 관리 모델 Stepped Care Model

BPD=경계선 성격장애; DBT=변증법적 행동치료; GPM=좋은 정신과적 관리; MBT=마음헤아리기치료; STEPPS=Systems Training for Emotional Predictability and Problem Solving; TFP=전이초점치료

의 증상에 관련된 다른 질환을(예: 기분장애, 불안장애, 외상관련 장애, 식이장애, 물질사용장애) 파악하는 것에 더하여, 환자와 가족들이 그들이 겪었을 경험을 깨닫는데 도움을 주고 비편견적 의학적 언어를 제공한다.

진단 평가에 관한 대규모 연구는 단 하나의 BPD 증상이라도 자살성향, 우울, 입원의 가능성을 증가시킨다는 것을 보여주었다(Zimmerman 등 2012). 이들 증상을 징후나 초기 증상으로 조기에 파악하면 환자가 자신의 문제를 치료하는 자원으로 이용할 수 있다. 일반적 정신건강정보의 이해능력-규칙적 수면과 식사, 지속적인 자기관리, 약물사용의 제한(특히 뇌발달의 중요시기동안)과 같은 좋은 정신건강 습관에 초점을 맞춘-은 모든 인구에서 위험도를 감소시키는데 도움이 된다. 이 과제가 어려운 것은 이러한 사항들이 십대와 청년층의 습관과는 정반대이기 때문이다. 성숙한 조언자가 환자와 부모 모두와 건설적인 동맹을 맺을 수 있다면, 그가 문제해결을 위한 의사 결정을 내려주는 것도 도움이 될 수 있다.

초기 경증 단계

환자가 BPD 진단기준에서 최소 다섯가지를 충족한다면, 성격장애는 이미 진행되고 있는 것이다. 특히 자해가 있다면 더욱 그렇다. 적극적인 사례관리로 환자가 치료 밖의 삶이라는 경기(game)에 머물 수 있도록 도우면서 이와 함께 입문단계의 치료로 좋은 정신과적 관리(GPM)를 시작할 수 있다. BPD환자는 이미 장애가 있는 상태인데, 학교생활의 일반 발달과정에서 뒤쳐지게 되면, 이로 인해 구조, 학습, 사회화, 정체성 확립의 핵심 자원은 더욱 감소된다. 만약 환자가 병휴학이 필요하면, DBT 기술훈련 그룹이 이상적이겠지만, 그것이 이용 가능하지 않다면 모든 형태의 BPD-중심 그룹이나(심리교육, 마음헤아리기치료, 감정예측과 문제해결을 위한 체계적 훈련[STEPPS; Blum 등 2002]) 그것도 없다면 자조모임(AA, 마취제 익명모임)으로부터 지속적인 사회화 모임을 가지는 것이 혼자인 것에 민감한 환자가 성장하는 데 도움이 될 수 있다.

지속적인 중등도 단계

위의 초기단계 개입으로 적절하게 호전이 되지 않는다면, 그 이유가 무엇인지를 평가하는 것이 중요하다. 사회경제적, 문화적, 혹은 가족적인 문제가 치료를 끝까지 수행하는 것을 방해할 수도 있다. 그런 경우에는 사례관리를 통해 적극적으로 방해요인을 해결할 수 있다. 그러나 환자의 동기와 수행에도 불구하고 계약과 관리가 불충분해서라면, 좀더 집중적인 치료가 필요하다. GPM에 DBT, MBT, STEPPS와 같은 BPD에 특화된 그룹치료를 더하고 약물치료를 추가하는 것이 필요할 수 있다. 할 수 있다면 부분적 입원이나 거주치료 정도로 관리수준을 높여, 환자가 보다 집중적인 보호 환경holding environment에서 치료에 충분히 몰입하고 환자 자신의 안전과 충동조절의 어려움을 관리할 수 있게 하는 것이 도움이 될 수 있다. 치료를 강화하는 또 다른 방식은 만약 환자가 DBT, MBT, TFP와 같은 완전한 패키지의 근거중심치료에 순응할 수 있다면 이런 치료들을 시도해보는 것이다.

중증 단계

지속적인 동맹, 적절한 동기가 있고, 치료 협약을 잘 따르고, 사례관리를 통한 삶의 어려움을 해결하려는 적극적인 노력에도 불구하고 문제들이 지속된다면, 거주치료나 입원 수준의 관리가 안전을 위해 필수적이다. 하지만 그런 서비스가 드물고 반복적으로 또는 장기간 사용할 수 있는 것이 아니다. 자기파괴성의 위험이 높고 생산적인 치료동맹이 견고하지 않다면 오직 높은 수준의 봉쇄를 통해서만 안전을 보장할 수 있다. 이상적으로는 이런 수준의 관리가 환자에게 적극적인 지지를 제공하여, 혼란스러운 문제의 정서적 해결을 회피하는 것이 아니라, 다시 삶을 찾을 준비를 가능하게 한다. 하지만 이런 관리가 환자에게는 중독적인 천국이 될 수 있어서, 제2장 "정신과 입원병동"에서 설명한 것과 같이 BPD 치료 프로토콜을 따를 때 주의해야한다. 만약 환자가 여러 다양한 근거기반치료들이 제공되는 아주 특별한 환경에 있다면(즉, McLean 병원, 개입중심의 Lausanne 정신과 센터, New York 장로회 병원, De Viersprong 성격장애 국립 연구소), 치료에서 특정한 교착상태를 파악하고 다른 근거기반치료로 전환할 것을 고려할 수 있는데, 이는 드물고 비용이 많이 드는 선택지일 것이다.

만성적 지속 단계

환자가 어떤 이유에서든 이 모델의 이전 단계에서 여러 치료에 반응을 하지 않는다면, 관리의 강도를 낮출 필요가 있을지 모른다. 보다 복잡한 치료에 관한 기대치와 자원들, 대인관계 상호작용은 아주 중증의 BPD환자에게 어떤 시기에는 수용하기 너무 벅찰 수 있다. 환자가 집중적인 치료들을 이용할 수 있는 능력은 변한다. 보다 복잡한 치료가 환자에게 벅차다고 판단되면, GPM이나 지지적 치료의 빈도를 낮추는데, 외래에서 치료자와 만나는 것에 무리가 없다면 주 1회 정도로 하거나, 환자와 시스템의 자원에 따라서 월 1회 정도로 낮출 수도 있다. 이러한 환자들의 사례관리는 장애지원금을 신청하거나 최후의 수단으로서 다른 서비스를 알아보는 것이 도움이 될 수도 있다. 중요한 것은 환자와 임상가들은 치료빈도에 대해서 융통성 있게 재고해야 한다는 것이다. 어떤 환자들은 주립 병원에 입원하여 시간을 두고 치료를 다시 구성하여 보다 적극적으로 치료를 재개한다.

참고 문헌

Blum N, Pfohl B, John DS, et al: STEPPS: a cognitive behavioral systems-based group treatment for outpatients with borderline personality disorder-a preliminary report. Compr Psychiatry 43(4): 301-310, 2002 12107867

Chanen A, Berk M, Thompson K: Integrating early intervention for borderline personality disorder and mood disorders. Harv Rev Psychiatry 24(5): 330-341, 2016 27144298

Chanen A, Sharp C, Hoffman P: Prevention and early intervention for borderline personality disorder: a novel public health priority. World Psychiatry 16(2): 215–216, 2017 28498598

Choi–Kain LW, Albert EB, Gunderson JG: Evidence–based treatments for borderline personality disorder: implementation, integration, and stepped care. Harv Rev Psychiatry 24(5): 342–356, 2016 27603742

Zimmerman M, Chelminski I, Young D, et al: Does the presence of one feature of borderline personality disorder have clinical significance? Implications for dimensional ratings of personality disorders. J Clin Psychiatry 73(1): 8–12, 2012 22054015

부록 C

대인관계 일관성 모델

대인관계 과민감성은 경계선 성격장애의 핵심특징이다. 그림 C-1와 표 C-1은 BPD의 대인관계 일관성 모델을 보여주고 있다. 이 모델은 환자들이 자신의 행동 패턴이 어떤지, 대인관계적 사건에 어떻게 영향을 받는지를 깨닫는데 도움이 되는 틀을 제공한다.

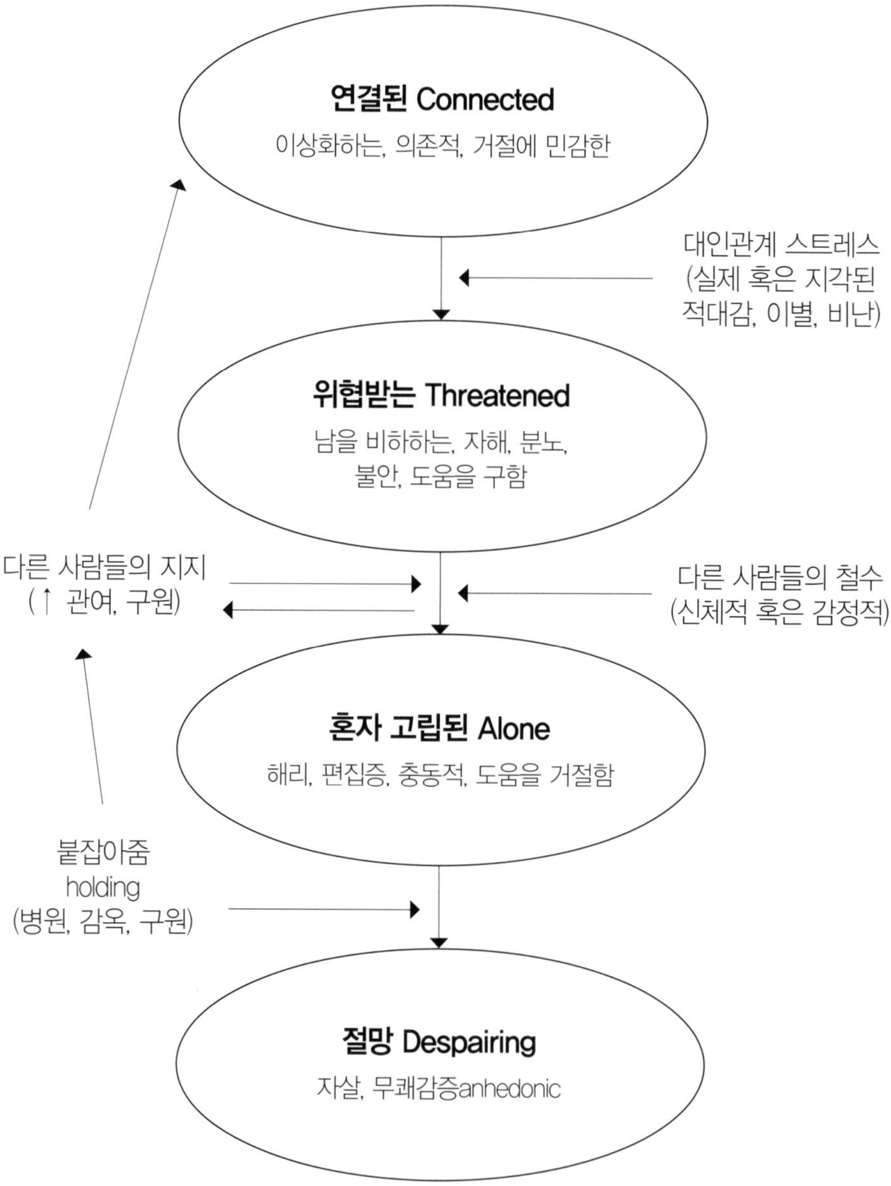

그림 C-1. 대인관계 일관성 모델 Interpersonal Coherence Model

출처. Gunderson JG, Links PS: Handbook of Good Psychiatric Management for Borderline Personality Disorder. Washington, DC, American Psychiatric Publishing, 2014, p. 14.에서 발췌. Copyright©2014 American Psychiatric Publishing. 사용허가.

표 C-1. 대인관계 일관성 모델

	현상학 Phenomenology
연결된 Connected	환자는 이상적 관계가 붙잡아주고 있다고 느낀다. 이런 연결된 상태에서는 환자는 협조적이나 의존적이며 거절에 민감하다.
위협받는 Threatened	환자는 실제 혹은 인지된 적개심, 거절, 버림받는 상태를 경험하면 더욱 타인과 자신에게 공격적인 행동을 하게 된다(분노, 자해).
혼자가 됨 Alone	만약 환자가 후퇴withdrawal하는 행동을 하게 되면, 환자는 더욱 고통받고 해리되고 도움을 거절한다. 이 단계에서 환자는 도움을 받기가 더 힘들어진다.
절망 Despairing	붙잡아주는containing 관계가 없고, 정말 혼자이면 환자는 우울해지고 심각한 자살충동을 갖게 된다.

Note. 보듬어주는 환경 Holding environment은 환자가 의지할 수 있다고 느끼고 환자를 진정시킬 수 있는 관계를 말한다. 타인이 일관된 관심과 반응을 보이면, 환자는 그가 자신을 돌본다는 믿음이 생기게 된다. 위협을 느낀다면, 공격적인 행동을 통해 자신의 보호자로부터 관심을 끌 수 있다. 보호자가 구해주고 더 관심을 보여주면 환자는 진정이 되고 다시 연결된 상태로 되돌아간다. 그러나 환자가 혼자가 되고 절망감에 빠지면, 외부의 Container(예: 병원, 감옥)가 보호자나 외로움을 해소시켜주는 지지자가 해주는 Containment를 제공한다. Gunderson과 Links 2014, pp13–14를 보라.

참고 문헌

Gunderson JG, Links PS: Handbook of Good Psychiatric Management for Borderline Personality Disorder. Washington, DC, American Psychiatric Publishing, 2014, pp. 13–14

찾아보기

(가)

(나)

(다)

(라)

(마)

(바)

(아)

(자)

(차)

(카)

(타)

(파)

(하)

(L)

(M)

(N)

(P)

(S)

(T)

(Z)

저자 소개

Lois W. Choi-Kain, M.D., M.Ed.

• Belmont, McLean 병원, Gunderson Residence의 의료 및 프로그램 총 책임자
• Belmont, McLean 병원, 성인 경계선장애 센터 및 훈련기관 총 책임자
• Massachusetts, Boston, Harvard 의과대학, 정신과 조교수

John G. Gunderson, M.D.

• Massachusetts, Boston, Harvard 의과대학, 정신과 명예교수
• Massachusetts, Belmont, McLean 병원 정신과 자문의

역자 소개

이창훈

정신분석가, 정신과 전문의

현) 이창훈정신건강의학과 원장
한국정신분석학회 교육이사
국제정신분석학회 정회원
대한신경정신의학회 정회원
대구가톨릭의대 졸업
국립서울병원(국립정신건강센터) 수련

이정우

정신과 전문의

현) 마더스병원 정신건강의학과 과장
한국정신분석학회 정회원
대한신경정신의학회 정회원
대한정신약물학회 정회원
인제대학교 의과대학 졸업
일산백병원 전공의 수련

정자현

정신과 전문의

현) 경주정신건강의학과 원장
한국정신분석학회 정회원
대한신경정신의학회 정회원
한국수면의학회 정회원
경북대학교의대 졸업
서울특별시 서울의료원 전공의 수련
분당서울대학교병원 전임의 수련

모든 상황에서 적용 가능한

경계선 성격장애를 위한 **좋은 정신과적 관리**

임상 가이드

초 판 인 쇄 2020년 09월 18일
초 판 발 행 2020년 09월 25일

지 은 이 Lois W. Choi-Kain, M.D., M.Ed.
John G. Gunderson, M.D.
옮 긴 이 이 창 훈 · 이 정 우 · 정 자 현
펴 낸 이 소 정 영
펴 낸 곳 하나醫學社

출 판 신 고 제25100-2013-000061호(1988. 4. 1)
주 소 서울시 서대문구 거북골로 7-7(홍은동) 하나빌딩 1층

전 화 번 호 (02)730-2555, 2556
팩 스 (02)730-2557
홈 페 이 지 www.hanampc.co.kr
이 메 일 hanampc1@naver.com

값 27,000원

ISBN 979-11-85696-93-5 93510